神经内科疾病诊疗

Diagnosis and Treatment of Neurological Diseases

主编　栾兆芳　崔光利　孟祥奎　张子宪

崔丹　刘仰镇　崔飞艳　董帅

中国海洋大学出版社

·青岛·

U0190071

图书在版编目（CIP）数据

神经内科疾病诊疗 / 栾兆芳等主编. —青岛：中国海洋大学出版社，2023.6

ISBN 978-7-5670-3523-2

Ⅰ．①神… Ⅱ．①栾… Ⅲ．①神经系统疾病—诊疗

Ⅳ.①R741

中国国家版本馆CIP数据核字（2023）第098899号

出版发行	中国海洋大学出版社
社　　址	青岛市香港东路23号　　　　　邮政编码　266071
出 版 人	刘文菁
网　　址	http://pub.ouc.edu.cn
电子信箱	369839221@qq.com
订购电话	0532-82032573（传真）
策划编辑	韩玉堂
责任编辑	韩玉堂　王　慧　　　　　电　话　0532-85902349
印　　制	日照报业印刷有限公司
版　　次	2023年6月第1版
印　　次	2023年6月第1次印刷
成品尺寸	185 mm×260 mm
印　　张	29.25
字　　数	742千
印　　数	1～1000
定　　价	208.00元

前言

　　神经内科疾病具有高致残率的特点,给患者的生活带来了极大的痛苦与不便。同时神经内科疾病的患病率及病死率日趋升高,这引起了社会及医学界的高度重视。随着医学的不断发展,新的理论知识、研究成果和临床经验不断积累,大大提高了医务人员对疾病的认识和治疗水平。在此基础上,发病机制研究的进展和疗效评价方法的改进,使越来越多的治疗方法被证明其有效性。临床医师不仅需要及时更新神经内科理论知识,还需要全面掌握最新的临床诊疗技术。为更好地提高神经内科临床医务人员的诊治水平,我们特编写了《神经内科疾病诊疗》一书,希望通过对神经内科疾病的热点、难点和有争议问题的介绍以提升医师在临床诊疗方面的思维能力。

　　本书在内容编写方面注重创新性。本书首先介绍了神经内科疾病的常见症状、神经内科疾病的体格检查等基础内容,然后重点对临床常见神经内科疾病的诊疗进行了阐述,最后对神经内科疾病的康复治疗与神经内科疾病的中西医结合治疗进行了介绍。本书以临床实践中常见疾病诊疗为重点,对诊断依据、诊断思路、治疗方案以及最新诊疗进展进行重点阐述。本书适于神经内科专业从业医师在工作中参考阅读,也适于在校生与进修医师在学习中参考阅读。

　　在编写过程中,我们虽然秉承着精益求精的原则,但由于医学发展日新月异,故本书内容不能反映神经内科学的全部进展。加之每人的写作风格不同、水平和经验有限,书中难免存在不足之处,望广大读者不吝指正。

《神经内科疾病诊疗》编委会

2023 年 3 月

目录

第一章　神经内科疾病的常见症状 ……………………………………………………… （1）

　　第一节　昏迷 ……………………………………………………………………………… （1）

　　第二节　抽搐 ……………………………………………………………………………… （7）

　　第三节　肌肉萎缩 ………………………………………………………………………… （11）

　　第四节　步态异常 ………………………………………………………………………… （14）

　　第五节　不自主运动 ……………………………………………………………………… （21）

第二章　神经内科疾病的体格检查 ……………………………………………………… （24）

　　第一节　一般检查 ………………………………………………………………………… （24）

　　第二节　感觉功能检查 …………………………………………………………………… （26）

　　第三节　运动功能检查 …………………………………………………………………… （28）

　　第四节　脑神经功能检查 ………………………………………………………………… （32）

　　第五节　其他神经系统检查 ……………………………………………………………… （38）

第三章　神经内科疾病的肌电图检查 …………………………………………………… （44）

　　第一节　神经传导检查 …………………………………………………………………… （44）

　　第二节　重复电刺激检查 ………………………………………………………………… （47）

　　第三节　针电极肌电图检查 ……………………………………………………………… （49）

　　第四节　特殊检查 ………………………………………………………………………… （51）

第四章　神经内科疾病的介入治疗 ……………………………………………………… （55）

　　第一节　颅内动脉瘤的介入治疗 ………………………………………………………… （55）

　　第二节　脑动静脉畸形的介入治疗 ……………………………………………………… （59）

　　第三节　颈内动脉-海绵窦瘘的介入治疗 ……………………………………………… （66）

第五章　脊髓疾病 ……………………………………………………（70）

　　第一节　脊柱和脊髓结核 …………………………………………（70）

　　第二节　急性脊髓炎 ………………………………………………（73）

　　第三节　脊髓蛛网膜炎 ……………………………………………（77）

　　第四节　脊髓空洞症 ………………………………………………（80）

　　第五节　脊髓压迫症 ………………………………………………（85）

　　第六节　脊髓血管疾病 ……………………………………………（86）

　　第七节　脊髓亚急性联合变性 ……………………………………（89）

第六章　脑血管疾病 …………………………………………………（91）

　　第一节　短暂性脑缺血发作 ………………………………………（91）

　　第二节　脑出血 ……………………………………………………（95）

　　第三节　蛛网膜下腔出血 …………………………………………（110）

　　第四节　血栓形成性脑梗死 ………………………………………（119）

　　第五节　腔隙性脑梗死 ……………………………………………（138）

　　第六节　颅内静脉系统血栓形成 …………………………………（142）

　　第七节　皮质下动脉硬化性脑病 …………………………………（148）

　　第八节　高血压脑病 ………………………………………………（154）

　　第九节　脑动脉硬化症 ……………………………………………（161）

　　第十节　颈动脉粥样硬化 …………………………………………（167）

　　第十一节　脑血管畸形 ……………………………………………（170）

　　第十二节　血管性认知障碍 ………………………………………（172）

　　第十三节　脑底异常血管网病 ……………………………………（191）

　　第十四节　颅内动脉瘤 ……………………………………………（193）

第七章　脑神经疾病 …………………………………………………（196）

　　第一节　三叉神经痛 ………………………………………………（196）

　　第二节　特发性面神经炎 …………………………………………（200）

　　第三节　面肌痉挛 …………………………………………………（203）

　　第四节　舌咽神经痛 ………………………………………………（205）

　　第五节　前庭蜗神经疾病 …………………………………………（207）

　　第六节　前庭神经元炎 ……………………………………………（209）

　　第七节　多发脑神经损害 …………………………………………（212）

第八章　周围神经疾病 ……………………………………………………………… (214)

　第一节　多发性周围神经病 ………………………………………………………… (214)

　第二节　多灶性运动神经病 ………………………………………………………… (218)

　第三节　吉兰-巴雷综合征 ………………………………………………………… (220)

　第四节　POEMS综合征 …………………………………………………………… (232)

　第五节　坐骨神经痛 ………………………………………………………………… (235)

　第六节　周围神经肿瘤 ……………………………………………………………… (237)

第九章　自主神经疾病 ……………………………………………………………… (240)

　第一节　间脑病变 …………………………………………………………………… (240)

　第二节　血管迷走性晕厥 …………………………………………………………… (244)

　第三节　面偏侧萎缩症 ……………………………………………………………… (247)

　第四节　自发性多汗症 ……………………………………………………………… (248)

　第五节　红斑性肢痛症 ……………………………………………………………… (250)

　第六节　肢端血管痉挛症 …………………………………………………………… (251)

　第七节　进行性脂肪营养不良 ……………………………………………………… (254)

　第八节　神经源性直立性低血压 …………………………………………………… (255)

　第九节　家族性自主神经功能失调 ………………………………………………… (258)

第十章　运动障碍性疾病 …………………………………………………………… (261)

　第一节　帕金森病 …………………………………………………………………… (261)

　第二节　小舞蹈病 …………………………………………………………………… (276)

　第三节　亨廷顿病 …………………………………………………………………… (279)

　第四节　肝豆状核变性 ……………………………………………………………… (281)

　第五节　脑性瘫痪 …………………………………………………………………… (284)

　第六节　肌张力障碍 ………………………………………………………………… (288)

第十一章　感染性疾病 ……………………………………………………………… (293)

　第一节　脑蛛网膜炎 ………………………………………………………………… (293)

　第二节　结核性脑膜炎 ……………………………………………………………… (295)

　第三节　急性细菌性脑膜炎 ………………………………………………………… (303)

　第四节　新型隐球菌性脑膜炎 ……………………………………………………… (306)

　第五节　单纯疱疹病毒性脑炎 ……………………………………………………… (308)

　第六节　流行性脑脊髓膜炎 ………………………………………………………… (310)

第十二章　变性疾病 …………………………………………………………………（319）

　　第一节　额颞叶痴呆 …………………………………………………………（319）

　　第二节　路易体痴呆 …………………………………………………………（330）

　　第三节　血管性痴呆 …………………………………………………………（334）

　　第四节　阿尔茨海默病 ………………………………………………………（342）

　　第五节　运动神经元病 ………………………………………………………（351）

　　第六节　多系统萎缩 …………………………………………………………（358）

第十三章　神经-肌肉接头和肌肉疾病 …………………………………………（361）

　　第一节　重症肌无力 …………………………………………………………（361）

　　第二节　周期性瘫痪与非营养不良性肌强直 ………………………………（371）

　　第三节　肌营养不良 …………………………………………………………（375）

　　第四节　特发性炎症性肌病 …………………………………………………（383）

第十四章　神经内科疾病的康复治疗 ……………………………………………（387）

　　第一节　脑卒中 ………………………………………………………………（387）

　　第二节　面神经炎 ……………………………………………………………（403）

　　第三节　癫痫 …………………………………………………………………（406）

　　第四节　帕金森病 ……………………………………………………………（412）

　　第五节　运动神经元病 ………………………………………………………（419）

第十五章　神经内科疾病的中西医结合治疗 ……………………………………（425）

　　第一节　急性脑出血 …………………………………………………………（425）

　　第二节　急性脑梗死 …………………………………………………………（429）

　　第三节　帕金森病 ……………………………………………………………（433）

　　第四节　阿尔茨海默病 ………………………………………………………（437）

　　第五节　脑动脉硬化症 ………………………………………………………（441）

　　第六节　癫痫 …………………………………………………………………（446）

　　第七节　周期性瘫痪 …………………………………………………………（452）

参考文献 ……………………………………………………………………………（458）

第一章

神经内科疾病的常见症状

第一节 昏 迷

一、诊断思路

昏迷是脑功能衰竭的突出表现,是由各种病因引起的觉醒状态与意识内容以及身体运动均完全丧失的一种极严重的意识障碍,即使受到剧烈的疼痛刺激也不能觉醒。

意识是自己处于觉醒状态,并能认识自己与周围环境。人的意识活动包括"觉醒状态"与"意识内容"这两个不同但又相互有关的组成部分。前者是指人脑的一种生理过程,即与睡眠呈周期性交替的清醒状态,属于皮质下激活系统的功能;后者是指人的知觉、思维、情绪、记忆、意志活动等心理过程(精神活动),还有通过言语、听觉、视觉、技巧性运动及复杂反应与外界环境保持联系的机敏力,属于大脑皮质的功能。意识状态正常即意识清醒,表现为对自身与周围环境有正确的理解,对内、外环境的刺激有正确反应,对问话的注意力、理解程度以及定向力和计算力都是正常的。意识障碍就是意识由清醒状态向着昏迷转化,是指觉醒水平、知觉、注意、定向、思维、判断、理解、记忆等许多心理活动一时性或持续性的障碍。尽管痴呆、冷漠、遗忘、失语等都是意识内容减退的表现,但只要其他行为功能还能做出充分和适当的反应,就应该认为意识还是存在的。

按照生理与心理学基础可将意识障碍分为觉醒障碍和意识内容障碍。

根据检查时刺激的强度和患者的反应,可将觉醒障碍区分为以下5级。①嗜睡:主要表现为病理性睡眠过深,患者对刺激有反应,意识存在,瞳孔、角膜、吞咽反射存在,唤醒后可正确回答,但随即入睡,合作欠佳。②昏睡或朦胧:是一种比嗜睡深而又较昏迷稍浅的意识障碍。昏睡时觉醒水平、意识内容及随意运动均减至最低程度。患者不能自动醒转,在持续强烈刺激下能睁眼、呻吟、躲避,意识未完全丧失,对刺激的反应时间持续很短,存在浅反射,可回答简单问题,但常不正确。③浅昏迷:仅对剧痛刺激(如压迫眶上神经)稍有防御性反应,呼之偶尔应答,但不能回答问题,深反射和浅反射存在(如吞咽、咳嗽、角膜和瞳孔对光反射)。呼吸、血压、脉搏一般无明显改变。④中度昏迷:对强烈刺激可有反应,浅反射消失,深反射减退或亢进,瞳孔对光反射迟钝,眼球无转动,呼吸、血压、脉搏已有明显改变,常有尿失禁。⑤深昏迷:对一切刺激均无反应,瞳孔

1

对光射迟钝或消失,四肢张力消失或极度增大,并有尿潴留,呼吸不规则,血压下降。

意识内容障碍有以下 3 种。①意识混浊:包括觉醒与认识方面的障碍,为早期觉醒功能低下,并有认识障碍、心烦意乱、思考力下降、记忆力减退等。表现为注意力涣散,感觉迟钝,对刺激的反应不及时、不确切,定向不全。②精神错乱:患者对周围环境的接触轻度障碍,认识自己的能力减退,思维、记忆、理解与判断能力均减退,言语不连贯甚至错乱,定向力亦减退。常有胡言乱语、兴奋躁动。③谵妄状态:表现为意识内容清晰度降低,伴有睡眠-觉醒周期紊乱和精神运动性行为。除了上述精神错乱以外,尚有明显的幻觉、错觉和妄想。幻觉以视幻觉最为常见,其次为听幻觉。幻觉的内容极为鲜明、生动和逼真,常具有恐怖性质。因而,患者表情恐惧,发生躲避、逃跑或攻击行为,还有运动兴奋等。患者的言语可以增多,不连贯,或不易理解,有时则大喊大叫。谵妄或精神错乱状态多在晚间加重,也可具有波动性,发作时意识障碍明显,间歇期意识可完全清楚,但通常随病情变化而变化,持续时间可为数小时、数天甚至数周。

(一)病史和检查

任何原因所致的弥漫性大脑皮质和/或脑干网状结构的损害或功能抑制均可造成意识障碍和昏迷。因此,对昏迷的诊断需要详细询问病史、细致而全面的体检以及必要的辅助检查。

应着重了解以下几方面病史。①了解发生昏迷的时间、诱因、起病缓急、起病方式及其演变过程。例如,突然发生、进行性加剧、持续性昏迷常见于急性出血性脑血管病、急性感染中毒、严重颅脑损伤等;缓慢起病、逐渐加重多为颅内占位性病变、代谢性脑病等。②了解昏迷的伴随症状以及昏迷与伴随症状的关系。例如,首先出现的症状为剧烈头痛,要考虑蛛网膜下腔出血、脑出血、脑膜炎;对高热、抽搐起病者结合季节考虑乙型脑炎、流行性脑脊髓膜炎;以精神症状开始,应考虑脑炎、额叶肿瘤等;老年患者以眩晕起病,要考虑小脑出血或椎-基底动脉系的缺血。③昏迷发生前有无服用药物、毒物或外伤史,既往有无类似发作,如有,则应了解此次与既往发作的异同。④既往有无癫痫、精神疾病、长期头痛、视力障碍、肢体运动受限、高血压和严重的肝、肾、肺、心脏疾病以及内分泌代谢疾病等。

体格检查时,应特别注意发现特异性的体征,如呼吸气味(肝臭味、尿臭味、烂苹果味、乙醇味、大蒜味等)头面部伤痕、皮肤瘀斑、出血点、蜘蛛痣、黄疸、五官流血、颈部抵抗、心脏杂音、心律失常、肺部哮鸣音、水泡音、肝脾大、腹水征等,还要注意生命体征的变化。全面的神经系统检查应偏重于神经定位体征和脑干功能的观察:①神经定位体征。肢体瘫痪如为单肢瘫或偏瘫则为大脑半球病变,如为一侧颅神经麻痹(如面瘫)伴对侧偏瘫即交叉性瘫则为脑干病变。双眼球向上或向下凝视,为中脑病变;眼球一上一下,多为小脑病变;双眼球向偏瘫侧凝视,为脑干病变;向偏瘫对侧凝视,为大脑病变;双眼球浮动提示脑干功能尚存,而呈钟摆样活动,提示脑干已有病变(如脑桥出血);双眼球固定则表示脑干功能广泛受累;水平性或旋转性眼球震颤见于小脑或脑干病变,而垂直性眼球震颤见于脑干病变。②脑干功能观察。主要观察某些重要的脑干反射以及呼吸障碍类型,以判断昏迷的程度,这也有助于病因诊断。双侧瞳孔散大,光反射消失,提示已累及中脑,也见于严重缺氧及颠茄、阿托品、氰化物中毒;一侧瞳孔散大,光反射消失,提示同侧中脑病变或颞叶钩回疝;双侧瞳孔缩小见于安眠药、有机磷、吗啡等中毒以及尿毒症,也见于脑桥、脑室出血。垂直性头眼反射(头后仰时两眼球向下移动,头前屈时两眼球向上移动)消失提示已累及中脑;睫毛反射、角膜反射、水平性头眼反射(眼球偏向头转动方向的对侧)消失,提示已累及脑桥。吞咽反射、咳嗽反射消失,提示已累及延髓。呼吸障碍(如潮式呼吸)提示累及大脑深部及脑干上部,也见于严重心力衰竭;过度呼吸提示已累及脑桥,也见于代谢性酸中毒、低氧血症和呼吸性碱中毒;叹息样抑制性呼吸提示已累及延髓,也见于大剂量安眠药中毒。③其他重要体征包括眼底检查、脑膜刺激征等。应根据需要选择进行实验室检查与特殊检查,但除三大常规外,对于昏迷患者,应将血液电解质、尿素氮、二氧化碳结合力(CO_2CP)、血糖等列为常规检查;对病情不允许者必须先就地抢救,病情许可后再进行检查。脑电图、头部计算机断层扫描(CT)、磁共振成像(MRI)以及脑脊液检查对昏迷的病因鉴别有重要意义。

(二)判断是否为昏迷

临床上可见到特殊类型的意识障碍,呈现意识障碍而觉醒能力尚存。患者表现为双目睁开,眼睑开闭自如,眼球无目的地活动,似乎给人一种意识清醒的感觉;但其知觉、思维、情感、记忆、意识及语言等活动完全丧失,对自身及外界环境不能理解,对外界刺激毫无反应,不能说话,不能执行各种动作命令,肢体无自主运动,称为睁眼昏迷或醒状昏迷。其常见于以下 3 种情况。

1.去大脑皮质状态

其由大脑双侧皮质发生弥漫性的严重损害所致。特点是皮质与脑干的功能出现分离现象:大脑皮质功能丧失,对外界刺激无任何意识反应,不言不语;而脑干各部分的功能正常,患者眼睑开闭自如,常睁眼凝视(即醒状昏迷),痛觉灵敏(对疼痛刺激有痛苦表情及逃避反应),角膜与瞳孔对光反射均正常。四肢肌张力增高,双上肢常屈曲,双下肢伸直(去皮质强直),大小便失禁,还可出现吸吮反射及强握反射,甚至伴有手足徐动、震颤、舞蹈样运动等不随意运动,双侧病理征阳性。

2.无动性缄默

无动性缄默又称运动不能性缄默,是以不语、肢体无自发运动,但有眼球运动为特征的一种特殊类型意识障碍,可由丘脑下部-前额叶的多巴胺通路受损,使双侧前额叶得不到多巴胺神经元的兴奋冲动而引起。但临床上以间脑中央部或中脑的不完全损害,使正常的大脑皮质得不到足够的脑干上行网状激活系统兴奋冲动所致者更为常见。有人把前一种原因所致者称为无动性缄默Ⅰ型,把后一种原因所致者称为无动性缄默Ⅱ型。患者的主要表现为缄默不语或偶有单语小声稚答语,安静卧床,四肢运动不能,无表情活动,但有时对疼痛性刺激有躲避反应,也有睁眼、吞咽等反射活动,有觉醒-睡眠周期或过度睡眠现象。

3.持续性植物状态

其为严重颅脑损伤后患者长期缺乏高级精神活动的状态,能维持基本生命功能,但无任何意识心理活动。

神经精神疾病所致的持续性植物状态中有几种貌似昏迷:①精神抑制状态常见于强烈精神刺激后或癔症性昏睡发作,患者表现出僵卧不语,对刺激常无反应,双眼紧闭,拨开眼睑时有明显抵抗感,并见眼球向上翻动,放开后双眼迅速紧闭,瞳孔大小正常,光反射灵敏,眼脑反射和眼前庭反射正常,无病理反射,脑电图呈现觉醒反应,经适当治疗可迅速复常。多数癔症性昏睡患者尚有呼吸急促,也有屏气变慢,检查可知四肢肌张力增高,对被动活动多有抵抗,有时四肢伸直、屈曲或挣扎、乱动。常呈阵发性,多属于一过性病程,在暗示治疗后可迅速恢复。②闭锁综合征由脑桥腹侧的双侧皮质脊髓束和支配第Ⅴ对脑神经以下的皮质延髓束受损所致。患者除尚有部分眼球运动外,呈现四肢瘫,不能说话和吞咽,表情缺乏,就像全身被闭锁,但可理解语言和动作,能以睁眼、闭眼或眼垂直运动示意,说明意识清醒,脑电图多正常。闭锁综合征多见于脑桥腹侧的局限性小梗死或出血,亦可见于颅脑损伤、脱髓鞘疾病、肿瘤及炎症,少数为急性感染后多发性神经变性、多发性硬化等。③木僵常见于精神分裂症,也可见于癔症和反应性精神病。患者不动、不语、不食,对强烈刺激也无反应,貌似昏迷或无动性缄默,实际上能感知周围事物,并无意识障碍,多伴有蜡样弯曲和违拗症等,部分患者有发绀、流涎、体温过低和尿潴留等自主神经功能失调,脑干反射正常。④发作性睡病是一种睡眠障碍性疾病。其特点是患者在正常人不易入睡的场合中(如行走、骑自行车、工作、进食、驾车时)均能出现难以控制的睡眠,其性质与生理性睡眠无异,持续数分钟至数小时,但可随时唤醒。⑤昏厥仅为短暂性意识丧失,一般数秒至 1 min 即可完全恢复;而昏迷的持续时间更长,一般为数分钟至若干小时,且通常无先兆,恢复得慢。⑥失语,完全性失语的患者,尤其是伴有四肢瘫痪时,对外界的刺激均失去反应能力,如同时伴有嗜睡,更易被误诊为昏迷。但失语患者在被给予声光及疼痛刺激时,能睁眼,能以表情来示意其仍可理解和领悟,表明其意识内容存在,或可有喃喃发声,欲语不能。

(三)昏迷程度的评定

目前国内外临床多根据格拉斯哥昏迷评分(Glasgow Coma Scale,GCS)进行昏迷评分(表 1-1)。

表 1-1 GCS 昏迷评分标准

分数	睁眼反应	语言反应	肢体运动
6 分			按吩咐动作
5 分		正确回答	刺痛能定位
4 分	自动睁眼	错误回答	刺痛时躲避
3 分	呼唤睁眼	语无伦次	刺痛时屈曲
2 分	刺痛睁眼	只能发音	刺痛时过伸
1 分	不睁眼	不能言语	肢体不动

1.轻型

GCS 13～15 分,意识障碍 20 min 以内。

2.中型

GCS 9～12 分,意识障碍 20 min 至 6 h。

3.重型

GCS 3～8 分,意识障碍至少 6 h 或再次昏迷。有人将 GCS 3～5 分定为特重型。昏迷的判定以患者不能按吩咐做动作、不能说话、不能睁眼为标准。一旦能说话或睁眼视物就是昏迷的结束,因醉酒、服大量镇静剂或癫痫发作后所致昏迷除外。

(四)脑死亡

脑死亡又称不可逆性昏迷,是颅内结构的最严重损伤,一旦发生,即意味着生命的终止。许多国家制定出脑死亡的诊断标准,归纳起来如下:①自主呼吸停止;②深度昏迷,患者的意识完全丧失,对一切刺激全无知觉,也不引起运动反应;③脑干反射消失(眼脑反射、眼前庭反射、光反射、角膜反射和吞咽反射、瞬目和呕吐动作等均消失);④脑生物电活动消失,脑电图(EEG)呈电静止,听觉诱发电位(AEP)和各波消失。如有脑生物活动可否定脑死亡诊断,但有中毒性等疾病时,EEG 可呈直线,不一定是脑死亡。经 6～12 h 观察和重复检查上述症状仍无变化,即可确立诊断。

二、病因分类

昏迷的病因诊断极其重要,通常必须依据病史、体征和神经系统检查,以及有关辅助检查,经过综合分析,做出病因诊断。

(一)确定是颅内疾病或全身性疾病

1.颅内疾病

颅内疾病是位于颅内的原发性病变,在临床上通常先有大脑或脑干受损的定位症状和体征,较早出现意识障碍和精神症状,伴明显的颅内高压症和脑膜刺激征,提示颅内病变的有关辅助检查(如头 CT、脑脊液)通常有阳性发现。

2.全身性疾病

全身性疾病又称继发性代谢性脑病。其临床特点:先有颅外器官原发病的症状和体征以及相应的实验室检查阳性发现,然后才出现脑部受损的征象。由于脑部受损为非特异性或仅是弥散性机能障碍,临床上一般无持久和明显的局限性神经体征和脑膜刺激征,主要是多灶性神经机能缺乏的症状和体征,且大都较对称。通常先有精神异常,意识内容减少。一般是注意力减退,记忆和定向障碍,计算和判断力降低,尚有错觉、幻觉,随病程进展,意识障碍加深。脑脊液改变不显著,头 CT 等检查无特殊改变,不能发现定位病灶。常见病因有急性中毒、内分泌与代谢性疾病、感染性疾病、物理性与缺氧性损害等。

(二)根据脑膜刺激征和脑局灶体征进行鉴别

1.脑膜刺激征(+),脑局灶性体征(-)

(1)突发剧烈头痛:蛛网膜下腔出血(脑动脉瘤、脑动静脉畸形破裂等)。

(2)急性发病:发热在先,如化脓性脑膜炎、乙型脑炎、其他急性脑炎。

(3)亚急性或慢性发病:真菌性、结核性、癌性脑膜炎。

2.脑膜刺激征(-),脑局灶性体征(+)

(1)突然起病:如脑出血、脑梗死。

(2)以发热为前驱症状:如脑脓肿、血栓性静脉炎、各种脑炎、急性播散性脑脊髓炎、急性出血性白质脑病。

(3)与外伤有关:如脑挫伤、硬膜外血肿、硬膜下血肿。

(4)缓慢起病:颅内压增高、脑肿瘤、慢性硬膜下血肿、脑寄生虫等。

3.脑膜刺激征(-),脑局灶性体征(-)

(1)有明确中毒原因:如乙醇、麻醉药、安眠药、一氧化碳中毒。

(2)尿检异常:尿毒症、糖尿病、急性尿卟啉症等。

(3)休克状态:低血糖、心肌梗死、肺梗死、大出血等。

(4)有黄疸:肝性脑病等。

(5)有发绀:肺性脑病等。

(6)有高热:重症感染、中暑、甲状腺危象等。

(7)体温过低:休克、酒精中毒、黏液性水肿昏迷等。

(8)头部外伤:脑挫伤等。

(9)癫痫。

根据辅助检查进一步明确鉴别。

三、急诊处理

(一)昏迷的最初处理

1.保持呼吸道通畅

窒息是昏迷患者致死的常见原因之一。通常引起缺氧窒息的原因有头部位置不当、咽气管分泌物填塞、舌后坠及各种原因引起的呼吸麻痹等。有效方法如下。①仰头抬颏法:用示指和中指托起下颏,使下颏前移,舌根离开咽喉后壁,气道即可通畅。此法简单易行,效果好。②仰头抬颈法:一只手置于额部,使头后仰,另一只手抬举后颈,打开气道。③对疑有颈部损伤者,仅托下颏,以免损伤颈髓。④如有异物,需迅速清除,或在其背后猛击一下。如仍无效,则采用Heimlich动作。⑤放置口-咽通气道。⑥气管插管或气管切开。⑦清除口腔内异物。⑧采取鼻导管吸氧或呼吸机辅助呼吸。

2.维持循环功能

脑血灌注不足影响脑对糖和氧等的摄取与利用,加重脑损害。因此,尽早开放静脉,建立输液通路,以利于抢救用药和提供维持生命的能量。

3.使用纳洛酮

纳洛酮是吗啡受体拮抗剂,能有效地拮抗β-内啡肽对机体产生的不利影响。应用纳洛酮可使昏迷和呼吸抑制减轻。常用剂量:每次 $0.4\sim0.8$ mg,静脉注射或肌内注射,无反应可隔 5 min 重复用药,直至产生效果。亦可把大剂量纳洛酮加入 5% 的葡萄注射糖液中,缓慢静脉滴注。静脉给药 $2\sim3$ min(肌内注射15 min)起效,持续 $45\sim90$ min。

(二)昏迷的基本治疗

1.将患者安置在有抢救设备的重症监护室

原则上应将患者安置在有抢救设备的重症监护室内,以便于严密观察、抢救治疗、加强护理。

2.病因治疗

针对病因采取及时、果断的措施是抢救成功的关键。

3.对症处理

(1)控制脑水肿,降低颅内压。

(2)维持水、电解质和酸碱平衡。

(3)对抽搐、躁动者镇静止痉。

4.抗生素治疗

预防感染,及时做痰、尿、血培养及药敏试验。

5.脑保护剂的应用

脑保护剂能减少或抑制自由基的过氧化作用,降低脑代谢从而阻止细胞发生不可逆性改变,对脑组织起保护作用。

6.脑代谢活化剂的应用

临床上主要用促进脑细胞代谢、改善脑功能的药物,即脑代谢活化剂。

7.改善微循环,增加脑灌注

对无出血倾向,由脑缺氧或缺血性脑血管病引起的昏迷,可用降低血液黏稠度和扩张脑血管的药物,以改善微循环和增加脑灌注,帮助脑功能恢复。

8.高压氧治疗

提高脑组织与脑脊液的氧分压,纠正脑缺氧,减轻脑水肿,降低颅内压,促进意识的恢复。

9.冬眠低温治疗

其使自主神经系统及内分泌系统处于保护性抑制状态,防止机体对致病因子的严重反应,以提高机体的耐受力;在低温下,降低新陈代谢率,减少耗氧量,提高组织对缺氧的耐受性;且可改善微循环,增加组织血液灌注,从而维护内环境的稳定,以利于机体的恢复。

10.防治并发症

积极防治各种并发症。

（张子宪）

第二节　抽　　搐

抽搐是指全身或局部骨骼肌的不自主收缩。伴有意识丧失的抽搐则称为惊厥。

一、发生机制

抽搐的发生机制极其复杂,依据引起肌肉异常收缩的电兴奋信号的来源,基本上可分为两种情况。

（一）大脑功能障碍性抽搐

这是脑内神经元过度同步化放电的结果。当异常的电兴奋信号传至肌肉时,则引起广泛肌群的强烈收缩而形成抽搐。在正常情况下,脑内对神经元的过度放电及由此形成过度同步化均有一定控制作用,即构成抽搐阈。许多脑部病变或全身性疾病可通过破坏脑的控制作用,使抽搐阈下降,导致抽搐发生。

1.神经元的兴奋阈下降（即兴奋性增高）

神经元的膜电位取决于膜内外离子的极性分布(细胞内高钾、细胞外高钠)。颅内外许多疾病,可直接引起膜电位降低(如低钠血症、高钾血症),使神经元更易去极化,产生动作电位(兴奋阈下降);间接通过影响能量代谢(如缺血、缺氧、低血糖、低血镁)或能量缺乏(高热使葡萄糖、三磷酸腺苷等过度消耗),导致膜电位下降;神经元膜的通透性增高(各种脑部感染或颅外感染的毒素直接损伤神经元膜,血钙离子浓度降低使细胞对钠离子通透性增大),使细胞外钠离子流入细胞内,使细胞内钾离子外流,而使膜电位及兴奋阈降低。

2.神经介质的改变

中枢神经系统有多种传递介质,某些神经元的轴突于突触点释放抑制性介质,对神经元的过度放电及同步化起控制作用。当兴奋性神经介质过多(如有机磷中毒)时,抑制胆碱酯酶的活性,使兴奋性递质的乙酰胆碱积聚过多,即可发生抽搐。抑制性神经递质过少(如维生素 B_6 缺乏)时,由于谷氨酸脱羧酶辅酶缺乏,使谷氨酸转化成抑制性介质的 γ-氨基丁酸减少;或肝性脑病早期,脑组织对氨的解毒需要谷氨酸,致使由谷氨酸生成的 γ-氨基丁酸减少,也可导致抽搐。

3.抑制系统通路受阻

脑内有些神经组成广泛抑制系统,有控制神经元过度放电的作用。脑部病变(如出血、肿瘤、挫伤或各种原因所致局部胶质增生和瘢痕形成),除了直接损害神经元膜或影响脑血液供应外,还可能阻断抑制系统,使神经元容易过度兴奋。

4.网状结构的促去同步化系统功能降低

脑干神经元放电同步化系统与网状结构的促去同化系统之间的平衡,对控制神经元的过度放电及同步化起相当重要的作用。一旦网状结构的促去同化系统功能降低,脑干神经元放电同步化系统就相对亢进,可使较多的神经元同时放电而发生抽搐。

(二)非大脑功能障碍性抽搐

有些引起肌肉异常收缩的电兴奋信号不是源于大脑,而是源于下运动神经元,主要是脊髓前角的运动神经元。例如,破伤风杆菌外毒素选择性作用于中枢神经系统(主要是脊髓、脑干的下运动神经元)的突触,使其肿胀而发生功能障碍。士的宁中毒引起脊髓前角细胞过度兴奋,发生类似破伤风抽搐的抽搐。各种原因(缺钙、维生素 D 缺乏、碱中毒、甲状旁腺功能低下)引起的低钙血症可以使神经元膜通透性增大,患者也常由于下运动神经元的轴突(周围神经)和肌膜对钠离子的通透性增加而兴奋性升高,引起手足搐搦。

二、诊断

抽搐并不是一种疾病,它常常是疾病严重的临床表现,或是某些疾病(如癫痫、低钙血症)的主要征象。在诊断过程中,应综合分析各方面资料,才能明确其发生的原因。

(一)诊断方法

1.病史

不同疾病所致的抽搐的临床表现不尽相同,详细收集病史非常重要。

(1)抽搐的类型:由于病因不同,抽搐的形式可不一样。临床常见的抽搐有下列几种。①全身性抽搐:癫痫大发作最常见,典型者先是全身骨骼肌持续性强直收缩,随即转为阵挛性收缩,每次阵挛后都有短暂间歇;破伤风则是持续性强直性痉挛,伴肌肉剧烈的疼痛。②局限性抽搐:为躯体局部的连续性抽动,多见于口角、眼睑、手、足等,有时自一处开始,按大脑皮质运动区的排列形式逐渐扩展,如从一侧拇指逐渐延及腕、臂、肩部,多见于局灶性癫痫;手足搐搦症则呈间歇性双侧强直性肌痉挛,以上肢手部最显著,典型的呈"助产手";面肌痉挛为局限于一侧面肌的间歇性抽动。

(2)抽搐的伴随症状:临床上可引起抽搐的疾病颇多,临床表现各有特点,发病规律也并非一致,所伴发的症状不同,对诊断有意义。例如,癫痫大发作常伴意识障碍和大小便失禁,破伤风患者有角弓反张、苦笑面容、牙关紧闭,急性中毒所致抽搐有一系列中毒症状,大脑病变常有意识障碍、精神症状、颅内高压症等,心血管、肾脏病变、内分泌及代谢紊乱等均有相应的临床征象。

(3)过去史:既往的病史对诊断有重要参考价值,反复发作常提示癫痫,而外伤、感染以及内脏器官的疾病情况,有助于寻找引起抽搐的原发病。

2.体征

抽搐的病因众多,常涉及临床各科,因此详细的体格检查十分重要,通常包括内科检查和神经系统检查。

(1)内科检查:几乎体内各重要内脏器官的疾病均可引起抽搐,在抽搐发作时必须按系统进行检查。例如,心源性抽搐可有心音及脉搏消失,血压下降或测不到,或心律失常;肾性抽搐则存在尿毒症的临床征象;低钙血症的常见体征有 Chvostek 征(即面神经征,以指尖或叩诊锤叩击耳颧下方的面神经,同侧上唇及眼睑肌肉迅速收缩)和 Trousseau 征(即手搐搦征,以血压计袖带包扎上臂,加压使桡动脉搏动暂停2～3 min后出现手搐搦征)阳性。

(2)神经系统检查:神经系统许多不同性质的病变可引起抽搐,仔细的神经系统检查有助于判断引起抽搐的病变部位。局灶体征(如偏瘫、偏盲、失语)对脑损害的定位更有价值。精神状态的检查对功能性抽搐的确定有参考作用。

3.实验室检查

根据病史、体格检查所提供的线索,来选择实验室检查项目。

(1)内科方面:当临床上提示抽搐是全身性疾病引发的,应根据提供的线索,选择相应的检查。除了血常规、尿常规外,还可以做心电图、血液生化(血糖、肝肾功能、电解质等)、血气分析、内分泌检查及毒物分析等检查。

(2)神经系统方面:一旦怀疑神经系统病变,根据临床提示的病变部位及性质,进行相应的辅助检查,如做脑电图、头颅 X 线片、CT 或磁共振成像、脑脊液、肌电图、神经传导速度检查。这类检查对神经系统损害的部位、性质及可能的原因具有较大的参考价值。

在临床上,面对一个抽搐发作的患者,必须将病史、体格检查及必要的辅助检查资料进行综合分析。首先要鉴别抽搐是大脑功能障碍抑或非大脑功能障碍所致;其次若确定为大脑功能障碍引起的抽搐,则应分清是原发于脑内的疾病,还是继发于颅外的全身性疾病,对前者必须判断抽搐发作是器质性还是功能性(癔症性抽搐);最后进一步寻找分析抽搐的可能病因。

(二)鉴别诊断

临床常见的抽搐常由不同疾病所致,其临床表现不尽相同,因而认识常见疾病的抽搐特点,有助于鉴别诊断。

1.癫痫

原发性癫痫在儿童期起病,多为全身性发作,脑电图有相应的改变,从病史、体检及辅助检查中均未发现病因。继发性癫痫常见的病因有颅内感染、颅脑外伤、急性脑血管病等,抽搐仅仅是其临床表现之一;同时具有脑部局灶或弥散损害的证据,如头痛、呕吐、精神异常、偏瘫、失语、昏迷,大多数抽搐发作同病变的严重程度平行。随着脑部病变的加剧抽搐可增多,甚至发展为癫痫持续状态,脑电图、脑脊液及神经影像学检查有明显的异常发现。

2.手足搐搦症

手足搐搦症表现为间歇性双侧强直性肌痉挛,上肢的痉挛程度重于下肢,尤其是在手部肌肉,最典型的呈"助产士手",即指间关节伸直,拇指对掌内收,掌指关节和腕部屈曲;常有肘伸直和外旋。下肢受累时,呈现足趾和踝部屈曲,膝伸直。严重时可有口和眼轮匝肌的痉挛。发作时意识清楚,Chvostek 征和 Trousseau 征阳性。

3.全身型破伤风

全身型破伤风呈间歇性骨骼肌强直性痉挛,在抽搐间隙,肌肉也难以放松,外界轻微刺激即可诱发,每次历时数秒,伴有剧烈疼痛,常造成角弓反张和苦笑面容,但意识清楚,脑电图无痫性放电,病前有外伤史。

4.晕厥

晕厥是一种暂时性脑缺血,原因很多,一般以血管运动失调性为多见,发作时有头晕、眼花、恶心、呕吐、出汗、面色苍白、脉率加快,血压短暂下降,平卧后即改善,意识可清醒或短暂丧失,无抽搐。

5.热性惊厥

发病多在 6 个月至 6 岁,多见于 1~2 岁。热性惊厥最常见于上呼吸道感染、扁桃体炎,少数见于消化道感染或出疹性疾病,约一半患儿有发作的家族史,提示热性惊厥与遗传因素有关。惊厥多发生于体温迅速上升达 39 ℃以上(多在 24 h 内),发作形式为全身性强直、阵挛性发作,持续时间在 30 s 以内,一般不超过 10 min,脑电图常有节律变慢或枕区高幅慢波,在退热后 1 周内消失。多为单次发作,也可能有数次发作,及时降温可以预防。但若无脑损害征象,并不导致癫痫。

6.中毒性抽搐

中毒性抽搐最常见于急性中毒。其发生抽搐的主要机制如下。

(1)直接作用于脑或脊髓、使神经元的兴奋性增高而发生抽搐,多因为药物过量,如贝美格(美解眠)、戊四氮、二甲弗林(回苏灵)、咖啡因、肾上腺素、肾上腺皮质激素过量。

(2)中毒后缺氧或毒物作用,引起脑代谢及血液循环障碍,形成脑水肿,见于各种重金属、有机化合物、某些药物和食物的急性重度中毒,临床多呈全身性肌强直阵挛性发作,少数也可呈局限性抽搐,有的可发展为癫痫持续状态。中毒所导致的抽搐常合并其他中毒症状,如一氧化碳中毒的面色潮红、口唇呈樱桃红色、多汗、心率快、呼吸急促、血压下降;有机磷中毒患者的呼出气体及呕吐物有蒜味,尚有毒蕈碱样及烟碱样症状;铅中毒先有神经衰弱症状群、牙龈铅线、腹痛、贫血等;各种严重中毒,抽搐同时有昏迷及颅内高压症等表现。

7.阿-斯综合征

阿-斯综合征是指各种原因引起心排血量锐减或心脏停搏,使脑供血短期内急剧下降所致的突然意识丧失及抽搐。其常见于严重心律失常、心排血受阻的心脏病或某些先天性心脏病、心肌缺血、颈动脉窦过敏、直立性低血压等。其抽搐时间短,一般仅数秒,最多数十秒,先有强直,躯体后仰,双手握拳,随即双上肢至面部阵挛性痉挛,伴有意识丧失、瞳孔散大、流涎,偶尔有大小便失禁。发作时心音及脉搏消失,血压明显下降或测不到。脑电图在抽搐时呈电位低平,其后为慢波,意识恢复后脑电图逐渐正常。

8.代谢、内分泌异常所致的抽搐

一些代谢、内分泌疾病可造成能量供应障碍,水、电解质和酸碱平衡紊乱等,干扰了神经细胞膜的稳定性而出现抽搐。

(1)低钙血症常可引起手足搐搦症,严重时可使神经元细胞膜通透性增高,导致膜电位下降,而出现癫痫样发作。

(2)低钠血症、低镁血症、碱中毒也可影响神经元膜的通透性,改变膜内外离子分布,引起抽搐发作。

(3)低血糖常表现为心慌、无力、有饥饿感、出冷汗、脉速,甚至昏迷,当血糖水平降低至 2.8 mmol/L 以下,即可发生抽搐。低血糖常见于糖尿病患者使用降糖药物,未按时进餐时,也可见于胰岛 β 细胞病变(腺瘤、腺癌或增生)、产生类胰岛素物质的胰外肿瘤、垂体前叶或肾上腺皮质功能减退或胰岛素过量等。

(4)高渗性非酮症性糖尿病昏迷患者常先有多饮、多尿,之后逐渐出现意识朦胧、幻觉、定向障碍等,即进入谵妄状态,可伴有抽搐发作。

(5)尿毒症的毒素可能损害细胞膜通透性,阻滞钠离子自细胞内向外释放,使细胞内高钠;同时电解质和酸碱平衡失调也可促使脑病发生,出现尿毒症性抽搐。

（6）甲状腺功能减退（黏液性水肿）、甲状旁腺功能过低、肾上腺危象、子痫、急性卟啉病、肝衰竭等，均可在疾病严重时伴发抽搐。

9.癔症性抽搐

癔症性抽搐多在精神刺激下发作，表现为突然倒下，全身僵直，双目紧闭（检查者拨开患者的眼睑时有违拗现象，可见眼球转动、瞳孔无改变），双手握拳或有不规则的手足舞动，常伴有面色潮红、捶胸顿足、哭笑叫骂等反应，发作持续数分钟至数小时，有人围观时持续时间更长。肌收缩不符合强直与阵挛的规律，发作时无意识丧失（事后对发作过程可回忆），无舌咬伤、尿失禁及摔伤，暗示或强刺激可以中断其发作。

10.严重呼吸屏息发作

其好发于婴幼儿，常在情绪影响下，大哭后突然呼吸屏息，继而出现皮肤青紫、肢体抽动、角弓反张，脑电图正常。

（张子宪）

第三节　肌肉萎缩

肌肉萎缩是肌肉营养不良导致骨骼肌体积缩小，肌纤维变细或数目减少，是许多神经肌肉疾病的重要症状和体征。两侧肢体相同部位周长相差 1 cm 以上，在排除皮肤和皮下脂肪影响后，可怀疑肌肉萎缩。

一、临床分类及特点

目前肌肉萎缩尚无统一分类，结合病因分类如下。

(一)神经源性肌萎缩

神经源性肌萎缩主要由脊髓和下运动神经元病变引起。前角细胞及脑干运动神经核损害时肌萎缩呈节段性分布，多见于肢体远端，可对称或不对称，伴肌力减小、腱反射减弱和肌束颤动，不伴感觉障碍，肌力和腱反射程度与损害程度有关。延髓运动核病变则可引起延髓麻痹、舌肌萎缩与束颤。肌电图见肌纤维震颤位或高波幅运动单位电位。活检见肌肉萎缩、变薄。镜下呈束性萎缩改变。神经根、神经丛、神经干及周围神经病变时，肌萎缩常伴有支配区腱反射消失、感觉障碍，肌电图和神经传导速度出现相应的改变。

(二)肌源性肌萎缩

萎缩不按神经分布，常为近端型骨盆带及肩胛带对称性肌萎缩，少数为远端型。伴肌力减退，无肌纤维震颤和感觉障碍。血清肌酸磷酸激酶、乳酸脱氢酶、天冬氨酸氨基转移酶、磷酸葡萄糖变位酶、醛缩酶等的含量不同程度升高，肌醛磷酸激酶最为敏感。肌电图特征性改变为出现短时限多相电位。

(三)失用性肌萎缩

失用性肌萎缩是由肌肉长期不运动引起的，且多为可逆性。其特点为远端肌萎缩明显。全身消耗性疾病有甲状腺功能亢进、恶性肿瘤、自身免疫性疾病等。

（四）其他原因肌萎缩

这类肌萎缩包括恶病质性肌萎缩、交感性肌营养不良等。

二、肌肉萎缩的定位诊断

（一）周围神经病变

周围神经病变时，该神经支配的肌肉出现肌萎缩，但无肌纤维颤动，早期腱反射可以亢进。若肌萎缩历时较久，肌腱反射可减低或消失。在肌肉萎缩的相应分布区可伴有感觉障碍及其他营养障碍等。周围神经病变见于多发性肌炎、中毒、外伤、肿瘤压迫等。

（二）脊髓病变

其主要特点有以下几点。

（1）常在肢体远端产生肌萎缩，近端较轻，可呈对称性或非对称性分布。

（2）有肌纤维颤动，当脊髓前角有病变时可见肌纤维颤动。

（3）肌固有反射与腱反射，脊髓病变时，肌固有反射亢进，肌萎缩严重时肌固有反射减弱或消失。腱反射的改变主要因锥体束损害的情况而异，如果以下运动神经元损害为主，则腱反射减弱或消失。脊髓病变可见于急性脊髓前角灰质炎、外伤或脊髓软化等。

（三）脑部病变引起的肌萎缩

一般伴反射亢进或病理反射。这类肌萎缩可见于脑血管病引起的偏瘫，长时间偏瘫可出现失用性肌萎缩，顶叶病变时其所支配的部位出现肌萎缩，多呈半身性。这类肌萎缩还可见于脑血管病变、肿瘤等。

（四）肌肉本身病变

肌源性肌萎缩一般分布在四肢近端，肌病引起的肌萎缩无肌纤维颤动，肌固有反射减弱或消失，与肌萎缩的程度平行。这类肌萎缩可见于肌营养不良症、多发性肌炎等。

三、临床意义

（一）急性脊髓前角灰质炎

儿童的患病率高，一侧上肢或下肢受累多见。起病时发热，肌肉瘫痪为阶段性，无感觉障碍，脑脊液蛋白质及细胞均增多。肌肉萎缩出现得较快，患病者多为儿童，他们多伴有骨骼肌发育异常。一般发病后几小时至几日可出现受累肌肉的瘫痪，几日至几周出现肌肉萎缩，萎缩肌肉远端较明显。

（二）肌营养不良症

肌营养不良症是一组遗传因素所致的肌肉变性疾病，表现为不同程度分布和进行性的骨骼肌无力和萎缩。

1.Duchenne 型

主要特点为好发于男性，在婴幼儿期起病，3～6 岁时症状明显，症状逐渐加重，表现为躯干四肢近端无力，跑步和上楼困难，行走时有鸭步步态，有肌肉萎缩和假性肥大，肌力低下，早期肌肉萎缩明显，假性肥大不明显，数年后才出现假性肥大（以腓肠肌明显），骨盆带肌、椎旁肌和腹肌无力、萎缩明显，行走时骨盆不能固定，双侧摇摆，脊柱前凸，形似鸭步。自仰卧位立起时，必须先转向俯卧位，然后双手支撑着足背依次向上攀扶，才能立起，称 Gowers 征。病情逐渐发展，上肢肌无力和萎缩，使举臂无力。前锯肌和斜方肌无力和萎缩，不能固定肩胛内缘，使两肩胛骨竖起，呈翼状肩胛。多数患者的腓肠肌有假性肥大,假性肥大也可见于臀肌、股四头肌、冈下肌、三角肌等。假性肥大使肌肉体积肥大而肌力减退。多数患者在 15～20 岁不能行走,肢体挛缩畸形,呼吸肌受累时出现呼吸困难,脑神经支配的肌肉一般不受影响,部分患者可累及心肌。患者常因呼吸衰竭、肺炎、心肌损害而死亡。

2.Becker 型

患者多在 5～25 岁发病。早期出现骨盆带肌和下肢肌的无力和萎缩,走路缓慢,跑步困难,进展缓慢,逐渐累及肩胛带肌和上肢肌群,使上肢活动无力和肌肉萎缩。患者常在病后 15～20 年不能行走,肢体挛缩和畸形,也常有腓肠肌肥大。

3.肢带型

各年龄均可发病,多见于 10～30 岁。早期骨盆带肌或肩胛带肌无力和萎缩,下肢或上肢有活动障碍,双侧常不对称,进展较慢,常至中年才发展到严重程度,少数患者有假性肥大。

4.面-肩-股型

从儿童期至中年期均可发病,多见于青年期。面肌无力与萎缩,患者闭眼无力,吹气困难,明显者表现出肌病面容,上睑稍下垂,额纹和鼻唇沟消失,表情运动困难。常有口轮匝肌的假性肥大。肩胛带肌、上肢肌无力与萎缩,出现上肢活动障碍,严重者呈翼状肩胛。胸大肌的无力与萎缩,使胸前平坦,锁骨和第 1 肋骨显得突出。病情发展非常缓慢,常经过很长的时间影响骨盆带肌和下肢肌,多不引起严重的活动障碍,部分患者呈顿挫型,病情并不发展。偶尔见腓肠肌和三角肌的假性肥大。

(三)运动神经元病

临床表现为中年后起病,男性患者多于女性患者,起病缓慢。主要表现为肌萎缩、肌无力、肌束颤动或锥体束受累的表现,而感觉系统正常。引起肌肉萎缩的疾病有以下 3 种类型。

1.进行性肌萎缩症

主要病理表现为脊髓前角细胞发生变性,临床上首先出现双手小肌肉萎缩无力,以后累及前臂及肩胛部,伴有肌束颤动、肌无力及腱反射减弱、锥体束征阴性等下位运动神经元受损的特征。

2.肌萎缩侧索硬化

病变侵及脊髓前角及皮质脊髓束,表现为上、下运动神经元同时受损,出现肌萎缩、肌无力、肌束颤动、腱反射亢进、病理征阳性。

3.进行性延髓性麻痹(球麻痹)

发病年龄较晚,病变侵及脑桥与延髓运动神经核。表现为构音不清、饮水发呛、吞咽困难、咀嚼无力、舌肌萎缩伴肌束颤动,唇肌及咽喉肌萎缩,咽反射消失。患者多于中年后发病,进行性加重,病变限于运动神经元,无感觉障碍等,不难做出诊断。应鉴别该病与颈椎病、椎管狭窄、颈髓肿瘤和脊髓空洞症。

(四)多发性肌炎

该病是一组以骨骼肌弥漫性炎症为特征的疾病,临床主要表现为四肢近端、颈部、咽部的肌肉无力和压痛,随着时间的推移逐渐出现肌肉萎缩,伴有皮肤炎症者称皮肌炎。伴有红斑狼疮、硬皮病、类风湿关节炎等其他免疫性疾病者称多发性肌炎重叠综合征;有的合并恶性肿瘤,如鼻咽癌、支气管肺癌、肝癌、乳腺癌。主要表现为骨骼肌疼痛、无力和萎缩。近端受累较重而且较早,如骨盆带肌肉受累,出现起蹲困难,上楼费力;肩胛带受累,两臂上举困难。病变发展可累及全身肌肉,颈部肌肉受累出现抬头费力,咽部肌肉受累出现吞咽困难和构音障碍。少数患者可出现呼吸困难。急性期受累肌肉常有疼痛,晚期常有肌肉萎缩。有的患者可有心律失常和心脏传导阻滞。

(五)低钾性周期性瘫痪

该病多见于 20～40 岁男性,常在饱餐时、激动时、剧烈运动后、夜间醒后或清晨起床时发病。出现四肢和躯干肌的无力或瘫痪,一般不影响脑神经支配的肌肉。开始常表现为腰背部和双下肢的近端无力,再向下肢的远端发展,少数可累及上肢。一般在 1～2 h(少数患者在 1～2 d)达到高峰。检查可见肌张力降低,腱反射减弱或消失,没有感觉障碍,但可有肌肉的疼痛。严重者可有呼吸肌麻痹,或有心律失常,如心动过速、室性期前收缩(早搏)。发作初期可有多汗、口干少尿、便秘等。每次发作持续的时间为数小时、数天,长则1周左右。发作次数多者几乎每晚发病,少数患者一生发作一次。常在 20 多岁发病,40 岁以后发病者少。一般不引起肌肉萎缩,发作频繁者在晚期可有肢体力弱,甚至轻度萎缩。

(六)吉兰-巴雷综合征

病前 1～4 周有感染史,急性或亚急性起病,四肢对称性弛缓性瘫痪,脑神经损害,脑脊液蛋白细胞分离现象。一般 3～4 周部分患者可逐渐出现不同程度的肌肉萎缩。

(董 帅)

第四节 步态异常

行走能力是人类一种基本的运动技能,完成行走动作几乎涉及所有的脊髓节段、全身大部分肌肉及中枢神经系统的许多功能,所以任何这些部位的轻微改变均有可能反映出步态的改变。在某些疾病早期,步态异常可以是唯一表现。任何年龄,步态的变化都可能是神经系统疾病的一种表现。

行走障碍在老年人中较常见,也是使其丧失独立生活能力和造成跌倒性损伤的重要原因。临床上,有时难于诊断步态和平衡障碍。步态异常可能涉及多种疾病,老年人的步态异常往往是多种因素共同造成的。客观地讲,每一个行走困难的患者均有一个可探明的原因。

一、正常行走的解剖生理基础

正常的行走可分解为两个基本动作:①保持平衡,即首先使人体在直立状态下保持平衡;②行走动作,即能启动并维持节律性的步伐。两者为完全不同但相互有联系的部分。

(一)平衡的维持

1.直立反射

直立是人类完成行走的第一步,它依赖于全身一系列肌肉的协同收缩,带动躯干、肢体的移动,使人体从坐、卧、爬改为垂直站立。直立反射弧传入部分由前庭、触觉系统器官、本体感觉系统及视觉系统组成。

2.支撑反射

一旦直立的姿势建立,体内与抗重力相关的肌群立即协同工作,以保持直立身体的平衡,同时纠正体内、体外的各种非平衡因素。它还依赖灵活的韧带、肌腱、肌肉以维持下肢足、踝、膝、髋关节的稳定性。

3.调整反射

姿势的调整反射是躯体一组多突触类型的反射,站立者的肢体被牵拉、抬举时,其重心发生轻微的偏移,站立者会依据感觉系统所感知的重心移动程度及既往经验,调整其躯干及下肢为主的远隔部位肌肉收缩,从而建立新的平衡。

4.挽救性反射

如果上述调整反射失败,人体会启动挽救反射,带动上、下肢体运动来维持平衡。即平衡被打乱后,人体可向不同方向跨出一步或多步,以改变重心。而当人体认为迈步不能时(如面临悬崖),则可使用挥动双臂的方法,此反射是随意的。

5.保护性反射

当挽救性反射也失败,人体不能纠正偏差的重心,从而面临跌倒时,保护性反射被启动,以使双手能拉住某物,阻止或减慢人体的倾倒,或在触地之前用肢体保护颜面、头颅等重要部位,使其免受伤害。

(二)行走的动作

1.行走的启动

在行走前,必须有起步的信号启动肢体及躯干运动。下列一组动作是启动步伐所必须完成的:①重心移向一侧以使另一侧可迈出;②躯体前移使重心移至前方的一足。许多临床步态异常影响起步及步伐。

2.节律性迈步

启动后行走的进行即依赖于躯干肌及肢体的协同运动产生交替的步伐,走的动作受肢体、躯干的骨、关节、肌肉力量及中枢神经系统行走中枢的调节。

正常步态分析:步行周期从某足跟触地开始,而以该足跟再次触地结束,其中,一侧肢体约60%的时间为支撑时间(与地面接触),40%的时间为移动时间(不与地面接触)。而双腿支撑时间(即同时触地)应少于20%,肌电图连续记录可以发现,在移动时间里,主要是屈肌兴奋及收缩,而在支撑时间里,则以伸肌兴奋及收缩为主。

(三)影响行走的解剖结构

1.周围神经系统

周围神经系统包括体感神经、前庭神经、视神经以及广泛分布的运动神经,它们构成了行走的最低级结构。

由于双足直立的人类行走方式与四足动物的行走方式有很大区别,故行走的生理及解剖学研究很难借助动物实验的结果,只能依靠在四足动物的行走方式基础上结合临床观察及推测。

2.脊髓

游离脊髓是所有脊椎动物的行走基本中枢,在横断脊髓后,猫的四肢均可随转轮转动而产生节律性步伐。此结果说明,离断的脊髓虽不能保持体位,但在部分哺乳动物中却是"动作发生器",进化程度越高,行走越依赖于上级中枢的调控。在人类,离断的脊髓除产生一些复杂的防御反射外,既不能保持平衡也不能产生其他行为,患者只能通过人造支撑物,结合损伤部位以上的躯干及肢体的提拉牵动瘫痪肢体。四肢瘫痪者不能保持任何形式的平衡也不能行走,所以,人的脊髓在只是行走的基本中枢之一,完成行走必须有上级中枢的参与和调控。

3.脑干

脑干是维持姿势的所有反射的基本中枢,去大脑强直的动物的伸肌张力普遍升高,可使动物能尽量保持站立体位。而去大脑后,位于脑桥被盖部的直立反射中枢完整保存,当电刺激背侧脑桥被盖区时,站立的猫可以蹲下,然后躺倒。当刺激腹侧脑桥被盖部时,可使躺下的猫站起,并开始行走。脑干结构的排列方式也与损伤后平衡功能障碍的表现形式有关,猴的脑干侧面的损伤以锥体束损伤为主,主要是四肢远端肌肉瘫痪,不出现平衡障碍,而脑干中央的损伤可累及网状脊髓束、前庭脊髓束及顶盖脊髓束,运动障碍以躯干及近端肢体肌肉受累较明显,合并严重的平衡障碍。而临床上神经系统检查时,对运动障碍的检查主要以肢体远端肌肉为主,近端肌力及躯干运动障碍与平衡紊乱常被忽略。

脑干也是行走动作产生的中枢,电刺激包括猴在内的哺乳动物的丘脑底部、中脑尾部或脑桥网状结构等均可诱导动物产生行走动作。最轻度刺激仅导致对侧后肢的短暂轻微运动,最强的刺激可造成动物奔跑。它们对脊髓运动中枢有控制作用,也参与行走的启动。人体的脑干也应存在调节区域,只是更加依赖于皮质及皮质下的控制。

4.基底节

双侧电损猴苍白球并不影响行走节律,但明显影响姿势及相关的反射。灵长类多巴胺能神经元与起步及姿势的维持有关,患严重帕金森病的猴多呈现屈曲姿势,姿势反射消失,僵硬。

5.小脑

小脑是一个与平衡有关的结构,但其基本原理还不清楚。去小脑犬可完整保存直立反射、挽救反射和保护性反射。

6.大脑皮质

在动物实验中证实,皮质在平衡维持中只是起调节作用,随意性行走过程必须依赖丘脑、纹状体,但皮质并非必不可少的,犬的皮质完整但额叶损伤时,可出现非对称性转圈运动。猴 brodmann 区 8 区单侧性损伤在早期可造成同侧头和眼的㖞斜,一段时间后症状可减轻,但兴奋时可出现向同侧的旋转。皮质对于调节脚的较为精细的活动尤为重要,如过较窄的平衡木。猴的皮质损伤后,许多平衡及姿势性反射均消失,提示皮质对灵长类的平衡及姿势性反射有重要的调控作用。

二、病因及分类

临床上,常按损伤部位及临床表现分析步态异常的病因及分类。近年来,随着对行走的解剖基础及生理基础与病理生理的深入了解,逐渐过渡为按受损伤结构水平分析其病因及分类。

三、诊断方法

(一)病史

起病及病情发展的趋势对诊断有重要帮助。绝大多数老年患者步态异常是逐渐发生的,且进展缓慢,病程多为数月或数年,而几天内急性发生的步态异常多为脑脊髓血管性疾病。一般,患者因为跌倒才意识到平衡障碍的存在。脑及脊髓疾病变患者除步态异常外,常可有头痛、腰背痛、感觉障碍、肌力减退等神经系统其他表现。尿急、排尿不连续提示脑(特别是额叶皮质下)病变或脊髓病变。应查清患者对乙醇及其他影响平衡运动的药物的使用情况及既往健康状况,有无肝、肾功能障碍及呼吸系统疾病的病史。对跛行者还应注意有无骨、关节疾病与损伤史。如患者有步态异常家族史,应考虑遗传性肌病、遗传性共济失调等的可能。视力障碍与眩晕发作病史可提示视觉及前庭病变。

(二)神经系统检查

严格的神经系统检查可帮助定位,由于躯干及肢体近端肌力对行走的影响更大,故对这方面的检查应成为神经系统检查的重点。

除常规的神经系统检查外,应着重对步态进行分析,必须认真进行下列针对行走异常的检查。

(1)嘱患者从就座的椅子上站立起来。

(2)让患者维持站立姿势。

(3)让患者承受各个方向(向前、向后及向两侧)的推动。

(4)观察起步有无僵硬、迟疑。

(5)检查行走的动作、步基的宽度、步幅的长度、双足立地时间长短、抬脚力度、节律、双臂摆动的情况。

(6)让患者转弯。

(7)观察患者在失衡状态下自主性的挽救及保护反射。

通过上述检查可进一步与患者建立良好的沟通,进一步了解病情,从而提高诊断的正确率。

(三)特殊检查

尽早施行 MRI 检查对诊断有较大的帮助,它可以清晰地显示脑干及小脑的病变,MRI 检查还可进行屏幕测试以确诊脑积水,对白质异常的表现较为敏感,但应注意,在临床上,T_2 相含水增多的表现是非特异性的,应结合其他的表现来诊断白质疏松症等病变。对许多不明原因的老年性行走异常者,MRI 检查常可发现脑室旁及半卵圆中心的多发性腔隙性梗死。最后可考虑使用诊断试验(包括肌电图连续记录),以进行步态分析。

对步态异常的观察需要一定的识别能力。有的步态异常颇具特征性,例如,帕金森病患者有慌张步态,脊髓疾病导致痉挛性下肢轻瘫步态、僵硬、环行运动和触地反弹,小脑病变则躯干向两侧晃动,双足控制不良,特别是当患者在较窄的环境中行走时调节不良尤为明显,而临床上这些特征性表现往往被许多非特征性代偿及防御性反应所掩盖,如步基加宽、步幅变小、双足同时支撑时间(一般少于 20%)延长。还要注意患者因焦虑和有对跌倒的恐惧,常使表现变得复杂而多样,应仔细评价。

四、鉴别诊断

(一)"低层次"姿势及步态异常

凡周围神经以及骨、关节、肌肉病变所产生的平衡及步态障碍划归此类,较容易诊断。如果此时中枢神经系统保持完整,该类步态异常(如失明、本体感觉障碍所造成的行走障碍)较容易逐渐得到改善。

1.感觉性共济失调步态及平衡障碍

平衡是依靠从视觉系统、前庭系统及本体感觉传入中获得的高质量的信息而维持的,当此种信息来源受损,则需要其他系统的代偿,但这种代偿又常不完全,则站立平衡系统不能维持而出现步态不稳。临床上许多患者的慢性进行性平衡障碍是由感觉传入系统的疾病所致,当患者已察觉到平衡有障碍时必然会试图调整而呈现谨慎步态,或成为感觉性共济失调,步态不稳,因而常易跌倒。与小脑共济失调步态相比体感性共济失调步态的步基更窄,举足过高,踏地过重(跨阈步态),但迈步节律基本正常,其步行的调节更依赖于视力,可反复跌倒,患者不能在狭窄的空间站立,昂伯氏征为阳性。典型表现常出现在脊髓痨或亚急性脊髓联合变性患者,也可见于累及大纤维传入的周围神经病,有可能不出现其他感觉障碍而单独累及步态和平衡功能。部分双侧前庭损伤的患者可不出现眩晕,也仅表现为严重的平衡障碍。此类患者确诊需借助平衡功能的检查。

2.神经肌肉病变及肌病性步态异常

神经肌肉病及肌病患者均有不典型的步态异常,周围神经病所致远端肌无力者,常抬脚过高以矫正双足下沉,脚跟落地很重,另外这类患者常伴感觉缺失。肌病及肌萎缩导致肢体近端肌无力者,常因不能站起而无法行走,下肢肢带肌无力患者行走时常表现出特殊的骨盆晃动,呈典型的"鸭步"。

(二)"中等层次"步态异常

"中等层次"步态障碍往往导致正常体位、步态及协同行为的变形,即中枢神经系统的正常行走及命令在执行中被歪曲,从而表现为步态异常。例如,小脑性共济失调者虽保存支持及保护反射,可以行走,但其体姿及动作均不协调。"中等层次"行走异常包括痉挛性、共济失调性、肌张力不全性及舞蹈性步态。早期帕金森病步态属于此类,但进展一段时间后则出现平衡失调及起步困难,则属于"高层次"步态异常。

1.痉挛性步态

痉挛性步态是脊髓损害所表现的特殊步态异常,以躯干及双下肢僵硬,下肢触地反弹,划圈样动作及脚步拖曳为特点,在严重时双侧内收肌过度收缩,肌张力增大,形成剪刀步态。痉挛是上运动神经元损伤表现之一,多数源于脊髓,也可由脑部疾病所致。

多数老年人出现这种步态是由颈关节强直所致,它常被内科及骨科医师所忽略,直到出现神经系统症状。随年龄增长颈关节囊增生,韧带肥厚,造成椎管狭窄,使脊髓受到压迫,同时也挤压了脊髓血管,出现脊髓供血不足,最常见表现为下肢轻瘫,伴站立不稳及膀胱功能障碍(尿急、尿频),常可无颈痛及神经根痛,部分患者可诉说手麻及活动不灵活,典型者可出现下肢痉挛性共济失调步态,还可因跌伤而加重病情。该病的诊断结合临床脊髓压迫的表现与 MRI 检查,MRI 检查可发现颈椎增生性改变、椎管狭窄及脊髓早期受压的证据。该病的病程因人而异,多可相对静止,部分可呈进行性加重。

脊髓外伤及脱髓鞘疾病是年轻人痉挛性步态的常见原因,多发性硬化可通过 MRI 及脑脊液检查而诊断。同时应注意排除脑膜及脊髓血管的先天性异常。

少数痉挛性瘫痪由脑部损伤所致,产生大脑性瘫痪(脑瘫),可波及上肢,并出现失语等症状。成年患者的痉挛性瘫痪多由于脑血管病及脱髓鞘性疾病,而婴幼儿的痉挛性瘫痪则与产伤及宫内窒息有关,表现为轻度双侧瘫痪及智能发育迟滞。

2.锥体外系步态

帕金森病是老年常见神经系统疾病,危及 15% 的 65 岁及以上人群。具有特征性的前倾姿势和慌张步态。老年患者有时仅表现僵硬和步态异常,并不出现上肢震颤和动作迟缓,近 1/4 的运动迟缓性强直综合征后来被证实为非特发性帕金森病。诊断时应考虑到进行性核上性麻痹、纹状体-黑质变性、皮质-基底节变性等,特别是在患者出现姿势保持困难及对左旋多巴不敏感时更应考虑。

亨廷顿病患者的步态异常主要表现为突发性舞蹈样动作,而肌张力不全及肌肉痉挛患者则表现为肢体僵硬、固定,躯干常呈屈曲(脊柱前凸、侧屈)样,慢性抗精神病药物所致步态异常以迟发性运动障碍为主。而部分患者用地西泮后可因损害平衡支撑反射而致频繁跌倒,此现象在停药后数天才能消失。

3.小脑性步态

小脑性步态是最有特点的行走异常,以步伐缓慢及蹒跚、步基加宽为主,在狭窄的地面行走时其躯干不稳更明显,不能完成足跟接足尖直线行走,但患者的平衡代偿反射完好,故在日常生活中并不常跌倒。

成年患者的慢性进行性小脑性步态异常诊断较困难,应首先排除小脑脱髓鞘病及后颅窝占位病变的可能,也应考虑各种遗传性及获得性小脑变性(如橄榄-脑桥-小脑萎缩症)。躯干共济失调伴小脑蚓部变性多与慢性酒精中毒有关。副肿瘤性小脑变性及苯妥英钠中毒也可出现小脑性共济失调步态,但后者系急性表现。

4.其他

中毒性及代谢性脑病的运动障碍通常是可以治疗的,近年来发病逐渐增多,有的代谢性脑病患者常表现为不稳定步态,且常向后跌倒,最典型的为尿毒症及肝衰竭,其扑翼样震颤可影响姿势的维持。镇静药物(尤其是长效苯二氮䓬类和神经安定药)可影响姿势反射,从而增加跌倒的危险。

个别老年患者表现步态异常是因为有颅内占位性疾病、原发性中枢神经系统肿瘤及代谢性疾病,对症状呈亚急性进展且伴跌倒史的患者应排除慢性硬膜下血肿。

(三)"高层次"平衡及步态异常

"高层次"的感觉、运动中枢与在不同环境下选择行走及维持平衡的方式有关。在排除骨关节疾病及脊髓、小脑及锥体外系病变后,步态及平衡的异常常与大脑皮质对体位、运动的协调出现差错有关。"高层次"平衡及步态异常的分类依据下列特性:①平衡障碍的代偿性反应及其障碍;②表现突出的失衡或姿势控制能力障碍;③有无起步困难及行走的行为过程有无障碍;④伴随症状。

1.谨慎步态

谨慎步态的特点是步基正常或中度增宽,步幅变小,行走变慢,转弯困难,双足同时立地的时间延长,双上肢的协同运动减少等,但起步不迟疑,步伐无拖曳、不僵硬,基本保持正常的节奏,如果推动患者,可发现轻度的平衡障碍,患者难于保持单腿支撑的姿势,由于患者已意识到平衡有障碍,故主观上加倍小心迈步以防跌倒。此方式的行走异常属于非特异性,正常人在特殊环境下也可出现(如在冰上行走),但此步态主要见于老年人,曾被称作老年步态综合征,后来发现该步态在许多青年患者中也可出现,特别是在疾病(包括多发性腔隙性脑梗死、正常颅压脑积水、阿尔茨海默病及许多周围神经病等)早期,在疾病特征性表现还未出现时往往以无特征性谨慎步态为主。

谨慎步态是多因素造成的:①老年人骨、关节系统的灵活性减弱,对肌肉收缩所产生的反应欠灵敏,关节活动幅度减小;②肌收缩强度减弱;③运动系统的调节精确度下降,这可能是由于本体、平衡、视觉等感觉系统传入轻度异常;④中枢神经系统对上述感觉传入的分析处理有错误。应鉴别谨慎步态与癔症性谨慎步态,后者缺乏神经系统症状及体征。

2.额叶性共济失调性步态

(1)皮质下平衡障碍:其特点为明显的平衡失调伴姿势调节反射缺失或无效。表现为逐渐发生的似木桩样的倾倒,患者肌力感觉常保持完整,但站立时常向后或病变对侧倾倒,平衡障碍也影响了行走动作的完成,造成行走困难或行走不能,不出现任何姿势调节反射及保护反射(尽管肌电图显示这些反射均存在)。急性发病者的症状在起病后几天至几周可更明显。常见的伴随症状为眼肌麻痹(垂直凝视麻痹、瞳孔改变)、构音障碍及锥体外系表现。该步态多见于进行性核上性麻痹及多发性腔隙性脑梗死累及丘脑腹侧核时。另外,一侧壳核、苍白球和中脑损害后也偶然发生皮质下平衡障碍。

(2)额叶性平衡障碍:常指额叶占位性病变所造成的严重的平衡障碍,使患者无法独立站立或行走。其特点是以平衡障碍为突出表现,伴姿势反射及动作不当或错位。患者不能站起(或坐下)、站不稳或根本无法调动躯干及肢体以完成站立的动作。患者欲站立时则使躯干向后仰而非正常时的向前倾,在重心以下难以抬起肢体,也根本不能迈动双腿,躯干及肢体运动笨拙、僵硬,可呈类肌强直。伴随症状有智力障碍,额叶释放表现如强握反射、类肌强直、排尿障碍、假性延髓性麻痹、腱反射亢进、病理反射阳性。常见病因有肿瘤、脓肿、梗死或出血、广泛白质病变、脑积水等累及额叶或额叶-脑桥、小脑联系中断。

皮质下平衡障碍与额叶性平衡障碍均是平衡反射及姿势反射的严重障碍,导致行走动作不能完成,两者的区别在于当患者能够迈出脚步,则倾向于皮质下平衡障碍;当发生额叶性平衡障碍时,迈腿的运动往往无法完成。许多学者不同意将额叶性平衡障碍等同于运动不能。首先,额叶性平衡障碍以平衡及保护反射的倒错、变异为主要表现,运动障碍是次要的。其次,部分坐立运动障碍者可具备正常行走的功能。部分躯干及步态有异常者并无肢体运动不能。

(3)单纯性起步不能:其特点为起步困难明显,伴动作持续异常(如转身缓慢、僵硬),患者无明显的平衡异常,无认知障碍,无肢体运动不能或帕金森病。启动行走后初期,步幅短、抬脚低,形成拖曳,然而行走一段时间后,步幅延长,抬脚正常,双臂摆动也正常,当分散注意力及穿过较窄的通道及较急的转弯时,重新出现拖曳步态,而数步或试图跨过沟渠等方法可改善其起步困难。患者的平衡功能正常,姿势反射、步基均正常,极少跌倒。单纯性起步不能常发生于脑血管病及脑积水等损伤了额叶白质及其联系纤维的情况下及基底节部分结构损伤。

单纯性起步不能除明显起步及转身障碍外还有拖曳步态、步幅缩短及行进中逐渐好转的特点,可与谨慎步态区别。另外,它没有平衡功能障碍,姿势反射及保护反射正常,也无额叶释放的表现,可以鉴别它与额叶性平衡障碍。

(4)额叶性步态异常:其特点为步基变宽,行走缓慢伴双脚似埋植土中一样难以抬起,故步幅变短、拖曳、起步及转身均迟疑,同时伴有中等程度的平衡障碍。双侧额叶白质的多发性病变或双侧半球联系中断造成步态异常,这类病变有多发性腔隙性脑梗死、脑动脉硬粥样化所致宾斯旺格病及正常颅压脑积水等。该步态异常常伴认知功能障碍,假性延髓性麻痹性构音障碍、额叶释放症状、锥体束征及排尿障碍。

额叶性步态异常的鉴别诊断:由于存在起步及转身迟疑、僵硬及姿势反射异常,可与谨慎步态区别,但后者是非特异性表现,可随疾病的发展而逐渐转变为前者。另外,由于其平衡障碍较轻,尚能行走,可与额叶性平衡障碍区别,但可能由于其平衡障碍加重而转变为额叶性平衡障碍。单纯性起步不能则不存在平衡障碍。

额叶性步态异常与进展阶段的帕金森病性步态及其他运动不能性僵硬的鉴别比较困难,由于前两者都有起步困难、僵硬、步幅变小,但如果步基变宽,则不支持帕金森病。另外,患者行走时躯干无前倾、上臂摆动正常与额性步态异常相吻合。慌张步态行走时前倾或后仰伴四肢体僵硬则倾向于帕金森病。

应该注意,许多疾病的表现在不同时期是截然不同的,进行到一定程度后还会出现互相交叉,最终发展成相似的最后状态,例如,记忆障碍在早期可明确分为额叶性、顶叶性及皮质下性,但在晚期均出现全面性智能障碍。早期的谨慎步态可进一步发展为额叶性步态异常,平衡障碍加重后则属于额叶性平衡障碍。

3.精神性步态异常

精神性步态异常是神经科常见的步态异常之一,例如,无原因的立行不能的症状呈波动性,该病多见于癔症,暗示治疗常有戏剧性效果。焦虑症患者有跌倒恐惧时呈夸张的谨慎步态,行走时如履薄冰或紧扶墙壁,以防止跌倒;忧郁症患者显示精神运动性迟缓,缺乏迈步动力而拒绝行走。

(四)无明确原因的步态异常

事实上,临床上所见许多步态异常往往是由多种因素形成的,如脑血管病、颅内肿瘤及颅内转移瘤,很难确定其表现的步态异常是属于哪一层次的;临床上约15%的步态异常不能找到明确的原因,它们并非属于同一种疾病,被多数学者称为“原发性老年性步态”。

五、治疗

临床已发现20%~25%的老年性慢性进行性步态异常是由可治疗的疾病(如帕金森病、脑积水、额叶肿瘤及脓肿)所致,而绝大多数的精神性步态异常可在施行适当的心理治疗后痊愈。当原发性疾病不明或治疗效果不佳时,还可借助各种有效的康复手段以促进平衡及运动功能恢复,例如,对抗阻力的力量训练可帮助身体虚弱者和甚至80岁以上的老年人恢复肌力,从而在一定程度上提高步行的速度及稳定性。感觉性平衡重复训练对前庭及本体性感觉障碍所致谨慎步态有特别的疗效。另外,对有平衡障碍的患者应采取有效措施以防止跌倒及摔伤,居室的墙上应安装扶手。脚步拖曳者应穿适当的鞋子,移动时可借助拐杖等辅助设施。还应请专业人员视察生活及工作环境,以发现及排除可能的危险因素。

(孟祥奎)

第五节　不自主运动

不自主运动是指患者在意识清醒的状态下骨骼肌出现不能自行控制的收缩,导致身体某些部位姿势和运动异常。不自主运动一般在睡眠时停止,情绪激动时增强,临床上可见多种表现形式。

一、发生机制

以往学者认为不自主运动与锥体外系病变有关,而锥体外系涉及锥体系以外所有与运动调节有关的结构和下行通路,它包括基底节、小脑及脑干中诸多核团。但传统上仅将与基底节病变有关的姿势、运动异常称为锥体外系症状。基底节中与运动功能有关的主要结构为纹状体,其组成及病变综合征如图 1-1 所示。

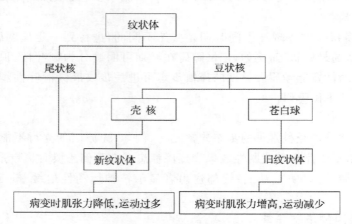

图 1-1　纹状体的结构与功能

纹状体与大脑皮质及其他脑区之间通过不同的神经递质(如谷氨酸、γ-氨基丁酸和多巴胺)实现相互联系与功能平衡。其纤维联系相当复杂,其中与运动皮质之间的联系环路是基底节实现其运动调节功能的主要结构基础,包括皮质-新纹状体-苍白球(内)-丘脑-皮质回路、皮质-新纹状体-苍白球(外)-丘脑底核-苍白球(内)-丘脑-皮质回路、皮质-新纹状体-黑质-丘脑-皮质回路。

二、临床表现

(一)静止性震颤

静止性震颤是由主动肌与拮抗肌交替收缩引起的一种节律性颤动,常见于四肢远端、下颌和颈部,手指的震颤状如搓丸,频率为 4~6 Hz。震颤在静止时出现,睡眠时消失,紧张时加重,随意运动时减轻,可在意识控制下短暂减弱,放松后可出现更加明显的震颤。这是帕金森病的特征性体征之一。

(二)舞蹈症

舞蹈症是身体迅速、粗大、无节律的、不能随便控制的动作。上肢情况较重,表现为耸肩、上臂甩动、抓握等动作;下肢可见步态不稳且不规则,严重时可出现从一侧向另一侧快速、粗大的跳跃动作(舞蹈样步态);头颈部可有转颈、扮鬼脸动作。症状在随意运动或情绪激动时加重,安静时减轻,睡眠时消失。肢体肌张力低。此症状见于小舞蹈症、Huntington 舞蹈症及药物(如左旋多巴和吩噻嗪类、氟哌啶醇等神经安定药)诱发的舞蹈症。局限于身体一侧的舞蹈症称为偏侧舞蹈症,常见于累及基底神经节的脑卒中(中风)、肿瘤等。

(三)手足徐动症

手足徐动症指肢体远端游走性的肌张力增高或减小的动作,例如,先有腕部过屈、手指过伸,之后手指缓慢地逐个屈曲,继而上肢表现为缓慢的蚯蚓爬行样的扭转样蠕动。由于过多的自发动作使受累部位不能维持在某一姿势或位置,随意运动严重扭曲,出现奇怪的姿势和动作,可伴有异常舌运动的怪相、发音含糊等。手足徐动症可见于多种神经系统变性疾病,常见于 Huntington 舞蹈症、肝豆状核变性等,也可见于肝性脑病、某些神经安定药的不良反应;偏侧手足徐动症多见于中风患者。

(四)偏身投掷运动

偏身投掷运动以大幅度的无规律的跨越和投掷样运动为特点,肢体近端受累为主。偏身投掷运动是由对侧丘脑底核及与其联系的苍白球外侧部急性病损(如梗死或小量出血)所致。

(五)肌张力障碍

肌张力障碍是肌肉异常收缩引起的缓慢扭转样不自主运动或姿势异常。扭转痉挛又称为扭转性肌张力障碍,是身体某一部位主动肌和拮抗肌同时收缩造成的特殊姿势,主要表现为以躯干为轴的扭转,可伴手过伸或过屈、足内翻、头侧屈后伸、眼睛紧闭及固定的怪异表情,导致患者难以站立和行走。急性发病者常见于一些神经安定药加量过快导致的不良反应,也见于原发性遗传性疾病(如早期 Huntington 舞蹈症、肝豆状核变性、Hallervorden-Spatz 病),或继发于产伤、胆红素脑病(核黄疸)、脑炎等;最严重的一种类型是少见的遗传性变形性肌张力障碍。痉挛性斜颈被认为是扭转性肌张力障碍变异型,或称为局限性肌张力障碍,表现为颈部肌肉痉挛性收缩,使头部缓慢、不自主地转动。

（董　帅）

第二章

神经内科疾病的体格检查

第一节 一般检查

一、意识状态

意识状态是反映病情轻重的重要指标,应进行详细的观察和检查。

(一)清醒

患者意识清楚。

(二)嗜睡

嗜睡是指精神倦怠或持续睡眠,但患者被唤醒后可正确回答问题。

(三)意识模糊或朦胧

反应迟钝,思维和语言不连贯,回答问题不正确,不能配合检查,但患者可在床上翻身。

(四)半昏迷或浅昏迷

大部分意识丧失,但患者受到强烈痛刺激时有痛苦表情,或有些防御性动作,角膜、瞳孔和咽反射等可引出或较迟缓,腱反射情况不定。

(五)昏迷

意识完全丧失,无大脑皮质功能。角膜、瞳孔对光反射、咽反射和咳嗽反射等大多消失或明显减弱,腱反射和病理反射可以存在,但深度昏迷时这些反射均消失。

二、生命体征

(一)呼吸

应严密观察患者呼吸的节律和深度,潮式呼吸、叹息样双吸气呼吸或呼吸暂停等呼吸节律不整,常为深昏迷患者的晚期或脑干中枢性呼吸衰竭的表现。呼吸深而慢同时伴有脉搏徐缓有力和血压升高,为颅内压增高的表现。呼吸困难的原因可能是黏液痰坠积、呕吐物堵塞或深昏迷患者舌后坠等引起呼吸道梗阻,亦可能为严重肺部感染、肺不张和继发性肺水肿等。

(二)脉搏

脉搏徐缓有力常见于颅内压增升者,脉速则常见于脑疝前期、脑室或脑干出血、继发感染、癫痫、缺氧等。

（三）血压

颅内压增高常引起血压升高，而周围循环衰竭、严重的酸中毒、脑干或下丘脑受损或疾病恶化等常引起血压下降。

（四）瞳孔

参阅动眼神经、滑车神经和展神经检查。

（五）体温

下丘脑体温调节中枢受损可引起中枢性高热或体温不升。躯干及四肢汗腺分泌和散热功能受损（如高颈段病变）或感染等亦可引起高热。患者衰竭或临终时，其体温下降或不升。

三、智力

（一）理解力

询问患者姓名、年龄及工作、学历、生活等情况，观察其理解和回答情况，了解其分析和判断能力。

（二）记忆力

患者遗忘很早发生的事和物，称为远记忆丧失；对近几日或几小时发生的情况不能记住，称为近记忆丧失；颅脑损伤患者不能回忆起负伤前一段时间和负伤当时的情况，称逆行性健忘。

（三）定向力

对人物、时间和地点不能识别，称为定向力障碍。

（四）计算力

根据患者的文化程度，给一些数字令其进行加、减、乘、除计算，判断其计算能力。

检查中，若发现患者的智力与年龄、文化程度很不相称，为智力障碍；若讲话幼稚，上述能力均有明显或严重障碍，则为痴呆。

四、语言

观察患者回答问题是否流利。若优势半球的语言中枢受损，则患者言语困难；若小脑和锥体外系受损，则患者语言讷吃。

五、精神状态

检查患者有无幻觉、错觉、妄想、猜疑、欣快、易激动、稚气、淡漠、缄默不语和强迫哭笑等。

六、身体各部位检查

身体各部位检查与一般内科检查相同，但应特别注意脑膜刺激征的检查，亦应注意头颅大小、头面部瘢痕、杂音、小儿前囟门大小和张力、面部形状、表情、动作、耳鼻有无流液和流血、颈动脉搏动情况及四肢有无畸形等。

（崔光利）

第二节 感觉功能检查

感觉障碍是神经系统常见的临床症状,对神经系统受损的水平提供了有价值的线索。通过细致检查,不仅可以了解支配病变区的皮神经,还可以确定其所属脊髓节段。检查结果一般分为正常、过敏、减退、消失或异常。

一、检查方法

(一)触觉

令患者闭目,用棉絮或毛笔轻触其皮肤,并询问是否觉察,若觉察,问其灵敏程度。每次轻触皮肤时应注意在一个脊神经分布区,不能划过两个脊神经分布区。

(二)痛觉

令患者闭目,以针尖轻刺其皮肤,并询问有无痛感,若有,问其疼痛程度。若发现有感觉障碍区,检查应由感觉障碍区向正常区方向进行,并测定其范围。对于意识不清的患者,应根据针刺时肢体回缩、面部表情等反应来判断。

(三)温度觉

以分别盛冷水(0～10 ℃)和温水(45 ℃左右)的试管紧贴患者的皮肤,询问其是否有冷热感,若有,问其程度。

(四)运动觉和位置觉

嘱患者闭目,轻轻移动其指、趾、踝、腕,甚至整个肢体,令其回答是否觉察移动,若觉察,问其方向。

(五)振动觉

将振动的音叉置于体表骨骼浅面或突起部位(如足的内踝、胫骨前面、髂前上棘和桡骨茎突),询问是否有振动感,若有,问其震动程度。

(六)实体觉

令患者闭目后,用手辨别物体形状(立方、长方、三角、圆柱形等)、大小、硬度、质地(粗糙、平滑)和材料(绸子、布)等。

(七)两点辨别觉

以两脚规的尖端接触身体不同部位,测定患者两点分辨的能力。其正常值为:手指掌面1.1 mm,手掌 6.7 mm,手背 31.5 mm,前臂和小腿 40.5 mm,面颊 11.2 mm,上臂和大腿 67.7 mm。

(八)图形觉

在患者皮肤上写数字或画十字、圆形等简单图形,让其在闭目的情况下予以辨识。

二、临床意义

(一)感觉障碍的性质

1.感觉过敏

轻微的刺激引起强烈的感觉,为神经末梢和神经干的刺激症状。

2.自发性疼痛

自发性疼痛为未受外界刺激而发生的疼痛。

(1)局部性疼痛:疼痛感觉的区域与病变位置相符,例如,多发性末梢神经炎患者在肢体末端出现局部性疼痛。

(2)放射性疼痛:疼痛沿神经受刺激部位的远端放射,例如,腰椎间盘突出压迫坐骨神经根,疼痛放射到腿和足的外侧部。

(3)扩散性疼痛:疼痛从病变神经分布区扩散到邻近神经分布区,例如,三叉神经痛可从一支分布区扩散到另一支分布区。

(4)牵涉性疼痛:又称感应性痛,内脏患病时,脏器疼痛冲动可扩散到脊髓后角,引起躯体相应区域疼痛,例如,心绞痛引起左上肢痛。

3.感觉减退或消失

感觉减退或消失为周围和中枢神经损伤不同程度的症状。例如,神经分布区内所有感觉的缺失为完全性感觉障碍;一种感觉正常而另一种感觉缺失,为分离性感觉障碍。

4.感觉异常

感觉异常为感觉神经或脊髓受刺激的一种表现,如有麻木感、蚁行感。

5.压痛

压痛为压迫病变表浅部位或其邻近的骨性突起而引起的疼痛,如椎间盘突出患者的椎旁压痛。

6.神经牵拉痛

神经牵拉痛为牵拉病变神经时引起的疼痛,如对脑膜炎患者行克氏征检查时引起的神经根牵拉痛。

7.感觉倒错

感觉倒错为对刺激产生的错误感觉,如把触觉误认为是疼痛。

(二)感觉障碍的定位诊断

1.周围神经损害

在其相应分布区有综合性的感觉障碍,并常伴有下运动神经元麻痹,见于神经炎和周围神经损伤等。

2.脊神经节损害

有其相应的根分布区,患病初期有疼痛和带状疱疹,见于脊神经节炎。

3.脊神经后根损害

有按节段分布的感觉缺失、减退或过敏,常伴有放射性疼痛,亦可引起深部组织的自发性疼痛。由于相邻神经根重叠分布,故在一个后根受损时,其感觉障碍不易查出,如小的脊髓外肿瘤、椎间盘突出。

4.脊髓后角损害

其引起同侧节段性分离性感觉障碍,即节段内痛觉、温度觉消失,而触觉仍存在,因为脊神经后根进入脊髓后,只有痛觉、温度觉纤维进入后角,而触觉和关节运动觉纤维则进入后索上行。

5.脊髓中央部损害

其引起双侧对称性、相应节段性分离性感觉障碍,因为仅痛觉、温度觉纤维在前白质连合交叉,见于脊髓空洞症、脊髓内肿瘤或出血等。

6.脊髓横断性损害

(1)半侧损害:患侧损伤部位以下有深感觉和识别觉障碍,并伴有患侧痉挛性截瘫,腱反射亢进,病理反射呈阳性,健侧有痛觉、温度觉障碍,而触觉无明显障碍,见于脊髓刺伤。

(2)后索损害:损伤部位以下深感觉消失而痛觉、温度觉正常,临床表现为感觉性共济失调步态,走路不知深浅,昂伯征呈阳性,见于梅毒或该部肿瘤。

(3)完全横断性损害:损伤平面以下各种感觉均消失,并伴有痉挛性截瘫。

7.脑干损害

一侧损害引起交叉性感觉障碍,即病灶同侧面部和对侧躯体的感觉减退或消失。根据该侧脑干损害完全与否,可产生分离性或完全性感觉障碍,见于该部血栓形成、肿瘤等。

8.内囊损害

对侧半身感觉障碍并伴有偏瘫和偏盲等,见于该部出血、血栓形成等。

9.丘脑损害

对侧半身感觉障碍并伴有对侧自发性疼痛、感觉过度、共济失调、不自主运动和一过性轻偏瘫,称丘脑综合征,见于丘脑血栓形成和肿瘤等。

10.大脑皮质中央后回损害

一般产生部分性对侧偏身麻木,深部感觉和实体感觉障碍较重,而浅感觉障碍较轻。其分布多不完整,可分布于一侧肢体或半侧身体,亦可有单瘫,局灶性感觉性或运动性癫痫,见于血栓形成、肿瘤和外伤等。

（崔光利）

第三节　运动功能检查

一、检查方法

(一)肌体积

观察肢体肌肉有无萎缩或肥大,并将两侧肌肉互相比较,必要时测量肢体周径,并记录之。

(二)肌张力

肌张力是指肌肉为随时准备实现收缩运动而在静止状态下维持的一定程度的紧张度。检查时,嘱患者放松肢体,检查者用手触摸其肌肉,观察其肌肉硬度和感受肢体在被动运动时的阻力强弱。一般以肌张力正常、增强(齿轮状或铅管状、折刀状抵抗)和降低来表示。

(三)肌力

了解各关节自主运动的力量、幅度和速度,抵抗阻力的力量和握力的大小等。对于肌力轻度减弱的患者,可用下述方法检查:①分指试验:令患者伸直双臂,两手掌相对而不接触,用力伸开五指,肌力减弱侧指间隙较小;②Barre 征:令患者平举双臂,肌力减退侧下垂;或令患者俯卧,屈腿呈直角,肌力减弱侧小腿下垂或摇摆不定,即阳性;③Magazini 征:令患者仰卧,并抬腿使膝、髋关节均屈呈直角,肌力减弱侧下肢逐渐下垂或摇摆不定,即阳性。

对于昏迷患者,则给予刺激,观察其肢体活动情况。

肢体瘫痪程度一般分为 6 级：0 级，肌肉完全不能收缩；1 级，可见肌肉收缩，但无肢体运动；2 级，在床面上可自主移动，但不能做抵抗重力运动；3 级，能克服重力做自主运动；4 级，能抵抗外加阻力而自主运动，但较正常肌力减弱；5 级，肌力正常。

(四)不自主运动

不自主运动是指不受主观意志支配的动作。

1.震颤

震颤为肢体的一部分或全部迅速而有节律的颤动，又可分为静止性震颤和运动(意向)性震颤。前者的特点是在肢体休息时出现，情绪激动时加重，运动时减轻或消失，入睡时消失；后者则在肢体运动时出现，越接近目标，震颤越重，静止时减轻或消失。检查时，注意观察震颤的节律性、幅度、部位及其变化情况。

2.肌纤维震颤和肌纤维束颤

肌纤维震颤是单个或一组(比肌束小)肌纤维的连续细小的颤动样收缩，一般要肌电图检查才可以发现。肌纤维束颤是脊髓前角细胞和脑神经核所支配的肌束细而快地收缩，可在皮肤表面观察到。

3.痉挛

痉挛为一种阵发性、有节律、不自主的肌肉收缩。检查时，注意其为局限性还是全身性，是阵挛性还是强直性。

4.抽搐

抽搐为一组肌群的刻板样而重复的急促抽动，其产生和某些周围刺激有关。检查时应注意其部位、范围及伴随的症状等。

5.舞蹈动作

舞蹈动作为某一肌群或某些肌群的一种快速抽动，引起身体的某部位不自主、无节律性地急速跳动，在受刺激或激动时加重。

6.手足徐动症

手足徐动症为肢体一种间歇性、缓慢而不规则的蠕动样动作。检查时，应注意其发生部位、波及范围、肌张力的变化等。

(五)伴随运动

伴随运动又称联合运动，是指患者在走动时伴随的动作，如走路时两手前后摆动和姿势的维持。检查时，应注意伴随动作是否适当、协调。

(六)共济运动

共济运动是指在完成某一动作时，肢体的主动肌、拮抗肌和辅助肌的配合与协调。如有障碍，则称共济失调。

1.运动性共济运动

(1)指鼻试验：令患者用手指指鼻尖，若动作笨拙、不准，则为共济失调。

(2)对指试验：令患者两手示指互相对指，或一根手指与检查者的手指对指，动作不准确为共济失调。

(3)轮替试验：令患者两手做迅速旋前、旋后的交替动作，两手动作笨拙、快慢不一为共济失调。

(4)跟膝胫试验：令患者仰卧，抬高一侧下肢，将一个足跟置于另一侧膝上，然后沿胫前下滑，抬腿过高或下滑不稳、不准,为共济失调。

（5）精细动作检查：令患者扣衣扣或系鞋带等,若动作笨拙、困难,则为共济失调。

2.平衡性共济运动

令患者闭目直立,双足并拢,双臂平伸,若身体摇摆且向一侧倾倒即为昂白试验阳性;或令患者沿直线行走,若足迹向一侧偏斜,则表示平衡有障碍。

（七）姿势与步态

观察患者行、立、坐、卧时的姿势及行走的步态。根据病变和临床表现的不同,可分为蹒跚（醉汉）步态、偏瘫步态、剪刀步态、慌张步态、肌无力步态和拖拽步态等。

二、临床意义

（一）肌体积异常

1.肌萎缩

肌萎缩见于下运动神经元或周围神经损害,上运动神经元损害或肢体长期不活动引起的失用性肌萎缩。

2.假性肌肥大

假性肌肥大见于进行性肌营养不良。

（二）肌张力异常

1.肌张力减低

肌张力减低见于下运动神经元损伤、小脑疾病、休克或深昏迷时及深层感觉障碍等。

2.肌张力增高

肌张力增高见于锥体束或锥体外系受损害。前者多呈"折刀样"增高,即刚开始活动时阻力较大,至一定程度后则阻力突然消失,这种肌张力增高在上肢屈肌和下肢伸肌表现明显。后者多呈齿轮状肌张力增高,在屈伸关节时有如扳动齿轮的顿挫感,伸肌和屈肌均较明显。

（三）瘫痪

按肌力障碍程度可分为完全性瘫痪和不完全性瘫痪,按照其损害部位的不同,又可分为上运动神经元瘫痪和下运动神经元瘫痪。按瘫痪范围和部位的不同,可分为以下 6 种类型。

1.单肢瘫

单肢瘫见于大脑皮质运动区的局限性损害。

2.偏瘫

偏瘫常见于一侧大脑半球运动区或内囊的损害。

3.交叉性瘫痪

交叉性瘫痪见于一侧脑干病变,引起病灶侧脑神经周围性瘫痪及对侧上、下肢的上运动神经元性瘫痪。

4.截瘫

截瘫多见于脊髓横贯性损害,亦可见于矢状窦中1/3损害。

5.二肢瘫

二肢瘫可见于矢状窦中 1/3 损害。

6.四肢瘫

四肢瘫多见于颈段脊髓损害,亦可见于矢状窦中 1/3 损害。

（四）不自主运动

不自主运动包括以下症状：①肌纤维震颤：见于失神经支配的肌肉；②肌纤维束震颤：为脊髓前角细胞和脑干运动核受刺激的表现，见于脊髓内肿瘤、脊髓空洞症和脊髓前角灰质炎等；③震颤：静止性震颤见于纹状体、苍白球损害，如帕金森病；运动性震颤常见于小脑病变；④痉挛：见于大脑皮质运动区受刺激时，亦可见于癫痫等；⑤抽搐：见于某些脑部器质性病变，低血钙等亦可引起手足抽搐；⑥舞蹈动作：见于纹状体为主的基底核损害；⑦手足徐动症：见于尾状核为主的纹状体损害。

（五）共济失调

1.小脑性共济失调

其由小脑及其传入纤维、传出纤维损害所致。小脑蚓部病变主要引起躯干（平衡性）共济失调；小脑半球病变则主要引起同侧肢体运动性共济失调。该共济失调还常伴有蹒跚步态、眼球震颤、言语滞涩、肌张力降低等。

2.大脑性共济失调

其由大脑半球病变引起额叶脑桥小脑束和颞叶脑桥小脑束受损所致。其表现与对侧小脑半球病变引起的失调相似，主要为对侧肢体运动性共济失调。其区别在于大脑性共济失调表现在病变对侧肢体，且伴有肌张力增高和病理反射阳性，而小脑性共济失调则表现在病变同侧肢体，且伴有肌张力减低和病理反射阴性。

3.前庭、迷路性共济失调

其由前庭、迷路系统受损所致。主要表现为平衡障碍、眩晕、眼球震颤，且睁眼时减轻，闭眼时加重。

4.脊髓性共济失调

其由脊髓后根、后索及脑干内侧丘系受损引起深感觉系统传导障碍所致。患者不能了解肢体的确切位置及运动方向，故走路抬脚高，落脚重，睁眼时平衡性和肢体运动性共济动作尚正常，而闭眼时则难以完成。

（六）姿势及步态异常

1.蹒跚（醉汉）步态

蹒跚（醉汉）步态见于小脑损害。

2.偏瘫步态

走路时，偏瘫侧上肢屈曲内旋，下肢僵直，迈步抬腿困难，膝关节不能屈曲，下肢向内划圈，见于颅脑损伤、脑血管意外等引起的一侧上运动神经元受损而偏瘫的患者。

3.剪刀步态

剪刀步态又称截瘫步态。行走时两腿交替地向内划圈，两侧膝关节前后交叉，呈剪刀状，见于脊髓病变和先天性脑性瘫痪等所致双腿上运动神经元瘫痪者。

4.慌张步态

慌张步态又称帕金森病性步态，行走时躯干稍前倾，双臂不动，小步疾速向前，难于立刻止步，见于帕金森综合征等。

5.肌无力步态

肌无力步态又称"鸭步"。因两腿肌无力，肌张力减低，难以持重，故行走时迈步困难，两腿分开，髋关节和躯干左右摇晃，见于马尾神经损伤、肌营养不良等。

6.拖拽步态

行走时,患足举足无力,足尖下垂,拖拽前进,见于腓神经损伤。

深感觉障碍引起的步态改变见脊髓性共济失调。

(刘仰镇)

第四节　脑神经功能检查

一、嗅神经

(一)检查方法

在患者清醒、鼻腔无阻塞的情况下,用樟脑丸、香水等刺激性较小的挥发性物质分别测试两侧鼻孔的嗅觉。

(二)临床意义

嗅觉减退或消失,表明嗅觉通路受损,多见于鼻黏膜病变、颅前窝骨折、颅底脑膜炎、额叶底部肿瘤、鞍上肿瘤、癔症等。钩回和海马回刺激性病变可引起幻嗅(钩回发作),幻嗅多为癫痫发作的先兆。

二、视神经

(一)检查方法

1.检查视力

根据视力障碍的程度,分别以视力表、分辨手指数、分辨指动和光感来做检查。

2.检查视野

用手试法或视野计检查,后者较准确。以白色视标测定时,正常视野颞侧 90°,鼻侧 60°,上方 60°,下方 70°。按视野从大到小排列依次为白色视野、蓝色视野、红黄色视野、绿色视野。

3.检查眼底

用眼底镜检查,应注意视盘颜色、形状、边界、生理凹陷及突出度,血管的充盈度、弹性、反光强度,静脉搏动,动静脉比例(正常 2：3),视网膜色素、渗出物、结节和出血等情况。

4.检查视反射

患者不备时,检查者突然将手指置于患者眼前,可见立即闭目和躲避现象。

(二)临床意义

1.全盲

其多提示病变直接侵犯神经,见于球后视神经炎、视神经损伤、视神经肿瘤和蝶鞍附近肿瘤等。

2.双颞侧偏盲

其提示病变侵犯视交叉中部,见于垂体肿瘤和鞍上肿瘤。

3.双鼻侧偏盲

其提示病变侵犯视交叉两外侧非交叉纤维,少见,但可见于两侧颈内动脉瘤或颈内动脉硬化。

4.同侧偏盲

有完全半侧性和不全的1/4(象限性)盲,提示病变累及视束或视辐射,多见于视束、颞叶、顶叶或枕叶病变,如脑血管病或肿瘤。视束和视辐射病变,其黄斑视野(中心视野)不保留。枕叶视皮质病变有黄斑回避(中心视野保留)现象。

5.向心性视野缩小

其见于视神经萎缩、多发性硬化和癔症。

6.视盘水肿

其见于颅内肿瘤、脑脓肿、脑出血等引起颅内压增高的疾病。

7.视神经萎缩

其见于垂体或视交叉肿瘤、视神经损伤、脱髓鞘疾病等。

8.Foster-Kennedy综合征

病变侧为原发性视神经萎缩,而对侧为视盘水肿,该病见于额叶底部、蝶骨嵴内1/3的肿瘤。

9.动脉粥样硬化

视网膜动脉狭窄变细,光反射增强,动脉横过静脉处有交叉征。

10.视反射消失

其见于反射通路损害。外侧膝状体水平以上的颞叶、顶叶、枕叶病变不影响瞳孔对光反射,但有视野缺损。

三、动眼神经、滑车神经和展神经

(一)检查方法

1.眼裂

注意两侧眼裂是否对称、等大,局部有无瘢痕、外伤和炎症等。

2.眼球运动

令患者正视前方,注意有无斜视,然后嘱患者随检查者手指向上、下、左、右注视,观察其眼球运动有无受限,若有,注意受限的方向及程度,询问其有无复视。

3.检查眼球

有无外突和内陷。

4.眼球震颤

用肉眼或眼震图观察,如有眼震,请注意其方向、幅度、频率与形式(水平、垂直、旋转),以快相为准。

5.瞳孔

注意大小、形状、位置、边缘及两侧的对称性。检查瞳孔反射。

(1)光反射:用电筒照射一侧瞳孔,观察同侧(直接反应)和对侧(间接反应)瞳孔的收缩情况。

(2)调节和集合反射:请患者先向远处平视,然后注视距离眼数厘米处的近物,正常时两眼内聚(集合运动),双侧瞳孔缩小(调节反射)。

(3)睫脊反射:即抓捏下颌部或颈外侧皮肤时引起瞳孔扩大。其传入神经为三叉神经下颌支或第2~3颈神经支,传出神经为颈交感神经。

(二)临床意义

1.眼裂改变

眼裂变窄或眼睑下垂,有真性和假性之分。前者为提上睑肌麻痹,由动眼神经受累引起,常伴有其他眼肌麻痹和瞳孔散大;后者是睑板肌麻痹,为交感神经麻痹所致,常伴有瞳孔缩小,称Horner 综合征,亦可见于重症肌无力。眼裂变宽可见于面神经麻痹,亦可见于甲状腺功能亢进,常伴有眼球突出,多为双侧性。

2.眼外肌麻痹

眼外肌由动眼神经、滑车神经和展神经支配。

(1)动眼神经损害:患侧眼球向外、向下斜视与向上、向下和向内运动受限,双眼向健侧注视时出现复视,同时伴有上睑下垂、眼裂变小、瞳孔散大和对光反射消失。

(2)展神经损害:患侧眼球内斜,外展受限,双眼向患侧注视时出现复视。

(3)滑车神经损害:少见,且不易查出。

(4)动眼神经、展神经、滑车神经同时受损,则出现全眼麻痹,其表现为眼睑下垂、瞳孔散大、光反射和调节反射消失、眼球固定不动,可见于脑底、眶上裂及眶内的感染、外伤、肿瘤及血管性疾病等。

(5)核上性损害可产生眼球同向运动障碍,例如,一侧皮质刺激性病变引起双眼向健侧凝视,而皮质毁坏性病变引起双眼向患侧凝视。松果体肿瘤等四叠体附近的病变可引起两眼向上同向运动障碍。

(6)动眼神经核损害,仅一部分该神经支配的眼肌发生麻痹。这类损害可见于脑干肿瘤、弥散性脑炎等。

(7)展神经核损害常伴有面神经麻痹,见于脑干肿瘤、脑炎和延髓空洞症等。

(8)眼球突出见于眶内或眶上裂附近肿瘤、海绵窦血栓形成、颈动脉海绵窦瘘和颅内压增高等,眼球内陷则见于交感神经麻痹。

3.瞳孔改变

(1)瞳孔扩大:一侧瞳孔扩大多为动眼神经麻痹的表现,可见于颅脑损伤、肿瘤、脑疝、颅底感染和动脉瘤等。双侧瞳孔扩大多见于双目失明、深昏迷、缺氧性脑病、颠茄药物中毒和癫痫大发作等。

(2)瞳孔缩小:一侧瞳孔缩小见于同侧脑干、颈交感神经损伤或封闭所致的交感神经麻痹,并伴有同侧眼裂变小,面部少汗或无汗,时有结合膜充血,即 Horner 综合征。双侧针尖样瞳孔缩小见于脑桥损伤、出血、肿瘤或脑室出血,亦可见于吗啡、哌替啶或冬眠药物中毒等。

(3)光反射消失:一侧视神经损害引起同侧直接光反射和对侧间接光反射消失;一侧动眼神经损害引起同侧直接和间接光反射消失,但对侧的间接光反射存在。光反射消失,调节反射存在,瞳孔缩小且不规则,称 Argyll-Robertson 瞳孔,是神经梅毒、脑炎和肿瘤等引起中脑被盖中间神经元受损所致。

四、三叉神经

(一)检查方法

1.感觉

在三叉神经分布区内以棉丝轻触试触觉,以针轻刺试痛觉,以金属或玻璃试管盛冷水(5 ℃~

10 ℃)、热水(40 ℃)试温度觉。如有障碍,应注意其分布情况、性质及程度。

2.运动

令患者咀嚼,检查者用手触颞肌及咀嚼肌以测试其肌力,观察颞肌与咀嚼肌有无萎缩。令患者张口,观察其下颌有无偏斜。

3.反射

(1)角膜反射:以棉丝从侧方轻触角膜,观察同侧(直接反应)及对侧(间接反应)眼睛的闭合运动。该反射传入支为三叉神经眼支,传出支为面神经的一个小分支。

(2)下颌反射:令患者微微张口,检查者将拇指置于患者的颏部,用叩诊锤轻叩患者的拇指,正常可引起下颌轻微闭合。

(二)临床意义

(1)三叉神经任何一支或数支发生感觉过敏或自发性疼痛,并常有激发点,见于三叉神经痛、半月节与小脑脑桥角肿瘤及上颌窦疾病等。

(2)三叉神经周围性损害:该神经任何一支损害,可引起同侧颜面部及口腔黏膜相应区域感觉减退或消失,眼支损害还可见角膜反射减退或消失,见于颅中窝或颅后窝肿瘤、外伤、海绵窦和眶上裂病变及脑膜炎等。

(3)三叉神经脊束核损害:引起面部分离性感觉改变,即痛觉、温度觉丧失而触觉保留。此核下部腹外侧受损仅可引起同侧眼支分布区的感觉改变;核的中部受损则引起眼支与上颌支分布区的感觉改变;损害再向上则引起 3 支分布区的感觉改变,见于小脑后下动脉血栓形成、脑干肿瘤和延髓空洞症等。

(4)三叉神经运动根损害:患侧颞肌萎缩,咀嚼肌肌力减弱,张口时下颌向患侧倾斜,见于颅底肿瘤、颅中窝骨折或半月节手术损伤等。下颌支受刺激可引下颌强直性收缩或咀嚼肌痉挛,见于脑桥或颅后窝炎症、破伤风等。

(5)反射消失:角膜反射消失见于该反射通路受损(如三叉神经眼支的损伤或面神经麻痹),亦见于深昏迷。下颌反射消失见于三叉神经下颌支或脑桥运动核损害,该反射亢进则常见于假性延髓性麻痹等双侧锥体束损害。

五、面神经

(一)检查方法

1.面肌运动

观察患者两侧鼻唇沟及前额皱纹深浅,两侧眼裂大小是否对称,鼻及口角有无㖞斜,注意患者做皱额、挤眉、闭眼、鼓颊、吹气、露齿、笑等动作时双侧是否对称。

2.味觉

以棉签蘸少许有味(酸、甜、咸、苦)试液分别测试舌两侧前 2/3 的味觉。

(二)临床意义

1.周围性面瘫

上、下组面肌均出现瘫痪,表现为患侧鼻唇沟变浅或消失、眼裂变宽、额纹变浅或消失、闭眼无力或不能、嘴歪向健侧。

(1)面神经核性损害:常与同侧展神经麻痹并发,可见于脑桥肿瘤及血管性疾病等。

(2)小脑脑桥角损害:常与三叉神经和听神经损害并存,并伴有患侧舌前 2/3 味觉障碍,见于小脑脑桥角病变及蛛网膜炎等。

（3）内耳孔处的损害：因与听神经同时受损，故可伴有耳鸣、耳聋、前庭功能减退等，也可引起泪腺、唾液腺分泌障碍。

（4）膝状神经节损害：伴有舌前 2/3 味觉及泪腺分泌障碍，见于膝状神经节炎或疱疹性面神经炎。

（5）面神经管损害：伴有舌前 2/3 味觉障碍、唾液腺分泌缺乏等，见于面神经炎及中耳炎等。

2.中枢性面瘫

因面神经核上部接受两侧锥体束支配，面神经核下部接受对侧锥体束支配，故一侧锥体束受损时，仅出现对侧下组面肌瘫痪，无萎缩，无电变性反应。中枢性面瘫见于大脑半球及内囊部血管疾病、肿瘤和外伤等。双侧锥体束损害则引起双侧面肌瘫痪、表情呆板，故又称面具脸，其为假性延髓性麻痹的症状之一。

六、听神经

（一）检查方法

1.听力

可用音叉、电听力计等测试听力。

（1）Rinne 试验：比较一侧骨导与气导的时间。将振动的音叉置于患者一侧乳突处，待听不到声音时，再立即将音叉置于其耳前测气导，如能听到，则气导大于骨导为阳性，表示正常；听不到为阴性，表示气导障碍。

（2）Weber 试验：比较两侧骨导的强度。将振动的音叉置于患者前额部中央，正常人两耳听到的声响大小相等，称为试验居中。如两耳听到的声响大小不等，称为试验偏向一侧，表示有听力障碍。有传导性耳聋，患侧声响强；有神经性耳聋，健侧声响强。

（3）Schwabach 试验：比较患者与检查者听力的差别。将振动的音叉置于患者的乳突部，待其听不到声响时即刻将音叉置于检查者乳突部，与检查者的正常骨导相比较。传导性耳聋骨导比正常人长，神经性耳聋骨导比正常人短。

（4）听力计检查：是应用电流振荡发生不同频率和强度的纯音，更精确地进行的一种听力检查。检查时，依照患者听到的最低强度做记录，将每一频率所得的单位（dB）记录到表格上，所得结果成曲线，即听力曲线。如曲线靠近零度线，则听力正常，距离零度线越远，表示听力损失越大。传导性耳聋，听力损失为低频音的气导；神经性耳聋，听力下降为高频音气导和骨导。

2.前庭功能

应询问患者有无眩晕，观察有无眼球震颤及身体倾倒，必要时可做下列前庭功能试验检查。

（1）旋转试验：患者坐在旋转椅内，闭目，头前倾30°，在 20 s 内转 10 圈，然后突然停止。患者睁眼后观察患者有无眼球震颤、倾倒和自主神经反应等，并询问患者有无眩晕。该试验因同时检查两侧水平半规管或后半规管（检查时头前倾120°角或后仰 60°角），且幕上病变可诱发癫痫，故神经外科少用。

（2）冷热水试验：冷水 30 ℃，热水 44 ℃（均与体温相差 7 ℃）。盛水的吊筒距离耳的高度为70 cm，患者仰卧，头高30°角，两眼注视屋顶或对面墙上顶点。以导管或注射针头向外耳道内注入冷水250～300 mL，40 s 后出现眼球震颤。冷水试完休息 5 min 再试热水。进行正常冷水试验时，眼球震颤持续 2 min，热水试验时眼球震颤持续100 s。不出现眼球震颤，说明前庭功能障碍。

(二)临床意义

1.耳鸣

耳鸣为内耳听神经的刺激症状,见于听神经损害的早期,如听神经瘤、梅尼埃综合征、椎-基底动脉供血不足及神经症、疲劳和药物中毒。

2.耳聋

神经性耳聋见于听神经瘤、小脑脑桥角蛛网膜炎、颅内压增高、颅中窝骨折、药物中毒、迷路炎等。传导性耳聋见于中耳炎、耳硬化症及外耳道堵塞等。混合性耳聋兼有两者的临床特点。

3.眩晕

眩晕为前庭神经刺激症状,患者自觉周围景物或自身旋转不稳,常伴有呕吐、耳鸣、耳聋、颜面苍白、出汗等,见于脑干肿瘤、炎症、外伤或延髓空洞症、药物中毒及梅尼埃综合征等。

4.眼球震颤

眼球震颤为眼球不自主、有节律地往复运动,依据眼球运动方向,可分为水平性、垂直性、旋转性、斜向或混合性眼球震颤。往复速度可相同,亦可不同(即分快、慢相),往复速度不同时则以快相的方向表示眼球震颤的方向。

(1)眼性眼球震颤:见于屈光不正或先天性眼病,其临床特点多为钟摆样,无快、慢相之分,不伴旋转性眩晕,但可感觉外环境来回摆动,闭眼时可消失。

(2)前庭性眼球震颤:多为水平-旋转性眼球震颤,幅度较大,常伴有眩晕或听力减退,闭眼时眩晕不减轻,见于迷路炎、迷路水肿与外伤等。

七、舌咽神经和迷走神经

(一)检查方法

注意患者发音有无鼻音或声音嘶哑,了解其有无吞咽困难或饮水呛咳。让患者张口,用压舌板压舌,观察静止和发"啊"音时,软腭上举是否有力,腭垂是否居中,腭弓两侧是否对称等。用棉签或压舌板分别轻触两侧咽后壁。正常可引起作呕反应。必要时应检查舌后1/3的味觉和一般感觉。注意呼吸、脉搏和肠蠕动情况。

(二)临床意义

1.核及核下损害

一侧损害引起腭垂偏向健侧,患侧腭弓下垂、声音嘶哑、吞咽呛咳及咽反射消失等,因内脏为双侧支配,故无内脏障碍,见于颅底肿瘤、小脑脑桥角肿瘤、脑底脑膜炎等;双侧受损引起真性延髓麻痹,患者严重吞咽呛咳、发音困难、咽反射消失,见于脑干肿瘤、延髓出血、延髓空洞症和脑底脑膜炎等。

2.核上损害

因疑核受双侧锥体束支配,故一侧锥体束或皮质受损不引起症状。双侧损害引起假性延髓性麻痹,患者双侧软腭麻痹,发音及吞咽不能,但有较迟钝的咽反射,可伴有双侧面肌及四肢瘫痪、精神症状及脑干病理反射(掌颏反射、吸吮反射)等,见于脑血管病、脑炎、颅脑损伤等。

八、副神经

(一)检查方法

检查者抚摸两侧的胸锁乳突肌和斜方肌,再令患者做转头和耸肩动作,并用手抵抗之,比较两侧是否对称,肌力是否相等。

(二)临床意义

一侧副神经或其脊髓核受损时,同侧胸锁乳突肌和斜方肌瘫痪、萎缩,下颏转向患侧,用力向对侧转头时无力,患侧肩下垂,耸肩不能,见于脊髓肿瘤、脊髓空洞症及肌萎缩性侧索硬化症等。双侧受损时,患者头向后仰,并常伴迷走神经与舌咽神经受损,见于颅后窝或枕大孔区肿瘤、颅脑损伤及炎症等。

九、舌下神经

(一)检查方法

令患者将舌伸出并向左、向右和向上运动,观察有无偏斜,舌肌有无萎缩或纤维震颤。亦可令患者以舌尖抵住一侧颊部,检查者用手指在颊部外按压,以试其肌力。

(二)临床意义

1.核及核下损害

一侧损害引起患侧舌肌萎缩,有时见肌纤维震颤(核性)或肌束震颤(核下性),伸舌偏向患侧;双侧损害时,则舌无运动,进食及构音困难,并可引起呼吸困难。因面神经的口轮匝肌运动纤维从舌下神经核发出,故该核受损时可出现口唇变薄、不能吹口哨等,见于枕骨大孔区肿瘤或炎症及延髓空洞症等。

2.核上损害

一侧锥体束受损,伸舌偏向健侧,无舌肌萎缩和纤维震颤,多伴有中枢性面瘫。双侧锥体束受损时舌全瘫、伸出困难、舌肌萎缩,见于脑血管病、脑干肿瘤及感染等。

(刘仰镇)

第五节 其他神经系统检查

一、反射检查

反射是指机体在中枢神经系统的参与下,对内、外环境刺激做出的反应。其变化在神经系统损害中出现得较早,检查不受意识状态的影响,结果较为客观。临床上一般将反射分为浅反射、深反射与病理反射。检查时,应注意两侧对比。

(一)检查方法

1.浅反射

(1)腹壁反射($T_{7\sim12}$):令患者仰卧屈腿并放松腹部肌肉,检查者用钝器分别轻划腹壁两侧上($T_{7\sim8}$)、中($T_{9\sim10}$)、下($T_{11\sim12}$)部,引起相应部位腹肌收缩。

（2）提睾反射（L$_{1\sim2}$）：以钝器由下而上轻划患者大腿内侧皮肤,引起同侧睾丸上提。

（3）跖反射（S$_{1\sim2}$）：以钝器划足底外侧缘,引起所有足趾向跖侧屈曲。

（4）肛门反射（S$_{3\sim5}$）：以钝器轻划肛门周围皮肤,引起肛门外括约肌收缩。

2.深反射

（1）二头肌反射（C$_{5\sim6}$）：将患者的前臂置于轻度旋前的半屈曲位,检查者将拇指置于患者的二头肌腱部,再以叩诊锤轻击拇指,引起前臂屈曲运动。

（2）三头肌反射（C$_{6\sim7}$）：将患者的前臂置于旋前的半屈曲位,检查者握患者的前臂,以叩诊锤轻击鹰嘴上方的三头肌腱,引起前臂伸展。

（3）桡反射（C$_{7\sim8}$）：将患者的前臂置于轻度屈曲的半旋前位,以叩诊锤轻击桡骨茎突上方,引起前臂旋后及屈曲运动。

（4）尺反射（C$_8\sim$T$_1$）：将患者的前臂置于轻度屈曲的半旋后位,以叩诊锤轻击尺骨茎突上方,引起前臂旋前。

（5）膝反射（L$_{2\sim4}$）：检查者以左臂托住患者两腿腘窝部,使其膝关节置于约120°的屈曲位,再以叩诊锤轻击髌骨下缘的髌韧带,引起膝关节伸直并触知股四头肌收缩。

（6）跟腱反射（S$_{1\sim2}$）：检查者握住患者足前部并使其踝关节轻度向背侧屈曲,以叩诊锤轻击跟腱,引起足向跖侧屈曲。

3.病理反射

（1）阵挛：为腱反射亢进的极度表现。①踝阵挛：将患者的膝关节置于半屈曲位,检查者一只手握住患者的小腿,另一只手握住其足趾部并突然使踝关节背屈,引起踝关节连续的伸屈运动；②髌阵挛：令患者膝关节伸直,检查者用拇指和示指按住髌骨上缘并突然用力向下推,引起髌骨连续的上下运动；③腕及手指阵挛：检查者突然用力背屈患者的手腕和手指,引起其腕或手指的连续伸屈运动。

（2）Babinski 征：以钝器划患者足底外侧皮肤,引起踇趾背屈,其余四趾张开并跖屈,或仅出现踇趾的背屈均为阳性。

（3）Chaddock 征：以钝器划患者足背外侧皮肤引起与 Babinski 征相同的反应。

（4）Oppenheim 征：检查者用拇指和示指沿着患者胫骨前缘用力自上向下推压,引起与 Babinski 征相同的反应。

（5）Gordon 征：用手指挤压患者腓肠肌,引起与 Babinski 征相同的反应。

（6）Schaffer 征：用拇指和示指紧捏患者的跟腱部,引起与 Babinski 征相同的反应。

（7）Gonda 征：用力扭转或下压患者第3或第4足趾,引起与 Babinski 征相同的反应。

（8）Rossolimo 征：用叩诊锤轻击或用手轻弹患者的足趾端或手指端,引起足趾或手指的屈曲反应。

（9）Hoffmann 征：检查者一只手握住患者的腕部,另一只手中指、示指挟住患者的中指并稍背屈,轻弹中指指端,引起拇指和其他四指的屈曲运动。

（10）口反射：包括吸吮反射和掌颏反射。前者是轻触患者口唇部或叩击人中、口角等处引起的吸吮动作,后者是快速轻划患者的大鱼际或小鱼际皮肤引起的同侧口角上提反应。

（二）临床意义

（1）皮质运动区和内囊损害：病灶对侧深反射亢进,而浅反射消失,并出现病理反射。额叶广泛病变,出现强握反射和口反射。双侧皮质延髓束受损时,口反射亢进。

（2）脑干损害：一侧损害少见；双侧损害时，两侧深反射亢进，浅反射消失并出现病理反射。

（3）脊髓损害：若为横贯性损害，则损害节段以下两侧深反射亢进，浅反射消失并出现病理反射；若为半横贯性损害，则损害节段以下同侧深反射亢进，浅反射消失并出现病理反射。

以上深反射亢进出现在休克期后。在上述部位损害的休克期，深反射减退或消失。小脑或锥体外系疾病亦可引起深反射减弱或消失。

（4）神经系统兴奋性改变：中枢神经系统的兴奋性降低，如深昏迷、深睡或服用大量镇静剂，深反射和浅反射均减弱或消失；神经系统兴奋性增强，如神经症、甲状腺功能亢进（简称"甲亢"）、破伤风、手足搐搦症、精神过度紧张，则引起对称性深反射普遍提高。

（5）深、浅反射改变：脊髓反射弧上任何部位的损害均可引起相应部位的深反射、浅反射减弱或消失。

（6）其他反射改变：严重肌肉病、严重感染、中毒、全身衰竭或内分泌功能减退等引起的肌肉应激性降低以及肌张力过高或关节病变引起的活动受限，可致深反射减弱或消失；而腹壁松弛、肥胖、紧张或瘢痕等常使腹壁反射不易引出；患者为老年人及阴囊、睾丸局部病变可使提睾反射减弱或消失。

二、脑膜刺激征检查

脑膜刺激征是指颅内感染、蛛网膜下腔出血、颅内压增高及颈部疾病等刺激脑脊膜和神经根引起的症状。除头痛、恶心、呕吐、体温升高外，还可出现下列体征。

（一）颈强直

颈强直为颈部神经根受刺激所致。检查时，令患者仰卧，检查者用一只手轻轻托起患者的头部，使颈前屈，如颈部有抵抗且感到疼痛，或下颏不能接近前胸壁为阳性。其程度可以下颏与胸骨柄间的距离表示，距离越大则颈强直的程度越重。严重时患者颈部向后过伸，呈强直位，不能活动，甚至整个脊柱向后弯曲，呈角弓反张状。

（二）Kernig 征

Kernig 征为脊髓腰部神经根在受牵拉刺激时引起疼痛所致。检查时患者仰卧，检查者以一只手托起患者的一侧下肢，先使膝、髋关节均屈曲成直角，后伸直其膝关节，如未达到 135° 时就有抵抗，并感到大腿后及腘窝部疼痛者为阳性。

（三）Brudzinski 征

令患者仰卧，检查者突然用力将患者的颈部向前屈曲（颈征），或用手压迫其耻骨联合（耻骨征），引起患者两下肢髋、膝关节反射性自动屈曲为阳性。检查者屈曲一下患者的肢膝关节，再强力使该肢髋关节向腹部屈曲，引起对侧下肢发生反射性自动屈曲，称 Brudzinski 对侧小腿征阳性。

三、自主神经系统检查

（一）血管运动

注意皮肤颜色（苍白、潮红或发绀）、粗细、湿度及毛发、指甲等情况。

皮肤划纹试验：用叩诊锤柄或其他钝器划压皮肤，正常在 3～5 s 出现红色条纹。若皮肤上出现凸出的条形水肿（皮肤划纹症），则表示副交感神经极度兴奋；若皮肤上出现白色条纹，则表示交感神经兴奋性异常增强。

（二）发汗试验

洗净患者的皮肤并使之干燥，将含碘溶液（纯碘 2 g，蓖麻油 10 mL，无水酒精 100 mL）涂于体表（外阴部和眼睑不宜涂布），晾干后撒上淀粉，当皮肤出汗时，碘使淀粉变蓝色，观察其颜色改变及分布情况。促使发汗的方法有以下 3 种。①毛果芸香碱法：皮下注射 1 mL1‰的毛果芸香碱溶液。其作用部位是交感神经末梢。②加温法：采用被罩式热光浴，开热风扇或置热水袋等加温。该法是通过脊髓侧角细胞引起脊髓发汗反射。③阿司匹林法：口服 0.6～0.9 g 阿司匹林，饮一杯热开水，使患者发汗。其作用于下丘脑散热中枢，引起发汗反应。

（1）周围神经损害：三种方法试验时，损害神经支配范围内的皮肤均少汗或无汗。

（2）脊髓侧角、前根及灰交通支损害：用阿司匹林和加温法试验时，损害平面支配范围内皮肤少汗或无汗，而用毛果芸香碱法时无改变。

（3）脊髓横贯性损害：用阿司匹林法和加温法时，损害平面以下皮肤少汗或无汗，毛果芸香碱法试验时无改变。

（4）间脑或皮质损害：用阿司匹林法试验时，见单肢或偏身的皮肤少汗或无汗，而用其他两种方法试验时无改变。

（三）立毛运动

将酒精、乙醚棉球或冰块置于患者颈后或腋下，可引起皮肤鹅皮样改变。受损脊髓的皮肤节段及受损周围神经分布区内无此改变。

（四）皮肤营养

注意皮肤光泽，皮肤干燥与否，有无脱屑、溃疡或发亮变薄，毛发多少，指甲的纹理、厚薄及形状等。皮肤营养障碍可见于周围神经受损和脊髓横贯性损伤等。

（五）膀胱功能

注意有无尿潴留或尿失禁，必要时做膀胱压力测定。膀胱功能障碍见于骶反射弧上任何部位的损害、腰段以上脊髓横贯性损害、丘脑病变、矢状窦旁病变等。一般来说，上运动神经元受损引起尿失禁（高张力膀胱），但在休克期，亦可引起一段时间的尿潴留；下运动神经元受损则引起尿潴留（低张力膀胱）。

（六）排便情况

注意有无便秘或失禁，必要时做直肠指诊检查以了解肛门内括约肌的松紧度等。排便障碍见于脊髓圆锥以上部位的损害。

（七）Horner 综合征

眼睑轻垂、瞳孔缩小、眼球凹陷、面部无汗等见于脑干、T1 段以上脊髓或星状交感神经节疾病等。

（八）其他检查

必要时做皮肤温度、皮肤电阻测定，如疑及下丘脑或垂体病变，应注意患者的发音、胖瘦、性征、性器官，并了解性功能及月经等内分泌情况。

四、失语、失用、失认、失写、失读和失算的检查

（一）失语

1.检查方法

检查前须排除精神状态的异常以及因咽、喉、唇、舌和面部表情肌运动障碍而引起的发音与

构音困难。

（1）对语言理解能力的检查：提问题让患者回答，或由简到繁地嘱患者做各种动作，以了解患者对语言的理解能力。

（2）对语言表达能力的检查：听其自发性发言，注意其用字是否恰当，陈述是否流利等。

（3）对其命名能力的检查：出示钢笔、茶杯等日常用品，观察其能否说出用品的名称和用途。

2.分类和临床意义

（1）运动性失语：对语言仅能理解，但不能表达，见于运动语言中枢受损。

（2）感觉性失语：能说话，但对语言不理解，往往答非所问，见于感觉性语言中枢受损。

（3）混合性失语：具有上述两者的特征。

（4）命名性失语：不能讲出物名、人名，但常能说清物品的用途，见于优势半球颞叶后部和顶叶下部受损。

（二）失用

患者能正确地理解语言，随意运动良好，但不能正确执行要求做的日常动作。

1.检查方法

患者应有正常智力和对语言有正确的理解能力，排除肌肉瘫痪、不自主运动及共济失调等运动障碍。检查时，嘱患者做某些日常动作，如握笔、持筷、穿鞋、系鞋带，观察其动作的顺序有无错误，判断动作的准确性；嘱其用火柴摆简单几何图形等，观察其能否完成。

2.分类和临床意义

（1）运动性失用：患者能理解要求完成动作的顺序，但在执行中笨拙不灵，不能完成穿针等精细动作，并能意识到自己的动作达不到要求；或肢体有轻度瘫痪，但与完成动作的笨拙程度不相称。运动性失用见于皮质运动区或运动前区受损。

（2）观念性失用：在进行较复杂动作时，患者不能意识到要求完成的某一动作所必需的顺序，使动作颠三倒四，失去条理性。例如，让患者吸烟，患者一只手拿烟，另一只手拿火柴，不知所措，或将烟放在口中，将火柴也放在口中，但看他人示范后，仍可完成这一动作。观念性失用常见于动脉硬化等引起的双侧皮质弥散性损害。

（3）观念-运动性失用：兼有上述两者特征的失用，且模仿动作也不能完成。此型在临床上较多见，见于优势半球缘上回损害及弥散性脑功能不全者。少数患者在胼胝体损害时可产生孤立的左手失用。

（4）结构性失用：丧失空间概念，不会画简单几何图形，或不会用火柴棒摆几何图形，或不会用积木构筑等。结构性失用常见于顶叶病变，且在右侧顶叶病损时比在左侧病损时更为明显。

（三）失认

失认是指患者意念清楚，视觉正常，但不认识日常的事物。根据其失认的事物不同，又可分为物体失认、躯体失认、符号失认等。

（1）物体失认：检查者把一些不同形状或不同颜色的物体（如笔、玩具）放在一起，患者不能正确地从中取出某物。

（2）躯体失认：对自己躯体的某一部位不认识。

（3）符号失认：对各种数字、字母不能认识。

失认见于弥散性脑病，特别是顶叶或颞、顶、枕区受损。

（四）失写

失写是指没有肢体瘫痪，但不会写字，见于优势半球额中回后方的书写中枢及角回受损。

（五）失读

失读是指没有视力障碍，但不能阅读，见于左侧角回受损。

（六）失算

失算是指智力正常，但不会进行简单的计算，见于左顶叶区受损。

（董　帅）

第三章

神经内科疾病的肌电图检查

第一节　神经传导检查

一、运动神经传导

运动神经传导研究的是运动单位的功能和整合性。通过对运动传导的研究可以评估运动神经轴索、神经-肌肉接头以及肌肉的功能状态，并为进一步针电极肌电图检查提供准确的信息。

（一）复合肌肉动作电位指标

1.潜伏期

潜伏期是指从刺激伪迹开始到肌肉动作电位负相波（向上的波）偏离基线起点之间的时间。潜伏期通常以毫秒为单位，它反映了神经轴索中快传导纤维到达肌肉的时间。通常把远端刺激到引起混合肌肉动作电位之间的时间称为末端潜伏期，这在临床上对于脱髓鞘疾病的判断非常重要。

2.波幅

波幅是指从基线到负相波波峰间的距离。波幅一般以毫伏为单位，它反映了参与混合神经肌肉动作电位的肌纤维的数量。当肌肉萎缩明显时或轴索丢失时会出现波幅降低，但有些低波幅和脱髓鞘引起的传导阻滞以及神经-肌肉接头病变和肌源性损害有关。当远近端刺激肌肉动作电位波幅下降超过 50％时，说明此两点之间有神经传导阻滞。

3.面积

面积是指基线与负相波曲线围成区域的面积，它反映了参与肌肉动作电位肌纤维的数量。

4.时程

时程通常是指从肌肉动作电位偏离基线开始到再次回到基线的时间，它反映了每根肌纤维能否几乎同时放电。发生脱髓鞘疾病时，由于神经干内每根神经纤维传导速度不一样，每根肌纤维不能在同一时间内被兴奋，会出现时程延长。

5.传导速度

传导速度反映的是神经干中传导快和粗的神经纤维的生理状态。采用近端潜伏期减去远端潜伏期，再测量出两个刺激点之间的距离，就可以计算出神经传导速度，应注意两个刺激点之间的距离最好不要小于 10 cm。计算用近、远端刺激点距离除以近、远端潜伏期时差,用 m/s 来表示。

(二)临床应用

运动神经传导是通过研究混合肌肉动作电位来评价周围神经的功能状态的。由于神经传导速度反映的是神经干中传导快和粗的神经纤维的功能状态,对于周围神经的临床诊断和损伤程度的评价非常重要。对有些神经病变在其临床表现尚未明显之前即可以发现其亚临床改变,如遗传性周围神经病、糖尿病早期神经病变。对于缺血、嵌压引起的周围神经局部损害,可以通过运动神经传导检查寻找局部节段性脱髓鞘来明确损害部位。此外,运动神经传导检查可以鉴别周围神经病变、神经-肌肉接头病变和肌肉病变。

通常情况下,神经脱髓鞘和轴索损伤经常是重叠的,在神经传导速度测定的结果上,主要有以下 3 种情况:①波幅明显下降而潜伏期正常或接近正常;②波幅正常而有明显的潜伏期延长;③无反应。

1.脱髓鞘病变

髓鞘是神经传导的基本物质,髓鞘脱失,就会出现神经传导减慢、波形离散或传导阻滞。脱髓鞘病变的典型运动神经传导改变为末端潜伏期延长、神经传导阻滞和神经传导速度减慢,尤其是当神经传导速度减慢非常明显时(如上肢传导速度小于 35 m/s,下肢传导速度小于 30 m/s),提示可能存在遗传性周围神经病。事实上,如果波幅保持正常值的一半以上,而传导速度下降到不足正常均值的 50%～60%,提示是脱髓鞘病变。运动传导的减慢也可由脊髓前角细胞受损所致,运动传导速度下降到正常平均值的 70%,而波幅则下降到不足正常值的 10%。然而,不管波幅如何,如果传导速度下降到不足正常平均值的 60%,就提示存在周围神经病变。

2.轴索病变

轴索病变在神经传导检查中最常见。轴索病变的典型运动神经传导的改变表现为肌肉动作电位波幅明显降低,传导速度和末端潜伏期正常或稍微延长。当损伤很严重时,才会出现传导速度下降,但不低于正常值下限的 75%;末端潜伏期可以轻度延长,但不高于正常值上限的 130%。如果波幅下降到正常值的一半以上,即使传导速度下降到正常值的 70%～80%,也可以没有脱髓鞘。

3.传导阻滞

做运动神经传导检查时,如果近端刺激的复合肌肉动作电位的波幅和面积较远端刺激下降大于 50%,并且远端刺激复合肌肉动作电位的波幅大于正常值下限的 20% 和 1 mV,同时近端刺激较远端刺激的复合肌肉动作电位的时程延长不超过 30%,这种现象被称为神经传导阻滞。传导阻滞的存在提示近端刺激点和远端刺激点之间存在脱髓鞘病变。

4.无反应

如果绝大多数神经纤维都不能通过病灶进行传导,就没有反应。这时应小心鉴别究竟是神经失用还是神经完全断伤,这对于处理和判断预后均十分重要。在受伤后的第 4～7 d,有可能两者远端的传导都还是正常的,但在受损第 2 周就不相同了。神经完全断伤的远端再也不能引起神经传导兴奋,这是顺向变性的结果,在神经失用时,连续追踪测定可以看到肌肉动作电位波幅逐渐提高,这是日益修复的结果。

二、感觉神经传导

感觉神经传导反映了冲动在神经干上的传导过程,它研究的是后根神经节和其后周围神经的功能状态。

（一）感觉神经电位指标

1.潜伏期

起始潜伏期是指从刺激伪迹处开始到电位偏离基线之间的时间,它代表了神经传导从刺激点到记录电极之间的传导时间。

2.波幅

波幅是指从基线到负相波波峰之间的距离,反映的是去极化感觉纤维的数量。感觉神经电位波幅通常很小,多为 5～50 μV。

3.传导速度

同运动神经传导速度不同,由于没有神经-肌肉接头的影响,所以感觉神经速度可以直接由刺激点到记录点之间的距离和潜伏期来计算,故感觉神经传导速度的测定只需要一个刺激点,即刺激点到记录点之间的距离除以潜伏期。感觉神经传导速度反映了快传导,有髓鞘感觉神经纤维传导速度比运动神经纤维传导速度快,并且其变化范围也比运动神经传导大。

（二）临床应用

（1）后根神经节病变:周围感觉神经来源于后根神经节,节内含双极细胞,其中枢支形成了感觉神经根,周围支形成了周围感觉神经。由于感觉神经根位于后根神经节近端,即使损害很严重,也仅影响中枢支,而后根神经节和周围感觉支则完好无损,感觉电位仍然正常。后根神经节近端任何部位损害均不影响感觉神经电位,而后根神经节以下及其远端周围神经任何部位损害均会产生异常感觉神经电位。因此,感觉神经电位对于鉴别后根神经节前和节后病变非常重要。

（2）发现早期的周围神经病变:对于早期比较轻微的远端轴索损害或轻度混合神经损害,感觉神经电位异常可能是神经电生理检查的唯一发现。

（3）由于感觉神经纤维没有参与运动单位,所以可以用来鉴别周围神经病变、神经-肌肉接头病变以及肌肉本身的病变。

三、神经传导速度的影响因素

（一）温度

感觉和运动神经传导速度均明显地受体温的影响。在 29 ℃～38 ℃,每上升 1 ℃,感觉传导速度可以增加 2.4 m/s,周围神经的潜伏期也会相应地缩短。因此传导速度的测定必须在温暖的实验室中进行,室温保持在 29 ℃～30 ℃。

（二）不同神经和不同节段

下肢感觉神经传导速度、运动神经传导速度比上肢慢 7～10 m/s,远端感觉神经传导速度、运动神经传导速度比近端传导慢。

（三）年龄

到 3～5 岁时,神经传导速度就完全发育到成人水平。到了 60 岁时,传导速度下降 10%。

（吕以静）

第二节 重复电刺激检查

重复电刺激(repetitive nerve stimulation,RNS)是目前用来评价神经和肌肉接头之间功能状态的一项较有价值的神经电生理检查,近年来,其应用越来越广泛。它采用的是在连续刺激神经干后,观察该神经干所支配肌肉的动作电位波幅增减情况,来判断是否存在神经肌肉接头病变。在了解神经肌肉接头病变之前,有必要先了解神经肌肉接头的解剖和病理生理,以达到对检查结果的正确判断。

一、重复电刺激记录方法

由于神经肌肉接头病变主要影响近端肌肉,故此检查通常选用的是近端神经支配的肌肉,其异常率相对比较高。但由于近端肌肉在检查时比较难固定,技术操作上有一定的难度,往往由于肢体固定得不好而影响其结果的准确性。远端神经支配的肌肉容易固定和操作,伪差小,患者比较容易接受,因此,也常被用来做重复电刺激,但其异常率低。可以选一块远端肌肉、两块近端肌肉和一块面部肌肉来做重复电刺激。

(一)准备

检查前工作人员要和患者讲清楚检查步骤以取得患者合作,让患者仰卧,全身放松。最好两个人来做此检查。

(二)电极位置

电极摆放位置和运动神经传导检查一样,把记录活动电极放在肌腹上,把参考电极放在肌腱上。

(三)具体操作

让患者充分放松,将被检查肢体固定好,以减少伪差,先选单个超强刺激,以取得最大波幅肌肉动作电位,然后选连续刺激,刺激频率有高、低,通常连续刺激 6 或 10 次,但次数多时,患者会很痛。

(四)选择神经

(1)远端肢体:选择尺神经,把记录电极放在小指展肌,参考电极放在小指远端,在腕部刺激。

(2)近端肢体:选择腋神经,把记录电极放在三角肌,参考电极放在肩峰,在 Erb 点刺激。选择副神经,把记录电极放在斜方肌,参考电极放在肩峰,在 Erb 点刺激。

(3)面部:选择面神经,把记录电极放在刺激侧鼻旁肌,参考电极放在刺激对侧鼻旁肌,在乳突处刺激。

(五)结果分析

主要观察第 1 个波和第 5 个波的波幅或面积比,看有无递减趋势。现在的机器通常都能自动计算,但观察波形变化也很重要,如果肌肉动作电位波幅下降大于 15%,则认为有神经和肌肉接头传递障碍。

二、低频重复电刺激

其在检查神经和肌肉接头病变时最常用。主要是对那些可疑突触后膜病变的患者,刺激频率为 3 Hz,连续刺激 6 次。由于刺激频率较低,患者比较容易耐受。在观察波形时,主要看基线是否稳定,波形是否一致和具有重复性。通常重症肌无力患者的第 3 或第 4 个波的波幅最低,到第 5 和第 6 个波时波幅降低减慢,形成一个"V"字形改变。但如果患者放松时没有明显肌肉动作电位波幅下降,则需要让患者做肌肉大力运动(即运动试验),使所检查肌肉运动 1~2 min,然后分别观察活动后和 30 s、1 min、2 min、3 min 时肌肉动作电位波幅改变情况,通常在运动后 2~3 min 会出现肌肉动作电位波幅明显下降。对于放松时已经有肌肉动作电位波幅下降的患者,肌肉活动只需要 10 s,观察活动后和 1 min、2 min 后肌肉动作电位波幅改变,通常活动后会立即出现已经下降肌肉动作电位波幅的回升(即易化),而到 2 min 后肌肉动作电位波幅又开始下降(即消耗)。

三、高频重复电刺激

主要对那些可疑突触前膜病变的患者做高频重复电刺激。刺激频率为 20~50 Hz,刺激 20~50 次,动作电位波幅明显增大,异常者可增大达基线的 200%,但由于刺激频率很高,在实际操作中多数患者不能接受,所以,通常多选用疲劳试验。

四、疲劳试验

高频重复电刺激时,由于刺激频率太快,患者会感到很疼,很难配合,也就很难取得准确的结果。而疲劳试验是让患者在短时间(如 10 s)内肌肉持续收缩,而这种肌肉在持续收缩时,其运动单位发放频率是 30~50 Hz,这种频率和高频重复电刺激基本一致,所以,疲劳试验就好像是给患者做高频重复电刺激,但由于它无痛,操作简单,容易被患者接受,在临床上很常用。可用于下列两种情况:常规运动神经传导动作电位波幅明显很低,见于突触前膜病变如肌无力综合征患者,休息时动作电位波幅很低,但在短暂(10 s)大力运动后,使已经很低的终板电位提高到阈值上,使得肌肉产生的动作电位波幅明显增大,甚至比大力运动前动作电位增大 200%,这也是肌无力综合征患者在临床上经过活动后肌无力症状反而减轻的原因。突触后膜病变(如重症肌无力),当常规重复电刺激,已经出现波幅递减情况时,在短暂(10 s)大力运动后,可出现疲劳试验后动作电位波幅立即增大,而几分钟后动作电位波幅逐渐减小(图 3-1)。

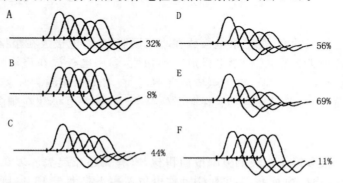

A.休息时肌肉动作电位波幅下降;B.疲劳试验后的易化现象:即肌肉大力收缩 10 s 后肌肉动作电位波幅回升;C~E.大力收缩 1 min 后肌肉动作电位波幅下降逐渐明显;
F.大力收缩 10 s 后,已经下降很明显的肌肉动作电位波幅又逐渐恢复至接近正常。

图 3-1　重症肌无力患者于疲劳试验后的易化和消耗示意图

重复电刺激检查是诊断重症肌无力必不可少的一项检查,但由于具体操作时技术上有困难,往往出现假阳性,所以,在检查时,要特别注意技术上的问题。对于远端肌肉,由于患者比较容易放松,疼痛也较轻,所以,技术问题通常较少,但其诊断价值相对较低,而技术问题多出现在近端肌肉上。

五、检查注意点

(1)检查前要给患者讲清楚该检查的目的和注意事项,以取得患者合作,最好在检查之前3～4 h停用抗胆碱酯酶药物。

(2)检查时要充分暴露所要检查的肢体,必要时,要让患者脱下衣服,可用胶布来固定记录电极。另外,在刺激时,工作人员要确保刺激电极不能滑动,如果刺激电极固定得不好或患者没有完全放松,则检查出的动作电位波形就会不稳定,忽高忽低。

(3)检查时,先采用单个刺激,用超强刺激强度,得到波幅最大动作电位之后,再开始用连续电刺激。

(4)尽量选择功能正常的神经所支配的肌肉,例如,在手上,如果患者有严重的腕管综合征,则不要选择正中神经支配的拇短展肌,而选择功能正常的尺神经支配的小指展肌来做检查。

(5)要选择那些基线稳定、波形一致并且重复性好的波来判断结果,这样的结果比较可靠。

(6)刺激面神经时,由于记录电极是放在鼻旁肌的,记录出的波形很小,而且由于患者眨眼睛会出现动作伪迹,所以,在检查时,尽量让患者眼睛放松,轻微闭上。

(7)在检查时,要注意将患者肢体温度保持在 33 ℃,因为当温度降低时,动作电位波幅下降就会消失,胆碱酯酶活性也降低,这也是重症肌无力患者在温暖季节里症状有所加重的原因。

(8)如果常规重复电刺激没有明显异常,应该做疲劳试验。

（吕以静）

第三节　针电极肌电图检查

狭义的肌电图(electromyography,EMG)检查是指将同心圆针插入肌肉中,收集针电极附近一组肌纤维的动作电位。在插入过程中,肌肉处于静息状态下,肌肉做不同程度随意收缩。针电极肌电图(以下简称肌电图)和神经传导速度检查相结合,是对周围神经和肌肉病变的最主要的检查手段。神经传导速度研究的是运动和感觉神经的兴奋性,而肌电图研究的是运动单位的整合性,即检查整个运动系统的功能状态。

肌电图检查运动系统(尤其是下运动神经元)的功能状态,在检查前工作人员应该充分了解患者的病史,认真做神经系统(尤其是周围神经和肌肉)功能的检查,这样才能有目的地去检查某些神经和肌肉,既省时,又省力,而且也不加重患者的痛苦。另外,由于要将针插入患者的肌肉中,所以,首先要向患者解释清楚,以取得患者合作,同时要了解患者是否有皮肤出血情况,近期有无用过抗凝剂,有无传染病等病史。

检查时根据肌肉深浅部位选用长度不同的针。进针时,用左手将所要检查的肌肉局部皮肤绷紧,进针速度要快,将针扎到所检查肌肉的运动点上,即肌肉肌腹部位。一般来说,对于比较表浅的肌肉,位置比较好确定,多采用斜刺进针法。但对于位置比较深的肌肉,其定位相对困难,此时,多采用垂直进针法,并让患者做一些能够激活此肌肉的动作,来确定针是否扎在所要检查肌肉上。在针进入肌肉之前,显示屏上比较安静,看不到电位,也听不到声响。当针进入肌肉时,就会听到针插入时的电位声响,同时在显示屏上也可以看到一阵短暂电位发放。通常检查时需要检查肌肉不同深度、不同部位的多个点,但在每一次重新插入时,最好把针退到皮下,以减少进针给患者带来的痛苦。当要观察运动单位电位形状时,需要让患者做轻微肌肉收缩,一般工作人员要给所检查肌肉适当抵抗力量,以了解患者的用力情况。当患者收缩力量由小到大时,就会看到逐渐增多的运动单位电位发放。此时,要重点观察那些距离针电极很近的运动单位电位的形状,通常它们的上升时间很短,声音听起来很清脆,而那些听起来声音很钝、很遥远,上升时间很长的运动单位电位则距离针电极很远,需要调整针电极。

对每一块需要检查的肌肉,通常分 4 个步骤来观察。①插入电活动:将记录针插入肌肉时所引起的电位变化;②放松时:观察肌肉在完全放松时是否有异常自发电活动;③轻收缩时:观察运动单位电位的形状、时程、波幅和发放频率;④大力收缩时:观察运动单位电位募集类型。

一、肌电图检查的适应证和禁忌证

(一)适应证

脊髓前角细胞及前角细胞以下的病变均为 EMG 检测的适应证,即下运动神经元病变。

(二)禁忌证

(1)有出血倾向,如患血友病或血小板明显低下或出凝血时间不正常者等。

(2)对一过性菌血症患者进行 EMG 测定有可能造成细菌性心内膜炎。

(3)如果乙肝表面抗体原呈阳性和患者有人免疫缺陷病毒感染,应使用一次性同心圆针极。

(4)患者为晕针者。

(5)患者为安装心脏起搏器者。

二、观察指标的正常值以及异常的临床意义

(一)插入电位

当针插入电位时,正常会引起一阵短暂的电位发放,多在针停止移动后持续时间不超过 300 ms。插入电活动持续时间大于 300 ms,则为插入电位延长,可见于神经源性和肌源性损害。在有些情况下,插入电位减少多见于严重的肌肉萎缩或肌肉纤维化而导致肌纤维数量明显减少,也可见于周期性瘫痪发作期。

(二)自发电位

肌肉在放松时所出现的自发电活动称为自发电位。工作人员在观察自发电位时要重点观察它的形状、稳定性、发放频率,并且一定要注意听其特有的声音。

1.正常自发电位

来自终板区的电位属于正常的自发电位,又叫终板电位。终板区通常在肌肉肌腹部位,在终板区针尖刺激到肌肉内的神经末梢时,会出现低波幅终板噪声和高波幅终板棘波,两者可同时出现,也可单独出现。

2.异常自发电位

在肌电图检查时,排除发生在终板区的自发电位,几乎其他自发电位都属于异常电位。这些

自发电活动可以出现于针插入肌肉时或针移动时,在肌肉非终板区找到两个以上的自发电位是肌电图检查最有价值的发现,一般见于失神经支配大约 2 周后的肌肉或肌源性损害。常见的肌纤维自发电位包括纤颤电位、正锐波、肌强直电位、复合重复发放、肌纤维颤搐。

(三)运动单位电位

观察肌肉放松时自发电位后,就需要让肌肉做轻收缩来观察肌肉轻收缩时运动单位电位的变化。分析运动单位变化时常用的参数有时程、波幅、上升时间、位相、转折、卫星电位以及运动单位电位募集和发放类型。

三、临床应用

(一)宽时限、高波幅运动单位动作电位(MUAPs)

一般于轴索损伤后数月才可以出现,与神经纤维对失神经支配的肌纤维进行再生支配,导致单个运动单位的范围增大有关,是神经源性损害的典型表现。募集相往往较差,可出现单纯相。

(二)短时限、低波幅 MUAPs

短时限、低波幅 MUAPs 是肌源性损害的典型表现。其时限短、波幅低的原因与肌纤维坏死后运动单位内有功能的肌纤维减少,运动单位变小有关。此时募集时出现早期募集现象,表现为病理干扰相。

(李　宁)

第四节　特殊检查

常规的神经传导主要研究相对远端的神经节段,刺激很少在肘和膝以上,也就是说对近端神经研究的很少,即使是 Erb 点刺激,由于技术上限制也很难得到满意的结果。特殊检查包括 F 波、H 反射(又叫迟发反应)等,主要研究的是近端神经节段,它们对于检查脱髓鞘病变和周围神经病变时近端神经的功能状态具有重要的价值,而且弥补了远端运动传导测定的不足,目前已成为各种周围神经病中广泛应用并且被认为是较有价值的测定方法。

一、F 波

(一)F 波的产生

F 波(F-wave)是神经干在超强刺激下,肌肉动作电位 M 波后出现的一个小的动作电位。F 波的命名是由英文单词 Foot 而来,因为最早它是在脚部肌肉上被记录出来的。不论在上肢还是下肢刺激时,如果将刺激点逐渐向近端移动,M 波潜伏时逐渐延长,而 F 波潜伏时逐渐缩短,这证明 F 波电兴奋是先离开肌肉记录电极而朝向脊髓,再由脊髓前角细胞返回到远端记录肌肉上来(图 3-2)。F 波实际上是一个小的肌肉动作电位,其环路中不论是传入的还是传出的,都是纯运动纤维。F 波是由 1‰～5‰ 的逆行兴奋运动神经元发放的,此环路没有突触,所以,它不是一个真正的反射,而在那些选择性损害感觉神经或感觉神经根的病变,F 波完全正常。正常时,F 波的形状多变,F 波可以在任何一条运动神经上诱发出,但在腓总神经上诱发有时比较困难,F 波在睡眠或用镇静药的患者的神经上可能诱发不到。F 波通常在远端刺激时比较容易得到,而近端刺激由于容易和肌肉混合动作电位重叠,所以,一般只采用远端刺激来诱发 F 波。

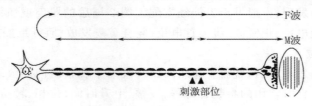

图 3-2　F 波环路

当神经在远端被刺激时,所刺激的神经顺向和反向同时去极化,顺向去极化则产生肌肉动作电位(即 M 波),反向去极化时,冲动先反向传到脊髓前角细胞,再顺向沿着神经传导,并且经过远端刺激点,最后到达肌肉。

(二)F 波潜伏时和波幅

F 波潜伏时波形变化很大,不像直接从肌肉记录到的动作电位那样稳定。这是由于每次所兴奋的前角细胞数量不一样,而且神经传导快慢也不一样,大而快的运动纤维传导快,小而慢的运动纤维传导慢,所以,每次刺激所得到的 F 波潜伏时都不一样,最短和最长潜伏时之间相差几毫秒。在一般检查时,通常选择连续刺激 10 次来观察 F 波,然后测量最短潜伏时,同时观察 F 波的出现率,正常时其平均出现率为 79%。F 波潜伏时测量是从刺激伪迹开始到 F 波起始部,通常测量最短潜伏时。尽管 F 波通常是用来评价近端神经的功能状态的,但实际上它也可以检查全部神经传导状态。例如,常规运动末端潜伏时延长时可以造成 F 波潜伏时延长,周围神经病造成广泛的神经传导减慢时也可以出现 F 波潜伏时延长。此外,F 波潜伏时的长短和神经的长度有关,也就是说和身高有关,身高越高,肢体越长,则 F 波潜伏时就越长,所以,在检查 F 波时,要将这些因素考虑在内。

(三)轴索反射

在记录 F 波时,经常可以记录到轴索反射,它通常出现在 M 波和 F 波之间,多于次强刺激时出现,常出现于再生的神经上。这是由于轴索近端发生侧支芽生来支配已经失去神经支配的肌纤维,当一个次强刺激引起这个分支兴奋,则这种冲动就逆行传导到分叉点,之后再传导回来,最后引起所支配肌纤维兴奋,就形成一个轴索反射,在每次刺激时它的潜伏时和波形基本一致,重叠性很好。当刺激增强时,就可以使两个分支同时发生兴奋,都有逆行冲动,这样两者就在分叉点相互碰撞和抵消,使得轴索反射消失。在测定 F 波时,需要用超强刺激,此时,一般的轴索电位都被碰撞抵消,所以,不能表现出来。轴索反射几乎都在神经源性损害的患者中出现,尤其是在一些慢性神经病和嵌压性神经病中多见,它的出现仅提示是慢性神经源性损害。

腓总神经在趾短伸肌记录得到的轴索反射,在 10 次刺激中,都可得到轴索反射,而其中只有两次得到 F 波,其出现落后于轴索反射。

(四)F 波记录方法

测定 F 波时,其电极摆放方法同常规运动神经传导检查一样,需要用超强刺激,让患者充分放松。通常扫描速度应为 5～10 ms/cm,在检查时,M 波被压缩在最前段,其后是 F 波。由于 F 波的出现前后相差几毫秒,一般需要连续刺激 10～20 次,以测量 F 波最短潜伏时、出现率和传导速度。如果未引出 F 波,则要看是否用了超强刺激,或患者能否完全放松,可以让患者对侧手握拳或咬牙等来使患者的检查侧手充分放松,以诱发出 F 波。

(五)F波的临床应用

对大多数多发性神经病来说,F波潜伏时可以正常或轻度延长,但在以神经根损害为主的病变时,F波潜伏时则明显延长,例如,发生吉兰-巴雷综合征时,由于它是获得性脱髓鞘性多发性神经根神经病,脱髓鞘最早发生于神经根处,所以,在早期,当常规神经传导检查完全正常时,就会出现F波潜伏时延长或F波消失。尽管F波反映的是近端神经根的功能状态,但在实践中发现其实用价值是有限的,因为,F波潜伏时延长只出现在近端神经根支配所记录肌肉的神经根上,另外,如果神经根病变以感觉根损害为主,则F波不会改变。此外,当肌肉动作电位波幅很低时,F波也很难引出,因为F波波幅仅为M波波幅的1%,此时,并不意味着近端神经损害,而是轴索严重损害,使得F波太小,不易被看出。

二、H反射

H反射(H-reflex)是在1918年由Hoffimann首次发现的。和F波不同,H反射是一个真正的反射,是用电生理方法刺激胫神经后,由Ⅰa类感觉神经传入,经过突触,再由胫神经运动纤维传出的,导致它所支配的腓肠肌收缩。F波几乎可以在所有的运动神经上引出,而H反射从新生儿期到一岁可以在很多周围神经上引出,但在成人中仅能在胫神经上引出。和F波一样,它也反映了周围神经近端的功能状态,但两者的传导通路是完全不同的。

(一)H反射记录方法

让患者取俯卧位,两腿伸直,在小腿下面放一个垫子,使小腿充分放松,把记录电极放在腓肠肌内侧和外侧头之间形成的三角形顶端,可让患者的脚用力向下蹬,此时,此三角形顶端就会明显显出,把参考电极放在跟腱上,把地线放在记录电极和刺激电极之间。机器设置:灵敏度是200～500 μV,扫描速度为10 ms/cm,重要的是刺激强度时程应为1 ms。在腘窝处刺激胫神经,阴极朝向近端,从较低刺激强度开始。其实,H反射最佳刺激强度是既最大限度兴奋了Ⅰa类感觉传入纤维,又不同时兴奋运动纤维。然而,在实际操作中很难达到这种理想状态,在刺激过程中,如果出现了M波,就说明有一定运动纤维被兴奋了。在检查时,H反射出现在M波后,H反射的波幅随着刺激强度增大而增加,但当M波出现,刺激强度再增大时,H反射的波幅反而减小,当强度继续增大,M波的波幅继续增大时,H反射逐渐减小并消失,被F波取代。H反射是一个正-负-正三向波,在检查时,通常连续做几个H反射,每次间隔3～5 s,选潜伏时最短的测量,其正常值和身高有关。通常要两侧对比,而且两侧刺激点到记录点的距离要相等,如果两侧潜伏时差超过1.5 ms,即为异常。

(二)H反射的临床应用

H反射存在与否与踝反射(骶1神经根)存在与否有很大关系,也就是说,如果临床上踝反射存在,则H反射也应该存在。然而,如果临床上踝反射消失,多数患者的H反射消失,但有些患者的H反射可以存在,潜伏时延长。在近端胫神经病、坐骨神经病、腰骶神经丛病和骶1神经根病变时,都可以出现H反射潜伏时延长。周围神经损害(如糖尿病周围神经病变早期)也可以出现H反射潜伏时延长。

三、瞬目反射

在临床上瞬目反射主要用来评估面神经、三叉神经以及延髓和脑桥的功能。此反射的传入神经是三叉神经第一支分支眶上支,传出神经是面神经运动分支,其中枢传递途径尚不完全清楚。当刺激同侧三叉神经眶上支时,其冲动沿着三叉神经传入,到达脑桥内两侧三叉神经感觉主核和脊束核,在脑桥和延髓内经过一系列神经元内部之间传递,冲动最终到达同侧和对侧面神经核,再沿着两侧面神经传出。

传入神经是三叉神经第一支,传出神经是面神经运动支。早发反应(R1)是由三叉神经感觉主核和同侧面神经运动核之间单突触反射来完成的,迟发反应(R2)是由三叉神经脊束核和双侧面神经运动核之间多突触反射来完成的。

(一)反射弧

瞬目反射包含两个成分,即早发反应(R1)和迟发反应(R2)。当刺激同侧三叉神经第一支分支眶上支时,仅在刺激侧眼可以记录到 R1 波,而 R2 波在两眼都可记录到(图 3-3)。R1 波通常比较稳定,而且重复性比较好,在检查时临床上可无任何表现;R2 波通常为多相波,并且波形多变,在检查时临床上可见有瞬目动作。早发反应 R1 波被认为是三叉神经感觉主核和同侧面神经核之间的一个单突触反射。而迟发反应 R2 波则被认为是脑干内三叉神经脊束核和面神经核之间的多个中间神经元多突触反射。因此,瞬目反射对于面神经病变来说,可以了解到全部面神经状态,而且 R1 比 R2 更直接和可靠,因为 R2 还受到脑干中间神经元和突触之间延迟等复杂因素的影响。

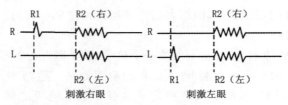

图 3-3 正常瞬目反射图

(二)记录方法

让患者仰卧,眼睛睁开或轻微关闭,用两个导联同时记录,分别把记录电极放在两侧眼轮匝肌下缘瞳孔正下方,把参考电极放在记录电极外侧,两者距离 2 cm,把地线放在前额中央,把刺激电极放在一侧眶上切迹处(对一小部分患者,把刺激电极放在眶下孔处也可诱发出反应),灵敏度为每格$100 \mu V$,扫描速度为每格 $5 \sim 10$ ms,刺激时程用 0.1 ms,用超强刺激。但要注意刺激强度太大,会产生较大的刺激伪迹,影响 R1 潜伏时的测量。一般重复刺激几次,选择波形稳定、重复性好的波形来测量 R1、R2 最短潜伏时。通常,R1 潜伏时起始点比较清楚,比较容易测量,而 R2 波形复杂多变,通常选择相互叠加后的最短潜伏时来测量。

(三)检查时注意事项

(1)检查时一定要让患者的眼睛完全放松,或者轻微睁开,或者轻微闭上。

(2)由于患者的面部通常比较油腻,所以,检查前最好用酒精轻擦眼周皮肤,这样记录出的波形基线稳定,刺激伪迹小。

(3)在眶上切迹处三叉神经眶上支位置表浅,因此,刺激量不要太大,一般在电压 150 V 时,即可得到很好的波形,否则,患者会很痛,并且刺激伪迹过大。

(四)异常类型

由于病损部位不一样,异常情况也就不一样。

(李　宁)

第四章

神经内科疾病的介入治疗

第一节　颅内动脉瘤的介入治疗

一、动脉瘤的治疗选择

关于颅内动脉瘤的发生率的报道不一。尸检发现动脉瘤的发生率为 $0.2\%\sim7.9\%$，其中破裂与未破裂动脉瘤的比例为 5∶（3～6）。在所有动脉瘤中，儿童动脉瘤占 2%。

动脉瘤的发生机理目前尚不清楚，争议颇多，病理显示颅内动脉与颅外动脉相比，内膜和外膜的弹力组织相对较少，中层的肌细胞亦少，外膜菲薄，内弹力层较明显。颅内大血管位于蛛网膜下腔，与颅外动脉相比明显缺少结缔组织支持，这些因素可能是造成颅内动脉瘤发生的基本条件。根据发生原因，颅内动脉瘤可归为以下几类：先天缺陷性动脉瘤，由动脉管壁肌层的先天缺陷引起，最为常见；动脉硬化或高血压性动脉瘤，梭形动脉瘤多见；剥离性动脉瘤，如壁间动脉瘤、动脉黏液瘤、夹层动脉瘤；感染性动脉瘤，主要是真菌感染引起的，也称"霉菌性动脉瘤"；创伤性动脉瘤，由外伤引起。

动脉瘤多发生于动脉分叉处或血流动力学改变的部位。常见的发生部位有：①颈内动脉系统（占 $85\%\sim95\%$），其中前交通动脉瘤占 30%，后交通动脉瘤占 25%，大脑中动脉瘤占 25%。②椎-基底动脉系统（占 $5\%\sim15\%$），其中基底动脉瘤占 10%，以基底动脉尖动脉瘤最常见，还包括小脑上动脉瘤、小脑前下动脉瘤和基底动脉-椎动脉接合处动脉瘤；椎动脉占 5%，主要是小脑后下动脉瘤。有 $20\%\sim30\%$ 的颅内动脉瘤为多发性动脉瘤。

动脉瘤治疗的主要手段有手术和介入治疗，如何平衡这两种治疗技术也一直是研究与讨论的热点。国际颅内动脉瘤临床研究协作组（International Subarachnoid Aneurysm Trial Collaborative Group）进行的两项多中心随机临床试验发现，动脉瘤患者介入治疗的死亡率比手术治疗的死亡率更低，但是存在相对较高的再出血率。总之，对于治疗而言，应该充分考虑患者的个体情况，结合栓塞及手术夹闭的优势、劣势，选择最适合患者的治疗方法。

一般来说，以下患者更适合手术夹闭治疗。①年轻患者：手术风险相对较低，预计生存期较长，夹闭后再出血率较介入手术偏低。②大脑中动脉 M1 分叉部动脉瘤患者。③巨大动脉瘤（最大径＞20 mm）患者：介入治疗后复发率较高。④有占位效应者：不论是巨大动脉瘤内血栓，还是

SAH 后血肿引起的占位效应，开颅行动脉瘤夹闭术，同时解除占位效应，比栓塞更有优势。⑤微小动脉瘤（最大径＜1.5 mm）患者：这类动脉瘤栓塞时破裂的风险较大。⑥宽颈动脉瘤患者：但随着支架技术的发展，越来越多的宽颈动脉瘤可栓塞治疗。⑦栓塞术后残留的动脉瘤患者。

与此相对应的，以下情况更适合介入治疗：①老年患者，尤其是 75 岁以上者，选择介入治疗明显降低患者的死亡率；②临床分级较高者：Hunt-Hess 分级 3～4 级，甚至达 5 级者；③手术难以显露到达部位的动脉瘤：如后循环动脉瘤；④动脉瘤的形状为瘤颈宽度≥2 mm 或动脉瘤颈＜5 mm；⑤有后循环动脉瘤；⑥正在用特殊的抗凝药物治疗；⑦夹闭失败或因医师技术估计开颅手术不能顺利夹闭。

二、动脉瘤血管内治疗的术前准备

自 1995 年美国食品药品监督管理局批准电解可脱卸弹簧圈（guglielmi detachable coils，GDC）之后，颅内动脉瘤的血管内治疗发展迅速，特别是介入材料和血管内治疗技术的发展以及数字显影设备的进步，促进了血管内治疗不断向前发展。针对动脉瘤患者开展血管内治疗前应做好充分的准备。

(一)知情同意

签署手术志愿书，告知患者及其家属手术风险，以取得患者及家属的充分理解和配合。

(二)一般检查

进行血、尿、便常规以及肝、肾功能检查，行凝血时间检查对选择血管内治疗患者尤其重要，还需做胸部 X 片及心电图检查以排除心肺疾病。

(三)影像学检查

CT 检查明确蛛网膜下腔出血诊断，同时可进一步观察瘤壁有无钙化，瘤内是否有血栓等；如怀疑患者有血栓，需行 MRI 以及 MRA 进一步了解。必要时实施脑血管造影以明确动脉瘤诊断。

三、麻醉与监护

首先，所有的血管内治疗均需在患者全麻下进行，一般采用静脉插管麻醉，同时给予持续的心电监护。对于破裂的动脉瘤患者，血压监测尤其重要，在操作过程中需要适当降低血压。另外，在术中如动脉瘤不慎破裂，更需即刻降低血压，从而为处理动脉瘤提供充裕的条件和时间。

四、动脉瘤血管内治疗的操作方法与技术

(一)以弹簧圈栓塞动脉瘤

1.弹簧圈栓塞系统

弹簧圈栓塞系统主要由软的铂金合金以及附着的不锈钢递送金属丝构成。根据松软度、型号、螺旋直径以及长度进行分类，目前有多种弹簧圈可供选择，有波士顿科学公司的 GDC 和 Matrix、强生公司的 Orbit、Microvention 公司的 Microplex 和 Hydrocoil 以及 EV3 公司的 EDC 和 Axium 等。新一代的弹簧圈材料具有二维模式、三维模式、涂层材料以及复杂的螺旋模式，以便更加精确地消除动脉瘤瘤腔。弹簧圈系统的解脱方式也分成电解脱、水解脱及机械解脱。

2.单纯弹簧圈栓塞技术

单纯弹簧圈栓塞技术主要包括微导管塑形技术、三维成篮技术及分部填塞技术。微导管塑

形技术是根据动脉瘤与载瘤动脉的解剖关系将微导管头端进行塑形，使之更容易超选，便于进入动脉瘤。且在弹簧圈填塞时微导管能更稳定。三维成篮技术是指第一枚弹簧圈填塞时通过调整形成三维形状，并尽可能封堵动脉瘤口，弹簧圈尽可能紧贴动脉瘤壁，这样有利于后续的弹簧圈填塞。分部填塞技术主要针对细长形或不规则形动脉瘤，分部进行填塞，最终达到致密栓塞的目的。

在操作中，首先选好工作角度，使工作角度能够清晰显示动脉瘤和载瘤动脉，把微导管在微导丝导引下置入动脉瘤腔内，在路图（roadmap）下置入弹簧圈，填入弹簧圈时可将动脉血压降低 $15\%\sim20\%$。第一个弹簧圈的直径应大于瘤颈，等于或者稍大于瘤体最小径，尽可能长一些，使其在瘤腔内能紧贴瘤壁盘成篮状。在栓塞中可使用多个大小相近或者不同的弹簧圈填塞致密，填塞满意后进行解脱。当动脉瘤被最大限度闭塞或手术医师考虑继续填塞会导致动脉瘤破裂、载瘤动脉面临闭塞等风险时，应当结束手术。

3.支架辅助弹簧圈栓塞技术

支架辅助弹簧圈栓塞技术的运用使原来不能栓塞的复杂动脉瘤及宽颈动脉瘤可能栓塞。目前应用于颅内的支架均为自膨胀支架，主要有 Neuroform（美国波士顿科学公司）、Solitaire（EV3 公司）、Enterprise（强生公司）等。以往操作上通常先将支架推送至动脉瘤口释放，然后再将微导管从支架网孔内超选进入动脉瘤，最后依次填塞弹簧圈，直至动脉瘤致密填塞。支架的应用可防止弹簧圈脱入载瘤动脉内，亦可以改变动脉瘤内的血流动力学，从而促进动脉瘤腔内血栓的形成。但是置入支架使得血栓及栓子出现的可能性增大，故围术期需应用抗凝及抗血小板治疗。目前支架辅助弹簧圈栓塞术常采用支架后释放技术，先将微导管超选进入动脉瘤，再将支架完全释放或部分释放，使微导管处于支架外，最后从微导管填塞弹簧圈。该技术适用于宽颈动脉瘤和梭形动脉瘤。

球囊辅助弹簧圈栓塞技术：球囊辅助弹簧圈栓塞技术通常又称重塑形技术。术中将顺应性球囊在微导丝导引下送至动脉瘤口，同时将微导管超选进入动脉瘤，充盈球囊，封堵动脉瘤口后，于微导管内填塞弹簧圈，在每一枚弹簧圈解脱之前，将球囊抽瘪，造影观察弹簧圈在动脉瘤内是否稳定，如弹簧圈无移位等异常，将其解脱后，再继续在球囊充盈下填塞弹簧圈，直至动脉瘤致密填塞。目前通常使用的球囊主要是 EV3 公司的顺应性球囊 Hyperglide 和高顺应性球囊 Hyperform。

该技术适用于宽颈动脉瘤，对瘤颈特别宽或梭形动脉瘤应选用支架辅助技术。文献报道，应用该技术的动脉瘤填塞率为 $77\%\sim83\%$，但术中动脉瘤的破裂出血率高达 5%，是普通栓塞技术的 2 倍。

双导管填塞技术：双导管填塞技术主要运用于球囊和支架辅助均难以完成的宽颈动脉瘤的填塞。手术中将两根微导管先后置入动脉瘤内，从两根微导管内依次填塞弹簧圈，并始终保持其中一根微导管内的弹簧圈不解脱，直至动脉瘤完全闭塞，再将弹簧圈全部解脱。双导管技术在防止弹簧圈突入载瘤动脉的可靠性方面不如球囊辅助和支架辅助技术。

（二）以液体栓塞剂栓塞动脉瘤

ONXY 胶为 EV3 公司生产的新型液体栓塞材料，因其不会粘管，可用于一些大型动脉瘤的栓塞。通常将微导管超选进入动脉瘤，用球囊封堵瘤口后从微导管内注入 ONYX 胶，以达到保证载瘤动脉通畅而动脉瘤闭塞的目的。由于欠缺大量病例和长期随访资料来评估这一治疗技术，所以该技术还未广泛应用于临床。目前常用栓塞剂的规格是 ONYXHD500。

(三)用血流转向装置治疗动脉瘤

以往的实验研究显示血管内支架覆盖动脉瘤口后,可以减慢动脉瘤内的血流,促进动脉瘤内的血栓形成。但常用于临床的支架因网丝过细、网孔过大对血流的影响很小,很难达到治疗的目的。临床上会使用重叠支架或特制的密网孔支架作为血流转向装置治疗动脉瘤。目前,这种治疗多用于复杂性未破裂动脉瘤或夹层动脉瘤。

(四)载瘤动脉闭塞治疗颅内动脉瘤

载瘤动脉闭塞治疗颅内动脉瘤主要分为主干型动脉瘤的载瘤动脉闭塞和末梢型动脉瘤的载瘤动脉闭塞。

闭塞主干型动脉瘤的载瘤动脉,应在术前行血管造影,评估侧支循环的代偿能力,必要时行球囊闭塞试验加以验证。在行闭塞试验时,需有良好心电监护,在正常血压下用球囊临时闭塞载瘤动脉数分钟至半小时,如无神经系统障碍,降低血压至正常值的2/3后再观察。如果术前评估显示侧支循环良好,可选择球囊或弹簧圈闭塞动脉瘤和载瘤动脉。使用球囊闭塞时应选择合适的球囊型号,放置于动脉瘤近端,也可放置于动脉瘤颈处。有时可使用两个球囊以便获得更好的保护,从而防止因血流的冲击而发生球囊移位。使用弹簧圈闭塞时通常将动脉瘤及载瘤动脉一并闭塞。

闭塞末梢型动脉瘤的载瘤动脉时,应判断该血管的供血区域是否重要及侧支循环代偿情况。当其供血区域有侧支循环代偿或不位于重要的功能区,才考虑闭塞载瘤动脉。闭塞末梢型动脉瘤的载瘤动脉,通常使用弹簧圈或液态栓塞剂将动脉瘤和载瘤动脉一起闭塞。

(五)用带膜支架治疗颅内动脉瘤

带膜支架可治疗颅内动脉瘤,但由于颅内血管扭曲且分支较多,带膜支架的使用非常局限,且长期疗效难以确定。因此,目前尚未广泛使用。其释放过程与冠脉球囊膨胀型支架的释放过程相似。

五、术后处理

对所有患者术后均需在麻醉监护室观察,待患者苏醒后将其转至神经外科重症监护病房监护过夜。术后24 h内需严格心电监护,并每小时评估神经系统功能。根据术中的情况确定术后是否抗凝及抗血小板聚集治疗。必要时行头颅CT检查,了解有无出血、梗死及脑积水等颅内并发症,并给予积极的处理。

六、常见并发症及处理

颅内动脉瘤血管内治疗的术后并发症原因是多方面的,常与手术者的技术和经验、动脉瘤的位置、大小、形状以及破裂与否有关。主要的并发症有以下几种。

(一)血栓形成

文献报道动脉瘤血管内治疗后血栓形成的发生率为2.5%~28%,MRI弥散成像(diffusion weighted image,DWI)能发现无症状的梗死或症状性梗死引起的一过性脑缺血改变高达60%~80%。

血栓形成最主要的原因是术中导管及弹簧圈处理不当,未使用足够抗凝处理等。在需要辅助技术的宽颈动脉瘤处理中此并发症的发生率更高。其中第一个和最后一个弹簧圈的放置是否妥当是血栓形成关键因素,放置第一个弹簧圈时应尽可能地轻柔并且迅速,减少尝试次数,从而减弱对动脉瘤内已形成的血栓或弹簧圈内血栓的刺激；最后一个弹簧圈放置时，应避免勉强放入已填致密的瘤颈部，以免破坏载瘤动脉管壁，造成后续血栓的形成。

预防措施主要包括术中、术后严密监测患者的肝素化程度及全程抗凝。如发现弹簧圈部分拖入载瘤动脉内或使用支架辅助弹簧圈栓塞，可延长肝素抗凝时间至术后72 h，并应用抗血小板聚集药物至少6周；如果术中发现瘤腔内有不稳定血栓，可用支架辅助将血栓限制于瘤腔内；如动脉内血栓已形成，需用尿激酶等溶栓药物行动脉内溶栓治疗。

（二）动脉瘤术中破裂

文献报道血管内治疗术中动脉瘤破裂的发生率为2%～8%，主要发生于微导管超选进入动脉瘤内及填塞弹簧圈的阶段。

该并发症的发生主要与手术者的经验密切相关。放置第一个及最后一个弹簧圈与动脉瘤破裂的关系最为密切。选择第一个弹簧圈时需将对动脉瘤壁的张力减至最小，因此亲水的柔软的弹簧圈是首选，宜选择小于动脉瘤最大径1～2 mm的弹簧圈；放置最后一个弹簧圈时不宜过于勉强。

一旦发生动脉瘤破裂，切忌撤出微导管、导引导管或者弹簧圈等，应中和肝素，严密监护，控制血压。如果在放置微导管时出现动脉瘤破裂，则需快速置入弹簧圈以减少经破口流出的血流；如发生于放置弹簧圈的过程中，需继续置入弹簧圈直至出血动脉瘤闭塞，出血停止。术中可用甘露醇脱水，术后立即行头颅CT检查，了解出血量。

（三）血管痉挛

血管痉挛常见于血管内导管、导丝的刺激。

（四）弹簧圈解旋、移位

一旦发生这种情况，应尽可能将弹簧圈取出，无法取出时，可给予升压、抗凝等治疗，位置明确的可开颅取出。

（栾兆芳）

第二节　脑动静脉畸形的介入治疗

一、脑动静脉畸形概述

脑动静脉畸形（arteriovenous malformation，AVM）是一种先天性血管畸形，是指AVM中供血动脉的血液不经毛细血管床而直接汇入引流静脉。一般在出生时畸形血管团内血流量较低，但随着年龄增长，血流量增多，病变部分也逐渐增大。病理表现最具特征性的是粗大的"红色"引流静脉（因容纳较多含氧的动脉血液）。

二、AVM的分类及临床表现

根据AVM的分布，主要可以分为以下几类：皮质AVM（又可分为软脑膜AVM）、皮质下AVM、皮质与皮质下混合型AVM、脑室旁AVM、单纯型硬脑膜AVM、皮质及硬脑膜混合型AVM。在美国，根据临床研究，AVM的发生率约为0.14%，而且大部分患者确诊于40岁前。

AVM 患者的临床表现主要有以下几个方面。

(一)出血

颅内出血是脑 AVM 最常见的症状,占 52%～77%,尤其需要指出的是妊娠期妇女的出血风险增加。与颅内动脉瘤相比,AVM 出血的高峰年龄相对较早,一般在 40 岁前,半数发生在 30 岁前。另外,AVM 出血的程度也较动脉瘤轻,多为扩张的静脉出血,所以发展缓慢,故因出血所致严重不良预后者较少。此外,AVM 的脑血管痉挛和早期再出血的发生率也较低。

(二)癫痫

癫痫是浅表 AVM 中仅次于出血的主要临床表现,占 28%～64%,其中半数是首发症状。癫痫发生的主要原因包括:①AVM 的"盗血"特性,临近脑组织缺血缺氧;②出血或者含铁血黄素沉积,周围神经胶质增生形成癫痫灶;③AVM 有所谓"点燃"作用,即在颞叶等处伴有远隔,形成癫痫灶。

癫痫的发生往往与 AVM 的部位和大小密切相关,其中位于大脑半球浅表的大型 AVM 发生癫痫的可能性较大,顶叶发生癫痫的可能性最高,额叶、颞叶发生癫痫的可能性次之。临床上部分诊断为原发性癫痫的患者,需经 CT 及 MRI 检查排除 AVM 的存在。

(三)局部占位效应

未破裂的 AVM 很少会产生占位效应。但是部分特殊位置的 AVM 可产生相应的局部占位效应,比如桥小脑角 AVM 患者可有三叉神经痛症状。

(四)脑缺血表现

主要是 AVM 病灶中大量动脉血不经脑实质而直接回流至静脉中,故而产生"盗血"效应,致使周围脑组织缺血,产生相应的神经功能障碍。脑缺血一般在较大的 AVM 中常见,多发生于剧烈运动后。

(五)头痛

头痛是 AVM 另一种常见症状,但是并无特异性。16%～42% 的患者以头痛为首发症状,60% 的患者有长期头痛史。有些患者(特别是枕叶由大脑后动脉供血的 AVM 患者)易发生偏头痛,同时伴有偏盲和象限盲,这是其特征表现。

(六)颅内杂音

颅内杂音常见于硬脑膜 AVM。

(七)颅内压增高

出血以及 AVM 部分自然增大可导致颅内高压,可伴有视盘水肿等体征。

(八)其他表现

在婴幼儿,中线部位如有较大 AVM,引流至 Galen 静脉,并发脑积水、巨颅及心脏肥大等较常见。

三、AVM 的分级

Spetzler-Martin 在 1986 年提出的 AVM 分级方法在临床上被广泛应用,该分级系统可评估神经功能障碍的风险和外科治疗的死亡率。Spetzler-Martin 分级根据 AVM 的大小评为 1～3 分,根据其是否位于功能区评为 0～1 分,根据静脉引流的方式评为 0～1 分。赋予相应的数值,3 项总和分值(1～5 分)对应地将 AVM 分为 Ⅰ～Ⅴ级(表 4-1)。

表 4-1　AVM 的 Spetzler-Martin 分级

项目	标准	分值
大小	≤3 cm	1
	3～6 cm	2
	＞6 cm	3
部位	非功能区	0
	功能区	1
深部静脉引流	无	0
	有	1

四、AVM 的诊断

(一)CT 和 MRI

CT 因拥有适用范围广及操作快捷的特点,成为 AVM 疑似患者的首选检查。CT 平扫只能显示 AVM 组织密度的不均匀性,较小的 AVM 可能会被漏诊。增强 CT 相对较为敏感,扩大的 AVM 脉管系统呈葡萄样对比增强。

MRI 的优势在于可评估 AVM 血管团的大小和解剖关系。MRI 对 AVM 的初步诊断是必需的,AVM 在 MRI 上表现为不规则或球形占位,可出现在大脑半球或脑干的任何部位,T_1W、T_2W 或 FLAIR 序列成像时,病灶内或病灶周围有小的圆形低信号斑块,可能为供血动脉、脑动脉瘤或引流静脉的流空现象。如果有出血掩盖其他诊断指征,应进行脑血管造影或复查 MRI。AVM 病灶周围或 AVM 病灶内有时可见呈低信号的细胞外含铁血黄素,则提示症状性或无症状出血史。MRA 可确诊直径＞1 cm 的脑 AVM 病灶,但无法清晰显示供血动脉和引流静脉的形态,小的 AVM 易漏诊。此外,功能磁共振成像可对位于 AVM 病灶内或周围的重要脑功能区进行定位。

(二)DSA

DSA 检查对准备行治疗的 AVM 患者是十分重要,根据 AVM 的 DSA 影像学特点可以决定治疗方案,DSA 主要的影像学特征包括供血动脉、静脉引流形式、动脉瘤或静脉瘤的存在与否等。其他重要的 DSA 特征还包括引流静脉的扭曲或扩张及供血动脉狭窄等。DSA 并不能发现所有的 AVM 病灶,部分患者临床上或 CT、MRI 提示为 AVM 存在,但 DSA 却为阴性,对这种"隐性(cryptic)"或"血管造影阴性"的血管畸形(AOVM)行病理学检查通常可以证实。

五、AVM 的血管内治疗

AVM 的治疗需要经过多学科合作、认真评估,需要有掌握血管内栓塞、手术切除及放射性手术治疗等专业知识的医师对患者进行联合会诊。至今仍没有任何随机对照试验对这些治疗手段的利弊进行评估。因此,合理地选择治疗手段相当具有挑战性。而目前正有一项随机试验对未破裂脑 AVM 的各种治疗手段进行对照性研究。

血管内治疗可以概括为以下 5 种:术前栓塞术、放射性手术前栓塞术、靶向治疗、根治性栓塞术和姑息性栓塞术。

(一)术前栓塞术

尽管许多较小的、浅表脑 AVM 病灶可不需术前栓塞就能直接手术切除,且致残率和死亡率较低,但术前栓塞仍是手术治疗 AVM 前常用的手段。术前栓塞常用于Ⅲ级 AVM 的治疗,尤其是位于中央区或功能区并且有很深供血动脉的病灶;当然,术前栓塞也经常用于Ⅳ级和Ⅴ级 AVM 的治疗。然而,仍有一些例外,比如Ⅰ级和Ⅱ级 AVM 病灶的供血动脉太深,便会采用术前栓塞处理。

目前并无随访比较术前栓塞的手术治疗效果的研究。尽管如此,仍有相关病例提示术前栓塞有益于 AVM 的系统性治疗。术前栓塞处理主要有以下优点:①减少血容量丢失;②通过减小病灶及减少血流量,从而缩短手术时间;③栓塞的血管在术中更容易被识别,当需要断掉病灶供血动脉同时保留周边正常组织供血动脉时,栓塞的血管便可起到分界作用;④分时段减少病灶血流量可降低其潜在出血的风险。

在一组同时接受血管内及手术联合治疗的 AVM 研究中,术前血管内栓塞患者的轻度、中度、重度 AVM 并发症的发生率分别为 3.9%、6.9% 及 1.98%。Morgan 和他的同事通过调查发现,在单纯手术病例中有 33% 的患者出现并发症,而接受了术前栓塞的患者术后并发症的发生率仅为 18%。当然,这些数据并没有将破裂与未破裂的病例分开统计。

哥伦比亚大学医院曾对 119 名治疗的 AVM 患者进行分析,发现对未破裂的 AVM 病灶行栓塞处理会加大其症状性颅内出血的风险,急性致残性的临床症状也会增加。

众多临床研究表明,应用氰基丙戊酸丁酯(N-butyl-cyanoacrylate,NBCA)对 AVM 进行栓塞处理可明显降低 AVM 的 Spetzler-Martin 等级,同时也能降低其发病率及死亡率。一项随机对照试验对 AVM 术前栓塞所用的两种栓塞剂(NBCA 和聚乙烯醇颗粒)进行比较,原发终点事件是通过观察病灶切除率及血管造影显示供血血管数量来评定血管收缩程度,继发终点事件则是通过后期的手术切除效果及术中所需的输血量来评定。其结果显示,除了 PVA 组的切除术后颅内出血发生较多外,两组的其他继发终点事件无明显差异。

(二)放射性术前栓塞术

AVM 的放射性治疗的成功率与其病灶大小成反比,容量低于 10 mL(直径小于 3 cm)的 AVM 病灶比较适合放射治疗,2 年内治愈率可达 80%~88%。正是因为如此,血管内治疗的一个主要目标就是将病灶体积充分缩小,从而方便放射治疗。当然,血管内治疗也有其他的目标,如对于有出血风险的动脉瘤进行预处理,或者是闭塞那些能耐受放射性手术的动静脉瘘畸形。放射治疗的最大弊端就是无法在短期内消除颅内出血风险,而这种风险在病灶完全清除之前可高达 10%,甚至在病灶去除后也可出现。其他可能存在的毒副反应包括大范围的放射性坏死、颅内动脉狭窄及脑神经损伤。这些反应会随着放射剂量的增加、病灶的深入及 AVM 的破裂而加大。

Golin 与其同事对 125 例接受放射性术前栓塞的 AVM 患者进行调查,其中 11.2% 的患者的病灶可完全清除,而 76% 的患者的病灶可以缩小至放射性手术治疗范围内。近乎 90% 的患者的病灶直径介于 4~6 cm,而大于 6 cm 的病灶仅有不到一半可以通过栓塞缩小后放疗。因此,辅助性栓塞处理对于直径 4~6 cm 的 AVM 病灶最为合适,对于直径小于 4 cm 的 AVM 病灶,放射性术前栓塞并无确切指征。总体来说,栓塞与放射治疗联合处理可以清除 65% 的局部栓塞后病灶。最近,Henkes 和他的同事报道这种联合治疗只能清除 47% 的 AVM 患者的病灶,也许是因为这些 AVM 的等级较高,所以清除率较低。

放射性手术之后无 AVM 病灶残余及动静脉分流并不意味 AVM 病灶被永久性清除。尽管目前治疗成功的终点是造影呈阴性，但最近的一项对于 236 例放射性手术治疗 AVM 病例的研究发现，在造影呈阴性后平均 6.4 年间对患者进行随访，有 4 例病例在原先病灶部位出现继发性出血，2 例再次出现小的动静脉畸形血管。对这些病例除了在术后行造影检查外，还需加做 MRI 增强扫描进行确认。

目前并无放射性术前栓塞的理想材料，研究发现相对不稳定的材料可以导致放射性术后 AVM 的再通率约为 16%，所以许多研究中心倾向于使用更恒定的材料，如 NBCA 或者 ONYX 胶，而 ONYX 胶是由乙炔乙烯醇聚合物溶解在二甲亚砜（DMSO）中形成的。然而也有证据显示新型的更为稳定的材料也可引发 AVM 放射术后再通，约占 11.8%。如果仅仅降低病灶血流量，而不减小 AVM 容量的话，可能对后期的放射性手术并无益处，甚至会使放射剂量的制定更为困难。

（三）靶向治疗

靶向栓塞可用于高风险病灶的处理，如手术或放疗之前对于病灶内或血流较急促的动脉瘤的治疗。对于不适合手术或根治性血管内栓塞的高等级的 AVM，局部的靶向处理可用来清除出血点。

动脉瘤常常伴随 AVM 出现，对伴有动脉瘤的 AVM 的处理应综合考虑。不管是病灶内还是病灶外的动脉瘤，均是 AVM 患者颅内出血的高危因素。学者发现，病灶内伴有动脉瘤的 AVM 患者在不处理的情况下，年出血率为 10%。因此，血管内治疗应首先闭塞动脉瘤或动脉瘤的载瘤血管，防止其发生出血。

对于 AVM 出血相关的供血动脉处动脉瘤的处理意见不尽相同。Thompson 等对 600 例 AVM 患者（其中有 45 例患者同时伴有动脉瘤）进行随访研究发现，有 5 例在治疗前就已并发出血，2 例在治疗后 3 周内发生出血。这些亦提示在治疗 AVM 之前，就应对供血动脉上的动脉瘤进行处理。然而，亦有其他学者提出，降低 AVM 病灶本身的血流量可致病灶外动脉瘤缩小及退化，故认为不需要对其进行单独处理。正如一项研究所报道，AVM 根治性处理可致 80% 的病例远端供血动脉上的动脉瘤自发性退化。这些动脉瘤的缩小及退化，很大程度上取决于 AVM 的收缩程度。中央血管上的动脉瘤缩小及退化的速度更快。因此目前研究者认为，如 AVM 是出血的责任病灶，其血流动力学紊乱相关的动脉瘤便不需要单独处理；如其所载动脉瘤是急性出血的责任病灶，应对破裂的动脉瘤单独处理。

（四）根治性栓塞术

某些 AVM 可完全通过栓塞达到根治目的，文献报道的 AVM 病灶的栓塞治愈率为 10% 左右。AVM 病灶的栓塞治愈率与其血容量及供血血管数量呈反比。Wikholm 等报道，AVM 病灶的完全栓塞率很大程度上依赖于病灶的大小，其中容量 <4 mL 的病灶的整体清除率为 71%，而容量在 4~8 mL 的病灶的整体清除率仅为 15%。但 Valavanis 等却认为，AVM 病灶的血管内栓塞根治率与病灶大小无明显关系。

随着栓塞技术的不断发展及经验的不断累积，栓塞根治 AVM 的成功率逐渐增长。近年来栓塞材料（ONYX 胶）的应用使得清除 AVM 病灶更为成功，整体清除率已达 18%~49%。治疗效果的改善与这些新型材料可不断重复注入相关。

（五）姑息性栓塞术

对于较难治愈的 AVM 患者，姑息性栓塞术似乎并不能改善其药物治疗效果，甚至会使其临床症状进一步恶化。有证据显示，对于较大的 AVM 病灶行局部处理（栓塞或者手术）会增加颅内出血风险。

然而，姑息性栓塞术也有其可供选择之处，它可通过减少动静脉分流及降低静脉压来缓解临床症状，但这些效果都仅是临时的。因为病灶的侧支出现得较快，导致这种治疗的效果大大减弱。另外，对于药物耐受的癫痫发作患者，此种方法也用于对症处理。局部栓塞术可以降低动静脉分流的严重程度，从而改善周边功能性脑组织的血流灌注。

六、AVM 的血管内栓塞技术

(一)微导管到位

原则上是将微导管通过血流漂浮或在微导丝导引下，经供血动脉超选至畸形血管团内，最佳位置是动静脉瘘口处，在这个位置微导管头端通常能阻断血流，即所谓"block"状态，然后注射栓塞剂，使之逐渐推移弥散，填充铸形，将畸形血管团全部或部分闭塞，达到治愈 AVM 或减小病灶、减轻临床症状的目的。在一些特殊情况下，可以仅行供血动脉的栓塞。例如，术前栓塞，为减少术中出血，可栓塞主要供血动脉，这样有利于术中对出血的控制。另外，当供血动脉血流量很大时，微导管进入畸形血管团后，往往并不能阻断血流，栓塞剂则不能在畸形团内很好地弥散，容易随血流漂向引流静脉，达不到栓塞的效果，甚至会误栓引流静脉造成严重后果。在这种情况下，可以将微导管置于供血动脉近畸形血管团处，确认没有正常分支后，缓慢注胶，使最初的胶阻塞血流，以便后续的胶在推力的作用下，缓慢地在畸形血管团内弥散。注胶时要十分小心，严防胶反流误栓正常分支或导致微导管难以拔除。通过单纯栓塞 1 支或多支供血动脉来治愈 AVM 的愿望常常是不可靠的，因为 AVM 不是静止不动的，它存在再生长、增大及重塑等病理过程。栓塞治疗时单纯闭塞某些供血动脉，其供血的部分畸形血管团可能暂时性缺血，但更多的供血动脉会增粗，代偿性充盈那些一过性缺血的畸形巢，不仅未达到栓塞的目的，还增加了病灶的复杂性。

(二)微导管的选择

首选"漂浮导管"，其头端柔软，能够随着血流漂流到畸形血管团内，不会穿破畸形血管团。只有在供血动脉迂曲、路径长远且是低血流病灶时，漂浮导管难以到位，此时可以选用导丝导引微导管。但使用微导丝导引时，一定要避免微导丝进入畸形血管团内，更不能在畸形血管团内来回拉动，否则极易穿破畸形血管团造成出血。目前应用较多的微导管有 Marathone、Magic 微导管等。

(三)栓塞材料的选择

目前最常使用的胶是 NBCA 胶，可以根据血流动力学情况，将其配成不同浓度，其能较好地在畸形血管团内弥散。如果栓塞时拔管不及时，便会有粘管的风险，但只要操作规范，NBCA 胶的浓度不很高，这种风险多能避免。新近上市的 ONYX 胶是乙烯-乙烯基醇共聚物（EVAL）、二甲基亚砜（DMSO）和钽的混合物，由于其有优良的弥散性能和不粘管的特性，比 NBCA 胶栓塞更安全、更具有操作可控性。但 ONYX 胶中的二甲基亚砜是一种有毒溶剂，在血液中挥发，容易引起血管痉挛，因此导致微导管拔管困难。此外，注射 ONYX 胶的操作时间过长以及价格昂贵也是其主要缺点。

(四)NBCA 胶浓度的选择

究竟用何种浓度的 NBCA 胶主要决定于手术者的经验，目前没有现成的公式可用来计算术中使用何种浓度的 NBCA 胶，手术者主要根据畸形血管团的部位、大小、结构、血流速度、供血形式、有无动静脉瘘、静脉引流情况、超选择造影的手感以及导管粗细长短等因素综合考虑配制NBCA胶的浓度。

(五)区域功能试验

微导管进入重要功能区附近或畸形血管团中疑有正常供血动脉时,可行"区域功能试验"。即从微导管内推注 20 mg 利多卡因,观察 15 min,如出现一过性运动障碍、感觉障碍、抽搐、意识障碍等情况即为阳性。试验呈阳性提示不适合在此处行栓塞治疗,应立即退出微导管,选择另1支供血动脉栓塞。但此试验多不稳定,且在全麻时难以实施,因此目前应用得较少。目前仍主张通过微导管内造影证实在目标栓塞畸形血管团内没有正常动脉是栓塞该分支动脉的标准。

(六)控制性降压

AVM 病灶的栓塞全过程应在严密监测、控制血压的情况下进行。微导管到位后,适当降低血压,减轻血流冲击力,便于 NBCA 胶在畸形团内推进弥散,充分铸形。在一些血流特别高的病灶中栓塞时,可以使用可脱卸球囊或弹簧圈先进行瘘口的封堵,甚至可以通过药物暂时使心脏停搏,在血压低于 2.7 kPa(20 mmHg)的情况下完成栓塞。术后应行控制性降压,使血压为 12.0～13.3/8.0～9.3 kPa(90～100/60～70 mmHg),在监护室密切监护患者 48～72 h,可有效地预防高血流病灶栓塞术后发生正常灌注压突破(NPPB)。但对于低血流的病灶,降压并非必需,而且对于较小病灶,全部或大部栓塞后,供血动脉内血流变缓,再行控制性降压后,易引起邻近正常脑组织缺血性改变。对于高血压患者,降压也应谨慎,以降低平时血压的 20%(不可超过 30%)为宜。

(七)分次栓塞

对于大型 AVM 病灶的栓塞治疗,为避免发生 NPPB,应分次栓塞。一般情况下,每次栓塞的体积不应超过总体积的 1/3。但是部分栓塞后,由于血流动力学发生改变,会引起畸形血管团内及供血动脉内的压力升高。若畸形血管团内尚有动脉瘤等薄弱结构,则应继续栓塞,不用顾忌栓塞体积的大小。对于引流静脉不畅的病灶,在栓塞时引流静脉的误栓塞极易引起残留畸形血管团破裂出血,此时应该争取完全栓塞,若不能达到完全栓塞,则应尽早手术切除。对于分次栓塞的病例,两次栓塞应间隔 4～8 周,以使邻近的脑血管适应血流动力学的改变。

(八)伴发动脉瘤的 AVM 处理

许多文献指出,在畸形血管团闭塞后,供血动脉及残余畸形血管团内压力会明显升高,而Willis 环附近的血压变化却不明显。结合我们的经验,对伴发动脉瘤的 AVM 处理策略如下:①若有颅内出血,首先应确定出血原因,如果出血来自动脉瘤,则首先处理动脉瘤。②若为畸形血管团出血,动脉瘤与血流动力学无关,应首先处理 AVM;若伴发的动脉瘤位于患侧 Willis 环上,也应该首先处理 AVM;若伴发供血动脉和畸形血管团内动脉瘤,则应首先处理动脉瘤或含动脉瘤的那部分畸形血管团。③若不能确定出血来源,应首先处理动脉瘤。④若未发生颅内出血,首先处理动脉瘤。⑤在进行血管内治疗时,往往可以一次完成 AVM 和动脉瘤的栓塞,但栓塞时尚应根据以上策略,有先后,有偏重。

七、AVM 血管内栓塞术的常见并发症

(一)颅内出血

常见原因包括正常灌注压突破、误栓 AVM 病灶的引流静脉、静脉继发性血栓形成、注射NBCA 胶时拔管不及时而导致粘管以及血管或畸形团被微导丝刺破等。颅内出血的预防措施

主要包括:①每次栓塞不得超过畸形团总体的 1/3,两次栓塞应间隔 2 周至 2 个月。②术后用鱼精蛋白中和肝素,并持续降血压 48～72 h。③栓塞前仔细评价造影资料,配制比例合理的 NBCA 胶。④注射栓塞剂时一定在 DSA 严密监视之下,尽量不要过早栓塞引流静脉,注意反流情况,应及时拔管。⑤尽量少用微导丝导引。使用微导丝时,最好不要伸出微导管头端,导丝在微导管弯曲处,不要用力强行通过。当微导管接近畸形团时,应及时退出微导丝。

(二)神经功能障碍

主要原因为:①微导管到位不佳,栓塞畸形团内有潜在正常供血动脉;②反复插管及 NBCA 胶刺激导致脑血管痉挛;③微导管断裂,末段滞留在脑血管内;④畸形团出血,形成血肿,压迫脑组织;⑤插管过程中脑血栓形成,造成脑梗死。

预防措施包括:①微导管应精确到位,排除正常血管存在后再注射 NBCA 胶;②必要时行区域功能试验;③插管动作应轻柔,插管时间不宜过长;④全身肝素化,所用同轴导管间均应有加压持续冲洗装置;⑤整个操作过程需在良好的 DSA 显示下进行。

(栾兆芳)

第三节　颈内动脉-海绵窦瘘的介入治疗

颈内动脉-海绵窦瘘(CCF)是位于海绵窦区域异常的动脉、静脉之间的沟通。在 1809 年之前,"搏动性眼球突出"一词一直用来描述这种血管疾病。这种疾病的综合征与海绵窦的压力升高有关。CCF 的治疗方法包括颈内动脉压迫保守治疗、微创手术及血管内治疗。目前随着血管内技术的进步,CCF 的治疗已彻底得到了改良,为临床提供了安全、有效的治疗手段。

一、分类和病因学

CCF 按照病因学可分为外伤性和自发性,按血流量可分为高流量和低流量,按照与颈内动脉的交通形式可分为直接型和间接型。目前最被广泛接受的分类方法是由 Barrow 等人提出的,此方法按照动脉供血将 CCF 分为以下四种类型。

A 型:直接和颈内动脉(ICA)交通的瘘管。

B 型:CCF 由 ICA 的脑膜动脉分支供血。

C 型:CCF 由颈外动脉的脑膜动脉分支供血。

D 型:CCF 由 ICA 和颈外动脉的脑膜动脉分支共同供血。

A 型是高流量的直接型 CCF,此类型的最常见病因是外伤损坏血管壁,这种损坏可能源于颅骨钝性伤、眼球损伤、火器伤或医源性损伤。这些类型的瘘管一般都不能自愈,如有症状可能需要干预。其他的类型都是间接型,常被称为海绵窦区硬脑膜动静脉瘘。这些间接型 CCF 的血流速度都不相同,且有不同的病因学机制,可能和妊娠、海绵窦的血栓、鼻旁窦炎及小的外伤有关。

二、临床表现和病理生理学

CCF 的临床表现是海绵窦内压力升高的直接结果。窦内压力向前传至同侧的眼眶,向后传至下方的岩下窦。眼窝内静脉压力升高表现为经典的三联征:眼球突出、球结膜水肿及头部杂音。在 Venuela 等研究表明,CCF 三联征中前两种症状出现的概率比最后一种症状出现的概率大。复视也是 CCF 的一种常见症状,病因可能与海绵窦内的第Ⅲ、Ⅳ、Ⅵ对脑神经及它们支配的眼外肌功能受限相关。CCF 患者的视力丧失是最严重的视网膜缺血并发症,亦是眼科的急症,需要立即治疗。鼻出血和颅内出血比较少见,一般与静脉压力的升高有关。这些临床症状在直接型 CCF 中多呈急性发作,在间接型 CCF 中呈缓慢进展状态。

三、治疗前评估

CCF 的临床诊断并不困难,但在实施最佳的治疗方案之前,需要细心的体格检查、影像学检查及血管评估。因为实施任何的血管内治疗,治疗前都要对患者的伴随疾病进行仔细评估,如评估患者是否罹患糖尿病、高血压及动脉粥样硬化等相关疾病。头颅增强 CT 可明确是否存在头颅损伤,如多发性骨折、颅内血肿。MRI 检查可了解是否存在软组织损伤,如眼上静脉突出、眼部肌肉挤塞、皮质静脉充血及海绵窦横向膨出。

脑血管造影术对于 CCF 的诊断、分类及血管内介入治疗非常重要。脑血管造影需分别超选双侧颈内动脉、双侧颈外动脉和双侧椎动脉,通过高帧频显影,动态地显示动脉系统及引流静脉,明确瘘口位置及瘘管与 ICA 之间的关系。其他的相关损伤(如外伤性假性动脉瘤、动脉内壁分离及静脉血栓形成)亦可通过脑血管造影术明确。部分 CCF 可伴有动脉盗血现象,它往往会影响眼动脉的供血。

对高流量的 CCF 瘘口虽使用选择性的高帧频 DSA 也难以清晰地显示,但使用特殊的方法可以降低瘘口的血流流速以便于图像的捕捉。Mehringer-Hieshina 方法需要压迫同侧颈总动脉,行同侧 ICA 低流速血管造影;Huber 方法亦需要压迫同侧的颈总动脉,行椎动脉造影,通过后交通动脉获得 CCF 的低速图像。

四、目前的治疗

在症状轻微时,可以采用保守治疗方案,严密监测眼内压、视力及颅内神经病变。保守治疗的方法是指压同侧的颈动脉及颈静脉,促使海绵窦内形成血栓而达到闭塞瘘口的目的。这种方法可以在患者坐、立或平躺时,由患者自己用对侧肢体来实施。如出现缺血或虚弱,患者有症状的上肢会自动停止压迫。因保守治疗通常对于高流量的 CCF 无效,故高流量的 CCF 需要血管内治疗。

颈动脉和颈静脉压迫的禁忌证包括心动过缓和有皮质静脉引流。因为颈动脉受压常会使心动过缓加重;而颈静脉的压迫可以阻断静脉引流,导致皮质静脉压力更加升高,从而形成静脉性梗死或者出血。

对于病情紧急的有症状的患者,血管内治疗方法是其主要的治疗手段。急性视力丧失、鼻出血、蝶窦动脉瘤和精神状态恶化都是急诊介入手术的指征。对部分不能进行血管内治疗的有症状患者可以考虑采取经颅底海绵窦填塞治疗。有些研究机构正试图将立体放射外科学应用于治疗 CCF。尽管初步的数据提示放射外科治疗对于间接型 CCF 可能有效,但目前仍存在短期无法起效、复发率较高、不能处理急症及外伤性 CCF 等缺陷。

五、血管内技术

CCF 的血管内治疗操作方法较多,其目的就是闭塞动脉和海绵窦之间的交通,尽可能保证血管通畅。可供选择的治疗方法有使用可脱性球囊、栓塞材料和覆膜支架的经动脉栓塞,经静脉栓塞以及 ICA 闭塞。应根据瘘口的解剖学特点、动脉缺损的类型和尺寸、手术者的喜好进行个体化选择治疗方法。

(一)可脱性球囊

经动脉可脱性球囊栓塞是对直接型 CCF 最常用的血管内治疗方法。3D-血管造影可以显示瘘口周围复杂的解剖结构,有助于球囊进入瘘口。术中球囊通过血流漂浮经瘘口直接流入海绵窦,随后用等渗造影剂充盈球囊,让球囊紧紧压住瘘口。球囊尺寸应比瘘口大,避免脱入 ICA。往往单个硅树脂球囊就能治疗大多数 CCF,但有时需要使用多个球囊。球囊到位、充盈后,需再次造影检查以确保瘘口闭塞和 ICA 通畅。

应用这种技术栓塞瘘口并不是每次都可行。瘘管周围的复杂解剖结构可能阻碍了球囊漂浮进入海绵窦,增加血流压力可以辅助球囊进入海绵窦。早期球囊移位、缩小或被骨片刺破都可能导致不完全的栓塞。球囊缩小之后,之前球囊充盈的地方可能形成一个静脉囊。大多数这样的病例能自愈,很少发展并出现症状。

(二)弹簧圈和其他栓塞材料联合栓塞

经动脉的 CCF 栓塞和动脉瘤栓塞技术一样。微导管通过 ICA 进入海绵窦,然后通过填塞弹簧圈来闭塞海绵窦,达到治疗 CCF 的目的。在 ICA 缺损较大时,为了防止弹簧圈脱入血管,可以通过支架辅助。其他的栓塞材料有 NBCA 胶、ONYX 胶等。这种技术的难点与通向海绵窦的小动脉旁路有关,小动脉旁路狭窄会导致微导管超选瘘口非常困难。

(三)经静脉栓塞

经静脉栓塞主要用于治疗间接型 CCF,常通过后方或前方入路完成。后方入路通过股总静脉到颈内静脉、岩下窦,然后进入海绵窦,这种入路最常用。前方入路是通过面静脉到达眼上静脉,再进入海绵窦。通过侧翼丛、岩上窦、皮质静脉及眼下静脉的方法很少使用。只要微导管成功超选进入海绵窦,随后的栓塞便类似于经动脉栓塞的方法。弹簧圈、NBCA 胶和 ONYX 胶均可用于此项技术。

这种方法的优点是可以一次性治愈 CCF,比经动脉栓塞更简单,长期效果好。但在 CCF 发生的早期因为静脉壁还没有动脉化,静脉壁较薄,经静脉栓塞可能比较危险。微导管能否成功超选进入海绵窦是这种方法的关键。

(四)覆膜支架

据报道,聚四氟乙烯或者 Gore-Tex 覆盖的支架已应用于直接型 CCF 的治疗。在 ICA 缺损处置入这种非通透性屏障能够闭塞瘘口,同时可保持 ICA 通畅。关于有覆盖的支架的成功应用,目前仍缺乏研究,也缺乏长期的随访结果。尽管这是一种很有前景的介入技术,但在它成为 CCF 治疗的成熟方法之前,还需要更多的循证医学依据。

(五)颈内动脉闭塞

ICA 的血管壁损伤可以导致直接型 CCF。在危及生命的急诊情况下,对于大的瘘口,需要闭塞动脉才能达到治疗目的。在次紧急的临床情况下,以临时的球囊闭塞试验证实侧支循环代偿足够后,再行颈内动脉闭塞。闭塞颈内动脉治疗 CCF 可使用弹簧圈,也可使用可脱球囊。用弹簧圈闭塞 ICA 应从瘘口远端向近端填塞,这样可以防止床突上段的 ICA 逆行灌注进入瘘管。可用脱球囊闭塞颈内动脉,应把球囊放置在瘘口处,或分别于瘘口远端和近端各放置一枚球囊,必要时可再置入一枚保护球囊,防止球囊移位。

六、治疗预后

DSA 随访结果显示,CCF 血管内治疗的长期预后良好。直接型 CCF 的闭塞成功率为 82%～99%,间接型 CCF 的闭塞成功率为 70%～78%。Higashida 等研究发现,206 例血管内治疗的直接型 CCF 患者的血管造影栓塞率为 99%,ICA 通畅率为 88%。Gupta 等人对 89 例经治疗的直接型 CCF 患者进行随访,显示临床有效率为 89%。主要的并发症是动眼神经麻痹加重及同侧的 ICA 闭塞,其发生率为 10%～40%。

(涂小平)

第五章

脊 髓 疾 病

第一节 脊柱和脊髓结核

侵及脊髓、脊神经根的结核病变包括脊柱结核、椎管内结核及结核性脊髓膜炎等,多继发于远隔脏器结核分枝杆菌感染,特别是肺结核或淋巴结核经血行或淋巴系统入侵。

一、脊柱结核

脊柱结核是结核分枝杆菌引起的椎骨损害,可由骨质塌陷、结核性脓肿在椎管聚集、肉芽肿形成等导致脊髓损害,约占全身骨关节结核的 1/3。

(一)病因及发病机制

该病通常继发于身体其他部位结核,多由于肺结核血行播散感染,也可由消化道淋巴结核直接蔓延至脊柱。若结核分枝杆菌由椎体中央动脉侵入椎体,椎间盘不受影响,称中央型;病变侵入椎体上、下缘,由椎体扩展至椎间盘,再扩延至邻近椎体,称边缘型。

结核性脓液沿前纵韧带向上、下蔓延,至周围软组织,形成寒性脓肿。椎管周围结核病灶或寒性脓肿压迫脊髓,以及椎骨干酪性骨炎引起骨质疏松、破坏,使椎体受压形成楔形塌陷,导致脊柱后凸畸形,坏死椎体、肉芽组织及椎间盘等均可压迫脊髓,产生临床症状。除直接压迫,结核病变也可累及血管或直接侵及脊髓,导致脊髓缺血及坏死,引起脊髓横贯性受损表现。

(二)病理

脊柱结核中胸椎结核最多,颈椎结核次之,可经不同途径使脊髓及脊神经根受损:①椎体干酪性坏死及骨质疏松、破坏,因有压力产生楔形塌陷、后凸畸形或死骨直接压迫脊髓及神经根;②椎管内结核病灶或硬膜外寒性脓肿压迫脊髓及神经根;③结核分枝杆菌直接感染脊髓及脊神经根,使之受累;④结核病灶侵及脊髓供血动脉,可引起脊髓周围冠状动脉血栓形成,导致脊髓缺血,也可影响静脉回流,导致脊髓充血、水肿或退变;⑤硬脊膜、蛛网膜及脊膜结核性炎症病变可引起局部粘连、渗出,并损及脊髓和脊神经根。

(三)临床表现

1.脊柱结核

脊柱结核多见于青少年,患者多有结核接触史或结核感染史,如肺结核、淋巴结核。早期表现低热、消瘦、盗汗、全身乏力、食欲缺乏及精神萎靡等结核中毒症状,血沉可增快。

2.脊髓受损症状

(1)急性脊髓受压症状:常由于急性椎体塌陷,突然出现背部剧烈疼痛,多为根性痛;如病变广泛,数个破坏椎体发生融合,出现截瘫,肌张力减小,腱反射消失,尿潴留;病灶局部棘突常明显突出或向后成角畸形,有明显局部压痛及叩痛,腰穿结果显示椎管梗阻。

(2)慢性脊髓受压症状:常因硬脊膜外结核性肉芽组织压迫引起,早期出现神经根刺激症状(如根痛、腰背部剧痛),沿神经根走行放散,可为单侧或双侧,表现肋间神经痛、束带感、颈项、上肢及后头痛,下肢放射性疼痛等,继之出现病变水平以下各种感觉缺失,可经脊髓半切征阶段转为截瘫或四肢瘫,腱反射消失或活跃,可出现病理反射,伴局部肌萎缩以及病变胸椎、腰椎或颈椎棘突突出,局部压痛或叩痛,晚期可发生括约肌障碍。

(四)辅助检查

血沉增快,结核分枝杆菌素试验呈阳性。腰穿结果显示完全或不完全椎管梗阻,脑脊液(CSF)蛋白明显增多。脊柱 X 线片早期可见椎体上缘或下缘密度减小,相邻椎体关节面骨质轻度破坏,典型表现为椎体骨质破坏、椎间隙缩窄,侧位片显示椎体楔形塌陷、脊柱后凸和椎体移位,胸椎旁常见梭形或三角形寒性脓肿阴影,颈椎寒性脓肿使咽后壁及气管后软组织阴影增宽,气管向前推移;腰椎结核脓肿使腰大肌阴影凸出、宽大。脊髓碘水造影可见椎管梗阻现象,CT检查可更清楚地显示脊椎结核病变和寒性脓肿。MRI 检查可见椎体、椎体上缘和下缘、间盘等 T_1WI 低信号、T_2WI 高信号骨质破坏现象,椎间盘狭窄,寒性脓肿 T_1WI 信号与肌肉相似,T_2WI 为高信号。结核病灶多累及两个以上椎体。

(五)诊断及鉴别诊断

1.诊断

根据结核病患者为青少年或患者有结核病接触史,有亚急性病程,出现低热、盗汗、乏力、消瘦及食欲缺乏等全身结核中毒症状,有脊髓压迫综合征,脊柱疼痛、压痛及叩痛,伴神经根性刺激征,X 线、CT 或 MRI 检查显示椎体及椎间盘破坏和寒性脓肿等诊断。

2.鉴别诊断

(1)脊髓肿瘤或椎管内肿瘤:多中年以后发病,X 线片缺乏椎体或椎间盘破坏现象,无寒性脓肿等。

(2)急性脊髓炎:发病急,无结核病史,迅速出现脊髓横贯性损害,腰穿没有发现椎管梗阻,脑脊液(CSF)细胞数可增多,X 线片显示椎体无破坏,脊柱无压痛及叩痛等。

(3)脊髓蛛网膜炎:发病缓慢,病程较长,症状可有波动,病变范围较广泛,脑脊液检查及动力学检查、碘剂造影和 MRI 检查均有助于鉴别,少数脊椎结核可伴脊髓蛛网膜炎。

(六)治疗

(1)药物治疗:可联合应用抗结核药,如异烟肼、对氨基水杨酸钠、利福平、链霉素及乙胺丁醇。

(2)某些病例除长期抗结核治疗,尚需及时手术,清除突起的椎体后缘、椎间盘及死骨、结核性肉芽肿、脓肿及干酪样物质等,并行相应椎板切除减压。手术适应证是有明确脊髓压迫症、伴寒性脓肿、有明确死骨存在、有感染性窦道。

(3)支持对症治疗:如有截瘫,须注意防治压疮、尿路感染等合并症。

二、椎管内结核瘤

椎管内结核瘤包括脊髓髓内结核瘤、硬膜内结核瘤及硬膜外结核性肉芽肿等,不包括脊柱结核及结核性冷脓肿压迫脊髓所致脊髓压迫症。椎管内结核瘤病源来自身体远隔部位结核病灶血行播散,或结核性脑膜炎经脑脊液直接扩散,病变压迫脊髓和脊神经根,引起脊髓压迫综合征。椎管内结核瘤约占脑结核瘤的1/20。

(一)病理

椎管内结核瘤可位于任何脊髓节段,病变占位效应导致椎管完全性或不完全性梗阻。髓内结核瘤相对多见,质地较硬,病灶边界清楚,大小不一。髓外硬膜内结核瘤呈不规则肿块,与脊髓、蛛网膜、硬脊膜广泛粘连。硬膜外结核性肉芽肿常呈环形包绕于硬脊膜,与硬脊膜紧密粘连,使硬脊膜增厚,压迫脊髓。组织学可见病灶中心干酪样坏死,周围肉芽组织增生,可见朗汉斯巨细胞和类上皮细胞。

(二)临床表现

(1)患者多为青少年,有肺结核或结核性脑膜炎病史,可有盗汗、低热、食欲缺乏及乏力等结核中毒症状。表现脊神经根和脊髓受损症状体征,如根性疼痛或束带感、病灶水平以下感觉障碍、锥体束征及尿便障碍等,截瘫不完全,病程较短的患者的疗效及预后比较好。

(2)血沉增快,腰穿结果呈完全性或不完全性椎管梗阻,出现蛋白细胞分离现象,蛋白明显增多,细胞数正常或轻度增多。X线脊柱平片多无异常,脊髓碘水造影显示椎管梗阻征象。CT或MRI检查可明确椎管内病灶部位、形状及大小等。

(三)诊断及鉴别诊断

1.诊断

根据临床表现、脑脊液检查、脊髓碘水造影及CT、MRI等影像学检查可明确椎管内占位病变,结合全身结核中毒症状、身体其他部位结核灶或结核性脑膜炎病史,血沉增快等可考虑该病可能,术前难于诊断,常在手术探查后才明确诊断。

2.鉴别诊断

临床上须注意鉴别该病与脊柱结核及结核性冷脓肿所致脊髓压迫症。

(四)治疗

(1)考虑有椎管内结核瘤的可能或证实为结核病变应进行系统、正规的抗结核药物治疗。对症治疗应注意防治压疮、尿路感染等并发症。

(2)应尽早手术,清除结核病灶,并通过组织活检证实诊断,开始正规的抗结核治疗。硬脊膜外结核多使脊髓受压,病变未直接侵及脊髓,清除病灶、椎管减压后效果较好。硬膜内及髓内肿瘤由于脊髓粘连不易分离,疗效较差。

三、结核性脊膜脊髓炎

结核性脑膜炎的致病菌——结核分枝杆菌及其炎性渗出物经脑脊液扩散波及脊膜和脊髓,炎性渗出物充满蛛网膜下腔,引起脊髓、脊神经根受损及脊髓血管炎症反应,导致脊膜和脊髓结核性炎症。

(一)临床表现

(1)患者除表现结核性脑膜炎症状体征,可见多发性脊神经根刺激征、皮肤过敏及神经根牵扯试验如 Lasegue 征,腱反射减弱或消失,尿潴留或尿急、尿失禁,严重者出现脊髓长束受损症状和体征。

（2）腰穿一般通畅,脑脊液蛋白增多,细胞数增多,以淋巴细胞为主,糖及氯化物含量降低。MRI 检查可排除椎管内占位性病变。

(二)诊断及鉴别诊断

1.诊断

根据结核病或结核性脑膜炎病史,腱反射减弱或消失,出现多发神经根刺激征及 Lasegue 征、肢体瘫、尿便障碍、典型脑脊液改变等诊断。

2.鉴别诊断

须注意鉴别该病与结核性脑膜炎,后者主要表现头痛、呕吐及颈强等。

(三)治疗

应进行正规的抗结核治疗,选择异烟肼、链霉素、对氨基水杨酸钠、利福平及乙胺丁醇等联合用药。急性期可用地塞米松,10～20 mg/d,静脉滴注,或口服泼尼松。

（崔光利）

第二节　急性脊髓炎

急性脊髓炎通常指急性非特异性脊髓炎,是局限于数个脊髓节段的急性非特异性炎症,为横贯性脊髓损害。病因多为病毒性感染或疫苗接种后的自身免疫反应。病理上以病变区域神经元坏死、变性、缺失和血管周围神经髓鞘脱失,炎性细胞浸润,胶质细胞增生等为主要变化。而由外伤、压迫、血管、放射、代谢、营养、遗传等非生物源性因素引起的脊髓损害称为脊髓病。

一、病因与发病机制

病因未明,可能大部分病例是病毒感染或疫苗接种引起的自身免疫反应。1957 年在亚洲流感流行后,世界各地的急性脊髓炎的发病率均升高,故有人推测该病与流感病毒感染有关。但研究发现,患者的脑脊液中抗体水平正常,神经组织中亦未能分离出病毒。不少研究资料提示,许多患者病前有上呼吸道不适、发热和腹泻等症状,有病毒感染史或疫苗接种史。故该病也有可能是病毒感染或疫苗接种所诱发的一种自身免疫性疾病。

二、病理

脊髓炎症可累及脊髓全长的任何节段,但以胸段为主(74.5%),其次为颈段(12.7%)和腰段(11.7%),以胸 3～5 节段最常受累。受累脊髓肿胀,质地变软,软脊膜充血或有炎性渗出物,脊髓断面可见病变脊髓软化,边缘不光整,变为灰色或红黄色,灰质、白质间分界不清。显微镜下可见软膜和脊髓血管扩张、充血,血管周围是以淋巴细胞和浆细胞为主的炎症细胞浸润;灰质内神经细胞肿胀,尼氏小体溶解,甚至细胞溶解、消失;白质内髓鞘脱失,轴突变性,大量吞噬细胞和神经胶质细胞增生。若脊髓严重破坏,可软化形成空腔。轻症或者早期患者的病变仅累及血管周围,出现血管周围的炎性细胞渗出和髓鞘脱失,小胶质细胞增生并吞噬类脂质而成为格子细胞,散在于病灶之中。病情严重和晚期患者,常可见溶解区的星形胶质细胞增生,并随病程延长逐渐形成纤维瘢痕,脊髓萎缩。

三、临床表现

(1)任何年龄均可发病,但该病好发于青壮年,无性别差异。

(2)各种职业均可发病,患者中农民居多。

(3)全年可散在发病,冬春之交或秋冬之交患者较多。

(4)病前1~2周患者常有上呼吸道感染症状,或有疫苗接种史。劳累、受凉、外伤等为诱因。

(5)该病起病较急,半数以上的患者的症状在2~3 d发展到高峰。

(6)首发症状为双下肢麻木、无力,有病变相应部位的背痛、病变节段的束带感以及病变以下的肢体瘫痪,感觉缺失,有尿便障碍。

(7)病变可累及脊髓的几个节段,最常侵犯胸段(尤其是胸3~5节段),颈髓、腰髓次之。也有部分病例受累的脊髓节段呈上升性过程,可累及颈段或延髓,出现呼吸困难,为病变的严重状态。

(8)病变平面以下无汗,出现皮肤水肿、干燥和指甲松脆等自主神经症状。

(9)急性脊髓炎急性期表现为脊髓休克。休克期一般为2~4周。表现为瘫痪肢体肌张力降低,腱反射消失,病理反射引不出,尿潴留(无张力性神经性膀胱)。休克期后肌张力增大,腱反射亢进,肌力恢复,病理反射出现,感觉平面逐渐下降,膀胱充盈300~400 mL即自动排尿(反射性神经性膀胱)。

四、辅助检查

(1)急性期周围血中白细胞总数正常或轻度升高。

(2)脑脊液动力学检查提示椎管通畅,因脊髓严重水肿,少数病例的蛛网膜下腔部分梗阻。脑脊液外观呈无色、透明,白细胞数正常或有不同程度的增多,以淋巴细胞为主。蛋白质正常或轻度增多,脊髓严重水肿,出现明显椎管梗阻时蛋白质含量可明显升高(高达2 g/L以上)。糖与氯化物含量正常。

(3)做影像学检查,脊柱X线检查及脊髓CT或MRI检查通常无特异性改变。若脊髓严重肿胀,MRI可见病变部位脊髓增粗等改变。

(4)视觉诱发电位、脑干诱发电位检查有助于排除脑干和视神经早期损害。MRI能早期区别脊髓病变的性质、范围,是确诊急性脊髓炎最可靠的措施,亦是早期诊断多发性硬化的可靠手段。

五、诊断和鉴别诊断

根据起病急、病前有感染史或疫苗接种史及有截瘫、传导束型感觉障碍和大小便功能障碍等症状,结合脑脊液检查,一般不难诊断。但需要鉴别该病与下列疾病。

(一)视神经脊髓炎

其为多发性硬化的一种特殊类型。除有脊髓炎的表现外,还有视力下降等视神经炎的表现或视觉诱发电位的异常。视神经症状可在脊髓炎的表现之前或之后出现。有些多发性硬化的首发症状为横贯性脊髓损害,但病情通常有缓解及复发,并可相继出现其他多灶性体征,如复视、眼球震颤和共济失调。

（二）感染性多发性神经根炎

患者病前常有呼吸道感染，全身症状轻，起病急，逐渐进展，数天至数周疾病达到高峰，无背痛，无脊柱压痛，表现为对称性的下肢或四肢软瘫，反射消失，近端重于远端，感觉障碍为末梢样感觉障碍，呈手套、袜套样，无感觉平面，无膀胱直肠功能障碍，脑脊液蛋白细胞分离，脊髓造影正常。

（三）脊髓出血

脊髓出血多由外伤或脊髓血管畸形引起。起病急骤并伴有剧烈背痛，出现肢体瘫痪和括约肌障碍，可呈血性脑脊液。MRI有助于诊断，脊髓血管造影可发现血管畸形。

（四）梅毒性脊髓炎

通常伴视神经萎缩和阿-罗瞳孔。疼痛是该病患者常见的主诉。血清和脑脊液梅毒检查可确定诊断。

（五）周期性瘫痪

有多次发作史，且多在饱食后发病，表现为对称弛缓性瘫痪，无感觉和括约肌障碍，短时间内（数小时至数天）可自行缓解，部分病例发病时血钾水平降低，心电图有低钾改变，补钾后症状缓解。

（六）急性脊髓压迫症

脊柱结核、脊柱转移性癌等，可由于病变椎体被破坏后突然塌陷而出现急性症状。其表现为局部脊椎压迫或有变形，椎管阻塞，脑脊液蛋白水平明显升高。CT或MRI或脊柱X线检查均有助于鉴别。

（七）急性硬脊膜外脓肿

有身体其他部位化脓性感染史，如细菌性心内膜炎、皮肤疖肿、扁桃体化脓；有头痛、发热等感染征象；有局限性脊柱压痛、椎管阻塞、脑脊液蛋白质增多等表现。影像学检查（如MRI）有助于诊断。

六、治疗

（一）护理

护理极为重要。

1.皮肤护理

应注意防治压疮。应勤给患者翻身，在骶部、足跟及骨隆起处加垫气圈，以保持皮肤清洁、干燥。患者有大、小便失禁，应勤给患者换尿布，保持会阴部清洁。皮肤有红肿、硬块时，应及时用含70%的乙醇的棉球轻擦，再涂滑石粉或3.5%的安息酸酊。已发生溃疡，若创面表浅，应控制感染，预防感染处扩大；有脓液和坏死组织，应手术清除坏死组织；如果创面炎症已经消退，用紫外线照射局部，并外敷紫草油纱条，促进肉芽组织生长。

2.尿潴留的处理

发生尿潴留，可先用针灸治疗，选取气海穴、关元穴和三阴交等穴位治疗，无效时可给予导尿。导尿后应留置导尿管并用封闭式集尿袋，鼓励患者多饮水，每3～4 h放1次尿，以保持膀胱有一定的容量，防止挛缩，并用250～500 mL 0.02%的呋喃西林溶液冲洗膀胱，停留半小时后放出，每天1～2次。如有尿路感染，应及时检查病原菌，根据病原菌的种类，选用敏感的抗生素，进行静脉滴注治疗。

3.瘫痪护理

瘫痪肢体应保持在功能位,早期进行被动运动,四肢轮流进行,每次 5～10 min,可防止肌肉挛缩和促进瘫痪肢体恢复。经常给患者翻身、拍背,预防坠积性肺炎。瘫痪下肢需要用简易支架,瘫痪侧足应穿新布鞋,维持足背功能位。所盖的棉被不宜太重,以免发生足下垂。当肌力开始恢复时,应尽早鼓励患者做主动运动,锻炼肌肉,以利于恢复。

4.直肠功能障碍的护理

对排便困难者,应及时清洁灌肠或适当选用缓泻剂,促进粪便排出,防止肠麻痹。对于大便失禁者应及时识别其排便信号,如脸红、出汗、用力及烦躁,以便及时清理,防止污染皮肤。

5.饮食护理

长期卧床不起的瘫痪患者应多食酸性食物,多吃蔬菜,防止长骨脱钙。对不能吞咽者应给予鼻饲。

（二）药物治疗

1.激素治疗

急性期应用激素治疗对减轻水肿有帮助,可短程使用糖皮质激素,如甲泼尼龙 0.5～1.0 g、氢化可的松 100～300 mg 或地塞米松 10～20 mg,静脉滴注,每天 1 次,10～20 d 为 1 个疗程,如病情稳定,在逐渐减量的同时给予促肾上腺皮质激素（ACTH）12.5～25 U/d,静脉滴注,连用 3～5 d,或者可改为泼尼松 40～60 mg/d,顿服,每周减量 1 次,5～6 周逐渐停用。同时,应注意给予适当的抗生素以预防感染,补充足够的钾盐和钙剂,加强支持疗法以保证足够的水和热能的供应,预防各种并发症。

2.20％的甘露醇

有报道称 20％的甘露醇可使病变早期脊髓水肿减轻,并可清除自由基,减轻脊髓损害,对脊髓炎治疗有效。20％的甘露醇每次 1～2 g/kg,每天 2 或 3 次,连用 4～6 d。

3.细胞活化剂和维生素的应用

把辅酶 A、三磷酸腺苷、肌苷、胰岛素、氯化钾等加入葡萄糖溶液内,组成能量合剂,静脉滴注,每天 1 次,10～20 d 为 1 个疗程;大剂量 B 族维生素（如维生素 B_1、维生素 B_6、维生素 B_{12}）及维生素 C 等,能加速周围神经增生,促进神经功能恢复,多被常规应用。胞磷胆碱、乙酰谷酰胺也有类似作用,也可用来促进脊髓功能的恢复。

4.抗生素的应用

应根据感染部位和可能的感染菌选择足量有效的抗生素,尽快控制感染,以免加重病情。

5.中药

大青叶、板蓝根等药物可活血通络、清热解毒、促进肢体恢复。

6.其他药物

干扰素、转移因子、聚肌胞可调节机体免疫力,对伴有神经痛者可给予卡马西平等对症治疗。

（三）并发症的处理

(1)对有呼吸困难的高颈位脊髓炎患者应尽早行气管切开或人工辅助呼吸。

(2)注意及时治疗泌尿系统或呼吸道感染,以免加重病情。

（四）血液疗法

1.全血输入疗法

该法目前很少应用,适合于合并贫血的患者。

2.血浆输入疗法

静脉输入 200～300 mL 健康人血浆,每周 2 或 3 次,可提高患者的免疫力,改善脊髓血液供应,改善营养状态及减轻肌肉萎缩。

3.血浆交换疗法

使用血浆分离机,将患者的血浆分离出来并弃除,再选择健康人的血浆、清蛋白、羧甲淀粉及生理盐水等替换液予以补充,可减轻免疫反应,促进神经肌肉功能的恢复。每天 1 次,7 d 为 1 个疗程。该法可用于应用激素治疗无效的患者,亦可用于危重患者的抢救。

4.紫外线照射充氧自体血回输疗法（光量子疗法）

将患者自体血经紫外线照射后回输,可提高血氧含量,利于脊髓功能的恢复,增强机体的免疫功能。但该法是否有效尚有争议。

（五）高压氧治疗

高压氧可提高血氧张力,增加血氧含量,改善和纠正病变脊髓的缺氧性损害,促进有氧代谢和侧支循环的建立,有利于病变组织的再生和康复。每天 1 次,20～30 d 为 1 个疗程。

（六）康复治疗

早期宜进行被动活动、按摩等康复治疗。部分肌力恢复时,应鼓励患者主动活动,加强肢体锻炼,促进肌力恢复。瘫痪肢体应尽早保持功能位置,如仰卧、下肢伸直、略外展,以防止肢体屈曲挛缩,纠正足下垂。针灸、理疗等治疗将有助于康复。

七、预后

该病的预后与下列因素有关。

(1)病前有无先驱症状:有发热等上呼吸道感染等先驱症状的患者预后较好。

(2)脊髓受损程度:部分性或单一横贯损害的患者预后较好,上升性和弥漫性脊髓受累者预后较差。

(3)并发压疮、尿路感染或肺部感染者预后较差。这 3 种并发症不仅影响预后,还常常是脊髓炎致命的主要原因。

(4)若无严重并发症,患者通常在 3～6 个月恢复生活自理。其中 1/3 的患者基本恢复,只遗留轻微的感觉运动障碍;另有 1/3 的患者能行走,但步态异常,有尿频、便秘,有明显感觉障碍;还有 1/3 的患者将持续瘫痪,伴有尿失禁。

（崔光利）

第三节　脊髓蛛网膜炎

脊髓蛛网膜炎是蛛网膜的一种慢性炎症过程,在某些因素的作用下蛛网膜增厚,与脊髓、脊神经根粘连(或形成囊肿),阻塞椎管,或通过影响脊髓血液循环而导致脊髓功能障碍。发病率较高,与椎管内肿瘤的发病率相接近。发病年龄多为 30～60 岁,男性患者多于女性患者,受累部位以胸段多见,颈段及腰骶段少见。

一、病因和发病机制

(一)感染性

有原发于脊柱附近或椎管内的疾病,如脊柱结核、硬膜外脓肿和脑脊髓膜炎,也有继发于全身疾病,如流感、伤寒、结核和产褥感染。有报道称结核性脑膜炎引起者最多见。

(二)外伤性

外伤性因素如脊柱外伤、脊髓损伤、反复腰椎穿刺。

(三)化学性

化学性因素如神经鞘内注入药物(抗癌药、链霉素等)、脊髓造影使用的碘油、麻醉药及其他化学药剂。

(四)脊柱或者脊髓本身的病变

椎管内肿瘤、蛛网膜下腔出血、椎间盘突出以及脊椎病等均可合并脊髓蛛网膜炎。

(五)其他

其他如脊髓空洞症、脊柱脊髓的先天性畸形。

二、病理

蛛网膜位于硬脊膜与软脊膜之间,本身无血管供应,故缺乏炎症反应能力。但在病原刺激下,血管丰富的硬脊膜和软脊膜发生活跃的炎症反应,进入慢性期后,引起蛛网膜的纤维增厚,并使蛛网膜与硬脊膜和软脊膜发生粘连。

该病虽可发生于脊髓任何节段,但多见于胸腰段,病变部位的蛛网膜呈乳白色、混浊,并有不规则不对称增厚,以后成为坚韧的瘢痕组织,可与脊髓、软膜、神经根和血管发生粘连伴有血管增生。根据病变发展情况分为 3 种类型:局限型(仅局限于 1～2 个节段)、弥漫型(有多个节段并呈散在分布)、囊肿型(粘连及增厚的蛛网膜形成囊肿)。

三、临床表现

(1)发病前约 45.6％ 的患者有感染及外伤史。

(2)多为慢性起病且逐渐缓慢进展,但也有少数是迅速或亚急性起病。

(3)病程由数月至数年不等,最长者 10 年,症状常有缓解,故病情可有波动。

(4)蛛网膜增厚和粘连及形成囊肿对脊髓、神经根和血管的压迫为不对称和不规则的,不同病变部位的临床表现呈多样性,可有单发或多发的神经根痛,感觉障碍多呈神经根型、节段型或斑块状不规则分布,两侧不对称。运动障碍为不对称的截瘫、单瘫或四肢瘫,一般局限型症状较轻,弥漫型症状则较重,囊肿型类似于脊髓占位的压迫症表现。括约肌功能障碍出现得较晚,症状不明显。

四、实验室检查

(一)腰椎穿刺

脑脊液压力正常或者低于正常值。弥漫型和囊肿型可引起椎管阻塞,奎肯试验可表现为完全阻塞、不完全阻塞、通畅或时而阻塞时而通畅。脑脊液为淡黄色或无色透明；脑脊液蛋白含量升高，甚至脑脊液流出后可自动凝固，称弗洛因综合征，蛋白含量升高的程度与椎管内阻塞的程度不一致，与病变节段无明显关系；细胞数接近正常或增多（以淋巴细胞为主）；往往呈现蛋白细胞分离现象。

（二）X 线检查

脊柱平片多无异常，或同时存在增生性脊椎炎及腰椎横突退化等改变。

（三）椎管造影

见椎管腔呈不规则狭窄，碘水呈点滴和斑块状分布，囊肿型则显示杯口状缺损。因碘油不能被吸收，碘油造影本身就是脊髓蛛网膜炎的病因之一，故不宜使用。

（四）MRI

MRI 能明确囊肿的性质、部位、大小，并能了解病灶对周围重要组织的损害情况。

五、诊断

引起脊髓蛛网膜炎的病因较多，临床上对能够明确病因的不再做出脊髓蛛网膜炎的诊断，仅对难以明确病因，符合神经症状和病理表现的才做出该诊断。但该类病变的临床诊断比较困难，误诊率也较高。脊髓蛛网膜炎主要有以下特点。

（1）发病前有感冒、受凉、轻伤或劳累病史，在上述情况下出现症状或者症状加重。

（2）有脊髓后根激惹症状。单侧或双侧上肢根痛明显，手或前臂可有轻度肌肉萎缩及病理反射。

（3）病程中症状有缓解和加重，呈波动性表现。该特点有助于鉴别脊髓蛛网膜炎和椎管内肿瘤。

（4）脊髓症状多样：病变侵犯范围广而不规则，病变水平的确定往往比较困难，且病变平面以下感觉障碍的分布不规律，如果病变不完全局限于椎管内，可出现脑神经损害的表现，有时可有助于诊断脊髓蛛网膜炎。

（5）脑脊液检查：蛋白含量升高，脑脊液呈现蛋白细胞分离现象，奎肯试验中椎管通畅性的变化支持脊髓蛛网膜炎的诊断。

（6）脊髓碘水造影：往往有椎管腔呈不规则狭窄，碘水呈点滴和斑状分布，囊肿型则显示杯口状缺损的特征性改变。

六、治疗

（一）非手术治疗

确定诊断后，首先考虑非手术治疗，但目前的治疗效果仍不十分理想。对早期、轻症病例治疗，症状可以消失或减轻。保守治疗可选用肾上腺皮质激素（静脉滴注或口服）、血管扩张药、B 族维生素等，积极治疗原发病（抗感染或抗结核治疗等）及对于神经功能损害给予康复治疗。

（1）激素：虽然椎管内注射皮质激素能治疗蛛网膜炎，但由于其本身也是引起蛛网膜炎的原因之一，临床上多采用口服或静脉滴注的方法。氢化可的松每天 100～200 mg 或地塞米松 10～20 mg，2～4 周逐渐减量、停药。必要时重复使用。

（2）抗生素：有急性感染症状（如发热）使症状加重时可考虑使用。

(3)静脉注射 5 mL 40％的乌洛托品液,每天 1 次,10～20 d 为 1 个疗程。口服 10％的碘化钾溶液或静脉注射 10 mL 10％的碘化钾溶液,每天 1 次,8～10 d 为 1 个疗程。

(4)维生素:如维生素 B_1、维生素 B_{12}、烟酸。

(5)玻璃酸酶(透明质酸酶):玻璃酸酶的作用可能是由于它能溶解组织的渗出物及粘连,有利于改善脑脊液的吸收和循环;有利于抗结核药物的渗入;解除了对血管的牵拉,使其更有效地输送营养。每次用 500 U 玻璃酸酶,将其稀释于 1 mL 注射用水中,鞘内注射,每周 1 次。对结核性脑膜炎患者当脑脊液蛋白含量＞3 g/L,疑有椎管梗阻时则用 25～50 mg 氢化可的松或 0.5～1 mg 地塞米松,750～1 500 U 玻璃酸酶,鞘内注射,每 2 周 1 次,10 次为 1 个疗程。

(6)理疗:如碘离子导入疗法。

(7)放射疗法:此法对新的纤维组织有效应,对陈旧的纤维组织作用较小。一般使用小剂量放射线照射,不允许使用大到足以引起正常组织任何损害的剂量,并须注意照射面积的大小及其蓄积量。

(8)蛛网膜下腔注气:有人认为此法有一定疗效。每次注气 10～20 mL,最多 50 mL,每隔 5～14 d 注气 1 次,8 次为 1 个疗程。

(9)针刺,按摩,功能锻炼。

(二)手术治疗

许多学者指出,手术治疗仅限于局限性粘连及有囊肿形成的病例。有急性感染征象或脑脊液细胞明显增多时,则不宜手术。手术中切除椎板后,应首先观察硬脊膜搏动是否正常,有无肥厚。切开硬脊膜时应注意保持蛛网膜的完整,根据观察所得病变情况,进行手术操作。术后采用综合治疗,加强护理,防止并发症的发生,并积极促进神经功能的恢复。对诊断为囊肿型者可行囊肿摘除术,对弥漫性或脑脊液细胞增多明显者不宜行手术治疗,因手术可加重蛛网膜的粘连。

(崔光利)

第四节　脊髓空洞症

脊髓空洞症是一种慢性进行性的脊髓变性疾病,是不同原因导致在脊髓中央管附近或后角底部胶质增生或空洞形成的疾病。空洞常见于颈段,某些病例的空洞向上扩展到延髓和脑桥(称为延髓空洞症),或向下延伸至胸髓甚至腰髓。空洞侵及周围的神经组织而引起受损节段的分离性感觉障碍、下运动神经元瘫痪、长传导束功能障碍与营养障碍。

一、病因和发病机制

脊髓空洞症与延髓空洞症的病因和发病机制目前尚未完全明确,概括起来有以下 4 种学说。

(一)脑脊液动力学异常

早在 1965 年,Gardner 等人认为由于第四脑室出口区先天异常,正常脑脊液循环受阻,由脉络膜丛的收缩搏动产生的脑脊液压力搏动波通过第四脑室向下不断冲击,导致脊髓中央管逐渐扩大,最终形成空洞。支持这一学说的证据是脊髓空洞症常伴发颅颈交界畸形。其他影响正常脑脊液循环的病损(如第四脑室顶部四周软脑膜的粘连)也可伴发脊髓空洞症。通过手术解决颅颈交界处先天性病变后,脊髓空洞症所引起的某些症状可以获得改善。但是这种理论不能解释某些无第四脑室出口处阻塞或无颅颈交界畸形的脊髓空洞症,也不能解释空洞与中央管之间并无相互连接的病例。也有人认为传送到脊髓的搏动压力波太小,难以形成空洞。因此,他们认为空洞是由压力影响,脑脊液从蛛网膜下腔沿着血管周围间隙(Virchow-Robin 间隙)或其他软脊膜下通道进入脊髓内所造成的。

(二)先天发育异常

由于胚胎期神经管闭合不全或脊髓中央管形成障碍,在脊髓实质内残留的胚胎上皮细胞缺血、坏死而形成空洞。支持这一学说的证据是脊髓空洞症常伴发其他先天性异常,如颈肋、脊柱后侧突、脊椎裂、脑积水、Klippel-Feil 二联征(两个以上颈椎先天性融合)、先天性延髓下疝(Arnold-Chiari畸形)、弓形足。临床方面也不断有家族发病的报道。但该学说最大的缺陷在于空洞壁上从未发现过胚胎组织,故难以形成定论。

(三)血液循环异常

该学说认为脊髓空洞症继发于血管畸形、脊髓肿瘤囊性变、脊髓损伤、脊髓炎伴中央软化、蛛网膜炎等。引起脊髓血液循环异常,产生髓内组织缺血、坏死、液化,形成空洞。

(四)继发于其他疾病

临床上屡有报道,脊髓空洞症继发于脊柱或脊髓外伤、脊髓内肿瘤、脊髓蛛网膜炎、脊髓炎以及脑膜炎等疾病。因脊髓中央区是脊髓前动脉、脊髓后动脉的交界区,侧支循环差,外伤后该区易坏死、软化,形成空洞,常由受伤部的脊髓中央区(后柱的腹侧,后角的内后方)起始并向上延伸。脊髓内肿瘤囊性变可造成脊髓空洞症。继发性脊髓蛛网膜炎患者的脑脊液,可能由于炎症粘连、局部缺血和脑脊液循环障碍从蛛网膜下腔沿血管周围间隙进入脊髓内,使中央管扩大形成空洞。发生脊髓炎时炎症区脱髓鞘、软化、坏死,严重时坏死区形成空洞。

目前,许多学者认为脊(延)髓空洞症不是单一病因所造成的一个独立病种,而是由多种致病因素造成的综合征。

二、病理

空洞较大时病变节段的脊髓外形可增大,但软膜并不增厚。空洞内填充清亮液体,其成分多与脑脊液相似。有的空洞内含黄色液体,其蛋白增多,连续切片观察,空洞最常见于颈膨大,常向胸髓扩展,腰髓较少受累。偶见多发空洞,但互不相通。典型的颈膨大空洞多先累及灰质前连合,然后向后角扩展,呈"U"字形分布。可对称或不对称地侵及前角,继而压迫脊髓白质。空洞在各平面的范围可不相同,组织学改变在空洞形成早期,其囊壁常不规则,有退变的神经胶质和神经组织。如空洞形成较久,其周围有胶质增生及肥大星形细胞,形成致密的囊壁(1~2 mm 厚,部分包绕薄层胶原组织)。当空洞与中央管交通时,部分空洞内壁可见室管膜细胞覆盖。

空洞亦可发生在延髓,通常呈纵裂状,有时仅为胶质瘢痕而无空洞。延髓空洞有下列 3 种类型:①裂隙从第四脑室底部舌下神经核外侧向前侧方伸展,破坏三叉神经脊束核、孤束核及其纤维;②裂隙从第四脑室中缝扩展,累及内侧纵束;③空洞发生在锥体和下橄榄核之间,破坏舌下神经纤维。上述改变以①、②型多见,③型罕见。延髓空洞多为单侧,伸入脑桥者较多,伸入中脑者罕见。延髓空洞尚可侵犯网状结构,第Ⅹ、Ⅺ、Ⅻ脑神经及核,前庭神经下核至内侧纵束的纤维,脊髓丘系以及锥体束等。

脑桥空洞常位于顶盖区,可侵犯第Ⅵ、Ⅶ脑神经核和中央顶盖束。

Barnett等根据脊髓空洞症的病理改变及可能机制,将其分为4型。

(1)脊髓空洞伴孟氏孔阻塞和中央管扩大:①伴Ⅰ型Chiari畸形;②伴颅后窝囊肿、肿瘤、蛛网膜炎等造成孟氏孔阻塞。

(2)脊髓空洞不伴孟氏孔阻塞(自发型)。

(3)继发性脊髓空洞:脊髓肿瘤(常为髓内)、脊髓外伤、脊蛛网膜炎、硬脊膜炎、脊髓压迫致继发性脊髓软化。

(4)真性脊髓积水,常伴脑积水。

三、临床表现

发病年龄通常为20～30岁,偶尔发生于儿童期或成年以后,文献中最小发病年龄为3岁,最大发病年龄为70岁。男性患者与女性患者的比例为3∶1。

(一)脊髓空洞症

病程进行缓慢,最早出现的症状常呈节段性分布,首先影响上肢。当空洞逐渐扩大时,由于压力或胶质增生的作用,脊髓白质内的长传导束也被累及,在空洞水平以下出现传导束型功能障碍。两个阶段之间可以间隔数年。

1.感觉症状

由于空洞时常始于中央管背侧灰质的一侧或双侧后角底部,最早症状常是单侧的痛觉、温度觉障碍。如病变侵及前连合,可有双侧的手部、臂部尺侧或一部分颈部、胸部的痛觉、温度觉丧失,而触觉及深感觉完整或相对地正常,称为分离性感觉障碍。患者常在手部发生灼伤或刺伤、割伤后才发现痛觉、温度觉的缺损。以后痛觉、温度觉丧失范围可以扩大到两侧上肢、胸、背部,呈短上衣样分布。如向上影响到三叉丘脑束交叉处,可以造成面部痛觉、温度觉减退或消失,包括角膜反射消失。许多患者在痛觉、温度觉消失区域内有自发性的中枢痛。晚期后柱及脊髓丘脑束也被累及,造成病变水平以下痛觉、温度觉、触觉及深感觉的感觉异常及不同程度的障碍。

2.运动障碍

前角细胞受累后,手部小肌肉及前臂尺侧肌肉萎缩,软弱无力,且可有肌束颤动,逐渐波及上肢其他肌肉、肩胛肌以及一部分肋间肌。腱反射及肌张力减小。以后在空洞水平以下出现锥体束征、肌张力增大及腱反射亢进、腹壁反射消失、Babinskin征呈阳性。空洞内如果发生出血,病情可突然恶化。空洞如果在腰骶部,则在下肢部位出现上述的运动及感觉症状。

3.营养性障碍及其他症状

关节的痛觉缺失引起关节磨损、萎缩和畸形,关节肿大,活动度增加,运动时有摩擦音而无痛觉,称为夏科(Charcot)关节。在痛觉消失区域,表皮的烫伤及其他损伤可以造成顽固性溃疡及瘢痕形成。皮下组织增厚、肿胀及异样发软,伴有局部溃疡及感觉缺失,甚至指、趾末端发生无痛性坏死、脱失,称为Mervan综合征。颈胸段病变损害交感神经通路时,可产生颈交感神经麻痹(Horner)综合征。病损节段可有出汗功能障碍,出汗过多或出汗减少。晚期可以有神经源性膀胱以及大便失禁现象。其他包括脊柱侧凸、后突畸形、脊柱裂、弓形足等,亦常见。

(二)延髓空洞症

由于延髓空洞常不对称,症状和体征通常为单侧型。累及疑核可造成吞咽困难及口吃、软腭与咽喉肌无力、悬雍垂偏斜;舌下神经核受影响时伸舌偏向患侧,同侧舌肌萎缩伴有肌束颤动;面神经核被累及时可出现下运动神经元型面瘫;三叉神经下行束受累时造成同侧面部感觉呈中枢型痛觉、温度觉障碍;侵及内侧弓状纤维则出现半身触觉、深感觉缺失;如果前庭小脑通路被阻断可引起眩晕,可能伴有步态不稳及眼球震颤;有时也可能出现其他长传导束征象,但其常与脊髓空洞症同时存在。

四、辅助检查

(一)腰椎穿刺及奎肯试验

一般无异常发现。如空洞较大,则偶尔可导致脊腔部分梗阻,引起脑脊液蛋白含量升高。

(二)X 线检查

可发现骨骼 Charcot 关节、颈枕区畸形及其他畸形。

(三)延迟脊髓 CT 扫描(DMCT)

即在蛛网膜下腔注入水溶性阳性造影剂,延迟一定时间,分别在注射后 6 h、12 h、18 h 和 24 h 再行脊髓 CT 检查,可显示出高密度的空洞影像。

(四)MRI

MRI 是诊断该病最准确的方法。不仅因为其为无创伤检查,还因其能多平面、分节段地获得全椎管轮廓,可在纵、横截面上清楚地显示出空洞的位置及大小、累及范围、与脊髓的对应关系以及是否合并 Arnol-Chiari 畸形,以鉴别空洞是继发性还是原发性的,有助于选择手术适应证和设计手术方案。

(五)肌电图

上肢萎缩肌肉有失神经表现,但在麻木的手部,感觉传导速度仍正常,是病变位于后根神经节的近端之故。

五、诊断与鉴别诊断

(一)诊断

诊断根据成年期发病,起病隐袭,缓慢发展,临床表现为节段性分布的分离性感觉障碍,手部和上肢的肌肉萎缩,有皮肤和关节的营养障碍。如合并有其他先天性缺陷存在,则不难做出诊断。MRI 检查可确诊。

(二)鉴别诊断

要鉴别该病与下列疾病。

1.脊髓内肿瘤

其可以类似于脊髓空洞症,尤其是位于下颈髓时。但肿瘤病变节段短,进展较快,膀胱功能障碍出现得较早,而营养性障碍少见,脑脊液蛋白含量增高,可以与该病相区别。对疑难病例可做脊髓造影和 MRI 鉴别之。

2.颈椎骨关节病

可出现手部及上肢的肌肉萎缩,但神经根痛常见,感觉障碍为呈根性分布而非节段性分布的分离性感觉障碍。可行颈椎摄片,必要时做 CT 和 MRI 检查,可明确诊断。

3.肌萎缩性侧索硬化症

不容易与脊髓空洞症相混淆,因为它不引起感觉异常或感觉缺失。

4.脑干肿瘤

脊髓空洞症合并延髓空洞症时,需要与脑干肿瘤区别。脑干肿瘤好发于 5～15 岁的儿童,病程较短,开始常为脑桥下段症状而不是延髓症状,临床表现为展神经、三叉神经麻痹,且可有眼球震颤等;其后随肿瘤长大而有更多的脑神经麻痹症状,出现交叉性瘫痪。如有双侧脑干肿瘤则出现双侧脑神经麻痹及四肢瘫。疾病后期可出现颅内压力增高等,可与延髓空洞症区别。

5.麻风

虽可有上肢肌萎缩与麻木,但无分离性感觉障碍,所有深感觉、浅感觉均消失,且常可摸到粗大的周围神经(如尺神经、桡神经及臂丛神经干),有时可见到躯干上有散在的脱色素斑、手指溃疡等,不难鉴别。

六、治疗

该病目前尚无特殊疗法,可从以下几方面着手。

(一)支持治疗

一般对症处理,如给予镇痛药、B 族维生素、三磷酸腺苷、辅酶 A、肌苷等。痛觉消失者应防止烫伤或冻伤。加强护理,做辅助按摩、被动运动、针刺治疗等,防止关节挛缩。

(二)放射治疗

对脊髓病变部位进行照射,可缓解疼痛,可用深部 X 线疗法或放射性核素 131 碘疗法,后者疗效较好。方法有以下几种。

1.口服法

先用复方碘溶液封闭甲状腺,然后空腹口服 50～200 μCi 钠 131 碘溶液,每周服 2 次,总量 500 μCi 为 1 个疗程,2 个月后重复疗程。

2.椎管注射法

按常规做腰椎穿刺,取头低位 15°,穿刺针头倾向头部,注射0.4～1.0 μCi/mL无菌钠 131 碘溶液,每15 d1 次,共 3 或 4 次。

(三)手术治疗

对 Chairi 畸形、扁平颅底、第四脑室正中孔闭锁等情况可采用手术矫治。凡空洞/脊髓的比值超过 30％者,有手术指征。手术的目的如下。

(1)纠正同时存在的颅骨及神经组织畸形。

(2)椎板及枕骨下减压。

(3)对张力性空洞,可行脊髓切开和空洞-蛛网膜下腔分流术或空洞-腹膜腔分流术。

(四)中药治疗

有人采用补肾活血汤加减治疗该病,据报道有效。但至少持续服药 3 个月,否则疗效不佳。

七、预后

该病进展缓慢,如能早期治疗,部分患者的症状可有不同程度缓解。少数患者的病情可停止进展,迁延数年至数十年无明显进展。部分患者进展至瘫痪而卧床不起,易发生并发症,预后不良。

(崔光利)

第五节　脊髓压迫症

脊髓压迫症是一组椎管内或椎骨占位性病变引起的脊髓受压综合征,随病变进展出现脊髓半切综合征和横贯性损害及椎管梗阻,脊神经根和血管可不同程度受累。

一、病因及发病机制

常见病因为肿瘤(起源于脊髓组织或邻近结构)、炎症(脊髓非特异性炎症、脊柱结核、椎管内结核瘤、硬脊膜内外的脓肿、寄生虫肉芽肿、脊髓蛛网膜炎形成的脓肿)、脊髓外伤(脊柱骨折、脊柱脱位、椎管内血肿形成)、脊柱退行性病变(椎间盘突出)、先天性疾病(颅底凹陷)。

脊髓压迫症的症状可由机械压迫、血液供应障碍及占位病变直接浸润破坏等引起。机械压迫是肿瘤或其他占位性结构急性或慢性压迫脊髓及其血管所致。脊髓受压后,脊髓表面静脉怒张,血液中蛋白质渗出,脑脊液蛋白质含量升高。

二、临床表现

脊髓肿瘤是脊髓压迫症最常见的原因。一般起病隐袭,进展缓慢,逐渐出现神经根刺激症状和脊髓部分受压、脊髓横贯性损害的表现。急性压迫较少见。

(一)神经根症状

神经根症状通常为髓外压迫的最早症状,表现为刺痛、灼烧或刀割样疼痛。后根受累时,相应的皮肤分布区会表现感觉过敏,可有束带感。前根受累时则可出现相应节段性肌萎缩、肌束颤动及反射消失。

(二)感觉障碍

病变对侧水平以下痛觉、温度觉减退或缺失。晚期表现为脊髓横贯性损害。

(三)运动障碍

一侧锥体束受压,引起病变以下同侧肢体痉挛性瘫痪;两侧锥体束受压,则两侧肢体痉挛性截瘫。

(四)反射异常

受压节段因前根、前角或后根受损害而出现相应节段的腱反射减弱或消失。脊髓休克期时,各种反射均消失,病理反射也不出现。

(五)自主神经功能障碍

大小便障碍在髓内肿瘤早期出现,髓外肿瘤多在后期才发生。

(六)脊膜刺激症状

有脊柱局部自发痛、叩击痛,活动受限。

三、诊断

首先明确脊髓损害为压迫性还是非压迫性;再确定脊髓受压部位及平面,进而分析压迫是位于髓内、髓外硬膜内还是硬膜外及压迫的程度;最后研究压迫性病变的病因及性质。

四、治疗

该病的治疗原则是尽早除去压迫脊髓的病因,故手术治疗常是唯一有效的方法。急性压迫者更应抓紧时机,力争在起病6 h内减压。应对硬脊膜外脓肿紧急手术,并给予足量抗生素。对脊柱结核在行根治术的同时进行抗结核治疗。良性肿瘤一般可经手术彻底切除。若恶性肿瘤难以完全切除,椎板减压术可获得短期缓解,对晚期或转移瘤可做放疗、化疗。对脊髓出血以支持治疗为主,一般不采取手术治疗,如果出血是血管畸形所致,可选择行血管造影以明确部位,考虑外科手术或介入治疗。

应对瘫痪肢体积极进行康复治疗及功能训练,长期卧床者应防止泌尿系统感染、压疮、肺炎和肢体挛缩等并发症。

(崔光利)

第六节　脊髓血管疾病

脊髓血管疾病远较脑血管疾病少见,但脊髓内结构紧密,很小的血管损害就可出现明显的症状。脊髓血管疾病包括脊髓缺血、椎管内出血及脊髓血管畸形等。

一、病因和发病机制

缺血性脊髓血管病的病因很多(表5-1),既有原发性的脊髓血管病变,也有继发性的脊髓血管病变,还有全身疾病等。脊髓梗死通常发生在脊髓前动脉供血区,以中胸段或下颈段多见。病损水平出现神经根痛,短时间内即可发生截瘫,痛觉、温度觉缺失,大小便障碍,而深感觉保留,称为脊髓前动脉综合征。脊髓后动脉左、右各一支,极少闭塞。

表5-1　缺血性脊髓血管病的病因

病因类型	常见疾病
原发性血管病变	动脉硬化、血栓形成、血管炎、胶原病等
继发性血管压迫	椎间盘突出、椎管狭窄、硬膜外脓肿、硬膜外肿瘤、脊髓内肿瘤、结核性脊膜炎等
脊髓血管栓塞	心脏病、潜水病、脂肪栓塞
全身性血液循环障碍	低血压、心力衰竭、恶性贫血、心肌梗死、阿-斯综合征、心搏骤停
静脉系统闭塞	静脉瘤、血栓性静脉炎
医源性因素	大动静脉畸形手术、大动脉血管造影

椎管内出血包括硬膜外出血、硬膜下出血、脊髓内出血和脊髓蛛网膜下腔出血。病因包括外伤、血液病、抗凝治疗、急性感染中毒缺氧造成的脊髓点状出血、血管畸形、脊髓肿瘤内的出血等。

脊髓血管畸形很少见,可引起脊髓受压、脊髓出血或椎管内出血,侵犯髓内、硬膜下或硬膜外。脊髓血管畸形常伴同节段的其他血管畸形,如皮肤血管瘤、椎体血管畸形。

二、病理

脊髓对缺血的耐受性较大,轻度间歇性供血不足不会使脊髓发生明显的病理改变。脊髓动脉血栓形成早期可见病灶处充血水肿。以后可发生脊髓前部或后部梗死,范围可涉及几个甚至十几个脊髓节段。脊髓梗死后大体所见:脊髓前动脉呈节段性或区域性闭塞,动脉颜色变浅。早期脊髓充血水肿,晚期皱缩变小,色素沉着。镜下所见:脊髓软化灶中心部坏死,周围有胶质细胞增生。神经细胞变性,髓鞘崩溃。脊髓软化的类型有单侧前角软化,双侧前角软化,单侧前索、侧索软化,脊髓前动脉区软化。

脊髓出血可形成血肿压迫脊髓。

三、临床表现

(一)缺血性病变

1.脊髓短暂性缺血发作

脊髓短暂性缺血发作与短暂性脑缺血发作相同,脊髓也可发生短暂性缺血发作,其发病机制和脑的短暂性缺血发病机制相同。表现为脊髓间歇性跛行,又分典型间歇性跛行和非典型间歇性跛行。典型间歇性跛行即行走一段距离后出现单侧或双侧下肢沉重、乏力甚至瘫痪,休息后可缓解,有的还伴轻度锥体束征和括约肌功能障碍,间歇期上述症状消失。非典型间歇性跛行,其表现为非行走诱发的发作性肢体无力或瘫痪,反复发作,可自行缓解,在运动和饱食后容易诱发,这是脊髓的血液过多地进入肌肉和内脏血管所致。

2.脊髓梗死

脊髓梗死一般发生在脊髓前动脉供血区,多见于中胸段或下颈段,病损水平的相应部位出现神经根痛,短时间内即发生截瘫,痛觉、温度觉缺失,大小便障碍,深感觉保留,称脊髓前动脉综合征。脊髓后动脉左、右各一支,极少闭塞,即使发生,因有良好的侧支循环而症状较轻且恢复得较快。其临床表现为急性神经根痛,病变水平以下同侧肢体深感觉缺失,痛觉、温度觉和肌力保存。

3.脊髓血管栓塞

脊髓血管栓塞亦不常见,与脑血管栓塞有相同病因,临床症状有神经根痛、下肢单瘫或截瘫和括约肌功能障碍等。转移性肿瘤所致的脊髓血管栓塞伴脊髓和椎管内广泛转移,病程进展较迅速。此外,脊髓血管栓塞常与脑栓塞同时发生,故临床症状易被脑部症状所掩盖。

(二)椎管内出血

硬膜外出血、硬膜下出血、脊髓内出血均可表现为骤起剧烈的局部背痛和急性横贯性损害。硬膜下血肿比硬膜外血肿少见。脊髓蛛网膜下腔出血表现为急剧的颈痛和背痛、脑膜刺激征和截瘫等。如仅为脊髓表面的血管破裂所致,则可能只有背痛而无脊髓受压表现。脊髓实质内出血的临床症状极为严重,有些患者可在数小时至数天死亡,存活者的病情也比脊髓梗死者的病情严重。

(三)脊髓血管畸形

脊髓血管畸形分为动脉性、静脉性和动静脉性,前两者是罕见的,多数为动静脉畸形。病变多见于胸膜段,其次在中胸段,在颈段少见。临床特点是突然发病与症状反复出现,多数患者以急性疼痛发病,有40%～50%的患者以躯干或下肢的某个部位的疼痛为首发症状。约 1/3 的患者有感觉障碍。疼痛和感觉障碍均呈根性分布。此外,还有不同程度的截瘫、括约肌功能障碍,也有少数患者以脊蛛网膜下腔出血为首发症状。动静脉畸形症状的周期性加剧与妊娠有关,可能是妊娠期内分泌改变或静脉压升高所致。

四、辅助检查

(一)腰椎穿刺和奎肯试验

对脊髓血管病的诊断非常重要,椎管内出血者脑脊液压力升高,血肿形成可造成椎管不同程度的阻塞,蛛网膜下腔出血,则脑脊液呈均匀血性。

(二)脊髓影像学检查

椎管造影、CT 和 MRI 可显示血肿的部位及范围。选择性脊髓血管造影可显示血管畸形的部位和类型或闭塞的血管。

五、诊断和鉴别诊断

诊断较困难,尤其是缺血性病变。依据临床表现,出血者多有外伤史,缺血者与血压波动有密切关系。脑脊液、脊髓影像等检查有助于明确病因和病变程度。

应鉴别脊髓间歇性跛行与马尾性间歇性跛行和血管性间歇性跛行。

(1)马尾性间歇性跛行是由腰椎管狭窄所致,故常有腰骶区疼痛,行走后症状加重,休息后减轻或消失,腰前屈时症状可减轻,后仰时症状加重,感觉症状比运动症状重,有间歇性垂足等。

(2)血管性间歇性跛行是由下肢动脉发生血栓性脉管炎或微栓子反复栓塞所致,其临床症状为下肢间歇性疼痛、无力、苍白,表面皮肤温度低,足背动脉搏动减弱或消失,彩色超声多普勒检查有助于鉴别。

六、治疗

(1)缺血性脊髓血管病的治疗原则与缺血性脑血管病相似,但应注意对因治疗,应给低血压者纠正血压,对占位及压迫性病变应行手术切除或减压性手术治疗,对各种结缔组织病的血管炎所致的脊髓梗死的治疗,应使用糖皮质激素治疗。加强护理和康复也很重要。

(2)各种类型的椎管内出血的一般治疗和脑内出血的一般治疗相同。患者需要绝对卧床休息和使用各种止血药(与脑蛛网膜下腔出血的止血药相同)。发现椎管完全梗阻时应紧急做椎板切除术,以减轻脊髓压力,恢复脊髓功能,如硬膜外或硬膜下血肿,应紧急手术以清除血肿,如脊髓蛛网膜下腔出血,有大量血块聚积,应急诊行椎板减压,彻底清除血块。对脊髓血管畸形导致的脊髓出血应尽快手术治疗。对各种导致出血倾向的内科疾病所致的脊髓出血需要积极治疗原发病。

(3)脊髓动静脉畸形已经影响脊髓功能,是进行显微外科手术的适应证,显微外科手术可切除畸形血管。但是该病预后差,应尽可能早期诊断,早期手术。也可以通过动脉导管进行高选择性放射介入治疗,对血管畸形进行栓塞治疗。

(4)一般治疗:截瘫患者应注意防治并发症,如压疮和尿路感染。

(崔光利)

第七节 脊髓亚急性联合变性

脊髓亚急性联合变性（SCD）是由维生素 B_{12} 的缺乏导致的神经系统变性疾病，病变主要累及脊髓后索、侧索及周围神经。

一、病因及发病机制

该病的发生与维生素 B_{12} 缺乏密切相关。维生素 B_{12} 是人核蛋白合成及髓鞘形成必需的辅酶，其缺乏引起髓鞘合成障碍，导致神经病变。正常人维生素 B_{12} 的日需求量仅为 $1\sim2~\mu g$，摄入的维生素 B_{12} 必须与胃底腺壁细胞分泌的内因子结合成稳定复合物，才不被肠道细菌利用，而在回肠远端吸收。唾液中 R 蛋白、转运维生素蛋白也与维生素 B_{12} 的结合、转运有关。维生素 B_{12} 摄入、吸收、结合及转运的任何环节发生障碍均可引起人体内维生素 B_{12} 缺乏。内因子分泌先天性缺陷、叶酸缺乏、萎缩性胃炎、胃大部切除术后、小肠原发性吸收不良、回肠切除及血液中运转钴胺蛋白缺乏等导致维生素 B_{12} 吸收不良是该病的常见原因。

二、临床表现

多在中年以后发病，无性别差异，隐袭起病，缓慢进展。

多数患者在出现神经系统症状之前有贫血、倦怠、腹泻等病史，伴有血清维生素 B_{12} 水平降低。

临床主要表现为双下肢无力和发硬、动作笨拙、步行不稳、有踩棉花感，随后出现脚趾感觉异常、麻木、疼痛等。双下肢不完全痉挛性瘫痪。可伴有周围神经病变。

体格检查：可见双下肢振动觉、位置觉障碍，Romberg 征阳性。可有肢体肌张力增大，腱反射亢进，病理征阳性。

实验室检查：周围血常规及骨髓常规提示巨幼细胞贫血。血清中维生素 B_{12} 含量降低。

三、诊断

（1）中年以后，隐袭起病。

（2）双下肢无力，走路不稳，有踩棉花感，肢体麻木。

（3）出现脊髓后索、侧索及周围神经受损的症状和体征。

（4）血清中维生素 B_{12} 含量降低，伴有恶性贫血。

四、治疗

脊髓亚急性联合变性主要针对病因治疗。纠正或治疗导致维生素 B_{12} 缺乏的原因和疾病，要纠正营养不良，改善膳食结构，给予富含 B 族维生素的食物，如粗粮、蔬菜和动物肝脏，并应戒酒；治疗肠炎、胃炎等导致吸收障碍的疾病。一旦诊断该病，应尽快开始治疗，如治疗不及时，发病 2 年后病情会不断加重直至死亡。

（一）病因治疗

（1）一旦确诊或拟诊该病，应立即给予大剂量维生素 B_{12} 治疗，否则会发生不可逆的神经损伤，常用剂量为维生素 B_{12} 500～1 000 μg，每天 1 次，肌内注射，连续 2～4 周；然后以相同日剂量，每周给药 2～3 次，维持治疗 2～3 个月，改为口服维生素 B_{12} 500 μg，每天 2 次，总疗程为 6 个月。维生素 B_{12} 吸收障碍者需终生用药，与维生素 B_1 和维生素 B_6 联用效果更佳。

（2）贫血患者可合用铁剂，可选硫酸亚铁，每次 0.3～0.6 g，每天 3 次，口服；或选 10％ 的枸橼酸铁胺溶液，每次 10 mL，每天 3 次，口服。建议有恶性贫血者加用叶酸，每次 5～10 mg，每天 3 次，口服，与维生素 B_{12} 共同使用。不宜单独应用叶酸治疗，否则会导致神经精神症状加重。

（3）胃液中缺乏游离胃酸的萎缩性胃炎患者可服用胃蛋白酶合剂或饭前服稀盐酸合剂，每次 10 mL，每天 3 次。

（二）康复治疗

加强瘫痪肢体的功能锻炼。

（崔光利）

第六章

脑血管疾病

第一节　短暂性脑缺血发作

短暂性脑缺血发作(transient ischemic attack,TIA)是指因脑血管病变引起的短暂性、局限性脑功能缺失或视网膜功能障碍。临床症状一般持续 10～20 min,多在 1 h 内缓解,最长不超过 24 h,不遗留神经功能缺失症状,结构性影像学(CT、MRI)检查无责任病灶。凡临床症状持续超过 1 h 且神经影像学检查有明确病灶者不宜称为 TIA。

1975 年,学者曾将 TIA 定义中的时间限定为 24 h,这是基于时间的定义。2002 年,美国 TIA 工作组提出了新的定义,即局部脑或视网膜缺血引起的短暂性神经功能缺损发作,典型临床症状持续不超过 1 h,且无急性脑梗死的证据。TIA 新的基于组织学的定义以脑组织有无损伤为基础,更有利于临床医师及时进行评价,使急性脑缺血能得到迅速干预。

流行病学统计表明,15％的脑卒中患者发生过 TIA。不包括未就诊的患者,美国每年 TIA 发作人数为 20 万～50 万人。TIA 患者发生脑卒中的概率明显高于一般人群,TIA 后第 1 个月内发生脑卒中者占 4％～8％,1 年内发生脑卒中者占 12％～13％,5 年内发生脑卒中者占 24％～29％。TIA 患者在 TIA 后 1 年内发生脑卒中的概率是一般人群的 13～16 倍。TIA 是最严重的"卒中预警"事件,也是治疗干预的最佳时机,对频发 TIA 应以急诊处理。

一、病因与发病机制

(一)病因

TIA 的病因各有不同,主要是动脉粥样硬化和心源性栓子。多数学者认为微栓塞或血流动力学障碍是 TIA 发病的主要原因,90％左右的微栓子来源于心脏和动脉系统,动脉粥样硬化是 50 岁以上患者 TIA 的最常见原因。

(二)发病机制

TIA 的真正发病机制至今尚未完全阐明。主要有血流动力学改变学说和微栓子学说。

1.血流动力学改变学说

TIA 的主要原因是血管本身病变。动脉粥样硬化造成大血管的严重狭窄,由于病变血管自身调节能力下降,当一些因素引起灌注压降低时,病变血管支配区域的血流就会显著下降,同时又可能存在全血黏度增大、红细胞变形能力下降和血小板功能亢进等血液流变学改变,促进了微循环障碍的发生,而使局部血管无法保持血流量的恒定,导致相应供血区域 TIA 发生。血流动力学型 TIA 在大动脉严重狭窄基础上合并血压下降,导致远端一过性脑供血不足症状,当血压回升时症状可缓解。

2.微栓子学说

大动脉的不稳定粥样硬化斑块破裂,脱落的栓子随血流移动,阻塞远端动脉,随后栓子很快发生自溶,临床表现为一过性缺血发作。最常见的动脉的微栓子来源是颈内动脉系统。心源性栓子为微栓子的另一种来源,多见于心房颤动、心瓣膜疾病及左心室血栓形成。

3.其他学说

其他学说有脑动脉痉挛、受压学说,如脑血管受到各种刺激造成痉挛或颈椎骨质增生压迫椎动脉造成缺血;颅外血管盗血学说,如锁骨下动脉严重狭窄,椎动脉脑血流逆行,导致颅内灌注不足。

TIA 常见的危险因素包括高龄、高血压、抽烟、心脏病(冠心病、心律失常、充血性心力衰竭、心脏瓣膜病)、高血脂、糖尿病和糖耐量异常、肥胖、不健康饮食、体力活动过少、过度饮酒、口服避孕药或应用绝经后雌激素、高同型半胱氨酸血症、抗心磷脂抗体综合征、蛋白 C/蛋白 S 缺乏症等。

二、病理

缺血部位的脑组织常无病理改变,但部分患者可见脑深部小动脉发生闭塞而形成的微小梗死灶,其直径常小于 1.5 mm。主动脉弓发出的大动脉、颈动脉可见动脉粥样硬化性改变、狭窄或闭塞。颅内动脉也可有动脉粥样硬化性改变,或可见动脉炎性浸润。另外可有颈动脉或椎动脉过长或扭曲。

三、临床表现

TIA 多发于老年人,男性患者多于女性患者。发病突然,恢复完全,不遗留神经功能缺损的症状和体征,多有反复发作的病史。持续时间短暂,一般为 10～15 min,颈内动脉系统 TIA 发作的平均持续时间为 14 min,椎-基底动脉系统 TIA 发作的平均持续时间为 8 min,每天可有数次发作,发作间期无神经系统症状及阳性体征。颈内动脉系统 TIA 与椎-基底动脉系统 TIA 相比,发作频率较少,但更容易进展为脑梗死。

TIA 神经功能缺损的临床表现依据受累的血管供血范围而不同,临床常见的神经功能缺损有以下两种。

(一)颈动脉系统 TIA

最常见的症状为对侧面部或肢体的一过性无力和感觉障碍、偏盲,偏侧肢体或单肢的发作性轻瘫最常见,通常以上肢和面部较重,优势半球受累可出现语言障碍。单眼视力障碍为颈内动脉系统 TIA 所特有,短暂的单眼黑矇是颈内动脉分支——眼动脉缺血的特征性症状,表现为短暂性视物模糊、眼前灰暗感或云雾状。

(二)椎-基底动脉系统 TIA

常见症状为眩晕、头晕、平衡障碍、复视、构音障碍、吞咽困难、皮质性盲和视野缺损、共济失调、交叉性肢体瘫痪或感觉障碍。脑干网状结构缺血者可能由于双下肢突然失张力而跌倒。颞叶、海马、边缘系统等部位缺血,可能出现短暂性全面性遗忘症,表现为突发的一过性记忆丧失,时间、空间定向力障碍,患者有自知力,无意识障碍,对话、书写、计算能力保留,症状可持续数分钟至数小时。

血流动力学型 TIA 与微栓塞型 TIA 在临床表现上也有所区别(表 6-1)。

表 6-1 血流动力学型 TIA 与微栓塞型 TIA 的临床鉴别要点

临床表现	血流动力学型	微栓塞型
发作频率	密集	稀疏
持续时间	短暂	较长
临床特点	刻板	多变

四、辅助检查

治疗的结果与确定病因直接相关,辅助检查的目的就在于确定病因及危险因素。

(一)TIA 的神经影像学表现

普通 CT 和 MRI 扫描正常。MRI 灌注成像(PWI)表现可有局部脑血流减少,但不出现 DWI 的影像异常。TIA 是临床常见的脑缺血急症,要对其进行快速的综合评估,尤其是 MRI 检查(包括 DWI 和 PWI),以便鉴别脑卒中、确定半暗带、制订治疗方案和判断预后。CT 检查可以排除脑出血、硬膜下血肿、脑肿瘤、动静脉畸形和动脉瘤等临床表现与 TIA 相似的疾病,必要时行腰椎穿刺以排除蛛网膜下腔出血。CT 血管成像、MRA 有助于了解血管情况。梗死型 TIA 的概念是指临床表现为 TIA,但影像学上有脑梗死的证据,早期的 MRI 弥散成像检查发现,20%～40%的临床上表现为 TIA 的患者存在梗死灶。但实际上根据 TIA 的新概念,只要出现了梗死灶就不能诊断为 TIA。

(二)血浆同型半胱氨酸检查

血浆同型半胱氨酸(Hcy)浓度与动脉粥样硬化程度密切相关,血浆 Hcy 水平升高是全身性动脉硬化的独立危险因素。

(三)其他检查

经颅多普勒超声(TCD)检查可发现颅内动脉狭窄,并且可进行血流状况评估和微栓子检测。血常规和生化检查也是必要的,神经心理学检查可能发现轻微的脑功能损害。双侧肱动脉压、桡动脉搏动、双侧颈动脉及心脏有无杂音、全血和血小板检查、血脂、空腹血糖及糖耐量、纤维蛋白原、凝血功能、抗心磷脂抗体、心电图、心脏及颈动脉超声、TCD、DSA 等,有助于发现 TIA 的病因和危险因素、评判动脉狭窄程度、评估侧支循环建立程度和进行微栓子的检测;有条件时应考虑经食管超声心动图检查,可能发现卵圆孔未闭等心源性栓子的来源。

五、诊断与鉴别诊断

(一)诊断

诊断只能依靠病史,根据血管分布区内急性短暂神经功能障碍与可逆性发作特点,结合 CT 排除出血性疾病可考虑 TIA。确立 TIA 诊断后应进一步进行病因、发病机制的诊断和危险因素分析。TIA 和脑梗死之间并没有截然的区别,两者应被视为一个疾病动态演变过程的不同阶段,应尽可能采用"组织学损害"的标准界定两者。

（二）鉴别诊断

鉴别需要考虑其他可以导致短暂性神经功能障碍发作的疾病。

1.局灶性癫痫后出现的 Todd 麻痹

局限性运动性发作后可能遗留短暂的肢体无力或轻偏瘫，持续 0.5～36 h 可消除。患者有明确的癫痫病史，EEG 可见局限性异常，CT 或 MRI 可能发现脑内病灶。

2.偏瘫型偏头痛

偏瘫型偏头痛多于青年期发病，多见于女性，患者可有家族史，头痛发作的同时或过后出现同侧或对侧肢体不同程度瘫痪，并可在头痛消退后持续一段时间。

3.晕厥

晕厥为短暂性弥漫性脑缺血、缺氧所致，表现为短暂性意识丧失，常伴有面色苍白、大汗、血压下降，EEG 多数正常。

4.梅尼埃病

发病年龄较小，发作性眩晕、恶心、呕吐可与椎-基底动脉系统 TIA 相似，反复发作常合并耳鸣及听力减退，症状可持续数小时至数天，但缺乏中枢神经系统定位体征。

5.其他

血糖异常、血压异常、颅内结构性损伤（如肿瘤、血管畸形、硬膜下血肿、动脉瘤等）、多发性硬化等，也可能出现类似 TIA 的临床症状。临床上可以依靠影像学资料和实验室检查进行鉴别诊断。

六、治疗

TIA 是缺血性血管病变的重要部分。TIA 既是急症，也是预防缺血性血管病变的最佳和最重要时机。TIA 的治疗与二级预防密切结合，可减少脑卒中及其他缺血性血管事件。TIA 症状持续 1 h 以上，应按照急性脑卒中流程进行处理。根据 TIA 病因和发病机制的不同，应采取不同的治疗策略。

（一）控制危险因素

TIA 需要严格控制危险因素，包括调整血压、血糖、血脂、同型半胱氨酸，以及戒烟、治疗心脏疾病、避免大量饮酒、有规律地体育锻炼、控制体重等。已经发生 TIA 的患者或高危人群可长期服用抗血小板药物。肠溶阿司匹林为目前主要的预防性用药之一。

（二）药物治疗

1.抗血小板聚集药物

阻止血小板活化、黏附和聚集，防止血栓形成，减少动脉-动脉微栓子。常用药物如下。

（1）阿司匹林肠溶片：通过抑制环氧化酶减少血小板内花生四烯酸转化为 TXA_2 防止血小板聚集，各国指南推荐的标准剂量不同，我国指南的推荐剂量为 75～150 mg/d。

（2）氯吡格雷（75 mg/d）：也是被广泛采用的抗血小板药，通过抑制血小板表面的 ADP 受体阻止血小板积聚。

（3）双嘧达莫：为血小板磷酸二酯酶抑制剂，缓释剂可与阿司匹林联合使用，效果优于单用阿司匹林。

2.抗凝治疗

对考虑存在心源性栓子的患者应给予抗凝治疗。抗凝剂种类很多，肝素、低分子量肝素、口服抗凝剂(如华法林、香豆素)等均可选用,但除低分子量肝素外,应用其他抗凝剂过程中应注意检测凝血功能,以避免发生出血不良反应。低分子量肝素每次 4 000～5 000 U,腹部皮下注射,每天 2 次,连用 7～10 d,与普通肝素比较,生物利用度好,使用安全。口服华法林6～12 mg/d,3～5 d 改为 2～6 mg/d 维持,目标国际标准化比值范围为2.0～3.0。

3.降压治疗

血流动力学型 TIA 的治疗以改善脑供血为主,慎用血管扩张药物,除抗血小板聚集、降脂治疗外,需慎重管理血压,避免降压过度,必要时可给予扩容治疗。在大动脉狭窄解除后,可考虑将血压控制在目标值以下。

4.生化治疗

防治动脉硬化及其引起的动脉狭窄和痉挛以及斑块脱落的微栓子栓塞造成 TIA。主要用药有:维生素 B$_1$,每次 10 mg,3 次/天;维生素 B$_2$,每次 5 mg,3 次/天;维生素 B$_6$,每次 10 mg,3 次/天;复合维生素 B,每次 10 mg,3 次/天;维生素 C,每次 100 mg,3 次/天;叶酸片,每次5 mg,3 次/天。

(三)手术治疗

颈动脉剥脱术(CEA)和颈动脉支架治疗(CAS)适用于 70%以上的症状性颈动脉狭窄患者,实际操作上应从严掌握适应证。仅为预防脑卒中而让无症状的颈动脉狭窄患者冒险手术不是正确的选择。

七、预后与预防

(一)预后

TIA 可使发生缺血性脑卒中的危险性增加。传统观点是未经治疗的 TIA 患者约 1/3 发展成脑梗死,1/3 可反复发作,还有 1/3 可自行缓解。但经过认真、细致的中西医结合治疗,脑梗死的发生比例会减少。一般第一次 TIA 后,10%～20%的患者在其后 90 d 出现缺血性脑卒中,其中 50%发生在第 1 次 TIA 发作后 24～28 h。脑卒中发生率升高的危险因素包括高龄、糖尿病、发作时间超过 10 min、颈内动脉系统 TIA 症状(如无力和语言障碍);椎-基底动脉系统 TIA 发生脑梗死的比例较少。

(二)预防

近年来以中西医结合治疗该病的临床研究证明,在注重整体调节的前提下,病证结合,中医学辨证论治能有效减少 TIA 发作的频率及程度并减少形成脑梗死的危险因素,从而起到预防脑血管病事件发生的作用。

(栾兆芳)

第二节 脑 出 血

脑出血(intracerebral hemorrhage,ICH)也称脑溢血,是指原发性非外伤性脑实质内出血,故又称原发性或自发性脑出血。绝大多数脑出血系脑内的血管病变破裂而引起的出血是高血压伴发小动脉微动脉瘤在血压骤升时破裂所致,称为高血压性脑出血。主要病理特点为局部脑血流变化、炎症反应、脑出血后脑血肿的形成和血肿周边组织受压、水肿、神经细胞凋亡。80％的脑出血发生在大脑半球，20％发生在脑干和小脑。脑出血起病急骤，临床表现为头痛、呕吐、意识障碍、偏瘫、偏身感觉障碍等。在所有脑血管疾病患者中，脑出血占20％～30％，年发病率为(60～80)/10万，急性期病死率为30％～40％，是病死率和致残率很高的常见疾病。该病常发生于40～70岁，其中大于50岁的人群发病率最高，达93.6％，但近年来发病年龄有越来越小的趋势。

一、病因与发病机制

(一)病因

高血压及高血压合并小动脉硬化是ICH的最常见病因，约95％的ICH患者患有高血压。其他病因有先天性动静脉畸形或动脉瘤破裂、脑动脉炎血管壁坏死、脑瘤出血、血液病并发脑内出血、烟雾病、脑淀粉样血管病变、梗死性脑出血、药物滥用、抗凝或溶栓治疗等。

(二)发病机制

发病机制尚不完全清楚，与下列因素相关。

1.高血压

持续性高血压引起脑内小动脉或深穿支动脉壁脂质透明样变性和纤维蛋白样坏死，使小动脉变脆，血压持续升高，引起动脉壁疝或内膜破裂，导致微小动脉瘤或微夹层动脉瘤形成。血压骤然升高时血液自血管壁渗出或动脉瘤壁破裂，血液进入脑组织而形成血肿。此外，高血压引起远端血管痉挛，导致小血管缺氧坏死、血栓形成、斑点状出血及脑水肿，继发脑出血，可能是子痫时高血压脑出血的主要机制。脑动脉壁中层肌细胞薄弱，外膜结缔组织少且缺乏外层弹力层，豆纹动脉等穿动脉自大脑中动脉近端呈直角分出，受高血压血流冲击易发生粟粒状动脉瘤，使深穿支动脉成为脑出血的主要好发部位，故豆纹动脉外侧支称为出血动脉。

2.淀粉样脑血管病

它是老年人原发性非高血压性脑出血的常见病因，好发于脑叶，易反复发生，常表现为多发性脑出血。发病机制不清，可能为血管内皮异常导致渗透性增加，血浆成分侵入血管壁，形成纤维蛋白样坏死或变性，导致内膜透明样增厚，淀粉样蛋白沉积，使血管中膜、外膜被淀粉样蛋白取代，弹性膜及中膜平滑肌消失，形成蜘蛛状微血管瘤扩张，当情绪激动或活动诱发血压升高时血管瘤破裂，引起出血。

3.其他因素

血液病(如血友病、白血病、血小板减少性紫癜、红细胞增多症、镰状细胞病)可引起大面积脑出血。肿瘤内异常新生血管破裂或侵蚀正常脑血管也可导致脑出血。维生素B_1、维生素C缺乏或毒素(如砷)可引起脑血管内皮细胞坏死，导致脑出血，出血灶特点通常为斑点状而非融合成片。结节性多动脉炎、病毒性疾病和立克次体病等可引起血管床炎症，炎症导致血管内皮细胞坏死、血管破裂，发生脑出血。脑内小动脉、小静脉畸形破裂可引起血肿，脑内静脉循环障碍和静脉破裂亦可导致出血。血液病、肿瘤、血管炎或静脉窦闭塞性疾病等所致脑出血亦常表现为多发性脑出血。

(三)脑出血后脑水肿的发生机制

脑出血后机体和脑组织局部发生一系列病理生理反应，其中自发性脑出血后重要的继发性病理变化之一是脑水肿。血肿周围脑组织形成水肿带，继而引起神经细胞及其轴突的变性和坏死,成为患者病情恶化和死亡的主要原因之一。目前学者认为,ICH后脑水肿与占位效应、血肿内血浆蛋白渗出和血凝块回缩、血肿周围继发缺血、血肿周围组织炎症反应、水通道蛋白-4(AQP-4)及自由基级联反应等有关。

1.占位效应

占位效应主要是通过机械性压力和颅内压增高引起的。巨大血肿可立即产生占位效应,造成周围脑组织损害,并引起颅内压持续增高。早期主要为局灶性颅内压增高,随后发展为弥漫性颅内压增高,而颅内压的持续增高可引起血肿周围组织广泛性缺血,并加速缺血组织的血管通透性改变,引发脑水肿形成。同时,脑血流量降低、局部组织压力增加可促发血管活性物质从受损的脑组织中释放,破坏血-脑屏障,引发脑水肿形成。因此,血肿占位效应虽不是脑水肿形成的直接原因,但可通过影响脑血流量、周围组织压力以及颅内压等因素,间接地在脑出血后脑水肿形成机制中发挥作用。

2.血肿内血浆蛋白渗出和血凝块回缩

血肿内血液凝结是脑出血超急性期血肿周围组织脑水肿形成的首要条件。在正常情况下,脑组织细胞间隙中的血浆蛋白含量非常低,但在血肿周围组织细胞间隙中却可见血浆蛋白和纤维蛋白聚积,这可导致细胞间隙胶体渗透压增高,使水分渗透到脑组织内形成水肿。此外,血肿形成后由于血凝块回缩,使血肿腔静水压降低,这也将导致血液中的水分渗透到脑组织间隙形成水肿。凝血连锁反应激活、血凝块回缩(血肿形成后血块分离成1个红细胞中央块和1个血清包绕区)以及纤维蛋白沉积等,在脑出血后血肿周围组织脑水肿形成中发挥着重要作用。血凝块形成是脑出血血肿周围组织脑水肿形成的必经阶段,而血浆蛋白(特别是凝血酶)则是脑水肿形成的关键因素。

3.血肿周围继发缺血

脑出血后血肿周围局部脑血流量显著降低,而脑血流量的异常降低可引起血肿周围组织缺血。一般脑出血后6~8 h,血红蛋白和凝血酶释出细胞毒性物质,兴奋性氨基酸释放增多,细胞内钠聚集,则引起细胞毒性水肿;出血后4~12 h,血-脑屏障被破坏,血浆成分进入细胞间液,则引起血管源性水肿。同时,脑出血后形成的血肿在降解过程中,产生的渗透性物质和缺血的代谢产物使组织间渗透压增大,促进或加重脑水肿,从而形成血肿周围半暗带。

4.血肿周围组织炎症反应

脑出血后血肿周围中性粒细胞、巨噬细胞和小胶质细胞活化,血凝块周围活化的小胶质细胞和神经元中白细胞介素-1(IL-1)、白细胞介素-6(IL-6)、细胞间黏附因子-1(ICAM-1)和肿瘤坏死因子-α(TNF-α)表达增加。临床研究采用双抗夹心酶联免疫吸附试验,检测41例脑出血患者脑脊液 IL-1 和 S100 蛋白含量,发现急性患者脑脊液 IL-1 水平显著高于对照组,提示IL-1可能促进了脑水肿和脑损伤的发展。ICAM-1在中枢神经系统中分布广泛。Gong 等的研究证明,脑出血后12 h 神经细胞开始表达ICAM-1,3 d 达高峰,持续 10 d,表达水平逐渐下降;脑出血后 1 d 血管内皮开始表达 ICAM-1,7 d 达高峰,持续 2 周。表达ICAM-1的白细胞活化后能产生大量蛋白水解酶(特别是基质金属蛋白酶),其促使血-脑屏障通透性增加,血管源性脑水肿形成。

5.水通道蛋白-4 与脑水肿

过去学者认为水的跨膜转运是通过被动扩散实现的,而水通道蛋白(aquaporin,AQP)的发现完全改变了这种认识。现在学者认为,水的跨膜转运实际上是一个耗能的主动过程,是通过AQP实现的。AQP 在脑组织中广泛存在,可能是脑脊液重吸收、渗透压调节、脑水肿形成等生理、病理过程的分子生物学基础。迄今已发现的 AQP 至少存在 10 种亚型,其中 AQP-4 和 AQP-9 可能参与血肿周围脑组织水肿的形成。实验研究脑出血后不同时间点大鼠脑组织 AQP-4 的表达分布发现,对照组和实验组未出血侧 AQP-4 在各时间点的表达均为弱阳性,而水肿区 AQP-4 的表达从脑出血后 6 h 开始增强,3 d 时达高峰,此后逐渐回落,1 周后仍明显高于正常组。另外,随着出血时间的推移,出血侧 AQP-4 表达范围不断扩大,表达强度不断增强,并且与脑水肿严重程度呈正相关。以上结果提示,脑出血能导致细胞内、外水和电解质失衡,细胞内外渗透压发生改变,激活位于细胞膜上的 AQP-4,进而促进水和电解质通过 AQP-4 进入细胞内,导致细胞水肿。

6.自由基级联反应

脑出血后脑组织缺血缺氧,发生一系列级联反应,造成自由基浓度增加。自由基通过攻击脑内细胞膜磷脂中多聚不饱和脂肪酸和脂肪酸的不饱和双键,直接造成脑损伤,发生脑水肿;同时引起脑血管通透性增加,亦加重脑水肿,从而加重病情。

二、病理

肉眼所见:对脑出血病例尸检时可见到明显动脉粥样硬化,出血侧半球膨隆肿胀,脑回宽,脑沟窄,有时可见少量蛛网膜下腔积血,颞叶海马与小脑扁桃体处常可见脑疝痕迹,出血灶一般为 2~8 cm,绝大多数为单灶,仅 1.8%~2.7% 为多灶。常见的出血部位为壳核出血,出血向内发展可损伤内囊,出血量大时可破入侧脑室。丘脑出血时,血液常穿破第三脑室或侧脑室,向外可损伤内囊。脑桥和小脑出血时,血液可穿破第四脑室,甚至可经中脑导水管逆行进入侧脑室。原发性脑室出血,出血量小时只侵及单个脑室或多个脑室的一部分;大量出血时全部脑室均可被血液充满,脑室扩张积血,形成铸型。脑出血血肿周围脑组织受压,水肿明显,颅内压增高,脑组织可移位。幕上半球出血,血肿向下破坏或挤压丘脑下部和脑干,使其变形、移位和继发出血,并常出现小脑幕疝;如中线部位下移,可形成中心疝;颅内压增高明显或小脑出血较重时均易发生枕骨大孔疝,这些都是导致患者死亡的直接原因。急性期后,血块溶解,含铁血黄素和破坏的脑组织被吞噬细胞清除,胶质增生,小出血灶形成胶质瘢痕,大者形成囊腔,称为中风囊,腔内可见黄色液体。

显微镜观察可分为 3 期。①出血期:可见大片出血,红细胞多新鲜。出血灶边缘多出现坏死。软化的脑组织中,神经细胞消失或呈局部缺血改变,常有多形核白细胞浸润。②吸收期:出血 24~36 h 即可出现胶质细胞增生,小胶质细胞及来自血管外膜的细胞形成格子细胞,少数格子细胞含铁血黄素。星形胶质细胞增生及肥胖变性。③修复期:血液及坏死组织渐被清除,组织缺损部分由胶质细胞、胶质纤维及胶原纤维代替,形成瘢痕。出血灶较小可完全修复,较大则遗留囊腔。血红蛋白代谢产物长久地残存于瘢痕组织中,呈现棕黄色。

三、临床表现

(一)症状与体征

1.意识障碍

多数患者发病时很快出现不同程度的意识障碍,轻者可呈嗜睡,重者可昏迷。

2.高颅压征

表现为头痛、呕吐。病灶侧头痛重,可见意识朦胧或浅昏迷者用健侧手触摸病灶侧头部;呕吐多为喷射性,呕吐物为胃内容物,如合并消化道出血,呕吐物可为咖啡样物。

3.偏瘫

病灶对侧肢体瘫痪。

4.偏身感觉障碍

病灶对侧肢体感觉障碍,主要是痛觉、温度觉减退。

5.脑膜刺激征

其见于脑出血已破入脑室、蛛网膜下腔以及脑室原发性出血之时,可有颈项强直或强迫头位,Kernig征呈阳性。

6.失语症

优势半球出血者多伴有运动性失语症。

7.瞳孔与眼底异常

瞳孔可不等大、双瞳孔缩小或散大。眼底可有视网膜出血和视盘水肿。

8.其他症状

其他症状有心律不齐、呃逆、呕吐咖啡色样胃内容物、呼吸节律紊乱、体温迅速上升及心电图异常等。脉搏常有力或缓慢,血压多升高,可出现肢端发绀,偏瘫侧多汗,面色苍白或潮红。

(二)不同部位脑出血的临床表现

1.基底节区出血

基底节区出血为脑出血中最多见者,占 60%～70%。其中壳核出血最多,约占脑出血的60%,主要是豆纹动脉(尤其是其外侧支)破裂引起;丘脑出血较少,约占 10%,主要是丘脑穿动脉或丘脑膝状体动脉破裂引起;尾状核及屏状核出血少见。虽然各核出血有其特点,但出血较多时均可侵及内囊,出现一些共同症状。现将常见的症状分轻、重型叙述如下。

(1)轻型:多属于壳核出血,出血量一般为数毫升至 30 mL,或为丘脑小量出血,出血量仅数毫升,出血限于丘脑或侵及内囊后肢。患者突然头痛、头晕、恶心呕吐、意识清楚或轻度障碍,出血灶对侧出现不同程度的偏瘫,亦可出现偏身感觉障碍及偏盲(三偏征),两眼可向病灶侧凝视,优势半球出血可有失语。

(2)重型:多属于壳核大量出血,向内扩展或穿破脑室,出血量可达 30～160 mL;或丘脑较大量出血,血肿侵及内囊或破入脑室。发病突然,意识障碍重,鼾声明显,呕吐频繁,可吐咖啡样胃内容物(由胃部应激性溃疡所致)。丘脑出血病灶对侧常有偏身感觉障碍或偏瘫,肌张力低,可引出病理反射,取平卧位时,患侧下肢呈外旋位。但感觉障碍常先于或重于运动障碍,部分病例病灶对侧可出现自发性疼痛。常有眼球运动障碍(眼球向上注视麻痹,呈下视内收状态)。瞳孔缩小或不等大,一般为出血侧散大,提示小脑幕疝已形成;部分病例有丘脑性失语(言语缓慢而不清,重复言语,发音困难,复述差,朗读正常)或丘脑性痴呆(记忆力减退,计算力下降,有情感障碍,人格改变等)。如病情发展,血液大量破入脑室或损伤丘脑下部及脑干,昏迷加深,出现去大脑强直或四肢弛缓,面色潮红或苍白,出冷汗,鼾声大作,有中枢性高热或体温过低,甚至出现肺水肿、上消化道出血等内脏并发症,最后多发生枕骨大孔疝死亡。

2.脑叶出血

脑叶出血又称皮质下白质出血。应用 CT 以后,发现脑叶出血约占脑出血的 15%,发病年龄在 11～80 岁,40 岁以下发病占 30%,年轻人的脑叶出血多由血管畸形(包括隐匿性血管畸形)、烟雾病引起,老年人的脑叶出血常见于高血压动脉硬化及淀粉样血管病等。脑叶出血最多见于顶叶,其次多见于颞叶、枕叶、额叶,40% 为跨叶出血。脑叶出血除意识障碍、颅内高压和抽搐等常见症状外,还有各脑叶的特异表现。

(1)额叶出血:常有一侧或双侧的前额痛、病灶对侧偏瘫。部分病例有精神行为异常、凝视麻痹、言语障碍和癫痫发作。

(2)顶叶出血:常有病灶侧颞部疼痛,病灶对侧的轻偏瘫或单瘫、深浅感觉障碍和复合感觉障碍,体象障碍、手指失认和结构失用症等,少数病例可出现下象限盲。

(3)颞叶出血:常有耳部或耳前部疼痛,病灶对侧偏瘫,但上肢瘫重于下肢瘫、中枢性面瘫、中枢性舌瘫可有对侧上象限盲;优势半球出血可出现感觉性失语或混合性失语;可有颞叶癫痫、幻嗅、幻视、兴奋躁动等精神症状。

(4)枕叶出血:可出现同侧眼部疼痛、同向性偏盲和黄斑回避现象,可有一过性黑蒙和视物变形。

3.脑干出血

(1)中脑出血:中脑出血少见,自 CT 应用于临床后,临床已可诊断。轻症患者表现为突然出现复视、眼睑下垂、一侧或两侧瞳孔扩大、眼球不同轴、水平或垂直眼震,同侧肢体共济失调,也可表现 Weber 综合征或 Benedikt 综合征。重者出现昏迷、四肢迟缓性瘫痪、去大脑强直,常迅速死亡。

(2)脑桥出血:占脑出血的 10% 左右。病灶多位于脑桥中部的基底部与被盖部之间。患者表现突然头痛,同侧第 Ⅵ、Ⅶ、Ⅷ 对脑神经麻痹,对侧偏瘫(交叉性瘫痪),出血量大或病情重者常有四肢瘫,很快进入意识障碍,出现针尖样瞳孔、去大脑强直、呼吸障碍,多迅速死亡。可伴中枢性高热、大汗和应激性溃疡等。一侧脑桥小量出血可表现为 Foville 综合征、闭锁综合征和 Millard-Gubler 综合征。

(3)延髓出血:延髓出血更为少见,突然出现意识障碍,血压下降,呼吸节律不规则,心律失常,轻症病例可呈 Wallenberg 综合征,重症病例常因呼吸心跳停止而死亡。

4.小脑出血

小脑出血约占脑出血的 10%,多见于一侧半球的齿状核部位,也可发生于小脑蚓部。发病突然,眩晕明显,频繁呕吐,枕部疼痛,病灶侧共济失调,可见眼球震颤,同侧周围性面瘫,颈项强直等,如不仔细检查,易误诊为蛛网膜下腔出血。当出血量不大时,主要表现为小脑症状,如病灶侧共济失调,眼球震颤,构音障碍和吟诗样语言,无偏瘫。出血量增加时,还可表现出脑桥受压体征,如展神经麻痹、侧视麻痹、肢体偏瘫和/或锥体束征。若病情继续加重,颅内压增高明显,昏迷加深,极易发生枕骨大孔疝死亡。

5.脑室出血

脑室出血分原发性与继发性。继发性是指脑实质出血破入脑室;原发性指脉络丛血管出血及室管膜下动脉破裂出血,血液直流入脑室。以前学者认为脑室出血罕见,现已证实脑室出血占脑出血的 3%～5%。55% 的患者的出血量较少,仅部分脑室有血,脑脊液呈血性,类似蛛网膜下腔出血。临床常表现为头痛、呕吐、项强、Kernig 征阳性、意识清楚或一过性意识障碍,但常无偏瘫体征,脑脊液呈血性,酷似蛛网膜下腔出血,预后良好,可以完全恢复正常;出血量大,全部脑室均被血液充满者的临床表现符合既往所谓脑室出血的症状,即发病后突然头痛、呕吐、昏迷、瞳孔缩小或时大时小,眼球浮动或分离性斜视,四肢肌张力增大,病理反射阳性,早期出现去大脑强直,严重者的双侧瞳孔散大,呼吸深,鼾声明显,体温明显升高,面部充血多汗,预后极差,多迅速死亡。

四、辅助检查

(一)头颅 CT

发病后 CT 平扫可显示近圆形或卵圆形均匀高密度的血肿病灶,边界清楚,可确定血肿部位、大小、形态及是否破入脑室,血肿周围有无低密度水肿带及占位效应(脑室受压、脑组织移位)和梗阻性脑积水等。早期可发现边界清楚、均匀的高度密度灶,CT 值为 $60\sim80$ HU,周围环绕低密度水肿带。血肿范围大时可见占位效应。根据 CT 影像估算出血量可采用简单易行的多田计算公式:出血量(mL)=0.5×最大面积长轴(cm)×最大面积短轴(mL)×层面数。出血后 $3\sim7$ d,血红蛋白破坏,纤维蛋白溶解,高密度区向心性缩小,边缘模糊,周围低密度区扩大。病后 $2\sim4$ 周,形成等密度或低密度灶。病后 2 个月左右,血肿区形成囊腔,其密度与脑脊液近乎相等,两侧脑室扩大;增强扫描,可见血肿周围有环状高密度强化影,其大小、形状与原血肿相近。

(二)头颅 MRI/MRA

MRI 的表现主要取决于血肿所含血红蛋白量的变化。发病 1 d 内,血肿呈 T_1 等信号或低信号,T_2 呈高信号或混合信号;第 2 天~1 周,T_1 为等信号或稍低信号,T_2 为低信号;第 $2\sim4$ 周,T_1 和 T_2 均为高信号;4 周后,T_1 呈低信号,T_2 为高信号。此外,磁共振血管成像(MRA)可帮助发现脑血管畸形、肿瘤及血管瘤等病变。

(三)数字减影血管造影(DSA)

DSA 对脑叶出血、原因不明或怀疑脑血管畸形、血管瘤、烟雾病和血管炎患者有意义,尤其血压正常的年轻患者应通过 DSA 查明病因。

(四)腰椎穿刺检查

在无条件做 CT,且病情不重时,无明显颅内高压者可进行腰椎穿刺检查。脑出血者的脑脊液压力常增大,若出血破入脑室或蛛网膜下腔,脑脊液多呈均匀血性。有脑疝及小脑出血者应禁做腰椎穿刺检查。

(五)TCD

由于简单及无创,可在床边进行检查,TCD 已成为监测脑出血患者脑血流动力学变化的重要方法。①通过检测脑动脉血流速度,间接监测脑出血的脑血管痉挛范围及程度,脑血管痉挛时其血流速度增大;②测定血流速度、血流量和血管外周阻力可反映颅内压增高时脑血流灌注情况,如颅内压超过动脉压,收缩期及舒张期血流信号消失,无血流灌注;③提供脑动静脉畸形、动脉瘤等病因诊断的线索。

(六)EEG

EEG 可反映脑出血患者的脑功能状态。意识障碍可见两侧弥漫性慢活动,病灶侧明显;无意识障碍时,基底节和脑叶出血出现局灶性慢波,脑叶出血靠近皮质时可发放局灶性棘波或尖波;小脑出血,无意识障碍时脑电图多正常,部分患者同侧枕颞部出现慢活动;中脑出血多见两侧阵发性同步高波幅慢活动;脑桥出血患者昏迷时可见 $8\sim12$ Hz α 波、低波幅 β 波、纺锤波或弥漫性慢波等。

(七)心电图

可及时发现脑出血合并心律失常或心肌缺血,甚至心肌梗死。

(八)血液检查

重症脑出血急性期白细胞数可增至 $(10\sim20)\times10^9$/L,并可出现血糖含量升高,蛋白尿、尿糖、血尿素氮含量增加,血清肌酶含量升高等。但均为一过性,可随病情缓解而消退。

五、诊断与鉴别诊断

(一)诊断要点

1.一般性诊断要点

(1)急性起病,常有头痛、呕吐、意识障碍、血压升高和局灶性神经功能缺损症状,部分病例有眩晕或抽搐发作。饮酒、情绪激动、过度劳累等是常见的发病诱因。

(2)常见的局灶性神经功能缺损症状和体征包括偏瘫、偏身感觉障碍、偏盲等,多于数分钟至数小时达到高峰。

(3)头颅 CT 扫描可见病灶中心呈高密度改变,病灶周边常有低密度水肿带。头颅 MRI/MRA有助于脑出血的病因学诊断和观察血肿的演变过程。

2.各部位脑出血的临床诊断要点

(1)壳核出血:①对侧肢体偏瘫,优势半球出血常出现失语;②对侧肢体感觉障碍,主要是痛觉、温度觉减退;③对侧偏盲;④凝视麻痹,呈双眼持续性向出血侧凝视;⑤尚可出现失用、体象障碍、记忆力和计算力障碍、意识障碍等。

(2)丘脑出血:①丘脑型感觉障碍,对侧半身深浅感觉减退、感觉过敏或自发性疼痛;②运动障碍,出血侵及内囊可出现对侧肢体瘫痪,下肢瘫重于上肢瘫;③丘脑性失语,言语缓慢而不清,重复言语,发音困难,复述差,朗读正常;④丘脑性痴呆,记忆力减退,计算力下降,有情感障碍,人格改变;⑤眼球运动障碍,眼球向上注视麻痹,常向内下方凝视。

(3)脑干出血:①中脑出血,突然出现复视,眼睑下垂;一侧或两侧瞳孔扩大,眼球不同轴,水平或垂直眼震,同侧肢体共济失调,也可表现 Weber 综合征或 Benedikt 综合征;严重者很快出现意识障碍,去大脑强直。②脑桥出血,突然头痛,呕吐,眩晕,复视,眼球不同轴,交叉性瘫痪或偏瘫、四肢瘫等。出血量较大时,患者很快进入意识障碍,表现出针尖样瞳孔,去大脑强直,呼吸障碍,并可伴有高热、大汗、应激性溃疡等,多迅速死亡;出血量较少时可表现为一些典型的综合征,如 Foville 综合征、Millard-Gubler 综合征和闭锁综合征。③延髓出血,突然出现意识障碍,血压下降,呼吸节律不规则,心律失常,继而死亡。轻者可表现为不典型的 Wallenberg 综合征。

(4)小脑出血:①突发眩晕、呕吐、后头部疼痛,无偏瘫;②有眼震,站立和步态不稳,肢体共济失调、肌张力降低及颈项强直;③头颅 CT 扫描显示小脑半球或小脑蚓高密度影及第四脑室、脑干受压。

(5)脑叶出血:①额叶出血,前额痛、呕吐、痫性发作较多见;有对侧偏瘫、共同偏视、精神障碍;优势半球出血时可出现运动性失语。②顶叶出血,偏瘫较轻,而偏侧感觉障碍显著;对侧下象限盲,优势半球出血时可出现混合性失语。③颞叶出血,表现为对侧中枢性面瘫、中枢性舌瘫及上肢为主的瘫痪;对侧上象限盲;优势半球出血时可有感觉性或混合性失语;可有颞叶癫痫、幻嗅、幻视。④枕叶出血,对侧同向性偏盲,并有黄斑回避现象,可有一过性黑蒙和视物变形;多无肢体瘫痪。

(6)脑室出血:①突然头痛、呕吐,迅速进入昏迷或昏迷逐渐加深;②双侧瞳孔缩小,四肢肌张力增大,病理反射阳性,早期出现去大脑强直,脑膜刺激征阳性;③常出现丘脑下部受损的症状及体征,如上消化道出血、中枢性高热、大汗、应激性溃疡、急性肺水肿、血糖水平升高、尿崩症;④脑脊液压力升高,呈血性;⑤轻者仅表现头痛、呕吐、脑膜刺激征阳性,无局限性神经体征。临床上易误诊为蛛网膜下腔出血,需通过头颅 CT 检查来确定诊断。

(二)鉴别诊断

1.脑梗死

脑梗死发病较缓,或病情呈进行性加重;头痛、呕吐等颅内压增高症状不明显;典型病例一般不难鉴别;但脑出血与大面积脑梗死、少量脑出血与脑梗死的临床症状相似,鉴别较困难,常需头颅 CT 鉴别。

2.脑栓塞

脑栓塞起病急骤,一般缺血范围较广,症状常较重,常伴有风湿性心脏病、心房颤动、细菌性心内膜炎、心肌梗死或其他容易产生栓子来源的疾病。

3.蛛网膜下腔出血

蛛网膜下腔出血好发于年轻人,突发剧烈头痛,或呈爆裂样头痛,以颈枕部明显,有的疼痛可牵涉颈背、双下肢。呕吐较频繁,少数严重患者呈喷射状呕吐。约 50% 的患者(尤其是老年患者)可出现短暂、不同程度的意识障碍。常见一侧动眼神经麻痹,视神经、三叉神经和展神经麻痹较常见,脑膜刺激征常见,无偏瘫等脑实质损害的体征,头颅 CT 可帮助鉴别。

4.外伤性脑出血

外伤性脑出血是闭合性头部外伤所致,发生于受冲击颅骨下或对冲部位,常见于额极和颞极,外伤史可提供诊断线索,CT 可显示血肿外形不整。

5.内科疾病导致的昏迷

(1)糖尿病昏迷:①糖尿病酮症酸中毒,多数患者在发生意识障碍前数天有多尿、烦渴多饮和乏力,随后出现食欲缺乏、恶心、呕吐,常伴头痛、嗜睡、烦躁、呼吸深快,呼气中有烂苹果味(丙酮)。随着病情进一步发展,出现严重失水,尿量减少,皮肤弹性差,眼球下陷,脉细速,血压下降,至晚期时各种反射迟钝甚至消失,嗜睡甚至昏迷。尿糖、尿酮体呈强阳性,血糖和血酮体含量均升高。头部 CT 结果为阴性。②高渗性非酮症糖尿病昏迷,起病时常先有多尿、多饮,但多食不明显,或反而食欲缺乏,以致常被忽视。失水随病程进展逐渐加重,出现神经精神症状,表现为嗜睡、幻觉、定向障碍、偏盲、上肢拍击样粗震颤、痫性发作(多为局限性发作)等,最后陷入昏迷。尿糖强阳性,但无酮症或较轻,血尿素氮及肌酐水平升高。突出地表现为血糖水平常高至 33.3 mmol/L(600 mg/dL)以上,一般为 33.3~66.6 mmol/L(600~1 200 mg/dL);血钠水平升高,可达 155 mmol/L;血浆渗透压显著升高,达 330~460 mmol/L,一般在 350 mmol/L 以上。头部 CT 结果为阴性。

(2)肝性昏迷:有严重肝病和/或广泛门体侧支循环,精神紊乱、昏睡或昏迷,明显肝功能损害或血氨水平升高,扑翼(击)样震颤和典型的脑电图改变(高波幅的 δ 波,每秒少于 4 次)等,有助于诊断与鉴别诊断。

(3)尿毒症昏迷:出现少尿(尿量<400 mL/d)或无尿(尿量<50 mL/d),血尿,蛋白尿,管型尿,氮质血症,水、电解质紊乱和酸碱失衡等。

(4)急性酒精中毒:①兴奋期,血乙醇浓度达到 11 mmol/L(50 mg/dL)即感到头痛、欣快、兴奋。血乙醇浓度超过 16 mmol/L(75 mg/dL),患者健谈、饶舌、情绪不稳定、自负、易激怒,可有粗鲁行为或攻击行动,也可能沉默、孤僻;血乙醇浓度达到 22 mmol/L(100 mg/dL)时,驾车易发生车祸。②共济失调期,血乙醇浓度达到 33 mmol/L(150 mg/dL)时,肌肉运动不协调,行动笨拙,言语含糊不清,眼球震颤,视力模糊,复视,步态不稳,出现明显共济失调。血乙醇浓度达到 43 mmol/L（200 mg/dL）时，出现恶心、呕吐、困倦。③昏迷期，血乙醇浓度升至54 mmol/L（250 mg/dL）时，患者进入昏迷期，表现昏睡、瞳孔散大、体温降低。血乙醇浓度超过87 mmol/L（400 mg/dL）时，患者陷入深昏迷，心率快，血压下降，呼吸慢而有鼾音，可出现呼吸、循环麻痹而危及生命。实验室检查可见血清乙醇浓度升高，呼出气中乙醇浓度与血清乙醇浓度相当；动脉血气分析可见轻度代谢性酸中毒；电解质失衡，可见低血钾、低血镁和低血钙；血糖水平可降低。

（5）低血糖昏迷：低血糖昏迷是指各种原因引起的重症的低血糖症。患者突然昏迷、抽搐，表现为局灶神经系统症状的低血糖易被误诊为脑出血。血糖水平低于 2.8 mmol/L，推注葡萄糖后症状迅速缓解，发病后 72 h 复查头部 CT 结果为阴性。

（6）药物中毒：①镇静催眠药中毒，患者有服用大量镇静催眠药史，出现意识障碍和呼吸抑制及血压下降。从患者的胃液、血液、尿液中检出镇静催眠药。②阿片类药物中毒，患者有服用大量吗啡或哌替啶等阿片类药物史，或有吸毒史，除了出现昏迷、针尖样瞳孔（哌替啶的急性中毒瞳孔反而扩大）、呼吸抑制"三联征"外，还可出现发绀、面色苍白、肌肉无力、惊厥、牙关紧闭、角弓反张，呼吸先浅而慢，后为叹息样或潮式呼吸，肺水肿，休克，瞳孔对光反射消失，死于呼吸衰竭。血、尿阿片类毒物成分定性试验呈阳性。使用纳洛酮可迅速逆转阿片类药物所致的昏迷、呼吸抑制、缩瞳等毒性作用。

（7）CO 中毒：①轻度中毒，血液碳氧血红蛋白（COHb）浓度可达 10%～20%。患者有剧烈头痛、头晕、心悸、四肢无力、恶心、呕吐、嗜睡、意识模糊、视物不清、感觉迟钝、谵妄、幻觉、抽搐以及口唇黏膜呈樱桃红色等。②中度中毒，血液 COHb 浓度可高达 30%～40%。患者出现呼吸困难、意识丧失、昏迷，对疼痛刺激可有反应，瞳孔对光反射和角膜反射可迟钝，腱反射减弱，呼吸、血压和脉搏可有改变。经治疗可恢复且无明显并发症。③重度中毒，血液 COHb 浓度可高于50%。深昏迷，各种反射消失。患者可呈去大脑皮质状态（患者可以睁眼，但无意识，不语，不动，不主动进食或大小便，呼之不应，推之不动，肌张力增强），常有脑水肿、惊厥、呼吸衰竭、肺水肿、上消化道出血、休克和严重的心肌损害，出现心律失常，偶尔可发生心肌梗死。有时并发脑局灶损害，出现锥体系或锥体外系损害体征。监测血中 COHb 浓度可明确诊断。

应详细询问病史，内科疾病导致昏迷者有相应的内科疾病病史，仔细查体，局灶体征不明显；脑出血者则同向偏视，一侧瞳孔散大，一侧面部出现船帆现象，一侧上肢出现扬鞭现象，一侧下肢呈外旋位，血压升高。CT 检查可帮助鉴别。

六、治疗

急性期的主要治疗原则是保持安静，防止继续出血；积极抗脑水肿，降低颅内压；调整血压；改善循环；促进神经功能恢复；加强护理，防治并发症。

（一）一般治疗

1.保持安静

（1）卧床休息 3～4 周，脑出血发病后 24 h 内（特别是 6 h 内）可有活动性出血或血肿继续扩大，应尽量减少搬运，就近治疗。需对重症患者严密观察体温、脉搏、呼吸、血压、瞳孔和意识状态等生命体征变化。

（2）保持呼吸道通畅，把患者的头部抬高 15°～30°，切忌无枕仰卧；疑有脑疝时应把床脚抬高45°，应把意识障碍患者的头歪向一侧，以利于口腔、气道分泌物及呕吐物流出；痰稠不易吸出，则要行气管切开,必要时吸氧,以使动脉血氧饱和度维持在90%以上。

(3)意识障碍或消化道出血者宜禁食24～48 h。发病后3 d仍不能进食,应鼻饲以确保营养。可给过度烦躁不安的患者用适量镇静药。

(4)注意口腔护理,保持大便通畅,应给留置导尿管的患者做膀胱冲洗以预防尿路感染。加强护理,经常翻身,预防压疮,保持肢体功能位置。

(5)注意水、电解质平衡,加强营养。注意补钾,液体量应控制在2 000 mL/d左右,或以尿量加500 mL来估算,对不能进食者鼻饲各种营养品。对于频繁呕吐、胃肠道功能减弱或有严重的应激性溃疡者,应考虑给予肠外营养。如有高热、多汗、呕吐或腹泻,可适当增加入液量,或静脉滴注500 mL 10%的脂肪乳,每天1次。如需长期采用鼻饲,应考虑胃造瘘术。

(6)脑出血急性期血糖含量升高可以是原有糖尿病的表现或是应激反应。高血糖和低血糖都能加重脑损伤。当患者的血糖含量升高,超过11.1 mmol/L时,应立即给予胰岛素治疗,将血糖含量控制在8.3 mmol/L以下。同时应监测血糖,若发生低血糖,可口服葡萄糖或注射葡萄糖注射液。

2.亚低温治疗

能够减轻脑水肿,减少自由基产生,促进神经功能缺损恢复,改善患者预后。降温方法:立即行气管切开,静脉滴注冬眠肌松合剂(0.9%的氯化钠注射液500 mL+氯丙嗪100 mg+异丙嗪100 mg),同时用冰毯机降温。用床旁监护仪连续监测体温(T)、心率(HR)、血压(BP)、呼吸(R)、脉搏(P)、血氧饱和度(SpO₂)、颅内压(ICP)。直肠温度(RT)维持在34 ℃～36 ℃,持续3～5 d。根据患者的T、HR、BP、肌张力等调节冬眠肌松合剂的用量和滴注速度。保留自主呼吸,必要时应用同步呼吸机辅助呼吸,维持SpO₂在95%以上,10～12 h将RT降至34 ℃～36 ℃。ICP降至正常值后72 h,停止亚低温治疗。采用每天恢复1 ℃～2 ℃,复温速度不超过0.1 ℃/h。在24～48 h,将患者的RT复温至36.5 ℃～37 ℃。局部亚低温治疗实施得越早,效果越好,建议在脑出血发病6 h内使用,治疗最好持续48～72 h。

(二)调控血压和防止再出血

一般脑出血患者的血压高,甚至比平时更高,这是因为颅内压增高时机体有保证脑组织供血的代偿性反应,当颅内压下降时血压亦随之下降,因此一般不应使用降血压药物,尤其是注射利血平等强有力的降压剂。目前理想的血压控制水平还未确定,主张采取个体化原则,应根据患者年龄、病前有无高血压、病后血压情况等确定适宜的血压水平。但血压过高时,再出血的危险性易增加,应及时控制高血压。一般来说,收缩压≥26.7 kPa(200 mmHg),舒张压≥15.3 kPa(115 mmHg)时,应做降血压治疗,使血压控制于治疗前原有血压水平或略高于原有水平。收缩压≤24.0 kPa(180 mmHg)或舒张压≤15.3 kPa(115 mmHg)时,或平均动脉压≤17.3 kPa(130 mmHg)时可暂时不使用降压药,但需密切观察。收缩压在24.0～30.7 kPa(180～230 mmHg)或舒张压在14.0～18.7 kPa(105～140 mmHg),宜口服卡托普利、美托洛尔等降压药,收缩压24.0 kPa(180 mmHg)以下或舒张压14.0 kPa(105 mmHg)以下,可观察而不用降压药。急性期过后(约2周),血压仍持续过高时可系统使用降压药,急性期血压急骤下降表明病情严重,应给予升压药物以保证足够的脑供血量。

止血剂及凝血剂对脑出血并无效果,但如合并消化道出血或有凝血障碍时仍可使用。消化道出血时,还可经胃管鼻饲或口服云南白药、三七粉、氢氧化铝凝胶和/或冰牛奶、冰盐水等。

（三）控制脑水肿

脑出血后 48 h 水肿达到高峰，维持 3～5 d 或更长时间后逐渐消退。脑水肿可使 ICP 升高和导致脑疝，是影响功能恢复的主要因素和导致早期死亡的主要死因。积极控制脑水肿、降低 ICP 是脑出血急性期治疗的重要环节，必要时可行 ICP 监测。治疗目标是使 ICP 降至 2.7 kPa（20 mmHg）以下，脑灌注压大于 9.3 kPa（70 mmHg），应首先控制可加重脑水肿的因素，保持呼吸道通畅，适当给氧，维持有效脑灌注，限制液体和盐的摄入量等。应用皮质类固醇减轻脑出血后脑水肿和降低 ICP 的有效证据不充分；脱水药只有短暂作用，常用 20％的甘露醇、利尿药（如呋塞米）。

1.20％的甘露醇

20％的甘露醇为渗透性脱水药，可在短时间内使血浆渗透压明显升高，形成血与脑组织间渗透压差，使脑组织间液水分向血管内转移，经肾脏排出，每 8 g 甘露醇可由尿中带出 100 mL 水分，用药后 20～30 min开始起效，2～3 h作用达峰。常用剂量为 125～250 mL，6～8 h 1 次，疗程为 7～10 d。如患者出现脑疝征象可快速加压经静脉或颈动脉推注，可暂时缓解症状，为术前准备赢得时间。冠心病、心肌梗死、心力衰竭和肾功能不全者慎用，注意用药不当可诱发肾衰竭和水及电解质失衡。因此，在应用甘露醇脱水时，一定要严密观察患者的尿量、血钾水平和心肾功能，一旦出现尿少、血尿、无尿，应立即停用。

2.利尿剂

呋塞米注射液较常用，脱水作用不如甘露醇，但可抑制脑脊液产生，用于心肾功能不全、不能用甘露醇的患者，常与甘露醇合用，减少甘露醇的用量。每次 20～40 mg，每天 2～4 次，静脉注射。

3.甘油果糖氯化钠注射液

该药为高渗制剂，通过高渗透性脱水，能使脑水分含量减少，降低颅内压。该药降低颅内压的作用起效较缓，持续时间较长，可与甘露醇交替使用。推荐剂量为每次 250～500 mL，每天 1～2 次，静脉滴注，连用 7 d 左右。

4.10％的人血清蛋白

该药通过提高血浆胶体渗透压发挥对脑组织脱水降颅压作用，改善病灶局部脑组织水肿，作用持久。该药适用于低蛋白血症的脑水肿伴高颅压的患者。推荐剂量为每次 10～20 g，每天 1～2 次，静脉滴注。该药可增加心脏负担，心功能不全者慎用。

5.地塞米松

地塞米松可防止脑组织内星形胶质细胞肿胀，降低毛细血管的通透性，维持血-脑屏障功能。抗脑水肿作用起效慢，用药后 12～36 h 起效。剂量为每天 10～20 mg，静脉滴注。由于易并发感染或使感染扩散，可促进或加重应激性上消化道出血，影响血压和血糖控制等，临床不主张常规使用，病情危重、不伴上消化道出血者可早期短时间应用。

若药物脱水、降颅压效果不明显，出现颅高压危象，可考虑外科手术开颅减压。

（四）控制感染

发病早期或病情较轻时通常不需使用抗生素。老年患者合并意识障碍易并发肺部感染，合并吞咽困难易发生吸入性肺炎，尿潴留或导尿易合并尿路感染，可根据痰液或尿液培养、药物敏感试验等选用抗生素治疗。

(五)维持水电解质平衡

患者液体的输入量最好根据其中心静脉压(CVP)和肺毛细血管楔压(PCWP)来调整,CVP保持在0.7～1.2 kPa(5～12 mmHg)或者 PCWP维持在1.3～1.9 kPa(10～14 mmHg)。无此条件时每天液体输入量可按前 1 d 尿量＋500 mL 估算。每天补钠 50～70 mmol/L,补钾 40～50 mmol/L,糖类13.5～18 g。使用的液体应以 0.9%的氯化钠注射液或复方氯化钠注射液(林格液)为主,避免用高渗糖水,若用糖,可按每 4 g 糖加 1 U 胰岛素后再使用。由于患者使用大量脱水药、进食少、合并感染等,极易出现电解质紊乱和酸碱失衡,应加强监护和及时纠正,对意识障碍患者可通过鼻饲管补充足够热量的营养和液体。

(六)对症治疗

1.中枢性高热

宜先行物理降温,如在头部、腋下及腹股沟区放置冰袋,戴冰帽或睡冰毯。效果不佳者可用多巴胺受体激动剂,如溴隐亭 3.75 mg/d,逐渐加量至 7.5～15.0 mg/d,分次服用。

2.痫性发作

可静脉缓慢推注(注意患者的呼吸)地西泮 10～20 mg,控制发作后可给予卡马西平片,每次100 mg,每天 2 次。

3.应激性溃疡

丘脑、脑干出血患者常合并应激性溃疡和引起消化道出血,机制不明,可能是出血影响边缘系统、丘脑、丘脑下部及下行自主神经纤维,使肾上腺皮质激素和胃酸分泌大量增加,黏液分泌减少及屏障功能削弱。常在病后第 2～14 d 突然发生,可反复出现,表现呕血及黑便,出血量大时常见烦躁不安、口渴、皮肤苍白、湿冷、脉搏细速、血压下降、尿量减少等外周循环衰竭表现。可采取抑制胃酸分泌和加强胃黏膜保护治疗,用 H_2 受体阻滞剂:①雷尼替丁,每次 150 mg,每天2 次,口服。②西咪替丁,0.4～0.8 g/d,加入 0.9%的氯化钠注射液中,静脉滴注。③注射用奥美拉唑钠,每次 40 mg,每 12 h 静脉注射 1 次,连用 3 d。还可用硫糖铝,每次 1 g,每天 4 次,口服;或氢氧化铝凝胶,每次 40～60 mL,每天 4 次,口服。若发生上消化道出血,可用去甲肾上腺素4～8 mg加冰盐水 80～100 mL,每天4～6 次,口服;云南白药,每次 0.5 g,每天 4 次,口服。保守治疗无效时可在胃镜下止血,须注意呕血引起窒息,并补液或输血维持血容量。

4.心律失常

心房颤动常见,多见于病后前 3 d。心电图复极改变常导致易损期延长,易损期出现的期前收缩可导致室性心动过速或心室颤动。这可能是脑出血患者易发生猝死的主要原因。心律失常影响心排血量,降低脑灌注压,可加重原发脑病变,影响预后。应注意改善冠心病患者的心肌供血,给予常规抗心律失常治疗,及时纠正电解质紊乱,可试用 β 受体阻滞剂和钙通道阻滞剂治疗,维护心脏功能。

5.大便秘结

脑出血患者由于卧床等,常会出现便秘。用力排便时腹压增大,从而使颅内压升高,可加重脑出血症状。便秘时腹胀不适,使患者烦躁不安,血压升高,亦可使病情加重,故脑出血患者便秘的护理十分重要。便秘时可用甘油灌肠剂,让患者侧卧,将甘油灌肠剂插入肛门内 6～10 cm,将60 mL 药液缓慢注入直肠内,5～10 min 即可排便;缓泻剂如酚酞 2 片,每晚口服,亦可用中药番泻叶 3～9 g,泡服。

6.稀释性低钠血症

稀释性低钠血症又称血管升压素分泌异常综合征,10％的脑出血患者可发生该病。因血管升压素分泌减少,尿排钠增多,血钠降低,可加重脑水肿,每天应限制水摄入量在800～1 000 mL,补钠9～12 g;宜缓慢纠正,以免导致脑桥中央髓鞘溶解症。另有脑耗盐综合征,是心钠素分泌过高导致低钠血症,应输液补钠治疗。

7.下肢深静脉血栓形成

急性脑卒中患者易并发下肢和瘫痪肢体深静脉血栓形成,患肢进行性水肿和发硬,肢体静脉血流图检查可确诊。勤翻身、被动活动或抬高瘫痪肢体可预防;治疗可用肝素5 000 U,静脉滴注,每天1次;或低分子量肝素,每次4 000 U,皮下注射,每天2次。

(七)外科治疗

外科治疗可挽救重症患者的生命及促进神经功能恢复,手术宜在发病后6～24 h进行,预后直接与术前意识水平有关,昏迷患者的手术效果通常不佳。

1.手术指征

(1)脑叶出血:患者清醒,无神经障碍和小血肿(＜20 mL),不必手术,可密切观察和随访。患者有意识障碍、大血肿和在CT片上有占位征,应手术。

(2)基底节和丘脑出血:大血肿、神经障碍者应手术。

(3)脑桥出血:原则上内科治疗。但对非高血压性脑桥出血(如海绵状血管瘤),可手术治疗。

(4)小脑出血:血肿直径≥2 cm者应手术,特别是合并脑积水、意识障碍、神经功能缺失和占位征者。

2.手术禁忌证

(1)深昏迷(GCS 3～5级)或去大脑强直。

(2)生命体征不稳定,如血压过高、高热、呼吸不规则,或有严重系统器质病变。

(3)脑干出血。

(4)基底节或丘脑出血影响到脑干。

(5)病情发展急骤,发病数小时即深昏迷。

3.常用手术方法

(1)小脑减压术:是高血压性小脑出血最重要的外科治疗方法,可挽救生命和逆转神经功能缺损,病程早期患者处于清醒状态时手术效果好。

(2)开颅血肿清除术:占位效应引起中线结构移位和初期脑疝时外科治疗可能有效。

(3)应用钻孔扩大骨窗血肿清除术。

(4)应用钻孔微创颅内血肿清除术。

(5)应用脑室出血脑室引流术。

(八)早期康复治疗

原则上应尽早开始康复治疗。在神经系统症状不再进展,没有严重精神、行为异常,生命体征稳定,没有严重的并发症、合并症时即可开始康复治疗的介入,但需注意康复方法的选择。早期康复治疗对恢复患者的神经功能、提高生活质量是十分有利的。早期对瘫痪肢体进行按摩及被动运动,开始有主动运动时即应根据康复要求按阶段进行训练,以促进神经功能恢复,避免出现关节挛缩、肌肉萎缩和骨质疏松;对失语患者需加强言语康复训练。

(九)加强护理,防治并发症

常见的并发症有肺部感染、上消化道出血、吞咽困难、水和电解质紊乱、下肢静脉血栓形成、肺栓塞、肺水肿、冠状动脉性疾病和心肌梗死、心脏损伤、痫性发作等。脑出血预后与急性期护理有直接关系,合理的护理措施十分重要。

1.体位

头部抬高15°~30°,既能保持脑血流量,又能保持呼吸道通畅。切忌无枕仰卧。凡意识障碍患者宜采用侧卧位,头稍前屈,以利于口腔分泌物流出。

2.饮食与营养

营养不良是脑出血患者常见的易被忽视的并发症,应充分重视。重症意识障碍患者急性期应禁食1~2 d,静脉补给足够能量与维生素,发病48 h后若无活动性消化道出血,可鼻饲流质饮食,应考虑营养合理搭配与平衡。患者意识转清、咳嗽反射良好、能吞咽时可停止鼻饲,应注意喂食时宜取45°角半卧位,宜将食物做成糊状,应用茶匙喂食流质饮料,喂食出现呛咳时可拍背。

3.呼吸道护理

脑出血患者应保持呼吸道通畅和足够的通气量,对意识障碍或脑干功能障碍患者应行气管插管,指征是 $PaO_2 < 8.0$ kPa(60 mmHg)、$PaCO_2 > 6.7$ kPa(50 mmHg)或有误吸危险。鼓励勤翻身、拍背,鼓励患者尽量咳嗽,咳嗽无力、痰多时可超声雾化治疗,对呼吸困难、呼吸道痰液多、经鼻抽吸困难者可考虑气管切开。

4.压疮防治与护理

昏迷或完全性瘫痪患者易发生压疮,预防措施包括定时翻身,保持皮肤干燥、清洁,在骶部、足跟及骨隆起处加垫气圈,经常按摩皮肤及活动瘫痪肢体促进血液循环,皮肤发红可用70%的乙醇溶液或温水轻柔擦拭,涂以3.5%的安息香酊。

七、预后与预防

(一)预后

脑出血的预后与出血量、部位、病因及全身状况等有关。脑干、丘脑及大量脑室出血预后差。脑水肿、颅内压增高及脑疝、并发症及脑-内脏(脑-心、脑-肺、脑-肾、脑-胃肠)综合征是致死的主要原因。患者早期多死于脑疝,晚期多死于中枢性衰竭、肺炎和再出血等继发性并发症。影响该病的预后因素有:①年龄较大;②昏迷时间长和程度深;③颅内压高和脑水肿重;④反复多次出血和出血量大;⑤小脑、脑干出血;⑥神经体征严重;⑦出血灶多和生命体征不稳定;⑧伴癫痫发作、去大脑皮质强直或去大脑强直;⑨伴有脑-内脏联合损害;⑩合并代谢性酸中毒、代谢障碍或电解质紊乱者,预后差。及时给予正确的中西医结合治疗和内外科治疗,可大大改善预后,减少病死率和致残率。

(二)预防

总的原则是定期体检,早发现、早预防、早治疗。脑出血是多危险因素所致的疾病。研究证明,高血压是最重要的独立危险因素,心脏病、糖尿病是肯定的危险因素。多种危险因素之间存在错综复杂的相关性,它们互相渗透、互相作用、互为因果,从而增加了脑出血的危险性,也给预防和治疗带来困难。目前,我国仍存在对高血压知晓率低、用药治疗率低和控制率低的"三低"现象,恰与我国脑卒中患病率高、致残率高和病死率高的"三高"现象形成鲜明对比。因此,加强高血压的防治宣传教育是非常必要的。在高血压治疗中,对轻型高血压可选用尼群地平和吲达帕胺,对其他类型的高血压则应根据病情选用钙通道阻滞剂、β受体阻滞剂、血管紧张素转化酶抑制剂(ACEI)、利尿剂等联合治疗。

有些危险因素是先天决定的,而且是难以改变甚至不能改变的(如年龄、性别);有些危险因素是环境造成的,很容易预防(如感染);有些是人们生活、行为的方式,是完全可以控制的(如抽烟、酗酒);还有些疾病常常是可治疗的(如高血压)。虽然大部分高血压患者接受过降压治疗,但规范性、持续性差,这样非但没有起到降低血压、预防脑出血的作用,反而使血压忽高忽低,易于引发脑出血。所以控制血压除进一步普及治疗外,重点应放在正确的治疗方法上。预防工作不可简单、单一化,要采取突出重点、顾及全面的综合性预防措施,才能有效地降低脑出血的发病率、病死率和复发率。

除针对危险因素进行预防外,日常生活中须注意经常锻炼,戒烟、酒,合理饮食,调整情绪。饮食上提倡"五高三低",即高蛋白质、高钾、高钙、高纤维素、高维生素及低盐、低糖、低脂。锻炼要因人而异,方法灵活多样,强度不宜过大,避免激烈运动。

(栾兆芳)

第三节　蛛网膜下腔出血

蛛网膜下腔出血(subarachnoid hemorrhage,SAH)是指脑表面或脑底部的血管自发破裂,血液流入蛛网膜下腔,伴或不伴颅内其他部位出血的一种急性脑血管疾病。该病可分为原发性、继发性和外伤性。原发性 SAH 是指脑表面或脑底部的血管破裂出血,血液直接或基本直接流入蛛网膜下腔,称特发性蛛网膜下腔出血或自发性蛛网膜下腔出血(idiopathic subarachnoid hemorrhage,ISAH),约占急性脑血管疾病的 15%,是神经科常见急症之一;继发性 SAH 则为脑实质内、脑室、硬脑膜外或硬脑膜下的血管破裂出血,血液穿破脑组织进入脑室或蛛网膜下腔;外伤引起的概称外伤性 SAH,常伴发于脑挫裂伤。SAH 临床表现为急骤起病的剧烈头痛、呕吐、精神或意识障碍、脑膜刺激征和血性脑脊液。各国 SAH 的年发病率各不相同,中国的 SAH 年发病率约为 5/10 万,美国的 SAH 年发病率为(6~16)/10 万,德国的 SAH 年发病率约为 10/10 万,芬兰的 SAH 年发病率约为 25/10 万,日本的 SAH 年发病率约为 25/10 万。

一、病因与发病机制

(一)病因

SAH 的病因很多,以动脉瘤为最常见。动脉瘤包括先天性动脉瘤、高血压动脉硬化性动脉瘤、夹层动脉瘤和感染性动脉瘤等。其他病因有脑血管畸形、脑底异常血管网、结缔组织病、脑血管炎等。75%~85%的非外伤性 SAH 患者为颅内动脉瘤破裂出血,其中,先天性动脉瘤发病多见于中青年;高血压动脉硬化性动脉瘤为梭形动脉瘤,约占 13%,多见于老年人。脑血管畸形占第 2 位,以动静脉畸形最常见,约占 15%,常见于青壮年。其他如烟雾病、感染性动脉瘤、颅内肿瘤、结缔组织病、垂体卒中、脑血管炎、血液病及凝血障碍性疾病、妊娠并发症等均可引起 SAH。近年来发现约 15%的 ISAH 患者的病因不清,即使 DSA 检查也未能发现 SAH 的病因。

1.动脉瘤

近年来,对先天性动脉瘤与分子遗传学的多个研究支持Ⅰ型胶原蛋白 $α_2$ 链基因和弹力蛋白基因是先天性动脉瘤最大的候补基因。颅内动脉瘤好发于 Willis 环及其主要分支的血管分叉处,其中位于前循环颈内动脉系统者约占 85%,位于后循环基底动脉系统者约占 15%。对此类动脉瘤的研究证实,血管壁的最大压力来自沿血流方向上的血管分叉处的尖部。随着年龄增长,在血压升高、动脉瘤增大、血流涡流冲击和各种危险因素的综合因素作用下,出血的可能性也随之增大。颅内动脉瘤体积的大小与有无蛛网膜下腔出血相关,动脉瘤的直径<3 mm,SAH 的风险小;动脉瘤的直径>7 mm,SAH 的风险高。对于未破裂的动脉瘤,每年发生动脉瘤破裂出血的危险性介于 1%～2%。破裂过的动脉瘤有更高的再出血率。

2.脑血管畸形

脑血管畸形以动静脉畸形最常见,且 90% 以上位于小脑幕上。脑血管畸形是胚胎发育异常形成的畸形血管团,血管壁薄,在有危险因素的条件下易诱发出血。

3.高血压动脉硬化性动脉瘤

长期高血压动脉粥样硬化导致脑血管弯曲多,侧支循环多,管径粗细不均,且脑内动脉缺乏外弹力层,在血压升高、血流涡流冲击等因素影响下,管壁薄弱的部分逐渐向外膨胀形成囊状动脉瘤,极易破裂出血。

4.其他病因

动脉炎或颅内炎症可引起血管破裂出血,肿瘤可直接侵袭血管导致出血。脑底异常血管网形成后可并发动脉瘤,一旦破裂出血可导致反复发生的脑实质内出血或 SAH。

(二)发病机制

蛛网膜下腔出血后,血液流入蛛网膜下腔,淤积在血管破裂相应的脑沟和脑池中,并可下流至脊髓蛛网膜下腔,甚至逆流至第四脑室和侧脑室,引起一系列变化,主要包括:①颅内容积增加。血液流入蛛网膜下腔使颅内容积增加,引起颅内压增高,血液流入量大者可诱发脑疝。②化学性脑膜炎。血液流入蛛网膜下腔后直接刺激血管,使白细胞崩解释放各种炎症介质。③血管活性物质释放。血液流入蛛网膜下腔后,血细胞破坏产生各种血管活性物质(氧合血红蛋白、5-羟色胺、血栓烷 A_2、肾上腺素、去甲肾上腺素),刺激血管和脑膜,使脑血管发生痉挛和蛛网膜颗粒粘连。④脑积水。血液流入蛛网膜下腔,在颅底或逆流入脑室发生凝固,造成脑脊液回流受阻,引起急性阻塞性脑积水和颅内压增高;部分红细胞随脑脊液流入蛛网膜颗粒并溶解,使其阻塞,引起脑脊液吸收减慢,最后产生交通性脑积水。⑤下丘脑功能紊乱。血液及其代谢产物直接刺激下丘脑引起神经内分泌紊乱,引起发热、血糖含量升高、应激性溃疡、肺水肿等。⑥脑-心综合征。急性高颅压或血液直接刺激下丘脑、脑干,导致自主神经功能亢进,引起急性心肌缺血、心律失常等。

二、病理

肉眼可见脑表面呈紫红色,覆盖薄层血凝块;脑底部的脑池、脑桥小脑三角及小脑延髓池等处可见更明显的血块沉积,甚至可将颅底的血管、神经埋没。血液可穿破脑底面进入第三脑室和侧脑室。脑底大量积血或脑室内积血可影响脑脊液循环,出现脑积水,约 5% 的患者由于部分红细胞随脑脊液流入蛛网膜颗粒并使其堵塞,引起脑脊液吸收减慢而产生交通性脑积水。蛛网膜及软膜增厚,色素沉着,脑与神经、血管间发生粘连。脑脊液呈血性。血液在蛛网膜下腔的分布,以出血量和范围分为弥散型和局限型。前者出血量较多,穹隆面与基底面蛛网膜下腔均有血液沉积;后者血液则仅存于脑底池。40%～60%的脑标本并发脑内出血。出血的次数越多,并发脑内出血的比例越大。第1次并发脑内出血的发生率约为39.6%,第2次并发脑内出血的发生率约为55%,第3次并发脑内出血的发生率达100%。出血部位随动脉瘤的部位而定。动脉瘤好发于Willis环的血管上,尤其是动脉分叉处,可单发或多发。

三、临床表现

SAH发生于任何年龄,发病高峰在30～60岁;50岁后,ISAH的危险性有随年龄的增加而升高的趋势。男、女患者的发病率在不同的年龄段不同,10岁前男性的发病率较高,男、女患者的发病率之比为4:1;40～50岁时,男、女患者的发病率相等;70～80岁时,男、女患者的发病率之比达1:10。临床主要表现为剧烈头痛、脑膜刺激征阳性、血性脑脊液。在严重病例中,患者可出现意识障碍,可嗜睡甚至昏迷。

(一)症状与体征

1.先兆及诱因

先兆通常是不典型头痛或颈部僵硬,部分患者有病侧眼眶痛、轻微头痛、动眼神经麻痹等表现,主要由少量出血造成;70%的患者存在上述症状数天或数周后出现严重出血,但绝大部分患者起病急骤,无明显先兆。常见诱因有过量饮酒、情绪激动、精神紧张、剧烈活动、用力等,这些诱因均能增加ISAH的风险性。

2.一般表现

出血量大者当天的体温可升高,可能与下丘脑受影响有关;多数患者于2 d后体温升高,多属于吸收热;SAH后患者血压升高,1～2周病情趋于稳定后逐渐恢复病前血压。

3.神经系统表现

绝大部分患者有突发持续性剧烈头痛。头痛位于前额、枕部或全头,可扩散至颈部、腰背部;常伴有恶心、呕吐。呕吐可反复出现,是由颅内压急骤升高和血液直接刺激呕吐中枢所致。呕吐物为咖啡色样胃内容物提示上消化道出血,预后不良。头痛部位各异,轻重不等,部分患者有类似眼肌麻痹型偏头痛。有48%～81%的患者可出现不同程度的意识障碍,轻者嗜睡,重者昏迷,多逐渐加深。意识障碍的程度、持续时间及意识恢复的可能性均与出血量、出血部位及有无再出血有关。

部分患者以精神症状为首发或主要的临床症状,常表现为兴奋、躁动不安、定向障碍,甚至谵妄和错乱;少数可出现迟钝、淡漠、抗拒等。精神症状可由大脑前动脉或前交通动脉附近的动脉瘤破裂引起,大多在病后1～5 d出现,但多数在数周内自行恢复。癫痫发作较少见,多发生在出血时或出血后的急性期,国外报道的发生率为6%～26.1%,国内报道的发生率为10%～18.3%。在一项SAH的大宗病例报道中,大约有15%的动脉瘤性SAH表现为癫痫。癫痫可为局限性抽搐或全身强直-阵挛性发作,多见于脑血管畸形引起者,出血部位多在天幕上,多由血液刺激大脑皮质所致,患者有反复发作倾向。部分患者由于血液流入脊髓蛛网膜下腔可出现神经根刺激症状,如腰背痛。

4.神经系统体征

(1)脑膜刺激征:为SAH的特征性体征,包括头痛、颈强直、Kernig征和布鲁津斯基征(Brudzinski征)阳性,常于起病后数小时至6 d内出现,持续3～4周。颈强直的发生率最高(6%～100%)。另外,应当注意临床上有少数患者可无脑膜刺激征,可能因蛛网膜下腔扩大等老年性改变和痛觉不敏感等因素,脑膜刺激征不明显,但意识障碍仍可较明显,老年人的意识障碍可达 90%。

(2)脑神经损害:在第Ⅱ、Ⅲ对脑神经最常见,其次为第Ⅴ、Ⅵ、Ⅶ、Ⅷ对脑神经,主要由未破裂的动脉瘤压迫或破裂后的渗血、颅内压增高等直接或间接损害引起。少数患者有一过性肢体单瘫、偏瘫、失语,早期出现多由出血破入脑实质和脑水肿所致,晚期出现多由迟发性脑血管痉挛引起。

(3)眼症状:SAH 的患者中,17% 有玻璃体膜下出血,7%～35% 有视盘水肿。视网膜下出血及玻璃体下出血是诊断 SAH 的特征性体征。

(4)局灶性神经功能缺失:有局灶性神经功能缺失有助于判断病变部位,如突发头痛伴眼睑下垂,应考虑载瘤动脉可能是后交通动脉或小脑上动脉。

(二)SAH 并发症

1.再出血

在脑血管疾病中,最易发生再出血的疾病是 SAH,国内文献报道再出血率为 24% 左右。再出血临床表现严重,病死率远远高于第 1 次出血,一般发生在第 1 次出血后 10～14 d,2 周内再发生率占再发病例的 54%～80%。近期再出血病死率一般为 41%～46%,也可能高于 46%。再出血多由动脉瘤破裂所致,通常在病情稳定的情况下,突然头痛加剧、呕吐、癫痫发作,并迅速陷入深昏迷,瞳孔散大,对光反射消失,呼吸困难甚至停止。神经定位体征加重或脑膜刺激征明显加重。

2.脑血管痉挛

脑血管痉挛(CVS)是 SAH 发生后出现的迟发性大动脉、小动脉的痉挛狭窄,以后者更多见。典型的血管痉挛发生在出血后 3～5 d,于 5～10 d 达高峰,2～3 周逐渐缓解。在大多数研究中,血管痉挛的发生率为 25%～30%。早期可逆性 CVS 多在蛛网膜下腔出血后 30 min 内发生,表现为短暂的意识障碍和神经功能缺失。70% 的 CVS 在蛛网膜下腔出血后 1～2 周发生,尽管及时干预治疗,但仍有约 50% 有症状的 CVS 患者将会进一步发展为脑梗死。因此,CVS 的治疗关键在于预防。血管痉挛发作的临床表现通常是头痛加重或意识状态下降,除发热和脑膜刺激征外,也可表现出局灶性的神经功能损害体征,但不常见。尽管导致血管痉挛的许多潜在危险因素已经确定,但 CT 扫描所见的蛛网膜下腔出血的数量和部位是主要的危险因素。基底池内有厚层血块的患者比仅有少量出血的患者更容易发展为血管痉挛。虽然国内外有大量的临床观察和实验数据,但是 CVS 的机制仍不确定。蛛网膜下腔出血本身或其降解产物中的一种或多种成分可能是导致 CVS 的原因。

常选择 TCD 和 DSA 检查 CVS。TCD 有助于血管痉挛的诊断。TCD 血液流速峰值大于200 cm/s 和/或平均流速大于 120 cm/s 时能很好地与血管造影显示的严重血管痉挛相符。值得提出的是,TCD 只能测定颅内血管系统中特定深度的血管段。测得数值的准确性在一定程度上依赖于超声检查者的经验。动脉插管血管造影诊断 CVS 较 TCD 更为敏感。CVS 患者行血管造影的价值不仅用于诊断,更重要的目的是血管内治疗。动脉插管血管造影为有创检查,价格较昂贵。

3.脑积水

大约 25% 的动脉瘤性蛛网膜下腔出血患者由于出血量大、速度快,血液大量涌入第三脑室、第四脑室并凝固,使第四脑室的外侧孔和正中孔受阻,可引起急性梗阻性脑积水,导致颅内压急剧升高,甚至出现脑疝而死亡。急性脑积水常发生于起病数小时至 2 周,多数患者在 1～2 d 出现意识障碍呈进行性加重,神经症状迅速恶化,生命体征不稳定,瞳孔散大。颅脑 CT 检查可发现阻塞上方的脑室明显扩大等脑室系统有梗阻表现,对此类患者应迅速进行脑室引流术。慢性脑积水是 SAH 后 3 周至 1 年发生的脑积水,原因可能为蛛网膜下腔出血刺激脑膜,引起无菌性炎症反应形成粘连,阻塞蛛网膜下腔及蛛网膜绒毛而影响脑脊液的吸收与回流,以脑脊液吸收障碍为主,病理切片可见蛛网膜增厚纤维变性,室管膜破坏及脑室周围脱髓鞘改变。Johnston 认为脑脊液的吸收与蛛网膜下腔和上矢状窦的压力差以及蛛网膜绒毛颗粒的阻力有关。当脑外伤后颅内压增高时,上矢状窦的压力随之升高,使蛛网膜下腔和上矢状窦的压力差变小,从而使蛛网膜绒毛微小管系统受压甚至关闭,直接影响脑脊液的吸收。脑脊液的积蓄造成脑室内静水压升高,致使脑室进行性扩大。因此,在慢性脑积水的初期,患者的颅内压是高于正常值的,脑室扩大到一定程度之后,由于加大了吸收面,颅内压逐渐下降至正常范围,临床上称为正常颅压脑积水。但由于脑脊液的静水压已超过脑室壁所能承受的压力,使脑室不断继续扩大,脑萎缩加重而导致进行性痴呆。

4.自主神经及内脏功能障碍

自主神经及内脏功能障碍常由下丘脑受出血、脑血管痉挛和颅内压增高的损伤所致,临床可并发心肌缺血或心肌梗死、急性肺水肿、应激性溃疡。这些并发症被认为是交感神经过度活跃或迷走神经张力过高所致。

5.低钠血症

重症 SAH 常影响下丘脑功能,而导致有关水盐代谢激素的分泌异常。目前,关于低钠血症发生的病因有两种机制,即血管升压素分泌异常综合征(syndrome of inappropriate antidiuretic hormone,SIADH)和脑性耗盐综合征(cerebral salt-wasting syndrome,CSWS)。

SIADH 理论是 1957 年由 Bartter 等提出的,该理论认为,低钠血症的产生是由于各种创伤性刺激作用于下丘脑,引起血管升压素(ADH)分泌过多,或血管升压素渗透性调节异常,丧失了低渗对 ADH 分泌的抑制作用,而出现持续性 ADH 分泌。肾脏远曲小管和集合管重吸收水分的作用增强,引起水潴留、血钠被稀释及细胞外液增加等一系列病理生理变化。同时,促肾上腺皮质激素(ACTH)相对分泌不足,血浆 ACTH 水平降低,醛固酮分泌减少,肾小管排钾保钠功能下降,尿钠排出增多。细胞外液增加和钾、钠丢失的后果是血浆渗透压下降和稀释性低血钠,尿渗透压高于血渗透压,低钠而无脱水,中心静脉压升高。若进一步发展,将导致水分从细胞外向细胞内转移、细胞水肿及代谢功能异常。当血钠水平＜120 mmol/L 时,可出现恶心、呕吐、头痛;当血钠水平＜110 mmol/L 时可发生嗜睡、躁动、谵语、肌张力低下、腱反射减弱或消失甚至昏迷。

但 20 世纪 70 年代末以来,越来越多的学者发现,发生低钠血症时,患者多伴有尿量增多和尿钠排泄量增多,而血中 ADH 并无明显增加。这使得脑性耗盐综合征的概念逐渐被接受。发生 SAH 时,CSWS 的发生可能与脑钠肽(BNP)的作用有关。下丘脑受损时可释放出 BNP,脑血管痉挛也可使 BNP 升高。BNP 的生物效应类似心房钠尿肽,有较强的利钠和利尿反应。发生 CSWS 时可出现厌食、恶心、呕吐、无力、直立性低血压、皮肤无弹性、眼球内陷、心率增快等表现。诊断依据:细胞外液减少,负钠平衡,水摄入与排出率＜1,肺动脉楔压＜1.1 kPa(8 mmHg),中央静脉压＜0.8 kPa(6 mmHg),体重减轻。Ogawasara 提出每天对 CSWS 患者定时测体重和中央静脉压是诊断 CSWS 和鉴别 SIADH 最简单和实用的方法。

四、辅助检查

(一)脑脊液检查

目前,脑脊液(CSF)检查尚不能被 CT 检查所完全取代。由于腰椎穿刺(LP)有诱发再出血和脑疝的风险,在无条件行 CT 检查和病情允许的情况下,或颅脑 CT 所见可疑时才可考虑谨慎施行 LP 检查。均匀一致的血性脑脊液是诊断 SAH 的"金标准",脑脊液压力升高,蛋白含量升高,糖和氯化物水平正常。起初脑脊液中红、白细胞比例与外周血基本一致(700∶1),12 h 后脑脊液开始变黄,2 d 后因出现无菌性炎症反应,白细胞计数可增加,初为中性粒细胞,后为单核细胞和淋巴细胞。LP 阳性结果与穿刺损伤出血的鉴别很重要。通常是通过连续观察试管内红细胞计数逐渐减少的三管试验来证实,但采用脑脊液离心检查上清液黄变及匿血反应是更灵敏的诊断方法。脑脊液细胞学检查可见巨噬细胞内吞噬红细胞及碎片,有助于鉴别。

(二)颅脑 CT 检查

CT 检查是诊断蛛网膜下腔出血的首选常规检查方法。急性期颅脑 CT 检查快速、敏感,不但可早期确诊,还可判定出血部位、出血量、血液分布范围及动态观察病情进展和有无再出血迹象。急性期 CT 表现为脑池、脑沟及蛛网膜下腔呈高密度改变,脑池局部积血有定位价值,但确定出血动脉及病变性质仍需借助于 DSA 检查。发病与 CT 检查的时间间隔越短,显示蛛网膜下腔出血病灶部位的积血越清楚。Adams 观察发病当日 CT 检查显示阳性率为 95%,1 d 后阳性率降至 90%,5 d 后阳性率后降至 80%,7 d 后阳性率后降至 50%。CT 显示蛛网膜下腔高密度出血征象,多见于大脑外侧裂池、前纵裂池、后纵裂池、鞍上池和环池等。CT 增强扫描可能显示大的动脉瘤和血管畸形。须注意 CT 阴性并不能绝对排除 SAH。

部分学者依据 CT 扫描并结合动脉瘤好发部位推测动脉瘤的发生部位,例如,蛛网膜下腔出血以鞍上池为中心呈不对称向外扩展,提示颈内动脉瘤;外侧裂池基底部积血提示大脑中动脉瘤;前纵裂池基底部积血提示前交通动脉瘤;出血以脚间池为中心向前纵裂池和后纵裂池基底部扩散,提示基底动脉瘤。CT 显示弥漫性出血或局限于前部的出血发生再出血的风险较大,应尽早行 DSA 检查确定动脉瘤部位并早期手术。MRA 作为初筛工具具有无创、无风险的特点,但敏感性不如 DSA 检查高。

(三)DSA

确诊 SAH 后应尽早行 DSA 检查,以确定动脉瘤的部位、大小、形状、数量、侧支循环和脑血管痉挛等情况,并可协助排除其他病因(如动静脉畸形、烟雾病和炎性血管瘤)。大且不规则、分成小腔(为责任动脉瘤典型的特点)的动脉瘤可能是出血的动脉瘤。如发病之初脑血管造影未发现病灶,应在发病 1 个月后复查脑血管造影,可能会有新发现。DSA 可显示 80% 的动脉瘤及几乎 100% 的血管畸形,而且对发现继发性脑血管痉挛有帮助。脑动脉瘤大多数在 2~3 周再次破裂出血,尤以病后 6~8 d 为高峰,因此对动脉瘤应早检查、早期手术治疗,如在发病后 2~3 d,脑水肿尚未达到高峰时进行手术则手术并发症少。

(四)MRI 检查

MRI 对蛛网膜下腔出血的敏感性不及 CT。急性期 MRI 检查还可能诱发再出血。但 MRI 可检出脑干隐匿性血管畸形;对直径 3~5 mm 的动脉瘤的检出率可达 84%~100%,而由于空间分辨率较差,不能清晰地显示动脉瘤颈和载瘤动脉,仍需行 DSA 检查。

(五)其他检查

心电图可显示 T 波倒置、Q-T 间期延长、出现高大 U 波等异常;血常规、凝血功能和肝功能检查可排除凝血功能异常方面的出血原因。

五、诊断与鉴别诊断

(一)诊断

根据以下临床特点,诊断 SAH 一般并不困难,例如,突然起病,主要症状为剧烈头痛,伴呕吐;可有不同程度的意识障碍和精神症状,脑膜刺激征明显,少数伴有脑神经及轻偏瘫等局灶症状;经 LP 检查发现血性脑脊液,脑 CT 所显示的出血部位有助于判断动脉瘤。

临床分级:一般采用 Hunt-Hess 分级法(表 6-2)或世界神经外科联盟(WFNS)分级。前者主要用于动脉瘤引起 SAH 的手术适应证及预后判断的参考,对Ⅰ~Ⅲ级应尽早行 DSA,积极术前准备,争取尽早手术;对Ⅳ~Ⅴ级先行血块清除术,症状改善后再行动脉瘤手术。后者根据格拉斯哥昏迷评分法(Glasgow Coma Scale,GCS)评分和有无运动障碍进行分级(表 6-3),即Ⅰ级的 SAH 患者很少发生局灶性神经功能缺损;GCS≤12 分(Ⅳ~Ⅴ级)的患者,不论是否存在局灶神经功能缺损,并不影响其预后判断;对于 GCS 13~14 分(Ⅱ~Ⅲ级)的患者,局灶神经功能缺损是判断预后的补充条件。

表 6-2　Hunt-Hess 分级法

分类	标准
0 级	动脉瘤未破裂
Ⅰ 级	无症状或轻微头痛
Ⅱ 级	中-重度头痛、有脑膜刺激征、脑神经麻痹
Ⅲ 级	嗜睡、意识混浊、有轻度局灶性神经体征
Ⅳ 级	昏迷、中度或重度偏瘫,有早期去大脑强直或自主神经功能紊乱
Ⅴ 级	深昏迷、去大脑强直,呈濒死状态

注:凡有高血压、糖尿病、高度动脉粥样硬化、慢性肺部疾病等全身性疾病,或 DSA 呈现高度脑血管痉挛的病例,则向恶化阶段提高 1 级。

表 6-3　WFNS 的 SAH 分级

分类	GCS	运动障碍
Ⅰ 级	15	无
Ⅱ 级	14~13	无
Ⅲ 级	14~13	有局灶性体征
Ⅳ 级	12~7	有或无
Ⅴ 级	6~3	有或无

注:GCS 评分。

(二)鉴别诊断

1.脑出血

脑出血深昏迷时与 SAH 不易区别,但脑出血多有局灶性神经功能缺失体征,如偏瘫、失语、患者多有高血压病史。仔细的神经系统检查及脑CT检查有助于鉴别诊断。

2.颅内感染

颅内感染发病较SAH缓慢。各类脑膜炎起病初均先有高热，脑脊液呈炎性改变而有别于SAH。进一步做脑影像学检查，脑沟、脑池无高密度增高影改变。脑炎临床表现为发热、精神症状、抽搐和意识障碍，且脑脊液多正常或只有轻度白细胞数增多，只有脑膜出血时才表现为血性脑脊液；脑CT检查有助于鉴别诊断。

3.瘤卒中

依靠详细病史（如有慢性头痛、恶心、呕吐等）、体征和脑CT检查可以鉴别。

六、治疗

主要治疗原则：①控制继续出血，预防及解除血管痉挛，去除病因，防治再出血，尽早采取措施预防、控制各种并发症。②掌握时机尽早行DSA检查，如发现动脉瘤及动静脉畸形，应尽早行血管介入、手术治疗。

（一）一般处理

绝对卧床护理4～6周，避免情绪激动和用力排便，防治剧烈咳嗽，烦躁不安时适当应用止咳剂、镇静剂；稳定血压，控制癫痫发作。对于血性脑脊液伴脑室扩大者，必要时可行脑室穿刺和体外引流，但应掌握引流速度要缓慢。发病后应密切观察GCS评分，注意心电图变化，动态观察局灶性神经体征变化和进行脑功能监测。

（二）防止再出血

二次出血是该病的常见现象，故积极进行药物干预对防治再出血十分必要。蛛网膜下腔出血急性期脑脊液纤维素溶解系统活性增强，第2周开始下降，第3周后恢复正常。因此，选用抗纤维蛋白溶解药物抑制纤溶酶原的形成，具有防治再出血的作用。

1.6-氨基己酸

6-氨基己酸为纤维蛋白溶解抑制剂，可阻止动脉瘤破裂处凝血块的溶解，又可预防再破裂和缓解脑血管痉挛。每次把8～12 g 6-氨基己酸加入500 mL 10%的葡萄糖盐水中，静脉滴注，每天2次。

2.氨甲苯酸

氨甲苯酸又称抗血纤溶芳酸，能抑制纤溶酶原的激活因子，每次200～400 mg，溶于20 mL 0.9%的氯化钠注射液中，缓慢静脉注射，每天2次。

3.氨甲环酸

氨甲环酸为氨甲苯酸的衍化物，抗血纤维蛋白溶酶的效价强于前两种药物，每次250～500 mg，将其加入250～500 mL 5%的葡萄糖注射液中，静脉滴注，每天1～2次。

但近年的一些研究显示抗纤溶药虽有一定的防止再出血作用，但同时增加了缺血事件，因此不推荐常规使用此类药物，除非凝血障碍所致出血时可考虑应用。

（三）降颅压治疗

蛛网膜下腔出血可引起颅内压升高、脑水肿，严重者可出现脑疝，应积极进行脱水降颅压治疗，主要选用20%的甘露醇，静脉滴注，每次125～250 mL，2～4次/天；呋塞米入小壶，每次20～80 mg，2～4次/天；清蛋白10～20 g/d，静脉滴注。药物治疗效果不佳或疑有早期脑疝时，可考虑脑室引流或颞肌下减压术。

(四)防治脑血管痉挛及迟发性缺血性神经功能缺损

目前学者认为脑血管痉挛引起迟发性缺血性神经功能缺损(delayed ischemic neurologic deficit,DIND)是动脉瘤性 SAH 最常见的死亡和致残原因。钙通道阻滞剂可选择性作用于脑血管平滑肌,减轻脑血管痉挛和 DIND。常用尼莫地平,每天 10 mg(50 mL),以每小时2.5～5.0 mL的速度泵入或缓慢静脉滴注,5～14 d为 1 个疗程;也可选择尼莫地平,每次 40 mg,每天 3 次,口服。国外报道高血压-高血容量-血液稀释(hypertension-hypervolemia-hemodilution,3H)疗法可使大约70%的患者的临床症状得到改善。有数个报道认为与以往相比,"3H"疗法能够明显改善患者预后。增加循环血容量,提高平均动脉压,降低血细胞比容至30%～50%,被认为能够使脑灌注达到最优化。"3H"疗法必须排除已存在脑梗死、高颅压,并已夹闭动脉瘤后才能应用。

(五)防治急性脑积水

急性脑积水常发生于病后 1 周内,发生率为9%～27%。急性阻塞性脑积水患者的脑 CT 显示脑室急速进行性扩大,意识障碍加重,有效的疗法是行脑室穿刺引流和冲洗。但应注意防止脑脊液引流过度,维持颅内压在 2.0～4.0 kPa(15～30 mmHg),因过度引流会突然发生再出血。长期脑室引流要注意继发感染(脑炎、脑膜炎),感染率为5%～10%。同时常规应用抗生素防治感染。

(六)低钠血症的治疗

SIADH 的治疗原则主要是纠正低血钠和防止体液容量过多。可限制液体摄入量,维持在每天 500～1 000 mL,使体内水分处于负平衡以减少体液过多与尿钠丢失。注意应用利尿剂和高渗盐水,纠正低血钠与低渗血症。当血浆渗透压恢复,可给予 5%的葡萄糖注射液维持,也可用抑制 ADH 药物,地美环素1～2 g/d,口服。

CSWS 的治疗主要是维持正常水盐平衡,给予补液治疗。可静脉或口服等渗或高渗盐液,根据低钠血症的严重程度和患者的耐受程度单独或联合应用。高渗盐液的补液速度以每小时0.7 mmol/L,24 h 低于 20 mmol/L 为宜。纠正低钠血症速度过快可导致脑桥脱髓鞘病,应特别注意。

(七)外科治疗

经造影证实有动脉瘤或动静脉畸形,应争取手术或介入治疗,根除病因,防止再出血。

1.显微外科

夹闭颅内破裂的动脉瘤是消除病变并防止再出血最好的方法,而且动脉瘤被夹闭,继发性血管痉挛就能得到积极、有效的治疗。学者一般认为 Hunt-Hess 分级Ⅰ～Ⅱ级的患者应在发病后48～72 h 早期手术。应用现代技术,早期手术的困难已经不再难以克服。一些神经血管中心富有经验的医师已经建议给评分低的患者早期手术,只要患者的血流动力学稳定,颅内压得以控制即可手术。对于神经状况分级很差和/或伴有其他内科情况的患者,手术应该延期。对于病情不太稳定、不能承受早期手术的患者,可选择血管内治疗。

2.血管内治疗

选择适合的患者行血管内放置 Guglielmi 可脱式弹簧圈(Guglielmi detachable coils,GDCs),已经被证实是一种安全的治疗手段。近年来,学者一般认为治疗指征为动脉瘤的手术风险大或手术治疗困难。

七、预后与预防

（一）预后

临床上常采用 Hunt 和 Kosnik（1974）修改的 Botterell 的分级方案，对预后判断有帮助。Ⅰ～Ⅱ级患者预后佳，Ⅳ～Ⅴ级患者预后差，Ⅲ级患者预后介于前两者之间。

首次蛛网膜下腔出血的病死率为 10%～25%。病死率随着再出血递增。再出血和脑血管痉挛是导致死亡和致残的主要原因。蛛网膜下腔出血的预后与病因、年龄、动脉瘤的部位、瘤体大小、出血量、有无并发症、手术时机的选择及处置是否及时、得当有关。

（二）预防

蛛网膜下腔出血的病情常较危重，病死率较高，尽管不能从根本上达到预防目的，但对已知的病因应及早积极对因治疗，如控制血压、戒烟、限酒，尽量避免剧烈运动、情绪激动、过劳、用力排便、剧烈咳嗽；对于长期便秘的个体应采取辨证论治思路长期用药（如用麻仁润肠丸、芪蓉润肠口服液、香砂枳术丸、越鞠保和丸）；情志因素常为该病的诱发因素，对于已经存在脑动脉瘤、动脉血管夹层或烟雾病的患者，保持情绪稳定至关重要。

不少尸检材料证实，患者生前曾患动脉瘤但未曾破裂出血，说明存在危险因素并不一定会出血，预防动脉瘤破裂有着非常重要的意义。应当强调的是，蛛网膜下腔出血常在首次出血后 2 周再次发生出血且常常危及生命，故对已出血患者积极采取有效措施进行整体调节并及时给予恰当的对症治疗，对预防再次出血至关重要。

（栾兆芳）

第四节　血栓形成性脑梗死

血栓形成性脑梗死主要是脑动脉主干或皮质支动脉粥样硬化导致血管增厚、管腔狭窄闭塞和血栓形成；还可见于动脉血管内膜炎症、先天性血管畸形、真性红细胞增多症及血液高凝状态、血流动力学异常等，均可致血栓形成，引起脑局部血流减少或供血中断，脑组织缺血、缺氧，软化坏死，出现局灶性神经系统症状和体征，如偏瘫、偏身感觉障碍和偏盲。大面积脑梗死还有颅内高压症状，严重者可发生昏迷和脑疝。约 90% 的血栓形成性脑梗死是在动脉粥样硬化的基础上发生的，因此被称为动脉粥样硬化性血栓形成性脑梗死。

脑梗死的发病率约为 110/10 万，占全部脑卒中的 60%～80%；其中血栓形成性脑梗死占脑梗死的 60%～80%。

一、病因与发病机制

（一）病因

1.动脉壁病变

血栓形成性脑梗死最常见的病因为动脉粥样硬化，常伴高血压，与动脉粥样硬化互为因果。其次为各种原因引起的动脉炎、血管异常（如夹层动脉瘤、先天性动脉瘤）等。

2.血液成分异常

血液黏度增大,有真性红细胞增多症、血小板增多症、高脂血症等,都可使血液淤滞,引起血栓形成。如果没有血管壁的病变为基础,就不会发生血栓。

3.血流动力学异常

在动脉粥样硬化的基础上,血压下降、血流缓慢、脱水、严重心律失常及心功能不全,可导致灌注压下降,有利于血栓形成。

(二)发病机制

主要发病机制是动脉内膜深层的脂肪变性和胆固醇沉积,形成粥样硬化斑块及各种继发病变,使管腔狭窄甚至阻塞。病变逐渐发展,则内膜分裂,内膜下出血和形成内膜溃疡。内膜溃疡易诱发血栓形成,使管腔进一步狭窄或闭塞。由于动脉粥样硬化好发于大动脉的分叉处及拐弯处,故脑血栓的好发部位为大脑中动脉、颈内动脉的虹吸部及起始部、椎动脉及基底动脉的中下段等。由于脑动脉有丰富的侧支循环,管腔狭窄需达到80%以上才会影响脑血流量。逐渐发生的动脉硬化斑块一般不会出现症状,内膜损伤破裂形成溃疡后,血小板及纤维素等血中有形成分黏附、聚集、沉着,形成血栓。在血压下降、血流缓慢、脱水等导致血液黏度增加,供血减少或促进血栓形成的情况下,即出现急性缺血症状。

病理生理学研究发现,脑的耗氧量约为总耗氧量的20%,故脑组织缺血、缺氧是以血栓形成性脑梗死为代表的缺血性脑血管疾病的核心发病机制。脑组织缺血、缺氧会引起神经细胞肿胀、变性、坏死、凋亡以及胶质细胞肿胀、增生等一系列继发反应。脑血流阻断1 min后神经元活动停止,缺血、缺氧4 min即可造成神经元死亡。脑缺血的程度不同而神经元损伤的程度也不同。脑神经元损伤导致局部脑组织及其功能的损害。缺血性脑血管疾病的发病是多方面而且相当复杂的过程,脑缺血损害也是一个渐进的过程,神经功能障碍随缺血时间的延长而加重。目前的研究发现氧自由基的形成、钙离子超载、一氧化氮(NO)和一氧化氮合成酶的作用、兴奋性氨基酸毒性作用、炎症细胞因子损害、凋亡调控基因的激活、缺血半暗带功能障碍等参与了其发生机制。这些机制作用于多种生理、病理过程的不同环节,对脑功能演变和细胞凋亡给予调节,同时也受到多种基因的调节和制约,构成一种复杂的相互调节与制约的网络关系。

1.氧自由基损伤

脑缺血时氧供应下降和ATP减少,导致过氧化氢、羟自由基以及起主要作用的氧自由基过度产生和超氧化物歧化酶等清除自由基的动态平衡状态遭到破坏,自由基攻击膜结构和DNA,破坏内皮细胞膜,使离子转运、生物能的产生和细胞器的功能发生一系列病理生理改变,导致神经细胞、胶质细胞和血管内皮细胞损伤,增加血-脑屏障通透性。自由基损伤可加重脑缺血后的神经细胞损伤。

2.钙离子超载

研究认为,Ca^{2+}超载及其一系列有害代谢反应是导致神经细胞死亡的最后共同通路。细胞内Ca^{2+}超载有多种原因:①在蛋白激酶C等的作用下,兴奋性氨基酸、内皮素和NO等物质释放增加,导致受体依赖性钙通道开放,使大量Ca^{2+}内流。②细胞内Ca^{2+}浓度升高可激活磷脂酶、三磷酸酯醇等物质,使细胞内储存的Ca^{2+}释放,导致Ca^{2+}超载。③ATP合成减少,Na^+-K^+-ATP酶功能降低而不能维持正常的离子梯度,大量Na^+内流和K^+外流,细胞膜电位下降产生去极化,导致电压依赖性钙通道开放,大量Ca^{2+}内流。④自由基使细胞膜发生脂质过氧化反应,细胞膜通透性发生改变和离子运转,引起Ca^{2+}内流使神经细胞内Ca^{2+}浓度异常升高。

⑤多巴胺、5-羟色胺和乙酰胆碱等水平升高,使 Ca^{2+} 内流和胞内 Ca^{2+} 释放。Ca^{2+} 内流进一步干扰了线粒体氧化磷酸化过程,且大量激活钙依赖性酶类(如磷脂酶、核酸酶及蛋白酶),自由基形成,能量耗竭等,最终导致细胞死亡。

3.NO 和一氧化氮合成酶的作用

有研究发现,NO 作为生物体内重要的信使分子和效应分子,具有神经毒性和脑保护的双重作用,即低浓度 NO 通过激活鸟苷酸环化酶使环鸟苷酸水平升高,扩张血管,抑制血小板聚集、白细胞-内皮细胞的聚集和黏附,阻断 N-甲基-D-门冬氨酸(NMDA)受体,减弱其介导的神经毒性作用,起保护作用;而高浓度 NO 与超氧自由基作用形成过氧亚硝酸盐或者氧化产生亚硝酸阴离子,加强脂质过氧化,使 ATP 酶活性降低,细胞蛋白质损伤,且能使各种含铁硫的酶失活,从而阻断 DNA 复制及靶细胞内的能量合成和能量衰竭,亦可通过抑制线粒体呼吸功能实现其毒性作用而加重缺血脑组织的损害。

4.兴奋性氨基酸毒性作用

兴奋性氨基酸是广泛存在于哺乳动物中枢神经系统的正常兴奋性神经递质,参与传递兴奋性信息,同时又是一种神经毒素,以谷氨酸和天冬氨酸为代表。脑缺血使物质转化(尤其是氧和葡萄糖)发生障碍,使维持离子梯度所必需的能量衰竭和生成产生障碍。因为能量缺乏,膜电位消失,细胞外液中谷氨酸浓度异常升高,导致神经元、血管内皮细胞和神经胶质细胞持续去极化,并有谷氨酸从突触前神经末梢释放。胶质细胞和神经元对神经递质的再摄取一般均需耗能,神经末梢释放的谷氨酸发生转运和再摄取障碍,导致细胞间隙兴奋性氨基酸异常堆积,产生神经毒性作用。兴奋性氨基酸毒性可以直接导致急性细胞死亡,也可通过其他途径导致细胞凋亡。

5.炎症细胞因子损害

脑缺血后炎症级联反应是一种缺血区内各种细胞相互作用的动态过程,是造成脑缺血后的第 2 次损伤。在脑缺血后,缺氧及自由基增加等因素可诱导相关转录因子合成,淋巴细胞、内皮细胞、多形核白细胞和巨噬细胞、小胶质细胞以及星形胶质细胞等一些具有免疫活性的细胞均能产生细胞因子,如 TNF-α、血小板活化因子、白细胞介素(IL)系列、转化生长因子(TGF)-β₁,细胞因子对白细胞又有趋化作用,诱导内皮细胞表达 ICAM-1、P-选择素等黏附分子,白细胞通过其毒性产物、巨噬细胞作用和免疫反应加重缺血性损伤。

6.凋亡调控基因的激活

细胞凋亡是由体内、体外某种信号触发细胞内预存的死亡程序而导致的以细胞 DNA 早期降解为特征的主动性自杀过程。细胞凋亡在形态学和生化特征上表现为细胞皱缩,细胞核染色质浓缩,DNA 片段化,而细胞的膜结构和细胞器仍完整。脑缺血后,神经元生存的内、外环境均发生变化,多种因素(如过量的谷氨酸受体激活、氧自由基释放和细胞内 Ca^{2+} 超载)通过激活与调控凋亡相关基因、启动细胞死亡信号转导通路,最终导致细胞凋亡。缺血性脑损伤所致的细胞凋亡可分 3 个阶段:信号传递阶段、中央调控阶段和结构改变阶段。

7.缺血半暗带功能障碍

缺血半暗带(IP)是无灌注的中心(坏死区)和正常组织间的移行区。IP 是不完全梗死,其组织结构存在,但有选择性神经元损伤。围绕脑梗死中心的缺血性脑组织的电活动中止,但保持正常的离子平衡和结构上的完整。假如再适当增加局部脑血流量,至少在急性阶段突触传递能完全恢复,即 IP 内缺血性脑组织的功能是可以恢复的。缺血半暗带是兴奋性细胞毒性、梗死周围去极化、炎症反应、细胞凋亡起作用的地方,使该区迅速发展成梗死灶。缺血半暗带的最初损害表现为功能障碍,有独特的代谢紊乱。主要表现在葡萄糖代谢和脑氧代谢这两方面:①当血流速度下降时,蛋白质合成抑制,启动无氧糖酵解、神经递质释放和能量代谢紊乱。②急性脑缺血缺氧时,神经元和神经胶质细胞由于能量缺乏、K^+释放和谷氨酸在细胞外积聚而去极化,缺血中心区的细胞只去极化而不复极;而缺血半暗带的细胞以能量消耗为代价可复极,如果细胞外的K^+和谷氨酸增加,这些细胞也只去极化,随着去极化细胞数量的增大,梗死灶范围也不断扩大。

尽管对缺血性脑血管疾病一直进行着研究,但对其病理生理机制尚不够深入,希望随着对缺血性脑损伤治疗的研究进展,其发病机制也随之更深入地阐明,从而更好地为临床和理论研究服务。

二、病理

动脉闭塞 6 h 以内脑组织改变尚不明显,属于可逆性,8～48 h 缺血最重的中心部位发生软化,并出现脑组织肿胀、变软,灰质、白质界限不清。如病变范围扩大、脑组织高度肿胀,可向对侧移位,甚至形成脑疝。镜下见组织结构不清,神经细胞及胶质细胞坏死,毛细血管轻度扩张,周围可见液体和红细胞渗出,此期为坏死期。动脉阻塞 2 d 后,特别是 7～14 d,脑组织开始液化,脑组织水肿明显,病变区明显变软,神经细胞消失,吞噬细胞大量出现,星形胶质细胞增生,此期为软化期。3 周后液化的坏死组织被吞噬和移走,胶质增生,小病灶形成胶质瘢痕,大病灶形成中风囊,此期称恢复期,可持续数月,最久为 2 年。上述病理改变称白色梗死。少数梗死区由于血管丰富,于再灌流时可继发出血,呈现出血性梗死或称红色梗死。

三、临床表现

(一)症状与体征

患者多在 50 岁以后发病,常伴有高血压;多在睡眠中发病,醒来才发现肢体偏瘫。部分患者先有头昏、头痛、眩晕、肢体麻木、无力等短暂性脑缺血发作的前驱症状,多数患者的症状经数小时甚至 1～2 d 达高峰。患者通常意识清楚,但大面积脑梗死或基底动脉闭塞后可有意识障碍,甚至出现脑疝等危重症状。神经系统定位体征视脑血管闭塞的部位及梗死的范围而定。

(二)临床分型

有的根据病情程度分型,例如,完全性缺血性中风,起病 6 h 内病情即达高峰,一般较重,可有意识障碍。还有的根据病程进展分型,例如,进展型缺血性中风,局限性脑缺血逐渐进展,数天内呈阶梯式加重。

1.按病程和病情分型

(1)进展型:局限性脑缺血症状逐渐加重,呈阶梯式加重,可持续 6 h 至数天。

(2)缓慢进展型:在起病后 1～2 周症状仍逐渐加重,血栓逐渐发展,脑缺血和脑水肿的范围继续扩大,症状由轻变重,直到出现对侧偏瘫、意识障碍,甚至发生脑疝,类似颅内肿瘤,又称类脑瘤型。

(3)大块梗死型:又称爆发型,如颈内动脉或大脑中动脉主干等较大动脉的急性脑血栓形成,往往症状出现快,伴有明显脑水肿、颅内压增高,患者头痛、呕吐,病灶对侧偏瘫,常伴意识障碍,很快进入昏迷,有时发生脑疝,类似脑出血,又称类脑出血型。

(4)可逆性缺血性神经功能缺损:此型患者的症状、体征持续超过 24 h,但在 2～3 周完全恢复,不留后遗症。病灶多数发生于大脑半球半卵圆中心,可能由于该区(尤其是非优势半球侧)侧支循环迅速而充分地代偿,缺血尚未导致不可逆的神经细胞损害,也可能是一种较轻的梗死。

2.OCSP 分型

OCSP 分型即英国牛津郡社区脑卒中研究规划(Oxfordshire Community Stroke Project,OCSP)的分型。

(1)完全前循环梗死:表现为三联征,即完全大脑中动脉(MCA)综合征的表现。①有大脑高级神经活动障碍(意识障碍、失语、失算、空间定向力障碍等);②同向偏盲;③有对侧 3 个部位(面、上肢和下肢)较严重的运动和/或感觉障碍。此型多为 MCA 近段主干梗死,少数为颈内动脉虹吸段闭塞引起的大面积脑梗死。

(2)部分前循环梗死:有以上三联征中的两个,或只有高级神经活动障碍,或感觉运动缺损较完全前循环梗死局限。提示是 MCA 远段主干、各级分支或大脑前动脉及分支闭塞引起的中、小梗死。

(3)后循环梗死:表现为各种不同程度的椎-基底动脉综合征——可表现为同侧脑神经瘫痪及对侧感觉运动障碍;双侧感觉运动障碍;双眼协同活动及小脑功能障碍,无长束征或视野缺损等。为椎-基底动脉及分支闭塞引起的大小不等的脑干、小脑梗死。

(4)腔隙性梗死:表现为腔隙综合征,如纯运动性偏瘫、纯感觉性脑卒中、共济失调性轻偏瘫、手笨拙-构音不良综合征。大多是基底节或脑桥小穿支病变引起的小腔隙灶。

OCSP 分型方法简便,更加符合临床实际的需要,临床医师不必依赖影像或病理结果即可对急性脑梗死迅速分出亚型,并做出有针对性的处理。

(三)临床综合征

1.颈内动脉闭塞综合征

颈内动脉闭塞综合征指颈内动脉血栓形成,主干闭塞。病史中可有头痛、头晕、晕厥、半身感觉异常或轻偏瘫;病变对侧有偏瘫、偏身感觉障碍和偏盲;可有精神症状,严重时有意识障碍;病变侧有视力减退,有的还有视神经乳头萎缩;病灶侧有 Horner 综合征;病灶侧颈动脉搏动减弱或消失;优势半球受累可有失语,非优势半球受累可出现体象障碍。

2.大脑中动脉闭塞综合征

大脑中动脉闭塞综合征指大脑中动脉血栓形成,大脑中动脉主干闭塞,引起病灶对侧偏瘫、偏身感觉障碍和偏盲,优势半球受累还有失语。累及非优势半球可有失用、失认和体象障碍等顶叶症状。病灶广泛,可引起脑肿胀,甚至死亡。

(1)皮质支闭塞:引起病灶对侧偏瘫、偏身感觉障碍,面部及上肢情况重于下肢,优势半球病变有运动性失语,非优势半球病变有体象障碍。

(2)深穿支闭塞:出现对侧偏瘫和偏身感觉障碍,优势半球病变可出现运动性失语。

3.大脑前动脉闭塞综合征

大脑前动脉闭塞综合征指大脑前动脉血栓形成,大脑前动脉主干闭塞。在前交通动脉以前发生阻塞时,因为病损脑组织可通过对侧前交通动脉得到血供,故不出现临床症状;在前交通动脉分出之后阻塞时,可出现对侧中枢性偏瘫,以面瘫和下肢瘫为重,可伴轻微偏身感觉障碍;并可有排尿障碍(旁中央小叶受损)、精神障碍(额极与胼胝体受损)、强握及吸吮反射(额叶受损)等。

(1)皮质支闭塞:引起对侧下肢运动及感觉障碍、轻微共济运动障碍、排尿障碍和精神障碍。

(2)深穿支闭塞:引起对侧中枢性面瘫、中枢性舌瘫及上肢瘫。

4.大脑后动脉闭塞综合征

大脑后动脉闭塞综合征指大脑后动脉血栓形成。约70%的患者的两条大脑后动脉来自基底动脉,并有后交通动脉与颈内动脉联系交通。有20%～25%的人的一条大脑后动脉来自基底动脉,另一条来自颈内动脉;其余的人中,两条大脑后动脉均来自颈内动脉。

大脑后动脉供应颞叶的后部和基底面、枕叶的内侧及基底面,并发出丘脑膝状体及丘脑穿动脉,供应丘脑血液。

(1)主干闭塞:引起对侧同向性偏盲,上部视野受损较重,黄斑回避(黄斑视觉皮质代表区为大脑中动脉、大脑后动脉血液供应,故黄斑视力不受累)。

(2)中脑水平大脑后动脉起始处闭塞:可见垂直性凝视麻痹、动眼神经麻痹、眼球垂直性歪扭斜视。

(3)双侧大脑后动脉闭塞:有皮质盲、记忆障碍(累及颞叶)、不能识别熟悉面孔(面容失认症)、幻视和行为综合征。

(4)深穿支闭塞:丘脑穿动脉闭塞则引起红核丘脑综合征,病侧有小脑性共济失调,意向性震颤、舞蹈样不自主运动和对侧感觉障碍。丘脑膝状体动脉闭塞则引起丘脑综合征,病变对侧偏身感觉障碍(深感觉障碍较浅感觉障碍重),病变对侧偏身自发性疼痛。有轻偏瘫、共济失调和舞蹈-手足徐动症。

5.椎-基底动脉闭塞综合征

椎-基底动脉闭塞综合征指椎-基底动脉血栓形成。椎-基底动脉实为一条连续的脑血管干并有着共同的神经支配,无论从结构、功能还是临床病症的表现来讲,两侧互为影响,实难予以完全分开,故常总称为"椎-基底动脉系疾病"。

(1)基底动脉主干闭塞综合征:指基底动脉主干血栓形成。发病虽然不如脑桥出血那么急,但病情常迅速恶化,出现眩晕、呕吐、四肢瘫痪、共济失调、昏迷和高热等。大多数在短期内死亡。

(2)双侧脑桥正中动脉闭塞综合征:指双侧脑桥正中动脉血栓形成,为典型的闭锁综合征,表现为四肢瘫痪、假性延髓性麻痹、双侧周围性面瘫、双眼球外展麻痹、两侧的侧视中枢麻痹。但患者意识清楚,视力、听力和眼球垂直运动正常,所以,患者通过听觉、视觉和眼球上下运动表示意识和交流。

(3)基底动脉尖综合征:基底动脉尖分出两对动脉——小脑上动脉和大脑后动脉,分支供应中脑、丘脑、小脑上部、颞叶内侧及枕叶。血栓性闭塞多发生于基底动脉中部,栓塞性病变通常发生在基底动脉尖。栓塞性病变导致眼球运动及瞳孔异常,表现为单侧或双侧动眼神经部分或完全麻痹、眼球上视不能(上丘受累)、光反射迟钝而调节反射存在(顶盖前区病损)、一过性或持续性意识障碍(中脑或丘脑网状激活系统受累)、对侧偏盲或皮质盲(枕叶受累)、严重记忆障碍(颞叶内侧受累)。如果中老年人突发意识障碍又较快恢复,有瞳孔改变、动眼神经麻痹、垂直注视障碍,无明显肢体瘫痪和感觉障碍,应想到该综合征的可能。如果还有皮质盲或偏盲、严重记忆障碍,更支持本综合征的诊断,需做头部CT或MRI检查,若发现有双侧丘脑、枕叶、颞叶和中脑病灶,则可确诊。

(4)中脑穿动脉综合征:指中脑穿动脉血栓形成,亦称Weber综合征,病变位于大脑脚底,损害锥体束及动眼神经,引起病灶侧动眼神经麻痹和对侧中枢性偏瘫。中脑穿动脉闭塞还可引起Benedikt综合征,该综合征累及动眼神经髓内纤维及黑质,引起病灶侧动眼神经麻痹及对侧锥体外系症状。

（5）脑桥支闭塞综合征：指脑桥支血栓形成引起的 Millard-Gubler 综合征，病变位于脑桥的腹外侧部，累及展神经核和面神经核以及锥体束，引起病灶侧眼球外直肌麻痹、周围性面神经麻痹和对侧中枢性偏瘫。

（6）内听动脉闭塞综合征：指内听动脉血栓形成（内耳卒中）。内耳的内听动脉有两个分支，较大的耳蜗动脉供应耳蜗及前庭迷路下部；较小的耳蜗动脉供应前庭迷路上部，包括外半规管及椭圆囊斑。由于口径较小的前庭动脉缺乏侧支循环，以致前庭迷路上部对缺血选择性敏感，故迷路缺血常出现严重眩晕、恶心呕吐。若耳蜗支同时受累则有耳鸣、耳聋。耳蜗支单独梗死则会突发耳聋。

（7）小脑后下动脉闭塞综合征：指小脑后下动脉血栓形成，也称 Wallenberg 综合征。表现为急性起病的头晕、眩晕、呕吐（前庭神经核受损）、交叉性感觉障碍，即病侧面部感觉减退、对侧肢体痛觉、温度觉障碍（病侧三叉神经脊束核及对侧交叉的脊髓丘脑束受损），同侧 Horner 综合征（下行交感神经纤维受损），同侧小脑性共济失调（绳状体或小脑受损），声音嘶哑，吞咽困难（疑核受损）。小脑后下动脉常有解剖变异，常见不典型临床表现。

四、辅助检查

（一）影像学检查

1.胸部 X 线检查

了解心脏情况及肺部有无感染和肿瘤等。

2.CT 检查

CT 检查不仅可确定梗死的部位及范围，而且可明确是单发还是多发。在缺血性脑梗死发病 12～24 h，CT 常没有明显的阳性表现。梗死灶最初表现为不规则的稍低密度区，病变与血管分布区一致。常累及基底节区，如为多发灶，亦可连成一片。病灶大、水肿明显时可有占位效应。在发病后 2～5 d，病灶边界清晰，呈楔形或扇形等。1～2 周，水肿消失，边界更清，密度更低。发病第 2 周，可出现梗死灶边界不清楚，边缘出现等密度或稍低密度，即模糊效应；在增强扫描后往往呈脑回样增强，有助于诊断。4～5 周，部分小病灶可消失，而大片状梗死灶密度进一步降低和囊变，后者 CT 值接近脑脊液的 CT 值。

在基底节和内囊等处的小梗死灶（一般在 15 mm 以内）称为腔隙性脑梗死，病灶亦可发生在脑室旁深部白质、丘脑及脑干。

在 CT 排除脑出血并证实为脑梗死后，CT 血管成像对探测颈动脉及其各主干分支的狭窄准确性较高。

3.MRI 检查

MRI 是病灶较 CT 敏感性、准确性更高的一种检测方法，其无辐射，无骨伪迹，更易早期发现小脑、脑干等部位的梗死灶，并于脑梗死后 6 h 左右便可检测到细胞毒性水肿造成 T_1 和 T_2 加权延长引起的 MRI 信号变化。近年除常规应用 SE 法的 T_1 和 T_2 加权以影像对比度原理诊断外，更需采用功能性磁共振成像，如弥散成像（DWI）和表观弥散系数（apparent diffusion coefficient，ADC），液体衰减反转恢复序列（FLAIR）。以功能性磁共振成像进行水平位和冠状位检查，往往在脑缺血发生后 1～1.5 h 便可发现脑组织水含量增加引起的 MRI 信号变化，并随即可进一步行 MRA、CT 血管成像或 DSA 以了解梗死血管部位，为超早期施行动脉内介入溶栓治疗创造条件，有时还可发现血管畸形等非动脉硬化性血管病变。

（1）超早期：脑梗死临床发病后1h内，DWI便可描出高信号梗死灶，ADC序列显示暗区。实际上DWI显示的高信号灶仅是血流量低引起的缺血灶。随着缺血的进一步发展，DWI从高信号渐转为等信号或低信号，病灶范围渐增大；PWI、FLAIR及T_2WI均显示高信号病灶区。值得注意的是，DWI对超早期脑干缺血性病灶，在水平位不易发现，而往往在冠状位可清楚显示。

（2）急性期：血-脑屏障尚未明显破坏，在缺血区大量水分子聚集，T_1WI和T_2WI明显延长，T_1WI呈低信号，T_2WI呈高信号。

（3）亚急性期及慢性期：由于正血红铁蛋白游离，T_1WI呈边界清楚的低信号，T_2WI和FLAIR均呈高信号；病灶区水肿消除后，坏死组织逐渐产生，囊性区形成，乃至脑组织萎缩，FLAIR呈低信号或低信号与高信号混杂区，中线结构移向病侧。

（二）脑脊液检查

脑梗死患者的脑脊液检查结果一般正常，大块梗死型患者可有压力升高和蛋白含量升高；出血性梗死时可见红细胞。

（三）经颅多普勒超声

TCD是诊断颅内动脉狭窄和闭塞的手段之一，对脑底动脉严重狭窄（＞65％）的检测有肯定的价值。局部脑血流速度改变与频谱图形异常是脑血管狭窄最基本的TCD改变。三维B超检查可协助发现颈内动脉粥样硬化斑块的大小和厚度，有没有管腔狭窄，若有，可评估其严重程度。

（四）心电图检查

进一步了解心脏情况。

（五）血液学检查

1.血常规、血沉、抗"O"和凝血功能检查

了解有无感染征象、活动风湿和凝血功能情况。

2.血糖检查

了解有无糖尿病。

3.血清脂质检查

了解总胆固醇和甘油三酯（甘油三酯）浓度有无升高。

4.脂蛋白检查

低密度脂蛋白胆固醇（LDL-C）由极低密度脂蛋白胆固醇（VLDL-C）转化而来。通常情况下，LDL-C被从血浆中清除，其所含胆固醇酯由脂肪酸水解，当体内LDL-C浓度显著升高时，LDL-C附着到动脉的内皮细胞上，与LDL受体结合，而易被巨噬细胞摄取，沉积在动脉内膜上形成动脉硬化。有一组报道称正常人组LDL-C浓度为$(2.051\pm0.853)mmol/L$，脑梗死患者组LDL-C浓度为$(3.432\pm1.042)mol/L$。

5.载脂蛋白B检查

载脂蛋白B（ApoB）是血浆低密度脂蛋白（LDL）和极低密度脂蛋白（VLDL）的主要载脂蛋白，其含量能精确地反映出LDL的水平，与动脉粥样硬化（AS）的发生关系密切。在AS的硬化斑块中，胆固醇并不是孤立地沉积于动脉壁上，而是以LDL整个颗粒形成沉积物；ApoB能促进沉积物与氨基多糖结合成复合物，沉积于动脉内膜上，从而加速AS形成。对总胆固醇（TC）、LDL-C均正常的脑血栓形成患者，ApoB仍然表现出较好的差别性。

ApoA-I的主要生物学作用是激活卵磷脂胆固醇转移酶，此酶在血浆胆固醇（Ch）酯化和高密度脂蛋白（HDL）成熟（即$HDL\to HDL_2\to HDL_3$）过程中起着极为重要的作用。ApoA-I与HDL_2可

逆结合以完成 Ch 从外周组织转移到肝脏。因此,ApoA-I 水平显著下降时,可形成 AS。

6.血小板聚集功能检查

近些年来的研究提示血小板聚集功能亢进参与体内多种病理反应过程,尤其是对缺血性脑血管疾病的发生、发展和转归起重要作用。学者分析血小板最大聚集率(PMA)、解聚型出现率(PDC)和双相曲线型出现率(PBC),发现缺血型脑血管疾病 PMA 显著高于对照组,PDC 明显低于对照组。

7.血栓烷 A_2 和前列环素检查

许多文献强调花生四烯酸(AA)的代谢产物在影响脑血液循环中起着重要作用,其中血栓烷 A_2(TXA$_2$)和前列环素(PGI$_2$)的平衡更引人注目。脑组织细胞和血小板等质膜有丰富的不饱和脂肪酸,脑缺氧时,磷脂酶 A_2 被激活,分解膜磷脂,使 AA 释放增加。AA 在环氧化酶的作用下分别生成 TXA$_2$ 和 PGI$_2$。TXA$_2$ 和 PGI$_2$ 水平改变在缺血性脑血管疾病的发生上是原发还是继发的,目前还不清楚。TXA$_2$ 大量产生,PGI$_2$ 的生成受到抑制,使正常情况下 TXA$_2$ 与 PGI$_2$ 之间的动态平衡受到破坏。TXA$_2$ 强烈的缩血管和促进血小板聚集作用因失去对抗而占优势,对于缺血性低灌流的发生起着重要作用。

8.血液流变学

缺血性脑血管疾病全血黏度、血浆比黏度、血细胞比容升高,血小板电泳和红细胞电泳时间延长。通过对 133 例脑血管疾病患者的脑血流量(CBF)进行测定,并将黏度相关的几个变量因素与 CBF 做了统计学处理,发现全部患者的 CBF 均低于正常值,证实了血液黏度因素与 CBF 的关系。有学者把血液流变学各项异常作为脑梗死的危险因素之一。

红细胞表面带有负电荷,其所带电荷越少,电泳速度就越慢。有一组报道显示脑梗死组的红细胞电泳速度明显慢于正常对照组,说明急性脑梗死患者红细胞的表面电荷减少,聚集性强,这可能与动脉硬化性脑梗死的发病有关。

五、诊断与鉴别诊断

(一)诊断

(1)血栓形成性脑梗死为中年以后发病。

(2)常伴有高血压。

(3)部分患者发病前有短暂性脑缺血(TIA)发作史。

(4)常在安静休息时发病,醒后发现症状。

(5)症状、体征可归为某一个动脉供血区的脑功能受损,如病灶对侧偏瘫、偏身感觉障碍和偏盲,优势半球病变还有语言功能障碍。

(6)多无明显头痛、呕吐和意识障碍。

(7)大面积脑梗死有颅内高压症状,头痛、呕吐或昏迷,严重时发生脑疝。

(8)脑脊液检查多正常。

(9)发病 12 h 后 CT 出现低密度灶。

(10)MRI 检查可更早地发现梗死灶。

(二)鉴别诊断

1.脑出血

血栓形成性脑梗死和脑出血均为中老年人多见的急性起病的脑血管疾病,必须进行

CT/MRI检查予以鉴别。

2.脑栓塞

血栓形成性脑梗死和脑栓塞都属于脑梗死范畴,且均为急性起病。脑栓塞患者多有心脏病病史,或有其他肢体栓塞史。心电图检查可发现心房颤动等,以供鉴别诊断。

3.颅内占位性病变

少数颅内肿瘤、慢性硬膜下血肿和脑脓肿患者可以突然发病,表现局灶性神经功能缺失症状,而易与脑梗死相混淆。但颅内占位性病变常有颅内高压症状和逐渐加重的临床经过,颅脑CT对鉴别诊断有确切的价值。

4.脑寄生虫病

脑寄生虫病如脑囊虫病、脑型血吸虫病,也可在癫痫发作后,急性起病,偏瘫。寄生虫的有关免疫学检查和神经影像学检查可帮助鉴别。

六、治疗

《欧洲脑卒中组织(ESO)缺血性脑卒中和短暂性脑缺血发作处理指南》(欧洲脑卒中促进会)推荐所有急性缺血性脑卒中患者都应在卒中单元内接受以下治疗。

(一)溶栓治疗

理想的治疗方法是在缺血组织出现坏死之前,尽早清除栓子,早期使闭塞脑血管再开通和缺血区的供血重建,以减轻神经组织的损害,正因为如此,溶栓治疗脑梗死一直引起医师的广泛关注。国外早在1958年即有溶栓治疗脑梗死的报道,由于有脑出血等并发症,溶栓疗法益处不大,一度停止使用。近30年来,由于溶栓治疗急性心肌梗死的患者取得了很大的成功,心肌梗死的范围大大减少了,病死率下降20%~50%。溶栓治疗脑梗死又受到了很大的鼓舞。再者,CT扫描能及时排除颅内出血,可在早期或超早期进行溶栓治疗,因而提高了疗效和减少脑出血等并发症。

1.病例选择

(1)临床诊断符合急性脑梗死。

(2)头颅CT扫描排除颅内出血和大面积脑梗死。

(3)治疗前收缩压不宜高于24.0 kPa(180 mmHg),舒张压不宜高于14.7 kPa(110 mmHg)。

(4)无出血素质或出血性疾病。

(5)年龄大于18岁并且小于75岁。

(6)溶栓最佳时机为发病后6 h内,特别是在3 h内。

(7)获得患者家属的书面知情同意。

2.禁忌证

(1)病史和体检符合蛛网膜下腔出血。

(2)CT扫描有颅内出血、肿瘤、动静脉畸形或动脉瘤。

(3)两次降压治疗后血压仍高于24.0/14.7 kPa(180/110 mmHg)。

(4)过去30 d内有手术史或外伤史,3个月内有脑外伤史。

(5)有血液疾病、出血素质、凝血功能障碍或使用抗凝药物史,凝血酶原时间>15 s,部分凝血活酶时间>40 s,国际标准化比值>1.4,血小板计数<$100×10^9$/L。

(6)患者脑卒中发病时有癫痫发作。

3.治疗时间窗

前循环脑卒中的治疗时间窗一般在发病后 6 h 内(使用阿替普酶的治疗时间窗为 3 h 内),后循环闭塞时的治疗时间窗适当放宽到 12 h。这一方面是因为脑干对缺血耐受性更强,另一方面是由于后循环闭塞后预后较差,更积极的治疗有可能挽救患者的生命。许多学者尝试放宽治疗时限,有的认为脑梗死 12~24 h 早期溶栓治疗有可能对少部分患者有效。但美国脑卒中协会(ASA)和欧洲脑卒中促进会(EUSI)都赞同认真选择在缺血性脑卒中发作后 3 h 内早期恢复缺血脑的血流灌注,才可获得良好的转归。两个指南也讨论了超过治疗时间窗溶栓的效果,EUSI的结论是目前溶栓治疗仅能作为临床试验的组成部分。对于不能可靠地确定脑卒中发病时间的患者(包括睡眠觉醒时发现脑卒中发病的病例),两个指南均不推荐进行静脉溶栓治疗。

4.溶栓药物

(1)尿激酶:是从健康人的新鲜尿液中提取分离,然后进行高度精制而得到的蛋白质,没有抗原性,不引起变态反应。其溶栓特点为不仅溶解血栓表面,还深入栓子内部,但对陈旧性血栓则难起作用。尿激酶是非特异性溶栓药,与纤维蛋白的亲和力差,常易引起出血并发症。尿激酶的剂量和疗程目前尚无统一标准,剂量波动范围也大。

静脉滴注法:尿激酶每次$(10\sim15)\times10^5$ U,溶于 $500\sim1\ 000$ mL 0.9%的氯化钠注射液,静脉滴注,仅用1次。另外,还可每次将$(2\sim5)\times10^5$ U 尿激酶溶于 500 mL 0.9%的氯化钠注射液中,静脉滴注,每天 1 次,可连用 7~10 d。

动脉滴注法:选择性动脉给药有两种途径。①超选择性脑动脉注射法,即经股动脉或肘动脉穿刺后,先进行脑血管造影,明确血栓所在的部位,再将导管插至颈动脉或椎-基底动脉的分支,直接将药物注入血栓所在的动脉或直接注入血栓处,达到较准确的选择性溶栓作用。在注入溶栓药后,还可立即再进行血管造影以了解溶栓的效果。②采用颈动脉注射法,常规颈动脉穿刺后,将溶栓药注入发生血栓的颈动脉,起到溶栓的效果。动脉溶栓尿激酶的剂量一般是$(1\sim3)\times10^5$ U,有学者报道还可适当加大药物剂量。但急性脑梗死取得疗效的关键是掌握最佳的治疗时间窗,治疗时间窗比给药途径更重要。

(2)阿替普酶(rt-PA):rt-PA 是第一种获得美国食品药品监督管理局(FDA)批准的溶栓药,特异性作用于纤溶酶原,激活血块上的纤溶酶原,而对血循环中的纤溶酶原亲和力小。因纤溶酶赖氨酸结合部位已被纤维蛋白占据,血栓表面的 α_2-抗纤溶酶作用很弱,但血中的纤溶酶赖氨酸结合部位未被占据,故可很快被 α_2-抗纤溶酶灭活。rt-PA 的优点为局部溶栓,很少产生全身抗凝、纤溶状态,而且无抗原性。但 rt-PA 的半衰期短(3~5 min),而且血循环中纤维蛋白原激活抑制物的活性高于 rt-PA,会有一定的血管再闭塞,故临床溶栓必须用大剂量连续静脉滴注。rt-PA的治疗剂量是0.85~0.90 mg/kg,总剂量<90 mg,先静脉推注 10%的剂量,在 24 h 内静脉滴注其余 90%的剂量。

美国(美国脑卒中学会、美国心脏病协会分会)更新的《急性缺血性脑卒中早期治疗指南》指出,接诊的第一阶段医师能做的就是 3 件事:①评价患者的病情。②诊断、判断缺血的亚型。③分诊、介入,0~3 h 的治疗只有静脉溶栓,而且推荐使用 rt-PA。

《中国脑血管病防治指南》(卫健委疾病控制司、中华医学会神经病学分会)建议:①对经过严格选择的发病 3 h 内的急性缺血性脑卒中患者,应积极采用静脉溶栓治疗,首选rt-PA,无条件采用 rt-PA 时,可用尿激酶替代。②对发病 3~6 h 的急性缺血性脑卒中患者,可应用静脉尿激酶溶栓治疗,但选择患者应更严格。③对发病 6 h 以内的急性缺血性脑卒中患者,在有经验和有条件的单位,可以考虑进行动脉内溶栓治疗研究。④基底动脉血栓形成的溶栓治疗时间窗和适应证,可以适当放宽。⑤超过时间窗溶栓,不会增强治疗效果,会增加再灌注损伤和出血并发症,不宜溶栓,对恢复期患者应禁用溶栓治疗。

美国《急性缺血性脑卒中早期处理指南》(美国脑卒中学会、美国心脏病协会分会)Ⅰ级建议:对大脑中动脉梗死小于 6 h 的严重脑卒中患者,是可以选择动脉溶栓治疗的,或可选择静脉滴注 rt-PA;治疗要求患者处于一个有经验、能够立刻进行脑血管造影且提供合格的介入治疗的脑卒中中心。鼓励相关机构界定遴选能进行动脉溶栓的个人标准。Ⅱ级建议:对于具有使用静脉溶栓禁忌证(如近期手术)的患者,动脉溶栓是合理的。Ⅲ级建议:动脉溶栓治疗的可选择性不应该一般地排除静脉给 rt-PA。

(二)降纤治疗

降纤治疗可以降解血栓蛋白质,增加纤溶系统的活性,抑制血栓形成或促进血栓溶解。应早期应用此类药物,最好是在发病后 6 h 内,但没有溶栓药物严格。此类药物特别适应于合并高纤维蛋白原血症者。目前,国内纤溶药物的种类很多,现介绍下面几种。

1.巴曲酶

巴曲酶又名东菱克栓酶,能分解纤维蛋白原,抑制血栓形成,促进纤溶酶的生成,而纤溶酶是溶解血栓的重要物质。巴曲酶的剂量和用法:第 1 d 10 BU,第 3 d 和第 5 d 各为 5～10 BU,将其稀释于 100～250 mL 0.9% 的氯化钠注射液中,静脉滴注 1 h 以上。对治疗前纤维蛋白原在 4 g/L 以上和突发性耳聋(内耳卒中)的患者,首次剂量为 15～20 BU,以后隔天 5 BU,疗程为 1 周,必要时可增至 3 周。

2.精纯链激酶

精纯链激酶又名注射用降纤酶,是以我国尖吻蝮蛇(又名五步蛇)的蛇毒为原料,经现代生物技术分离、纯化而精制的蛇毒制剂。该药为缬氨酸蛋白水解酶,能直接作用于血中的纤维蛋白 α-链,释放出肽 A。此时生成的肽 A 血纤维蛋白体的纤维系统,诱发 t-PA 的释放,增加 t-PA 的活性,促进纤溶酶生成,使已形成的血栓得以迅速溶解。该药不含出血毒素,因此很少引起出血并发症。剂量和用法:首次 10 U,稀释于 100 mL 0.9% 的氯化钠注射液中,缓慢地静脉滴注,第 2 d 10 U,第 3 d 5～10 U。必要时可适当延长疗程,1 次 5～10 U,隔天静脉滴注 1 次。

3.降纤酶

降纤酶曾用名蝮蛇抗栓酶、精纯抗栓酶和去纤酶,取材于东北白眉蝮蛇蛇毒,是单一成分蛋白水解酶。剂量和用法:急性缺血性脑卒中,首次 10 U,加入 100～250 mL 0.9% 的氯化钠注射液中,静脉滴注,以后每天或隔天 1 次,连用 2 周。

4.注射用纤溶酶

从蝮蛇蛇毒中提取纤溶酶并制成制剂,其原理是利用抗体最重要的生物学特性——抗体与抗原能特异性结合,即抗体分子只与其相应的抗原结合。纤溶酶单克隆抗体纯化技术,就是用纤溶酶抗体与纤溶酶进行特异性结合,从而达到分离、纯化纤溶酶,同时去除蛇毒中的出血毒素和神经毒的效果。剂量和用法:对急性脑梗死(发病后 72 h 内)第 1～3 d 每次 300 U,加入 250 mL 5% 的葡萄糖注射液或 0.9% 的氯化钠注射液中,静脉滴注,第 4～14 d 每次 100～300 U。

5.安康乐得

安康乐得是马来西亚一种蝮蛇毒液的提纯物,是一种蛋白水解酶,能迅速、有效地降低血纤维蛋白原,并可裂解纤维蛋白肽 A,导致低纤维蛋白血症。剂量和用法:2～5 AU/kg,溶于250～

500 mL 0.9％的氯化钠注射液中,6～8 h 静脉滴注完,每天 1 次,连用 7 d。

《中国脑血管病防治指南》建议:①脑梗死早期(特别是 12 h 以内)可选用降纤治疗,对高纤维蛋白血症应积极降纤治疗。②应严格掌握适应证和禁忌证。

(三)抗血小板聚集药

抗血小板聚集药又称血小板功能抑制剂。随着对血栓性疾病发生机制认识的加深,学者发现血小板在血栓形成中起着重要的作用。近年来,抗血小板聚集药在预防和治疗脑梗死方面越来越引起人们的重视。

抗血小板聚集药主要包括血栓烷 A_2 抑制剂(阿司匹林)、二磷酸腺苷(ADP)受体拮抗剂(噻氯匹定、氯吡格雷)、磷酸二酯酶抑制剂(双嘧达莫)、糖蛋白 II b/III a 受体拮抗剂和其他抗血小板药物。

1.阿司匹林

阿司匹林是一种强效的血小板聚集抑制剂。阿司匹林抗栓作用的主要机制是基于对环氧化酶的不可逆性抑制,使血小板内花生四烯酸转化为血栓烷 A_2(TXA_2)受阻,因为 TXA_2 可使血小板聚集和血管平滑肌收缩。在脑梗死发生后,TXA_2 可增加脑血管阻力,促进脑水肿形成。小剂量阿司匹林可以最大限度地抑制 TXA_2 和最低限度地影响前列环素(PGI_2),从而达到比较理想的效果。国际脑卒中实验协作组和急性缺血性脑卒中临床试验协作组两项非盲法随机干预研究表明,脑卒中发病后 48 h 内应用阿司匹林是安全有效的。

阿司匹林预防和治疗缺血性脑卒中效果的不恒定,可能与用药剂量有关。有些学者认为每天给 75～325 mg 合适。有学者分别给患者口服阿司匹林 50 mg/d、100 mg/d、325 mg/d 和 1 000 mg/d,进行比较,发现 50 mg/d 即可完全抑制 TXA_2 生成,出血时间从 5.03 min 延长到 6.96 min,剂量为 100 mg/d 时出血时间为 7.78 min,但剂量为 1 000 mg/d 时出血时间反而缩减至 6.88 min。也有人观察到口服阿司匹林 45 mg/d,尿内 TXA_2 的代谢产物能被抑制 95％,而尿内 PGI_2 代谢产物基本不受影响;剂量为 100 mg/d,则尿内 TXA_2 的代谢产物完全被抑制,而尿内 PGI_2 代谢产物保持基线的 25％～40％;若用 1 000 mg/d,则上述两项代谢产物完全被抑制。以上实验结果和临床体会提示,阿司匹林 100～150 mg/d 合适,既能达到预防和治疗的目的,又能避免发生不良反应。

《中国脑血管病防治指南》建议:①多数无禁忌证的未溶栓患者,应在脑卒中后尽早(最好 48 h 内)开始使用阿司匹林。②溶栓患者应在溶栓 24 h 后使用阿司匹林,或阿司匹林与双嘧达莫缓释剂的复合制剂。③阿司匹林的推荐剂量为 150～300 mg/d,分 2 次服用,2 周后改为预防剂量(50～150 mg/d)。

2.氯吡格雷

由于噻氯匹定有明显的不良反应,已基本被淘汰,被第 2 代 ADP 受体拮抗剂氯吡格雷所取代。氯吡格雷和噻氯匹定一样对 ADP 诱导的血小板聚集有较强的抑制作用,对花生四烯酸、胶原、凝血酶、肾上腺素和血小板活化因子诱导的血小板聚集也有一定的抑制作用。与阿司匹林不同的是,它们对 ADP 诱导的血小板第 I 相和第 II 相的聚集均有抑制作用,且有一定的解聚作用。它还可以与红细胞膜结合,降低红细胞在低渗溶液中的溶解倾向,改变红细胞的变形能力。

氯吡格雷和阿司匹林均可作为治疗缺血性脑卒中的一线药物,多项研究都说明氯吡格雷的效果优于阿司匹林。氯吡格雷与阿司匹林合用防治缺血性脑卒中,比单用效果更好。氯吡格雷可用于预防颈动脉粥样硬化高危患者的急性缺血事件。有文献报道 23 例颈动脉狭窄患者,在颈动脉支架置入术前常规服用阿司匹林 100 mg/d,介入治疗前晚给予负荷剂量氯吡格雷 300 mg,术后服用氯吡格雷 75 mg/d,3 个月后经颈动脉彩超发现,新生血管内皮已完全覆盖支架,无血管闭塞和支架内再狭窄。

氯吡格雷的使用剂量为每次 50～75 mg,每天 1 次。它的不良反应与阿司匹林比较,发生胃肠道出血的风险明显降低,发生腹泻和皮疹的风险略有增加,但明显低于噻氯匹定。主要不良反应有头昏、头胀、恶心、腹泻,偶有出血倾向。氯吡格雷禁用于对本品过敏者及近期有活动性出血者。

3.双嘧达莫

双嘧达莫又名潘生丁,通过抑制磷酸二酯酶活性,阻止环腺苷酸(cAMP)的降解,提高血小板 cAMP 的水平,具有抗血小板黏附聚集的能力。双嘧达莫已作为预防和治疗冠心病、心绞痛的药物,而用于防治缺血性脑卒中的效果仍有争议。欧洲脑卒中预防研究大宗随机对照试验(RCT)研究认为双嘧达莫与阿司匹林联合防治缺血性脑卒中的疗效是单用阿司匹林或双嘧达莫疗效的 2 倍,并不会导致更多的出血不良反应。

美国 FDA 最近批准了阿司匹林和双嘧达莫复方制剂用于预防脑卒中。这一复方制剂每片含阿司匹林 50 mg 和缓释双嘧达莫 400 mg。一项单中心大规模随机试验发现,与单用小剂量阿司匹林比较,这种复方制剂可使脑卒中发生率降低 22%,但关于这项资料的价值仍有争论。

双嘧达莫的不良反应轻而短暂,长期服用可有头痛、头晕、呕吐、腹泻、面红、皮疹和皮肤瘙痒等。

4.血小板糖蛋白(glycoprotein,GP)Ⅱb/Ⅲa 受体拮抗剂

GP Ⅱb/Ⅲa 受体拮抗剂是一种新型抗血小板药,其通过阻断 GP Ⅱb/Ⅲa 受体与纤维蛋白原配体的特异性结合,有效抑制各种血小板激活剂诱导的血小板聚集,进而防止血栓形成。GP Ⅱb/Ⅲa 受体是一种血小板膜蛋白,是血小板活化和聚集反应的最后通路。GP Ⅱb/Ⅲa 受体拮抗剂能完全抑制血小板聚集反应,是作用最强的抗血小板药。

GP Ⅱb/Ⅲa 受体拮抗剂分 3 类,即抗体类(如阿昔单抗)、肽类(如依替巴肽)和非肽类(如替罗非班)。这 3 种药物均获美国 FDA 批准应用。

该药还能抑制动脉粥样硬化斑块的其他成分,对预防动脉粥样硬化和修复受损血管壁起重要作用。GP Ⅱb/Ⅲa 受体拮抗剂在缺血性脑卒中二级预防中的剂量、给药途径、时间、监护措施以及安全性等目前仍在探讨之中。

有报道对于 rt-PA 溶栓和球囊血管成形术机械溶栓无效的大血管闭塞和急性缺血性脑卒中患者,GP Ⅱb/Ⅲa 受体拮抗剂能够提高治疗效果。阿昔单抗的抗原性虽已减弱,但对部分患者仍可引起变态反应。

5.西洛他唑

西洛他唑又名培达,可抑制磷酸二酯酶(PDE),提高 cAMP 水平,从而起到扩张血管和抗血小板聚集的作用,常用剂量为每次 50～100 mg,每天 2 次。

为了检测西洛他唑对颅内动脉狭窄进展的影响,Kwan 进行了一项多中心双盲随机与安慰剂对照研究,将 135 例大脑中动脉 M1 段或基底动脉狭窄有急性症状者随机分为两组,一组接受西洛他唑(200 mg/d)治疗,另一组给予安慰剂治疗,所有患者均口服阿司匹林,剂量为 100 mg/d,在进入试验时和 6 个月后分别做 MRA 和 TCD,对颅内动脉狭窄程度进行评价。主要转归指标

为 MRA 上有症状颅内动脉狭窄的进展,次要转归指标为临床事件和 TCD 的狭窄进展。西洛他唑组中,45 例有症状颅内动脉狭窄者中有 3 例(6.7%)进展,11 例(24.4%)缓解;而安慰剂组15 例(28.8%)进展,8 例(15.4%)缓解,两组差异有显著性意义。

有症状颅内动脉狭窄是一个动态变化的过程,西洛他唑有可能防止颅内动脉狭窄的进展。西洛他唑的不良反应有皮疹、头晕、头痛、心悸、恶心、呕吐,偶尔有消化道出血、尿路出血等。

6.三氟柳

三氟柳的抗血栓形成作用是通过干扰血小板聚集的多种途径实现的,如不可逆性抑制环氧化酶(CoX)和 TXA_2 的形成。三氟柳抑制内皮细胞 CoX 的作用极弱,不影响前列腺素合成。另外,三氟柳及其代谢产物 2-羟基-4-三氟甲基苯甲酸可抑制磷酸二酯酶,增加血小板和内皮细胞内 cAMP 的浓度,增强血小板的抗聚集效应,该药应用于人体时不会延长出血时间。

有研究将 2 113 例 TIA 或脑卒中患者随机分组,用三氟柳(600 mg/d)或阿司匹林(325 mg/d)治疗,平均随访 30.1 个月,主要转归指标为非致死性缺血性脑卒中、非致死性心肌梗死和血管性疾病死亡的联合终点,结果两组联合终点发生率、各个终点事件发生率和存活率均无明显差异,三氟柳组出血性事件发生率明显低于阿司匹林组。

7.沙格雷酯

沙格雷酯又名安步乐克,是 $5-HT_2$ 受体阻滞剂,具有抑制由 5-HT 增强的血小板聚集作用和由 5-HT 引起的血管收缩的作用,增加被减少的侧支循环血流量,改善周围循环障碍等。口服沙格雷酯后 1～5 h 即有抑制血小板的聚集作用,可持续 4～6 h。口服每次 100 mg,每天 3 次。不良反应较少,可有皮疹、恶心、呕吐和胃部灼热感等。

8.曲克芦丁

曲克芦丁又名维脑路通,能抑制血小板聚集,防止血栓形成,同时能对抗 5-HT、缓激肽引起的血管损伤,增加毛细血管抵抗力,降低毛细血管通透性等。每次 200 mg,每天 3 次,口服;或每次 400～600 mg,加入 250～500 mL 5%的葡萄糖注射液或 0.9%的氯化钠注射液中,静脉滴注,每天1 次,可连用 15～30 d。不良反应较少,偶尔有恶心和便秘。

(四)扩血管治疗

扩张血管药目前仍然是广泛应用的药物,但脑梗死急性期不宜使用,因为脑梗死病灶后的血管处于血管麻痹状态,此时应用血管扩张药,能扩张正常血管,对病灶区的血管不但不能扩张,还要从病灶区盗血,称"偷漏现象"。因此,血管扩张药应在脑梗死发病 2 周后才应用。常用的扩张血管药有以下几种。

1.丁苯酞

每次 200 mg,每天 3 次,口服。偶尔见恶心,腹部不适,有严重出血倾向者忌用。

2.倍他司汀

每次 20 mg,加入 500 mL 5%的葡萄糖注射液中,静脉滴注,每天1 次,连用 10～15 d;或每次8 mg,每天3 次,口服。有些患者会出现恶心、呕吐和皮疹等不良反应。

3.盐酸法舒地尔注射液

每次 60 mg(2 支),加入 250 mL 5%的葡萄糖注射液或 0.9%的氯化钠注射液中,静脉滴注,每天1 次,连用 10～14 d。可有一过性颜面潮红、低血压和皮疹等不良反应。

4.丁咯地尔

每次 200 mg,加入 250～500 mL 5%的葡萄糖注射液或 0.9%的氯化钠注射液中,缓慢静脉滴注,每天1次,连用10~14 d。可有头痛、头晕、肠胃道不适等不良反应。

5.银杏达莫注射液

每次 20 mL,加入 500 mL 5%的葡萄糖注射液或 0.9%的氯化钠注射液中,静脉滴注,每天 1 次,可连用14 d。偶尔有头痛、头晕、恶心等不良反应。

6.葛根素注射液

每次 500 mg,加入 500 mL 5%的葡萄糖注射液或 0.9%的氯化钠注射液中,静脉滴注,每天 1 次,连用 14 d。少数患者可出现皮肤瘙痒、头痛、头昏、皮疹等不良反应,停药后可自行消失。

7.灯盏花素注射液

每次 20 mL(含灯盏花乙素 50 g),加入 250 mL 5%的葡萄糖注射液或 0.9%的氯化钠注射液中,静脉滴注,每天 1 次,连用 14 d。偶尔有头痛、头昏等不良反应。

(五)钙通道阻滞剂

钙通道阻滞剂的使用是继 β 受体阻滞剂的使用之后,脑血管疾病治疗中重要的进展之一。正常时细胞内 Ca^{2+} 浓度为 10^{-9} mol/L,细胞外钙离子浓度是细胞内的 10 000 倍。在病理情况下,Ca^{2+} 迅速内流到细胞内,使原有的细胞内、外 Ca^{2+} 平衡破坏,结果造成:①由于血管平滑肌细胞内 Ca^{2+} 增多,导致血管痉挛,加重缺血、缺氧。②由于大量 Ca^{2+} 激活 ATP 酶,使 ATP 酶加速消耗,结果细胞内能量不足,多种代谢无法维持。③由于大量 Ca^{2+} 破坏了细胞膜的稳定性,许多有害物质释放出来。④由于神经细胞内 Ca^{2+} 陡增,可加速已经衰竭的细胞死亡。使用钙通道阻滞剂的目的在于阻止 Ca^{2+} 内流到细胞内,阻断上述病理过程。

钙通道阻滞剂改善脑缺血和解除脑血管痉挛的机制可能是:①解除缺血灶中的血管痉挛。②抑制肾上腺素能受体介导的血管收缩,增加脑组织葡萄糖的利用率,继而增加脑血流量。③有梗死的半球内血液重新分布,缺血区脑血流量增加,高血流区血流量减少,对临界区脑组织有保护作用。几种常用的钙通道阻滞剂如下。

1.尼莫地平

尼莫地平为选择性扩张脑血管作用最强的钙通道阻滞剂。口服,每次 40 mg,每天 3~4 次。注射,每次 24 mg,溶于 1 500 mL 5%的葡萄糖注射液中,静脉滴注,开始注射时,1 mg/h,若患者能耐受,1 h 后增至2 mg/h,每天 1 次,连续用药10 d,以后改用口服。德国 Bayer 药厂生产的尼莫同,每次口服30~60 mg,每天 3 次,可连用 1 个月。开始 2 h 可按照 0.5 mg/h 静脉滴注,如果耐受性良好,尤其血压无明显下降时,可增至 1 mg/h,连用 7~10 d 改为口服。该药规格为尼莫同注射液 50 mL 含尼莫地平 10 mg,一般每天静脉滴注 10 mg。不良反应比较轻微,口服时可有一过性消化道不适、头晕、嗜睡和皮肤瘙痒等。静脉给药可有血压下降(尤其是治疗前有高血压者)、头痛、头晕、皮肤潮红、多汗、心率减慢或心率加快等。

2.尼卡地平

尼卡地平对脑血管的扩张作用强于外周血管的作用。每次口服 20 mg,每天 3~4 次,连用 1~2 个月。可有胃肠道不适、皮肤潮红等不良反应。

3.氟桂利嗪

氟桂利嗪又名西比灵,每次 5~10 mg,睡前服。有嗜睡、乏力等不良反应。

4.桂利嗪

桂利嗪又名脑益嗪,每次口服 25 mg,每天 3 次。有嗜睡、乏力等不良反应。

（六）防治脑水肿

大面积脑梗死、出血性梗死的患者多有脑水肿，应给予降低颅压处理，例如，把床头抬高30°角，避免有害刺激，解除疼痛，适当吸氧和恢复正常体温等；有条件行颅内压测定者，脑灌注压应保持在9.3 kPa(70 mmHg)以上；避免使用低渗和含糖溶液，如脑水肿明显，应快速给予降颅压处理。

1.甘露醇

甘露醇对缩小脑梗死面积与减轻病残有一定的作用。甘露醇除降低颅内压外，还可降低血液黏度，增加红细胞变形性，减少红细胞聚集，减少脑血管阻力，增加灌注压，提高灌注量，改善脑的微循环。同时，还可提高心排血量。每次125～250 mL，静脉滴注，6 h 1次，连用7～10 d。甘露醇治疗脑水肿的疗效快、效果好。不良反应：降颅压有反跳现象，可能引起心力衰竭、肾功能损害、电解质紊乱等。

2.复方甘油注射液

该药能选择性脱去脑组织中的水分，可减轻脑水肿；在体内参加三羧酸循环代谢后转换成能量以供给脑组织，增加脑血流量，改善脑循环，因而有利于脑缺血病灶的恢复。每天500 mL，静脉滴注，每天2次，可连用15～30 d。静脉滴注速度应控制在2 mL/min，以免发生溶血反应。由于要控制静脉滴速，并不能用于急救。有大面积脑梗死，有明显脑水肿甚至发生脑疝，一定要应用足量的甘露醇，或同时用或交替用甘露醇与复方甘油，这样可以维持恒定的降颅压作用和减少甘露醇的用量，从而减少甘露醇的不良反应。

3.七叶皂苷钠注射液

该药有抗渗出、消水肿、增加静脉张力、改善微循环和促进脑功能恢复的作用。每次25 mg，加入250～500 mL 5%的葡萄糖注射液或0.9%的氯化钠注射液中，静脉滴注，每天1次，连用10～14 d。

4.手术减压治疗

手术减压治疗主要适用于恶性大脑中动脉(MCA)梗死和小脑梗死。

（七）提高血氧和辅助循环

高压氧是有价值的辅助疗法，在脑梗死的急性期和恢复期都有治疗作用。最近的研究提示，脑广泛缺血后，纠正脑的乳酸中毒或脑代谢产物积聚，可恢复神经功能。高压氧向脑缺血区域弥散，可使这些区域的细胞在恢复正常灌注前得以生存，从而减轻缺血缺氧引起的病理改变，保护受损的脑组织。

（八）神经细胞活化剂

根据一些药物实验研究报告，这类药物有一定的营养神经细胞和促进神经细胞活化的作用，但确切的效果尚待进一步大宗临床验证和评价。

1.胞磷胆碱

胞磷胆碱参与体内卵磷脂的合成，有改善脑细胞代谢的作用，能促进意识的恢复。每次750 mg，加入250 mL 5%的葡萄糖注射液中，静脉滴注，每天1次，连用15～30 d。

2.三磷酸胞苷二钠

三磷酸胞苷二钠的主要药效成分是三磷酸胞苷，该物质不仅能直接参与磷脂与核酸的合成，还间接参与磷脂与核酸合成过程中的能量代谢，有神经营养、调节物质代谢和抗血管硬化的作用。每次60～120 mg，加入250 mL 5%的葡萄糖注射液中，静脉滴注，每天1次，可连用10～14 d。

3.小牛血去蛋白提取物

小牛血去蛋白提取物又名爱维治,是一种小分子肽、核苷酸和寡糖类物质,不含蛋白质和致热原。爱维治可促进细胞对氧和葡萄糖的摄取和利用,使葡萄糖的无氧代谢转向为有氧代谢,使能量物质生成增多,延长细胞生存时间,促进组织细胞代谢、功能恢复和组织修复。每次 1 200～1 600 mg,加入 500 mL 5％的葡萄糖注射液中,静脉滴注,每天1 次,可连用 15～30 d。

4.依达拉奉

依达拉奉是一种自由基清除剂,有抑制脂自由基的生成、抑制细胞膜脂质过氧化连锁反应及抑制自由基介导的蛋白质、核酸不可逆的破坏作用,是一种脑保护药物。每次 30 mg,加入 250 mL 5％的葡萄糖注射液中,静脉滴注,每天 2 次,连用 14 d。

(九)其他内科治疗

1.调节和稳定血压

急性脑梗死患者的血压检测和治疗是一个存在争议的领域。因为血压偏低会减少脑血流灌注,加重脑梗死。在急性期,患者会出现不同程度的血压升高。原因是多方面的,如脑卒中后的应激反应、膀胱充盈、疼痛及机体对脑缺氧和颅内压升高的代偿反应等,且其升高的程度与脑梗死病灶大小和部位、病前是否患高血压有关。脑梗死早期高血压的处理取决于血压升高的程度及患者的整体情况。ASA 和 EUSI 都赞同:收缩压超过 29.3 kPa(220 mmHg)或舒张压超过 16.0 kPa(120 mmHg),则应给予谨慎、缓慢的降压治疗,并严密观察血压变化,防止血压降得过低。然而一些脑血管治疗中心主张只在出现下列情况才考虑降压治疗,如合并夹层动脉瘤、肾衰竭、心脏衰竭及高血压脑病时。在溶栓治疗时,需及时降压治疗,应避免收缩压＞24.0 kPa(185 mmHg),以防止继发性出血。降压时推荐使用微输液泵静脉注射硝普钠,可迅速、平稳地将血压降低至所需水平,也可用利喜定(压宁定)、卡维地洛等。血压过低对脑梗死不利,应适当提高血压。

2.控制血糖

糖尿病是脑卒中的危险因素之一,并可加重急性脑梗死和局灶性缺血再灌注损伤。《缺血性脑卒中和短暂性脑缺血发作处理指南》(EUSI)指出,已证实急性脑卒中后高血糖与大面积脑梗死、皮质受累及其功能转归不良有关,但积极降低血糖水平能否改善患者的临床转归,尚缺乏足够证据。如果没有糖尿病史,只是急性脑卒中后血糖水平应激性升高,则不必采取降糖措施,只需输液中尽量不用葡萄糖注射液似可降低血糖水平;有糖尿病史的患者必须同时应用降糖药适当控制高血糖;血糖超过 10 mmol/L(180 mg/dL)时需降糖处理。

3.心脏疾病的防治

对并发心脏疾病的患者要采取相应防治措施,如果要应用甘露醇脱水治疗,则必须加用呋塞米以减少心脏负荷。

4.防治感染

有吞咽困难或意识障碍的脑梗死患者常常容易合并肺部感染,应给予其相应抗生素和止咳化痰药物,必要时行气管切开,这样有利于吸痰。

5.保证营养和水、电解质的平衡

特别是对有吞咽困难和意识障碍的患者,应采用鼻饲,保证营养、水与电解质的补充。

6.体温管理

在实验室脑卒中模型中,发热与脑梗死体积增大和转归不良有关。体温升高可能是中枢性高热或继发感染的结果,均与临床转归不良有关。应迅速找出感染灶并予以适当治疗,可使用乙酰氨基酚进行退热治疗。

(十)康复治疗

只要脑梗死患者的生命体征稳定,应尽早开始康复治疗,主要目的是促进神经功能的恢复。早期进行瘫痪肢体的功能锻炼和语言训练,防止关节挛缩和足下垂,可采用针灸、按摩、理疗和被动运动等措施。

七、预后与预防

(一)预后

(1)如果得到及时的治疗,特别是能及时在卒中单元获得早期溶栓疗法等系统、规范的中西医结合治疗,可提高疗效,减少致残率,30%～50%的患者能自理生活,甚至恢复工作能力。

(2)国外脑梗死的病死率为 6.9%～20%,其中颈内动脉系梗死的病死率为 17%,椎-基底动脉系梗死的病死率为 18%。秦震等观察随访经 CT 证实的脑梗死 1～7 年的预后,发现:①6 个月的累计生存率为 96.8%,12 个月的累计生存率为 91%,2 年的累计生存率为 81.7%,3 年的累计生存率为 81.7%,4 年的累计生存率为 76.5%,5 年的累计生存率为76.5%,6 年的累计生存率为 71%,7 年的累计生存率为 71%。急性期病死率为22.3%,颈内动脉系梗死的病死率为 22%,椎-基底动脉系梗死的病死率为 25%。意识障碍、肢体瘫痪和继发肺部感染是影响预后的主要因素。②累计病死率在开始半年内迅速上升,一年半达高峰。说明发病后一年半不能恢复自理者继续恢复的可能性较小。

(二)预防

1.一级预防

一级预防是指发病前的预防,即通过早期改变不健康的生活方式,积极、主动地控制危险因素,从而达到使脑血管疾病不发生或发病年龄推迟的目的。从流行病学角度看,只有一级预防才能降低人群发病率,所以对于病死率及致残率很高的脑血管疾病来说,重视并加强开展一级预防的意义远远大于二级预防。

对血栓形成性脑梗死的危险因素及其干预管理有以下几方面:服用降血压药物,有效控制高血压,防治心脏病,冠心病患者应服用小剂量阿司匹林,定期监测血糖和血脂,合理饮食和应用降糖药物和降脂药物,不抽烟、不酗酒,对动脉狭窄患者及无症状颈内动脉狭窄患者一般不推荐手术治疗或血管内介入治疗,对重度颈动脉狭窄(≥70%)的患者在有条件的医院可以考虑行颈动脉内膜切除术或血管内介入治疗。

2.二级预防

脑卒中首次发病后应尽早开展二级预防工作,可预防再次发病或降低再次发生率。二级预防有以下几个方面:首先要正确评估第 1 次的发病机制,管理和控制血压、血糖、血脂和心脏病,应用抗血小板聚集药物,颈内动脉狭窄的干预与一级预防相同,可以有效降低同型半胱氨酸水平等。

（崔光利）

第五节 腔隙性脑梗死

腔隙性脑梗死是指大脑半球深部白质和脑干等中线部位,由直径为 $100\sim400\ \mu m$ 的穿支动脉血管闭塞导致的脑梗死。所引起的病灶为 $0.5\sim15.0\ mm^3$ 的梗死灶。该病大多由大脑前动脉、大脑中动脉、前脉络膜动脉和基底动脉的穿支动脉闭塞所引起。脑深部穿动脉闭塞导致相应灌注区脑组织缺血、坏死、液化,由吞噬细胞将该处组织移走而形成小腔隙。该病好发于基底节、丘脑、内囊、脑桥的大脑皮质贯通动脉供血区。反复发生多个腔隙性脑梗死,称多发性腔隙性脑梗死。常见的临床引起相应的综合征有纯运动性轻偏瘫、纯感觉性卒中、构音障碍-手笨拙综合征、共济失调性轻偏瘫和感觉运动性卒中。高血压和糖尿病是主要原因,其中高血压尤为重要。腔隙性脑梗死占脑梗死的 $20\%\sim30\%$。

一、病因与发病机制

(一)病因
真正的病因和发病机制尚未完全清楚,但与下列因素有关。

1.高血压

长期高血压作用于小动脉及微小动脉壁,致脂质透明变性,管腔闭塞,产生腔隙性病变。舒张压升高是多发性腔隙性脑梗死的常见原因。

2.糖尿病

发生糖尿病时血浆低密度脂蛋白及极低密度脂蛋白的浓度升高,引起脂质代谢障碍,促进胆固醇合成,从而加速、加重动脉硬化的形成。

3.微栓子(无动脉病变)

各种类型小栓子阻塞小动脉导致腔隙性脑梗死。

4.血液成分异常

血液成分异常如红细胞增多症、血小板增多症和高凝状态,也可导致发病。

(二)发病机制
腔隙性脑梗死的发病机制还不完全清楚。微小动脉粥样硬化被认为是症状性腔隙性脑梗死常见的发病机制。在慢性高血压患者的粥样硬化斑为 $100\sim400\ \mu m$ 的小动脉中,也能发现动脉狭窄和闭塞。颈动脉粥样斑块(尤其是多发性斑块)可能会导致腔隙性脑梗死;脑深部穿动脉闭塞,导致相应灌注区脑组织缺血、坏死,吞噬细胞将该处脑组织移走,遗留小腔,而导致该部位神经功能缺损。

二、病理

腔隙性脑梗死灶呈不规则圆形、卵圆形或狭长形。累及管径为 $100\sim400\ \mu m$ 的穿动脉,梗死部位主要在基底节(特别是壳核和丘脑)、内囊和脑桥的白质。大多数腔隙性脑梗死位于豆纹动脉分支、大脑后动脉的丘脑深穿支、基底动脉的旁中央支供血区。阻塞常发生在深穿支的前半部分,因而梗死灶均较小,大多数直径为 $0.2\sim15\ mm$。病变血管可见透明变性、玻璃样脂肪变、玻璃样小动脉坏死、血管壁坏死和小动脉硬化等。

三、临床表现

该病常见于40～60岁的中老年人。腔隙性脑梗死患者中高血压的发病率约为75%,糖尿病的发病率为25%～35%,有TIA史者约有20%。

(一)症状和体征

临床症状一般较轻,体征单一,一般无头痛、颅内高压症状和意识障碍。由于病灶小,又常位于脑的静区,故许多腔隙性脑梗死在临床上无症状。

(二)临床综合征

Fisher根据病因、病理和临床表现,将该病归纳为21种综合征,常见的有以下几种。

1.纯运动性轻偏瘫(pure motor hemiparesis,PMH)

PMH最常见,约占60%,有病灶对侧轻偏瘫,而不伴失语、感觉障碍和视野缺损,病灶多在内囊和脑干。

2.纯感觉性卒中(pure sensory stroke,PSS)

PSS约占10%,表现为病灶对侧偏身感觉障碍,也可伴有感觉异常,如麻木、有烧灼感和刺痛感。病灶在丘脑腹后外侧核或内囊后肢。

3.构音障碍-手笨拙综合征(dysarthric-clumsy hand syndrome,DCHS)

DCHS约占20%,表现为构音障碍、吞咽困难,病灶对侧轻度中枢性面瘫、中枢性舌瘫,手的精细运动欠灵活,指鼻试验欠稳。病灶在脑桥基底部或内囊前肢及膝部。

4.共济失调性轻偏瘫(ataxic-hemiparesis,AH)

AH病灶同侧共济失调和病灶对侧轻偏瘫,下肢情况重于上肢情况,伴有锥体束征。病灶多在放射冠汇集至内囊处,或脑桥基底部皮质脑桥束受损所致。

5.感觉运动性卒中(sensorimotor stroke,SMS)

SMS少见,以偏身感觉障碍起病,再出现轻偏瘫,病灶位于丘脑腹后核及邻近内囊后肢。

6.腔隙状态

腔隙状态由Marie提出,多次腔隙性脑梗死后,有进行性加重的偏瘫、严重的精神障碍、痴呆、平衡障碍、大小便失禁、假性延髓性麻痹、双侧锥体束征和类帕金森综合征等。近年由于有效控制血压及治疗水平提高,现在已很少见腔隙状态。

四、辅助检查

(一)神经影像学检查

1.颅脑CT

非增强CT扫描显示为基底节区或丘脑呈卵圆形低密度灶,边界清楚,直径为10～15 mm。由于病灶小,占位效应轻微,一般仅为相邻脑室局部受压,多无中线移位,梗死密度随时间逐渐减小,4周后接近脑脊液密度,并出现萎缩性改变。增强扫描于梗死后3 d至1个月可能发生均一或斑块性强化,以2～3周明显,待达到脑脊液密度时,则不再强化。

2.颅脑MRI

MRI显示比CT优越,尤其是对脑桥的腔隙性脑梗死和新旧腔隙性脑梗死的鉴别有意义,增强后能提高阳性率。颅脑MRI检查在T_2W像上显示高信号,这是小动脉阻塞后新的或陈旧的病灶。T_1WI 和 T_2WI 分别表现为低信号和高信号斑点状或斑片状病灶,呈圆形、椭圆形或裂隙形,最大直径常为数毫米,一般不超过 1 cm。急性期 T_1WI 的低信号和 T_2WI 的高信号常不及慢性期明显,由于水肿存在,病灶看起来常大于实际梗死灶。注射造影剂后,T_1WI 急性期、亚急性期和慢性期病灶显示增强,呈椭圆形、圆形,也可呈环形。

3.CT 血管成像、MRA

了解颈内动脉有无狭窄及闭塞程度。

(二)超声检查

以 TCD 了解颈内动脉狭窄及闭塞程度。三维B超检查,了解颈内动脉粥样硬化斑块的大小和厚度。

(三)血液学检查

了解有无糖尿病和高脂血症等。

五、诊断与鉴别诊断

(一)诊断

(1)中老年人发病,多数患者有高血压病史,部分患者有糖尿病史或 TIA 史。

(2)急性或亚急性起病,症状比较轻,体征比较单一。

(3)临床表现符合 Fisher 描述的常见综合征之一。

(4)颅脑 CT 或 MRI 发现与临床神经功能缺损一致的病灶。

(5)预后较好,恢复得较快,大多数患者不遗留后遗症状和体征。

(二)鉴别诊断

1.小量脑出血

均为中老年发病,有高血压和急起的偏瘫和偏身感觉障碍。但小量脑出血头颅 CT 显示高密度灶即可鉴别。

2.脑囊虫病

CT 均表现为低信号病灶。但是,脑囊虫病患者的 CT 呈多灶性、小灶性和混合灶性病灶,临床表现常有头痛和癫痫发作,血和脑脊液囊虫抗体阳性,可供鉴别。

六、治疗

(一)抗血小板聚集药物

抗血小板聚集药物是预防和治疗腔隙性脑梗死的有效药物。

1.肠溶阿司匹林(或拜阿司匹林)

每次 100 mg,每天 1 次,口服,可连用 6～12 个月。

2.氯吡格雷

每次 50～75 mg,每天 1 次,口服,可连用半年。

3.西洛他唑

每次 50～100 mg,每天 2 次,口服。

4.曲克芦丁

每次 200 mg,每天 3 次,口服;或每次 400～600 mg,加入 500 mL 5％的葡萄糖注射液或 0.9％的氯化钠注射液中,静脉滴注,每天 1 次,可连用 20 d。

(二)钙通道阻滞剂

1.氟桂利嗪

每次 5～10 mg,睡前口服。

2.尼莫地平

每次 20～30 mg,每天 3 次,口服。

3.尼卡地平

每次 20 mg,每天 3 次,口服。

(三)血管扩张药

1.丁苯酞

每次 200 mg,每天 3 次,口服。偶尔见恶心、腹部不适,有严重出血倾向者忌用。

2.丁咯地尔

每次 200 mg,加入 250 mL 5%的葡萄糖注射液或 0.9%的氯化钠注射液中,静脉滴注,每天 1 次,连用 10～14 d;或每次 200 mg,每天 3 次,口服。可有头痛、头晕、恶心等不良反应。

3.倍他司汀

每次 6～12 mg,每天 3 次,口服。可有恶心、呕吐等不良反应。

(四)内科病的处理

有效控制高血压、糖尿病、高脂血症等,坚持药物治疗,定期检查血压、血糖、血脂、心电图和有关血液流变学指标。

七、预后与预防

(一)预后

Marie 和 Fisher 认为腔隙性脑梗死一般预后良好,下述几种情况影响该病的预后。

(1)一种影响因素为梗死灶的部位和大小,如腔隙性脑梗死发生在脑的重要部位——脑桥和丘脑,有大的和多发性腔隙性脑梗死者预后不良。

(2)有反复 TIA 发作,有高血压、糖尿病和严重心脏病(缺血性心脏病、心房颤动、心脏瓣膜病等),症状没有得到很好控制者预后不良。据报道,1 年内腔隙性脑梗死的复发率为 10%～18%;腔隙性脑梗死(特别是多发性腔隙性脑梗死)半年后约有 23%的患者发展为血管性痴呆。

(二)预防

控制高血压、防治糖尿病和 TIA 是预防腔隙性脑梗死发生和复发的关键。

(1)积极处理危险因素。①血压的调控:长期高血压是腔隙性脑梗死主要的危险因素之一。在降血压药物方面无统一规定应用的药物。选用降血压药物的原则是既要有效和持久地降低血压,又不至于影响重要器官的血流量。可选用钙通道阻滞剂,例如,硝苯地平缓释片,每次 20 mg,每天 2 次,口服;或尼莫地平,每次 30 mg,每天 1 次,口服。也可选用 ACEI,如卡托普利,每次 12.5～25 mg,每天 3 次,口服;或贝拉普利,每次 5～10 mg,每天 1 次,口服。②调控血糖:糖尿病也是腔隙性脑梗死主要的危险因素之一。要积极控制血糖,注意饮食与休息。③调控高血脂:可选用辛伐他汀(舒降之),每次 10～20 mg,每天 1 次,口服;或洛伐他汀(又名美降之),每次 20～40 mg,每天 1～2 次,口服。④积极防治心脏病:要减轻心脏负荷,避免或慎用增加心脏负荷的药物,注意补液速度及补液量;对有心肌缺血、心肌梗死者应在心血管内科医师的协助下进行药物治疗。

（2）可以较长时期应用抗血小板聚集药物,如阿司匹林、氯吡格雷和中药活血化瘀药物。

（3）患者应生活规律,心情舒畅,饮食清淡,进行适宜的体育锻炼。

（栾兆芳）

第六节 颅内静脉系统血栓形成

颅内静脉系统血栓形成（cerebral venous thrombosis,CVT）是由多种原因所致的脑静脉回流受阻的一组脑血管疾病,包括颅内静脉窦和脑静脉血栓形成。该病的特点为病因复杂,发病形式多样,诊断困难,容易漏诊、误诊,不同部位的 CVT 虽有其相应表现,但严重头痛往往是最主要的共同症状,80％～90％的 CVT 患者存在头痛。头痛可以单独存在,伴有或不伴有其他神经系统异常体征。以往学者认为颅内静脉系统血栓形成比较少见,随着影像学技术的发展,更多的病例被确诊。特别是随着 MRI、MRA 及磁共振动静脉血管成像（MRV）广泛应用,诊断水平不断提高,此类疾病的检出率较过去显著提高。

该病按病变性质可分为感染性和非感染性。感染性者以急性海绵窦和横窦血栓形成多见,非感染性者以上矢状窦血栓形成多见。脑静脉血栓形成大多数由静脉窦血栓形成发展而来,但也有脑深静脉血栓形成伴发广泛静脉窦血栓形成,两者统称脑静脉及静脉窦血栓形成。

一、病因与发病机制

（一）病因

病因主要分为感染性和非感染性因素。20％～35％的患者原因尚不明确。

1.感染性因素

感染性因素可分为局限性因素和全身性因素。局限性因素为头面部的化脓性感染,如面部危险三角区皮肤感染、中耳炎、乳突炎、扁桃体炎、鼻窦炎、齿槽感染、颅骨骨髓炎、脑膜炎。全身性因素则由细菌性疾病（败血症、心内膜炎、伤寒、结核）、病毒性疾病（麻疹、肝炎、脑炎、HIV）、寄生虫性疾病（疟疾、旋毛虫病）、真菌性（曲霉病）疾病经血行感染所致。头面部感染较常见,常引起海绵窦、横窦、乙状窦血栓形成。

2.非感染性因素

非感染性因素可分为局限性因素和全身性因素。全身性因素包括妊娠、处于产褥期、口服避孕药、各类型手术后、严重脱水、休克、恶病质、心功能不全、有某些血液病（如红细胞增多症、镰状细胞贫血、失血性贫血、白血病、凝血障碍性疾病）、有结缔组织病（系统性红斑狼疮、颞动脉炎、韦格纳肉芽肿）、消化道疾病（肝硬化、克罗恩病、溃疡性结肠炎）、有静脉血栓疾病等。局限性因素见于颅脑外伤、脑肿瘤、脑外科手术后等。

（二）发病机制

1.感染性因素

对于感染性因素来说,由于具有特殊的解剖特点,海绵窦和乙状窦是炎性血栓形成非常容易发生的部位。

（1）海绵窦血栓形成。①颜面部病灶:鼻部、上唇、口腔疔肿等化脓性病变破入血液,通过眼静脉进入海绵窦。②耳部病灶：中耳炎、乳突炎引起乙状窦血栓形成后，沿岩窦扩展至海绵窦。③颅内病灶：蝶窦、后筛窦通过筛静脉或直接感染侵入蝶窦壁而后入海绵窦。④颈咽部病灶：沿翼静脉丛进入海绵窦或侵入颈静脉，经横窦、岩窦达海绵窦。

（2）乙状窦血栓形成。①乙状窦壁直接损害：中耳炎、乳突炎破坏骨质，脓肿压迫乙状窦，使窦壁发生炎症及窦内血流淤滞，血栓形成。②乳突炎、中耳炎使流向乙状窦的小静脉发生血栓，血栓扩展到乙状窦。

2.非感染性因素

非感染性因素有全身衰竭、脱水、糖尿病高渗性昏迷、颅脑外伤、脑膜瘤、口服避孕药、妊娠、分娩、真性红细胞增多症、血液病、其他不明原因等，常导致高凝状态、血流淤滞，容易诱发静脉血栓形成。

二、病理

该病的病理所见是静脉窦内栓子富含红细胞和纤维蛋白，仅有少量血小板，故称红色血栓。随着时间的推移，栓子被纤维组织所替代。血栓性静脉窦闭塞可引起静脉回流障碍，静脉压升高，导致脑组织淤血、水肿和颅内压增高，脑皮质和皮质下出现点状、片状出血灶。硬膜窦闭塞可导致严重的脑水肿，脑静脉病损累及深静脉可致基底节和/或丘脑静脉性梗死。感染性者静脉窦内可见脓液，常伴脑膜炎和脑脓肿等。

三、临床表现

近年来的研究认为，从新生儿到老年人均可发生该病，但该病多见于老年人和产褥期妇女，也可见于长期疲劳或抵抗力下降的患者；男、女均可患病，男、女发病率之比为1.5：5，发病年龄为37～38岁。CVT的临床表现多样，头痛是最常见的症状，约80％的患者有头痛。其他常见症状和体征有视盘水肿、局灶神经体征、癫痫及意识改变等。不同部位CVT的临床表现有不同特点。

（一）症状与体征

1.高颅压症状

脑静脉梗阻导致高颅压者多存在持续性弥漫或局灶性头痛，通常有视盘水肿，还可出现恶心、呕吐、视物模糊或黑视、复视、意识水平下降和混乱。

2.脑局灶症状

其表现与病变的部位和范围有关，最常见的症状和体征是运动和感觉障碍，包括脑神经损害、单瘫、偏瘫等。

3.局灶性癫痫发作

常表现为部分性发作，可能是继发于皮质静脉梗死或扩张的皮质静脉"刺激"皮质所致。

4.全身性症状

全身性症状主要见于感染性静脉窦血栓形成，表现为不规则高热、寒战、乏力、全身肌肉酸痛、精神萎靡、咳嗽、皮下淤血等感染和败血症症状。

5.意识障碍

意识障碍有精神错乱、躁动、谵妄、昏睡、昏迷等。

(二)常见的颅内静脉系统血栓

1.海绵窦血栓形成

海绵窦血栓形成最常见的是眼眶部、上面部的化脓性感染或全身感染所引起的急性型;由后路(中耳炎)及中路(蝶窦炎)逆行至海绵窦导致血栓形成者多为慢性型,较为少见;非感染性血栓形成更少见。常急性起病,出现发热、头痛、恶心、呕吐、意识障碍等感染中毒症状。疾病初期多累及一侧海绵窦,眼眶静脉回流障碍可致眶周、眼睑、结膜水肿和眼球突出,眼睑不能闭合和眼周软组织红肿;第Ⅲ、Ⅳ、Ⅵ对脑神经及第Ⅴ对脑神经1、2支受累可出现眼睑下垂、眼球运动受限、眼球固定和复视、瞳孔扩大,对光反射消失,前额及眼球疼痛,角膜反射消失等;可并发角膜溃疡,有时因眼球突出而眼睑下垂可不明显。因视神经位于海绵窦前方,故视神经较少受累,视力正常或中度下降。由于双侧海绵窦由环窦相连,故多数患者的病情在数天后会扩展至对侧。病情进一步加重可引起视盘水肿及视盘周围出血,视力显著下降。颈内动脉海绵窦段感染和血栓形成,可出现颈动脉触痛及颈内动脉闭塞的临床表现,如对侧偏瘫和偏身感觉障碍,甚至可并发脑膜炎、脑脓肿。

2.上矢状窦血栓形成

上矢状窦血栓形成多为非感染性,常发生于产褥期;在妊娠、口服避孕药、婴幼儿或老年人严重脱水、有消耗性疾病或恶病质等情况下也常可发生;少部分也可由感染(如头皮或邻近组织感染)引起;偶尔见于骨髓炎、硬膜或硬膜下感染扩散引起上矢状窦血栓形成。

急性或亚急性起病最主要的临床表现为颅内压增高症状,如头痛、恶心、呕吐、视盘水肿、展神经麻痹,1/3的患者仅表现为不明原因的颅内高压,视盘水肿可以是唯一的体征。上矢状窦血栓形成患者,可出现意识-精神障碍,如表情淡漠、呆滞、嗜睡及昏迷。多数患者的血栓累及一侧或两侧侧窦而主要表现为颅内高压。血栓延伸到皮质特别是运动区和顶叶的静脉可引起全面性、局灶性运动发作或感觉性癫痫发作,伴偏瘫或双下肢瘫痪。旁中央小叶受累可引起小便失禁及双下肢瘫痪。累及枕叶视觉皮质可发生黑蒙。婴儿可表现为喷射性呕吐,颅缝分离,囟门紧张和隆起,囟门周围及额、面、颈、枕等处的静脉怒张和迂曲。老年患者一般仅有轻微头昏、眼花、头痛、眩晕等症状,诊断困难。腰椎穿刺可见脑脊液压力升高,蛋白含量和白细胞数也可增多,MRV有助于确诊。

3.侧窦血栓形成

侧窦包括横窦和乙状窦。因与乳突邻近,化脓性乳突炎或中耳炎常引起单侧乙状窦血栓形成。该病常见于感染急性期,婴儿及儿童易受累,约50%的患者的侧窦血栓是由溶血性链球菌性败血症引起,皮肤、黏膜出现瘀点、瘀斑。一侧横窦血栓时可无症状,当波及对侧横窦或窦汇时常有明显症状。侧窦血栓形成的临床表现如下。

(1)颅内压增高:随病情发展而出现颅内压增高,常有头痛、呕吐、复视、头皮及乳突周围静脉怒张、视盘水肿,也可有意识或精神障碍。当血栓经窦汇延及上矢状窦时,颅内压增高的程度更大,并可出现昏迷、肢瘫和抽搐等。

(2)局灶神经症状:血栓扩展至岩上窦及岩下窦,可出现同侧展神经及三叉神经眼支受损的症状;约1/3患者的血栓延伸至颈静脉,可出现舌咽神经(Ⅸ)、迷走神经(Ⅹ)及副神经(Ⅺ)损害的颈静脉孔综合征,表现为吞咽困难、饮水呛咳、声音嘶哑、心动过缓和患侧耸肩、转颈力弱等神经受累的症状。

(3)感染症状:表现为化脓性乳突炎或中耳炎症状,如发热、寒战、外周血白细胞计数升高,还有患侧耳后乳突部红肿、压痛、静脉怒张等。感染扩散可并发化脓性脑膜炎、硬膜外(下)脓肿及小脑、颞叶脓肿。

4.脑静脉血栓形成

(1)脑浅静脉血栓形成:一般症状可有头痛、咳嗽,用力、低头时加重;可有恶心、呕吐、视盘水肿、颅压升高、癫痫发作,或意识障碍;也可出现局灶性损害症状,如脑神经受损、偏瘫或双侧瘫痪。

(2)脑深静脉血栓形成:多为急性起病,1～3 d达高峰。因常有第三脑室阻塞而颅内压升高,出现高热、意识障碍、癫痫发作,多有动眼神经损伤、肢体瘫痪、昏迷、去皮质状态,甚至死亡。

四、辅助检查

CVT缺乏特异性临床表现,仅靠临床症状和体征诊断困难。辅助检查特别是影像学检查对诊断的帮助至关重要,并有重要的鉴别诊断价值。

(一)脑脊液检查

主要是压力升高,早期常规和生化一般正常,中后期可出现脑脊液蛋白含量轻、中度升高。

(二)影像学检查

1.CT和CTV

CT是诊断CVT有用的基础步骤,其直接征象是受累静脉内血栓呈高密度影,横断扫描可见与静脉走向平行的束带征;增强扫描时血栓不增强而静脉壁环形增强,呈空三角征和δ征。束带征和空三角征对诊断CVT具有重要意义,但出现率较低,束带征仅占20%～30%,空三角征约占30%。继发性CT改变主要包括脑实质内不符合脑动脉分布的低密度影(缺血性改变)或高密度影(出血性改变)。国外研究资料表明,颅内深静脉血栓形成CT平扫的诊断价值(无论是敏感性还是特异性)显著高于静脉窦血栓形成的CT平扫。应用螺旋CT三维重建最大强度投影法(CTV)来显示脑静脉系统,是近年来正在探索的一种方法。与MRA相比,CTV可显示更多的小静脉结构,且具有扫描速度快的特点。与DSA相比,CTV具有无创性和价位低的优势。Rodallec等认为疑诊CVT,应首选CTV检查。

2.MRI

MRI虽具有识别血栓的能力,但影像学往往随发病时间不同而改变。急性期CVT的静脉窦内流空效应消失,血栓内主要含去氧血红蛋白,T_1WI呈等信号,T_2WI呈低信号;在亚急性期,血栓内主要含正铁血红蛋白,T_1WI和T_2WI均表现为高信号;在慢性期,血管出现不同程度的再通,流空信号重新出现,T_1WI表现为不均匀的等信号,T_2WI显示为高信号或等信号。此后,信号强度随时间延长而不断降低。另外,MRI可显示特征性的静脉性脑梗死或脑出血。但是MRI也可能因解剖变异或血栓形成的时期差异出现假阳性或假阴性。

3.MRV

MRV可以清楚地显示静脉窦及大静脉形态及血流状态,CVT时表现为受累静脉和静脉窦内血流高信号消失或有边缘模糊的较低信号及病变以外静脉侧支形成,但是对于极为缓慢的血流,MRV易将其误诊为血栓形成,另外鉴别CVT与静脉窦发育不良有一定的困难,可出现假阳性。如果联合运用MRI与MRV进行综合判断,可明显提高CVT诊断的敏感性和特异性。

4.DSA

DSA 是诊断 CVT 的标准检查。CVT 时主要表现为静脉期时受累、静脉或静脉窦不显影或显影不良,可见静脉排空延迟和侧支静脉通路建立,有时难以鉴别 DSA 的结果与静脉窦发育不良或缺如。DSA 的有创性也使其应用受到一定的限制。

影像检查主要从形态学方面为 CVT 提供诊断信息,各项检查可能受到不同因素的限制,因此均可以出现假阳性或假阴性结果。

5.TCD 检查

TCD 对脑深静脉血流速度进行探测,可为 CVT 的早期诊断、病情监测和疗效观察提供可靠、无创、易重复而又经济的检测手段。脑深静脉血流速度的异常升高是脑静脉系统血栓的特征性表现,且不受颅内压增高及脑静脉窦发育异常的影响。在 CVT 早期,当 CT、MRI、MRV 甚至 DSA 还未显示病变时,脑静脉血流动力学检测就反映出静脉血流异常。

五、诊断与鉴别诊断

(一)诊断

颅内静脉窦血栓形成的临床表现错综复杂,诊断比较困难。对单纯颅内压增高,伴或不伴神经系统局灶体征者,或以意识障碍为主的亚急性脑病患者,均应考虑到脑静脉系统血栓形成的可能。结合 CTV、MRV、DSA 等检查可明确诊断。

(二)鉴别诊断

1.应鉴别仅表现为颅内压增高者与以下疾病

(1)假脑瘤综合征:是一种没有局灶症状,没有抽搐,没有精神障碍,在神经系统检查中除有视盘水肿及其伴有的视觉障碍外,没有其他阳性神经系统体征的疾病;是一种发展缓慢、能自行缓解的良性高颅压症,脑脊液检查没有细胞及生化方面的改变。

(2)脑部炎性疾病:有明确的感染病史,发病较快;多有体温的升高,头痛、呕吐的同时常伴有精神、意识等脑功能障碍,外周血白细胞计数常明显升高;腰椎穿刺脑脊液压力升高的同时,常伴有白细胞数和蛋白含量明显升高;脑电图多有异常变化。

2.应鉴别海绵窦血栓与以下疾病

(1)眼眶蜂窝织炎:该病多见于儿童,常突然发病,眼球活动疼痛时加重,眼球活动无障碍,瞳孔无变化,角膜反射正常,一般单侧发病。

(2)鞍旁肿瘤:多为慢性起病,MRI 可确诊。

(3)颈动脉海绵窦瘘:无急性炎症表现,眼球突出并有搏动感,眼部听诊可听到血管杂音。

六、治疗

治疗原则是早诊断、早治疗,针对每一个病例的具体情况给予病因治疗、对症治疗和抗血栓药物治疗相结合的治疗。对其他促发因素,必须进行特殊治疗,少数情况下考虑手术治疗。

(一)抗感染治疗

该病的主要致病原因为化脓性感染,因此抗生素的应用是非常重要的。部分静脉窦血栓形成和几乎所有海绵窦血栓形成常有基础感染,可根据脑脊液涂片、脑脊液常规及脑脊液生化检查、细菌培养和药敏试验等结果,选择应用相应抗生素或广谱抗生素,必要时手术清除原发性感染灶。应尽可能确定脓毒症的起源部位并针对致病微生物进行治疗。

（二）抗凝治疗

普通肝素治疗CVT已有半个世纪，已被公认是一种有效而安全的首选治疗药物。研究认为，除对新生儿不宜使用肝素外，脑静脉血栓形成患者只要无肝素使用禁忌证，均应给予肝素治疗。头痛几乎是所有CVT患者的首发症状，目前多数医师主张对孤立性头痛应用肝素治疗。肝素的主要药物学机制是阻止CVT的进展，预防相邻静脉发生血栓形成性脑梗死。抗凝治疗的效果远远大于其引起出血的危险性，无论有无出血性梗死，都应使用抗凝治疗。普通肝素的用量和给药途径还不完全统一。原则上应根据血栓的大小和范围，以及有无并发颅内出血综合考虑，一般首剂静脉注射3 000～5 000 U，而后以25 000～50 000 U/d持续静脉滴注，或者皮下注射12 500～25 000 U，每12 h测定1次部分凝血活酶时间和纤维蛋白原水平，以调控剂量，使凝血活酶时间延长至原来的2～3倍，但不超过120 s，疗程为7～10 d。也可皮下注射低分子量肝素，可取得与肝素相同的治疗效果，其剂量易于掌握，且引起的出血率低，可连用10～14 d。此后，在监测国际标准化比值使其控制在2.5～3.5的情况下，服用华法林3～6个月。

（三）扩容治疗

对非感染性血栓者，积极纠正脱水，降低血液黏度和改善循环。可应用羟乙基淀粉40（706代血浆）、低分子右旋糖酐等。

（四）溶栓治疗

目前，尚无足够证据支持全身或局部溶栓治疗，如果给予合适的抗凝治疗后，患者的症状仍继续恶化，且排除其他病因导致的临床恶化，则应该考虑溶栓治疗。脑静脉血栓溶栓治疗采用的剂量差异很大，尿激酶每小时用量可从数万至数十万单位，总量从数十万至上千万单位。阿替普酶的用量为20～100 mg。由于静脉血栓较动脉血栓更易溶解，且更易伴发出血危险，静脉溶栓的剂量应小于动脉溶栓的剂量，但具体用量的选择应以病情轻重及改变程度为参考。

（五）对症治疗

对伴有癫痫发作者给予抗癫痫治疗，但对于所有静脉窦血栓形成的患者是否都要给予预防性抗癫痫治疗尚存在争议。对颅内压增高者静脉滴注甘露醇、呋塞米、甘油果糖等，同时加强支持治疗，给予ICU监护，包括抬高头位、镇静、高度通气、监测颅内压以及注意血液黏度、肾功能、电解质等，防治感染等并发症，必要时行去除出血性梗死组织或去骨瓣减压术。

（六）介入治疗

在有条件的医院可进行颅内静脉窦及脑静脉血栓形成的介入治疗，利用静脉内导管溶栓。近年来，采用血管内介入局部阿替普酶溶栓联合肝素抗凝治疗的方法，取得较好疗效。但局部溶栓的操作难度大，应充分做好术前准备，妥善处理术后可能发生的不良事件。

七、预后与预防

（一）预后

CVT的总体病死率在6%～33%，预后较差。主要死亡原因是小脑幕疝。影响预后的相关因素包括高龄、急骤起病、局灶症状（如脑神经受损、意识障碍和出血性梗死）等。大脑深静脉血栓的预后不如静脉窦血栓，临床表现最重，病死率最高，存活者后遗症严重。各种原发疾病中，脓毒症性CVT预后最差，产后的CVT预后较好（90%以上的患者存活）。

（二）预防

针对局部及全身的感染性和非感染性因素进行预防。

（1）控制感染：尽早治疗局部和全身感染，如面部危险三角区的皮肤感染、中耳炎、乳突炎、扁桃体炎、鼻窦炎、齿槽感染及败血症、心内膜炎等。针对感染灶的分泌物及血培养，合理使用抗生素。

（2）保持头面部的清洁卫生，要给长时间卧床者定时翻身。

（3）对严重脱水、休克、恶病质等，尽早采取补充血容量等治疗。

（4）对高凝状态者，可口服降低血液黏度或抗血小板聚集药物，必要时可给予低分子量肝素等抗凝治疗。

（5）定期检测血糖、血脂、血常规、凝血因子、血液黏度，防止血液系统疾病引发 CVT。

（郭合伏）

第七节　皮质下动脉硬化性脑病

皮质下动脉硬化性脑病（subcortical arteriosclerotic encephalopathy，SAE）又称宾斯旺格病（Binswanger disease，BD）。1894 年，由 Otto Binswanger 首先报道 8 例，临床表现为进行性的智力减退，伴有偏瘫等神经局灶性缺失症状，尸检中发现颅内动脉高度粥样硬化，侧脑室明显增大，大脑白质明显萎缩，而大脑皮质萎缩相对较轻。为有别于当时广泛流行的梅毒引起的麻痹性痴呆，故命名为慢性进行性皮质下脑炎。此后，Alzheimer 和 Nissl 等研究发现其病理的共同特征为较长脑深部血管的动脉粥样硬化所致的大脑白质弥漫性脱髓鞘病变。1898 年，Alzheimer 又称这种病为宾斯旺格病（SD）。Olseswi 又称该病为皮质下动脉硬化性脑病（SAE）。临床特点为伴有高血压的中老年人进行性智力减退和痴呆；病理特点为大脑白质脱髓鞘而弓状纤维不受累、明显的脑白质萎缩和动脉粥样硬化。Rosenbger（1979 年）、Babikian（1987 年）、Fisher（1989 年）等先后报道患者生前颅脑 CT 扫描发现双侧白质低密度灶，尸检符合该病的病理特征，由此确定了影像学结合临床对该病生前诊断的可能，随着影像技术的临床广泛应用，对该病的临床检出率明显提高。

一、病因与发病机制

（一）病因

（1）高血压：Fisher 曾总结 72 例病理证实的 BD 病例，68 例（94％）有高血压病史，90％以上合并腔隙性脑梗死。高血压尤其是慢性高血压引起脑内小动脉和深穿支动脉硬化，管壁增厚及透明变性，导致深部脑白质缺血性脱髓鞘改变，特别是脑室周围白质为动脉终末供血，血管纤细，很少或完全没有侧支循环，极易形成缺血软化、腔隙性脑梗死等病变。因此，高血压、腔隙性脑梗死是 SAE 非常重要的病因。

（2）全身性因素：心律失常、心肺功能不全、过度应用降压药等，均可造成脑白质特别是分水岭区缺血；心源性或血管源性栓子在血流动力学的作用下可随时进入脑内动脉的远端分支，造成深部白质的慢性缺血性改变。

（3）糖尿病、真性红细胞增多症、高脂血症、高球蛋白血症、脑肿瘤等也都能引起广泛的脑白质损害。

(二)发病机制

关于发病机制目前尚有争议。最初多数学者认为该病与高血压、小动脉硬化有关,管壁增厚及脂肪透明变性是其主要发病机制。SAE 的病变主要位于脑室周围白质,此区域由皮质长髓支及白质深穿支动脉供血,两者均为终末动脉,其间缺少吻合支,很少或完全没有侧支循环,故极易导致脑深部白质血液循环障碍,缺血引起脑白质大片脱髓鞘,进而导致痴呆。后来有人提出,在镜下观察可见 SAE 患者的皮质下白质广泛的髓鞘脱失,脑室周围、放射冠、半卵圆中心脱髓鞘,而皮质下的弓形纤维相对完好,如小动脉硬化引起供血不足,根据该区血管解剖学特点,脑室周围白质和弓形纤维均应受损。大脑静脉引流特点为大脑皮质及皮质下白质由浅静脉引流,大部分白质除弓形纤维外都会受损。由此推测白质脱髓鞘不是动脉硬化供血不足引起的,而是静脉回流障碍引起的,这样也能解释临床有一部分患者没有动脉硬化却发生了 SAE。近来不少报道称心律失常、心肺功能不全、缺氧、低血压、过度应用降压药、糖尿病、真性红细胞增多症、高脂血症、高球蛋白血症、脑部深静脉回流障碍等能引起广泛的脑白质脱髓鞘改变,故多数医师认为该病为一综合征,是多种能引起脑白质脱髓鞘改变的因素综合作用的结果。

脑室周围白质、半卵圆中心集中了与学习、记忆功能有关的大量神经纤维,故在脑室周围白质、半卵圆中心及基底节区发生缺血时出现记忆改变、情感障碍及行为异常等认知功能障碍。

二、病理

肉眼观察:病变主要在脑室周围区域。①大脑白质显著萎缩、变薄,呈灰黄色、坚硬的颗粒状;②脑室扩大,脑积水;③高度脑动脉粥样硬化。

镜下观察:皮质下白质广泛髓鞘脱失,髓鞘染色透明化,而皮质下的弓形纤维相对完好,胼胝体变薄。白质的脱髓鞘可能有灶性融合,产生大片脑损害。或病变轻重不匀,轻者仅有髓鞘水肿性变化及脱落(电镜可见髓鞘分解)。累及区域的少突胶质细胞减少及轴索减少,附近区域有星形细胞堆积。小的深穿支动脉壁变薄,内膜纤维增生,中膜透明素脂质变性,内弹力膜断裂,外膜纤维化,使血管管径变窄(血管完全闭塞少见),尤以额叶明显。电镜可见肥厚的血管壁胶原纤维增加及基底膜样物质沉着,平滑肌细胞却减少。基底节区、丘脑、脑干及脑白质部位常见腔隙性脑梗死。

三、临床表现

SAE 患者的临床表现复杂多样。大多数患者有高血压、糖尿病、心律失常、心功能不全等病史,多有一次或数次脑卒中发作史;病程呈慢性进行性或卒中样阶段性发展,通常 5～10 年;少数可急性发病,可有稳定期或暂时好转。发病年龄多在 55～75 岁,男、女患者发病无差别。

(一)智力障碍

智力障碍是 SAE 最常见的症状,并且是最常见的首发症状。

1.记忆障碍

表现出近记忆力减退明显或缺失,熟练的技巧退化、失认及失用等。

2.认知功能障碍

反应迟钝,理解、判断力差等。

3.计算力障碍

计算数字或倒数数字明显减慢或不能。

4.定向力障碍

视空间功能差,外出迷路,不认家门。

5.情绪性格改变

表现固执、自私、多疑、言语减少。

6.行为异常

表现为无欲,对周围环境失去兴趣,运动减少,穿错衣服,尿失禁乃至生活完全不能自理。

(二)临床体征

大多数患者具有逐步发展累加的局灶性神经缺失体征。

1.假性延髓性麻痹

表现说话不清,吞咽困难,饮水呛咳,伴有强哭强笑。

2.锥体束损害

常有不同程度的偏瘫或四肢瘫,病理征阳性,掌颏反射阳性等。

3.锥体外系损害

四肢肌张力增大,动作缓慢,类似帕金森综合征样的临床表现,平衡障碍,步行不稳,共济失调。

有的患者亦可以腔隙性脑梗死综合征的一个类型为主要表现。

四、辅助检查

(一)血液检查

检查血常规、纤维蛋白原、血脂、球蛋白、血糖等,以明确是否存在糖尿病、红细胞增多症、高脂血症、高球蛋白血症等危险因素。

(二)脑电图

约 60%的 SAE 患者有不同程度的 EEG 异常,主要表现为 α 波节律消失,α 波慢化,局灶或弥漫性 θ 波、δ 波增加。

(三)影像学检查

1.颅脑 CT 表现

(1)双侧对称性侧脑室周围弥漫性斑片状、无占位效应的较低密度影,其中一些不规则病灶可向邻近的白质扩展。

(2)放射冠和半卵圆中心内的低密度病灶与侧脑室周围的较低密度灶不连接。

(3)基底节、丘脑、脑桥及小脑可见多发性腔隙灶。

(4)脑室扩大、脑沟轻度增宽。

以往 Goto 将皮质下动脉硬化性脑病的 CT 表现分为 3 型:Ⅰ型病变局限于额角与额叶,尤其是额后部;Ⅱ型病变围绕侧脑室体、枕角及半卵圆中心后部信号,累及大部或全部白质,边缘参差不齐;Ⅲ型病变环绕侧脑室,弥漫于整个半球。Ⅲ型和部分Ⅱ型对该病的诊断有参考价值。

2.颅脑 MRI 表现

(1)侧脑室周围及半卵圆中心白质散在分布的异常信号(T_1 加权像病灶呈低信号,T_2 加权像病灶呈高信号),形状不规则,边界不清楚,但无占位效应。

(2)基底节区、脑桥可见腔隙性脑梗死灶,矢状位检查胼胝体内无异常信号。

（3）脑室系统及各个脑池明显扩大，脑沟增宽、加深，有脑萎缩的改变。

Kinkel等将颅脑MRI脑室周围高信号（PVH）分为5型：0型未见PVH；Ⅰ型为小灶性病变，仅见于脑室的前区和后区，或脑室的中部；Ⅱ型侧脑室周围局灶非融合或融合的双侧病变；Ⅲ型脑室周围T_2加权像高信号改变，呈月晕状，包绕侧脑室，且脑室面是光滑的；Ⅳ型弥漫白质高信号，累及大部或全部白质，边缘参差不齐。

五、诊断与鉴别诊断

（一）诊断

（1）有高血压、动脉硬化及脑卒中发作史等。

（2）多数潜隐起病，缓慢进展加重或呈阶梯式发展。

（3）痴呆是必须具备的条件，而且有心理学测验所证实存在的以结构障碍为主的认知障碍。

（4）有积累出现的局灶性神经缺损体征。

（5）影像学检查符合SAE改变。

（6）排除阿尔茨海默病、无神经系统症状和体征的脑白质疏松症及其他多种类型的特异性白质脑病等。

（二）鉴别诊断

1.进行性多灶性白质脑病（PML）

PML是乳头状瘤空泡病毒感染所致，与免疫功能障碍有关。病理可见脑白质多发性不对称的脱髓鞘病灶，镜下可见组织坏死、炎症细胞浸润、胶质增生和包涵体。表现痴呆和局灶性皮质功能障碍，呈急性或亚急性病程，患者在3～6个月死亡。PML多见于艾滋病、淋巴瘤、白血病或器官移植后服用免疫抑制剂的患者。

2.阿尔茨海默病（AD）

AD又称老年前期痴呆。老年起病，隐匿、缓慢，进行性非阶梯性逐渐加重，出现记忆障碍、认知功能障碍、自知力丧失、人格障碍，神经系统阳性体征不明显。CT扫描可见脑皮质明显萎缩及脑室扩张，无脑白质多发性脱髓鞘病灶。

3.血管性痴呆（VaD）

VaD是由于多发的较大动脉梗死或多灶梗死影响了中枢之间的联系而致病，常可累及大脑皮质和皮质下组织，其发生痴呆与梗死灶的体积、部位、数目等有关，绝大多数患者的VaD为双侧MCA供血区的多发性梗死。MRI扫描显示为多个大小不等、新旧不一的散在病灶，通过MRI不难鉴别VaD。

4.单纯脑白质疏松症（LA）

LA患者与SAE患者都有记忆障碍，病因、发病机制均不十分清楚。LA不完全具备SAE所具有的三主症（高血压、脑卒中发作、慢性进行性痴呆），轻型LA可能一个也不具备，两者是可以区别的。对于有疑问的患者应进一步观察，若随病情的发展，如出现SAE所具有的三主症则诊断明确。

5.正常颅压脑积水（NPH）

可表现进行性步态异常、尿失禁、痴呆三联征，起病隐匿，病前有脑外伤、蛛网膜下腔出血或脑膜炎等病史，无脑卒中史，发病年龄较轻，腰椎穿刺颅内压正常，CT可见双侧脑室对称性扩大，第三脑室、第四脑室及中脑导水管明显扩张，影像学上无脑梗死的证据。有时在CT和MRI

上可见扩大的前角周围有轻微的白质低密度影,很难与 SAE 区别;但 SAE 早期无尿失禁与步行障碍,且 NPH 双侧侧脑室扩大较明显,白质低密度较轻,一般不影响半卵圆心等,不难鉴别。

6.多发性硬化(MS)

MS 多发性硬化为常见的中枢神经系统自身免疫性脱髓鞘疾病。发病年龄多为 20～40 岁;临床症状和体征复杂多变,可确定中枢神经系统中有两个或两个以上的病灶;病程中有两次或两次以上缓解-复发的病史;多数患者可见寡克隆带阳性;诱发电位异常。根据患者的发病年龄、起病及临床经过,不难鉴别两者。

7.放射性脑病

放射性脑病主要发生于颅内肿瘤放疗后的患者,临床多见于脑胶质瘤接受大剂量照射(35 Gy 以上)的患者,还可见于有颅内肿瘤,接受 γ 刀或 X 刀治疗的患者。该病分为照射后短时间内迅速发病的急性放射性脑病和远期放射性脑病。临床表现为头疼、恶心、呕吐、癫痫发作和不同程度的意识障碍。颅脑 CT 平扫见照射脑区大片低密度病灶,占位效应明显。主要鉴别点是患者因病进行颅脑放射治疗后发生脑白质脱髓鞘。

8.弓形体脑病

弓形体脑病见于先天性弓形体病患儿,出生后表现为精神和智力发育迟滞,癫痫发作,可合并视神经萎缩、眼外肌麻痹、眼球震颤和脑积水。腰椎穿刺检查脑脊液压力正常,细胞数和蛋白含量轻度升高,严重感染者可分离出病原体。颅脑 CT 见沿双侧侧脑室分布的散在钙化病灶,MRI 扫描见脑白质内多发的片状长 T_1、长 T_2 信号,可合并脑膜增厚和脑积水。血清学检查补体结合试验效价明显升高,间接荧光抗体试验阳性可明确诊断。

六、治疗

多数学者认为 SAE 与血压有关;有的学者认为,经合理降压治疗的患者发生 SAE 的时间与未合理降压治疗的患者发生 SAE 的时间有显著性差异。该病的治疗原则是控制高血压、预防脑动脉硬化及脑卒中发作,治疗痴呆。

临床观察 SAE 患者多合并高血压,合理的降压治疗能延缓病情的进展。降压药物很多,根据患者的具体情况,正确选择药物,规范、系统地治疗使血压降至正常范围——18.7/12.0 kPa(140/90 mmHg 以下),或达理想水平 16.0/10.7 kPa(120/80 mmHg);应用抗血小板聚集药物是改善脑血液循环、预防和治疗腔隙性脑梗死的有效方法。

(一)双氢麦角碱类

可消除血管痉挛和增加血流量,改善神经元功能。常用双氢麦角碱,每次 0.5～1 mg,每天 3 次,口服。

(二)钙通道阻滞剂

增加脑血流、防止钙超载及自由基损伤。二氢吡啶类,如尼莫地平,每次 25～50 mg,每天 3 次,饭后口服;二苯烷胺类,如氟桂利嗪,每次 5～10 mg,每天 1 次,口服。

(三)抗血小板聚集药

常用阿司匹林,每次 75～150 mg,每天 1 次,口服。该药可抑制血小板聚集,稳定血小板膜,改善脑循环,防止血栓形成;氯吡格雷的推荐剂量每天 75 mg,口服,通过选择性抑制 ADP 诱导血小板的聚集;噻氯匹定,每次 250 mg,每天 1 次,口服。

(四)神经细胞活化剂

促进脑细胞对氨基酸磷脂及葡萄糖的利用,增强患者的反应性和兴奋性,增强记忆力。

1.吡咯烷酮类

常用吡拉西坦(脑复康),每次 0.8～1.2 g,每天 3 次,口服;或茴拉西坦,每次 0.2 g,每天 3 次,口服。可增加脑内 ATP 的形成和转运,增加葡萄糖的利用率和蛋白质合成,促进大脑半球信息传递。

2.甲氯芬酯(健脑素)

可增加葡萄糖的利用率,兴奋中枢神经系统和改善学习记忆功能。每次 0.1～0.2 g,每天 3～4 次,口服。

3.阿米三嗪/萝巴新(都可喜)

由萝巴新(为血管扩张剂)和阿米三嗪(呼吸兴奋剂,可升高动脉血氧分压)这两种活性物质组成,能升高血氧饱和度,增加供氧改善脑代谢。每次 1 片,每天 2 次,口服。

4.其他

其他有脑蛋白水解物(脑活素)、胞磷胆碱(胞二磷胆碱)、ATP、辅酶 A 等。

(五)加强护理

对已有智力障碍、精神障碍和肢体活动不便者,要加强护理,以防止意外事故发生。

七、预后与预防

(一)预后

目前有资料统计该病的自然病程为 1～10 年,平均生存期为 5 年,少数患者的生存期可达 20 年。大部分患者在病程中有相对平稳期。预后与病变部位、范围有关,认知功能衰退的过程呈不可逆进程,进展速度不一。早期治疗预后较好,晚期治疗预后较差。如果发病后大部分时间卧床,缺乏与家人和社会的交流,言语功能和认知功能均迅速减退,预后较差。主要死亡原因为全身衰竭、肺部感染、心脏疾病或发生新的脑卒中。

(二)预防

目前对 SAE 尚缺乏特效疗法,主要通过积极控制危险因素预防 SAE 的发生。

(1)多数学者认为该病与高血压、糖尿病、心脏疾病、高脂血症及高纤维蛋白原血症等有关,因此,首先对危险人群进行控制,预防脑卒中发作,选用抗血小板凝集药及改善脑循环、增加脑血流量的药物。有学者发现将 SAE 伴高血压患者的收缩压控制在 18.0～20.0 kPa(135～150 mmHg)可改善认知功能恶化。

(2)对高度颈动脉狭窄者可手术治疗,有助于降低皮质下动脉硬化性脑病的发生率。

(3)戒烟、控制饮酒及合理饮食,适当进行体育锻炼,增强体质。

(4)早期治疗:对早期患者给予脑保护和脑代谢药物治疗,临床和体征均有一定改善;特别是在治疗的同时进行增加注意力和改善记忆力方面的康复训练,可使部分患者的认知功能维持相对较好的水平。

(孟祥奎)

第八节 高血压脑病

高血压脑病（hypertensive encephalopathy，HE）是指血压突然显著升高而引起的一种急性脑功能障碍综合征。该病可发生于各种原因所致的动脉性高血压患者，其发病率约占高血压的5%。发病时血压突然升高，收缩压、舒张压均升高，以舒张压升高为主。临床上出现剧烈头痛、烦躁、恶心呕吐、视力障碍、抽搐、意识障碍甚至昏迷等症状，也可出现暂时性偏瘫、失语、偏身感觉障碍等。该病的特点是起病急、病程短，经及时降低血压，所有症状在数分钟或数天内可完全消失，而不留后遗症，否则可导致严重的脑功能损害甚至死亡。病理特征：主要是脑组织不同程度的水肿，镜下可出现玻璃样变性，即小动脉管壁发生纤维蛋白样坏死。

该病可发生于各种原因导致的动脉性高血压患者，成人舒张压＞18.7 kPa（140 mmHg），儿童、孕妇或产妇血压＞24.0/16.0 kPa（180/120 mmHg）可导致发病。新近发病或急速发病的高血压患者可在血压相对较低的水平发生该病，例如，儿童急性肾小球肾炎或子痫患者在血压21.3/13.3 kPa（160/100 mmHg）左右的情况下即可发病。高血压脑病起病急，病死率高，故对其防治的研究显得尤为重要，目前西医治疗高血压脑病已取得了较好的成效。

一、病因与发病机制

（一）病因

（1）原发性高血压患者当受情绪或精神影响时，血压迅速升高，可发生高血压脑病。

（2）继发性高血压，包括肾性高血压、嗜铬细胞瘤、原发性醛固酮增多症、皮质醇增多症、某些肾上腺酶的先天缺陷、妊娠高血压、主动脉狭窄等引起的高血压及收缩期高血压，可诱发高血压脑病。

（3）少部分抑郁症患者在服用单胺氧化酶抑制剂时可发生高血压脑病，吃过多富含酪胺的食物（奶油、干酪、扁豆、腌鱼、红葡萄酒、啤酒等）也可诱发高血压脑病。

（4）急性或慢性脊髓损伤的患者因膀胱充盈或胃肠潴留等过度刺激自主神经可诱发高血压脑病。

（5）突然停用高血压药物（特别是停用可乐亭）可导致高血压脑病。

（6）临床上应用环孢素时若出现头痛、抽搐、视觉异常等症状，也应考虑为高血压脑病的可能。

总之，临床上任何原因引起的急进型恶性高血压均可能成为高血压脑病的发病因素。

（二）发病机制

1.脑血管自动调节机制崩溃学说

正常情况下，血压波动时可通过小动脉的自动调节维持恒定的脑血流量，即 Bayliss 效应，此调节范围限制在平均动脉压 8.0～24.0 kPa（60～180 mmHg），在此范围内小动脉会随着血压的波动自动调节，保持充足的脑血流量。而当平均动脉压迅速升高到 24.0 kPa（180 mmHg）以上时，可引起其自动调节机制破坏，使脑血管由收缩变为被动扩张，脑血流量迅速增加，血管内压超出脑间质压，血管内液体外渗，迅速出现脑水肿及颅内压增高，从而导致毛细血管壁变性坏死，出现点状出血及微梗死。

2.脑血管自动调节机制过度学说

脑血管自动调节机制过度学说又称小动脉痉挛学说,血压迅速升高,导致 Bayliss 效应过强,小动脉痉挛,血流量反而减少,血管壁缺血变性,通透性增加,血管内液外渗,引起水肿、点状出血及微梗死等。高血压脑病患者尸检时可见脑组织极度苍白,血管内无血,表明高血压脑病患者脑血管有显著的痉挛。高血压脑病发生时,还可见身体其他器官亦发生局限性血管痉挛,也支持小动脉痉挛的看法。

3.脑水肿学说

(1)有学者认为,上述两种机制可能同时存在。血压急剧升高后,先出现脑小动脉广泛的痉挛,继而出现扩张,造成小血管缺血变性,血管内液和血细胞外渗,引起广泛的脑水肿,从而出现点状出血及微血栓形成,甚至继发较大的动脉血栓形成,严重时因脑疝形成而致死。

(2)高血压脑病是急性过度升高的血压迫使血管扩张,通过动脉壁过度牵伸破坏了血-脑屏障,毛细血管通透性增加,使血浆成分和水分子外溢,细胞外液增加,继发血管源性水肿,导致神经功能缺损。

目前多数学者认为血管自动调节障碍是高血压脑病发病的主要因素。

二、病理

(一)肉眼观察

脑组织不同程度的水肿是高血压脑病的主要病理表现。严重脑水肿者脑的重量可增加20%～30%。脑的外观呈苍白色,脑回变平,脑沟变浅,脑室变小,脑干常因颅内压增高而疝入枕骨大孔,导致脑干发生圆锥形的变形,脑的表面可有出血点,周围有大量的脑脊液外渗,浅表部位动脉、毛细血管及静脉可见扩张。切面呈白色,可见脑室变小、点状及弥散性小出血灶或微小狭长的裂隙状出血灶或腔隙性脑梗死灶。

(二)镜下观察

脑部小动脉管壁发生纤维蛋白样坏死,即玻璃样变性,血管内皮增殖,中层肥厚,外膜增生,血管腔变小或阻塞,形成该病所特有的小动脉病变。毛细血管壁变性或坏死,血-脑屏障结构破坏。血管周围有明显的渗出物,组织细胞间隙增宽,部分神经细胞变性坏死,但胶质细胞增生不多。长期高血压者还可见到较大的脑动脉壁中层肥大,内膜呈粥样硬化。此外,亦可在皮质及基底节区见到少数胶质细胞肿胀、神经元的缺血性改变及神经胶质的瘢痕形成。

三、临床表现

高血压脑病起病急骤,常因过度劳累、精神紧张或情绪激动诱发,病情发展迅速,急骤加重。起病前常先有动脉压显著升高,并有严重头痛、精神错乱、意识改变、周身水肿等前驱症状,一般经 12～48 h 发展成高血压脑病,严重者仅需数分钟。在患者出现前驱症状时,立即嘱其卧床休息,并给予适当的降压治疗后,大部分患者的脑病往往可以消失而不发作;若血压继续升高则可转变为高血压脑病。该病的发病年龄与病因有关,平均年龄为 40 岁;急性肾小球性肾炎引起该病者多见于儿童或青年,慢性肾小球肾炎引起者多见于成年人,恶性高血压在 30～45 岁最多见。高血压脑病的症状一般持续数分钟到数小时,长的可达 1～2 个月。若不进行及时的降压或原发病治疗,使脑病症状持续较长时间,可造成不可逆的神经功能损伤,重者可因继发癫痫持续状态、心力衰竭或呼吸障碍而死亡。该病可反复发作,症状可有所不同。

(一)急性期

1.动脉压升高

原已有高血压者,发病时血压再度升高,舒张压往往升高至 16.0 kPa(120 mmHg)以上,平均动脉压常在 20.0~26.7 kPa(150~200 mmHg)。妊娠毒血症的妇女或急性肾小球肾炎儿童发生高血压脑病时的血压波动范围较已有高血压的患者小,收缩压可不高于 24.0 kPa(180 mmHg),舒张压可不高于 16.0 kPa(120 mmHg)。新近起病的高血压患者脑病发作时的血压水平要比慢性高血压患者发作时的血压低。

2.颅内压增高

颅内压增高表现为剧烈头痛、呕吐、颈项强直及视盘水肿等,出现高血压性视网膜病变,表现为眼底火焰状出血、动脉变窄以及有绒毛状渗出物。脑脊液压力可显著升高,甚至在腰椎穿刺时脑脊液可喷射而出,此时腰椎穿刺可促进脑疝的发生,故应慎行。

(1)头痛:为高血压脑病的早期症状,以前额或后枕部痛为主,咳嗽、紧张、用力时加重。头痛多出现于早晨,程度与血压水平相关,经降压及休息等相应治疗头痛可缓解。

(2)呕吐:常在早晨与头痛伴发,可以呈喷射性,恶心可以不明显。其原因可能是颅内压增高刺激迷走神经核,也可能是颅内高压、脑内的血液供应不足、延髓的呕吐中枢缺血缺氧。

(3)视盘水肿:指视盘表面和筛板前区神经纤维的肿胀,镜检发现视盘周围有毛刺样边界,不清,随着水肿的发展,视盘边缘逐渐模糊、充血,颜色呈红色,视盘隆起,常超过 2 个屈光度,生理凹陷消失,视网膜静脉充盈、怒张、搏动消失,颅内压持续增高可出现血管周围点状或片状出血。眼底视网膜荧光照相可见视盘中央及其周边区有异常和扩张的毛细血管网,且有液体漏出。轻度视盘水肿可在颅内压增高几小时内形成,高度视盘水肿一般需要几天的时间,此期患者可出现视力模糊、偏盲或黑蒙等视力障碍症状,可能与枕叶水肿、大脑后动脉或大脑中动脉痉挛有关。颅高压解除之后,视盘水肿即开始消退。

3.抽搐

抽搐是高血压脑病的常见症状,其发生率为 10.5%~41%,是颅内高压、脑部缺血缺氧、脑神经异常放电所致。表现为发作性意识丧失、瞳孔散大、两眼上翻、口吐白沫、呼吸暂停、皮肤发紫、肢体痉挛,并可有舌头咬破及大小便失禁等。发作多为全身性,也可为局限性,一般持续 1 min 后,痉挛停止。有的患者频繁发作,最后发展为癫痫持续状态,有些患者则因抽搐诱发心力衰竭而死亡。

4.脑功能障碍

(1)意识障碍:表现为兴奋,烦躁不安,继而精神萎靡、嗜睡、神志模糊等。若病情继续进展可在数小时或 1~2 d 出现意识障碍加重甚至昏迷。

(2)精神症状:表现强哭、强笑、定向障碍、判断力障碍、冲动行为,甚至出现谵妄、痴呆等症状。

(3)脑局灶性病变:表现短暂的偏瘫、偏盲、失语、听力障碍和偏身感觉障碍等神经功能缺损症状。

5.阵发性呼吸困难

阵发性呼吸困难可能由呼吸中枢血管痉挛、局部脑组织缺血及局部酸中毒引起。

6.高血压脑病的全身表现

(1)视网膜和眼底改变:视网膜血管出现不同程度的损害,如血管痉挛、硬化、渗出和出血。血管痉挛是视网膜血管对血压升高的自身调节反应,渗出是小血管壁通透性增大和血管内压升高所致,出血则是小血管在高血压作用下管壁破裂的结果。

(2)肾脏和肾功能:持续性高血压可引起肾小动脉和微动脉硬化、纤维组织增生,促成肾大血管的粥样硬化与血栓形成,从而使肾缺血、肾单位萎缩和纤维化。轻者出现多尿、夜尿等,重者导致肾衰竭。若为肾性高血压,血压快速升高后,肾小血管的功能和结构改变后,肾缺血加重,肾脏病变和肾衰竭加速。

(二)恢复期

血压下降至正常水平后症状消失,辅助检查指标转入正常,一般可在数天内完全恢复正常。

四、辅助检查

(一)血液、尿液检查

高血压脑病本身无特异性的血、尿改变,若合并肾功能损害,可出现氮质血症,血中酸碱度及电解质紊乱,尿中可出现蛋白尿、白细胞、红细胞、管型等改变。

(二)脑脊液检查

外观正常;多数患者脑脊液压力升高,多为中度升高,少数正常;多数患者的脑脊液中细胞数正常,少数患者的脑脊液中可有少量红细胞、白细胞;蛋白含量多数轻度升高,个别可达 1.0 g/L。

(三)脑电图检查

可见弥散性慢波或者癫痫样放电。急性期脑电图可出现两侧同步的尖-慢波,尤以枕部明显。严重的脑水肿可出现广泛、严重的慢节律脑电活动波;当出现局灶性脑电波时可能存在局灶病变。脑电图表现可以间接地反映高血压脑病的严重程度。

(四)CT、MRI 检查

颅脑 CT 可见脑水肿所致的弥漫性白质密度降低,脑室变小;部分患者脑干及脑实质内可见弥漫性密度减小,环池狭窄;MRI 显示脑水肿呈长 T_1 信号与长 T_2 信号;这种信号可以在脑实质或脑干内出现,而且在 FLAIR 中不被抑制,而呈更明显的高信号;CT 和 MRI 的这种改变通常在病情稳定后 1 周左右消失。

五、诊断与鉴别诊断

(一)诊断依据

(1)有原发性或继发性高血压等病史,发病前常有过度疲劳、精神紧张、情绪激动等诱发因素。急性或亚急性起病,病情发展快,常在 12～48 h 达高峰;突然出现明显的血压升高,尤以舒张压升高为主,舒张压常大于 16.0 kPa(120 mmHg)。

(2)出现头痛、抽搐、意识障碍、呕吐、视盘水肿、偏瘫、失语、高血压性视网膜病变等症状和体征,眼底显示 3～4 级高血压视网膜病变。

(3)头颅 CT 或 MRI 显示特征性顶枕叶水肿。脑脊液清晰,部分患者的脑脊液压力可能升高,可有少量红细胞或白细胞,蛋白含量可轻度升高;合并尿毒症者尿中可见蛋白及管型,血肌酐、尿素氮可升高。

(4)经降低颅内压和血压后症状可迅速缓解,一般不遗留任何脑损害后遗症。

(5)需排除高血压性脑出血、特发性蛛网膜下腔出血及颅内占位性病变。

(二)鉴别诊断

1.高血压危象

(1)指高血压病程中全身周围小动脉发生暂时性强烈痉挛,导致血压急剧升高,引起全身多脏器功能损伤的一系列症状和体征。

(2)出现头痛烦躁、恶心呕吐、心悸气促及视力模糊等症状。伴靶器官病变者可出现心绞痛、肺水肿或高血压脑病。

(3)血压以收缩压显著升高为主,常高于 26.7 kPa(200 mmHg),也可伴有舒张压升高。

2.高血压性脑出血

(1)多发生于 50 岁以上的老年人,患者有较长时间的高血压动脉硬化病史。

(2)于体力活动或情绪激动时突然发病,有不同程度的头痛、恶心、呕吐、意识障碍等症状。

(3)病情进展快,几分钟或几小时内迅速出现肢体功能障碍及颅内压增高的症状。

(4)查体有神经系统定位体征。

(5)颅脑 CT 检查可见脑内高密度血肿区。

3.特发性蛛网膜下腔出血

(1)意识障碍常在发病后立即出现,血压升高不明显。

(2)有头痛、呕吐等颅内压增高的症状和脑膜刺激征阳性体征,伴或不伴有意识障碍。

(3)眼底检查可发现视网膜新鲜出血灶。脑脊液压力升高,脑脊液为均匀血性。

(4)脑 CT 可发现在蛛网膜下腔内或出血部位有高密度影。

4.原发性癫痫

(1)患者无高血压病史,临床症状与血压控制程度无关。

(2)具有发作性、短暂性、重复性、刻板性的临床特点。

(3)出现突发意识丧失、瞳孔散大、两眼上翻、口吐白沫、四肢抽搐等表现。

(4)脑电图见尖波、棘波、尖-慢波或棘-慢波等痫样放电。

(5)部分癫痫患者有明显的家族病史。

六、治疗

(一)高血压脑病急性期治疗

主要应降低血压和管理血压,降压药物的使用原则是迅速、适度、个体化。①发作时应在数分钟至 1 h 使血压下降,原有高血压的患者的舒张压应降至 14.7 kPa(110 mmHg)以下,原血压正常者的舒张压应降至 10.7 kPa(80 mmHg)以下,维持 1～2 周,以利于脑血管自动调节功能的恢复。②根据患者的病情及心、肾功能选用降压药物,以作用快、有可逆性、无中枢抑制作用、毒性小为原则。③在用药过程中,严密观察血压变化,避免降压过快、过猛,以防血压骤降而出现休克,导致心、脑、肾等重要靶器官缺血或出现功能障碍(如失明、昏迷、心绞痛、心肌梗死、脑梗死或肾小管坏死)。④血压降至一定程度时,若无明显神经功能改善甚至症状加重或出现新的神经症状,应考虑是否有脑缺血的可能,可将血压适当提高。⑤老年人的个体差异大,血压易波动,故应用降压药应从小剂量开始,渐加大剂量,使血压缓慢下降。⑥注意血压、意识状态、尿量及尿素氮的变化,如降压后出现意识障碍加重,尿少,尿素氮水平升高,提示降压不当,应加以调整。⑦一般首选静脉给药,待血压降至适当水平后保持 2～3 d,再逐渐改为口服以巩固疗效。

1.降压药物

（1）硝普钠：能扩张周围血管、降低外周阻力而使血压下降，能减轻心脏前负荷，不增加心率和心排血量；作用快而失效亦快，应在血压监护下使用。硝普钠 50 mg，加入 500 mL 5％的葡萄糖注射液中，静脉滴注，滴速为 1 mL/min（开始每分钟按体重 0.5 μg/kg，根据治疗反应以每分钟 0.5 μg/kg 递增，逐渐调整剂量，按每分钟 3 μg/kg 计算常用剂量，按每分钟 10 μg/kg 计算最高剂量），每 2～3 min 测一次血压，根据血压值调整滴速，使血压维持在理想水平；该药很不稳定，必须新鲜配制，应在 12 h 内使用。

（2）硝酸甘油：将 5～10 mg 该药加入 250～500 mL 5％的葡萄糖注射液中，静脉滴注，开始 10 μg/min，每 5 min 可增加 5～10 μg，根据血压值调整滴速。硝酸甘油作用迅速，且不良反应小，适于合并冠心病、心肌供血不足和心功能不全的患者。以上两种药降压迅猛，静脉滴注过程中应使用血压监护仪，时刻监测血压，以防血压过度下降。

（3）利血平：通过耗竭交感神经末梢儿茶酚胺的贮藏、降低周围血管阻力、扩张血管而起到降血压作用，该药使用较安全，不必经常监护血压，但药量的个体差异较大，从 250～500 mg 或更大剂量开始，而且起效较缓慢，降压能力较弱，不作为首选，可用于快速降压后维持用药。

（4）硫酸镁：有镇静、止痉及解除血管痉挛而降压的作用，可用于各种原因所致的高血压脑病，一般为妊娠高血压综合征所致子痫的首选药物。肌内注射 10 mL 25％的硫酸镁注射液，必要时可每天 2～3 次；或将 25％的硫酸镁注射液溶于 500 mL 液体中，静脉滴注。但应注意硫酸镁使用过量会出现呼吸抑制，一旦出现立即缓慢静脉注射 10～20 mL 10％的葡萄糖酸钙注射液以对抗。

（5）卡托普利：12.5 mg，舌下含服，若无效 0.5 h 后可重复 1～2 次，有一定的降压效果。

（6）尼莫地平：针剂 50 mL，通过静脉输液泵以每小时 5～10 mL 的速度输入较安全，个别患者使用尼莫地平降压迅速，输入过程中应使用血压监护仪，根据血压调整输入速度，以防血压过度下降。

2.降低颅内压

要选降低颅内压快的药物。

（1）20％的甘露醇：125～250 mL，快速静脉滴注，每 4～6 h 1 次，心、肾功能不全者慎用，使用期间密切监控肾功能的变化，注意监控水、电解质的变化。

（2）甘油果糖：250 mL，每天 1～2 次，滴速不宜过快，以免发生溶血反应，心、肾功能不全者慎用或禁用，其降颅内压的持续时间比甘露醇约长 2 h，并无反跳现象，更适用于慢性高颅压、肾功能不全或需要较长时间脱水的患者；使用期间需密切监控血常规变化。

（3）呋塞米：20～40 mg，肌内注射或缓慢静脉滴注，1～1.5 h 可视情况重复给药。

3.控制抽搐

首选地西泮注射液，一般用量为 10 mg，缓慢静脉注射，速度应小于 2 mg/min，如无效可于 5 min 后使用同一剂量再次静脉注射；或氯硝西泮，成人剂量为 1～2 mg，缓慢静脉注射，或把 4～6 mg 氯硝西泮加入 48 mL 0.9％的氯化钠注射液中，通过静脉输液泵输入（每小时 4～6 mL），可根据抽搐控制情况调整泵入速度；或苯巴比妥 0.1～0.2 g，肌内注射，以后每 6～8 h 重复注射 0.1 g；或 10％的水合氯醛 30～40 mL，保留灌肠。用药过程中应严密观察呼吸等情况。待控制发作后可改用口服丙戊酸钠或卡马西平，维持 2～3 个月以防复发。

4.改善脑循环和神经营养

出现脑水肿与脑缺血,故在高血压脑病急性期治疗后,可给予改善脑循环和神经营养的药物,如神经细胞活化剂:脑活素、胞磷胆碱。

5.病因治疗

积极对高血压脑病的原发病进行治疗,对于高血压脑病的控制及恢复尤其重要。

(二)高血压脑病恢复期治疗

血压控制至理想水平后,可改口服降压剂以巩固治疗,积极防治水、电解质及酸碱平衡失调;有心力衰竭、癫痫、肾炎等病症时,应进行相应处理。

七、预后与预防

(一)预后

预后与以下因素有关。

1.病因

致病的原因不同,高血压脑病的预后不同。病因成为影响高血压脑病预后的重要因素。因而积极治疗原发病是该病治疗的关键。

2.复发

高血压脑病复发频繁者预后不良,如不及时处理,则会演变成急性脑血管疾病,甚至死亡。

3.治疗

高血压脑病的治疗重在早期及时治疗,这样预后一般较好,若耽误治疗时间,则预后不良。发作时病情凶险,但若能得到及时的降压治疗,预后一般较好。

4.并发症

高血压脑病若无并发症,则预后较好,若并发脑出血或脑梗死,则加重脑部损伤;合并高血压危象,可造成全身多脏器损害,更加重病情,预后不良。

5.降压

血压控制情况直接影响高血压脑病的预后,若降压效果不好,可使脑功能继续受到损伤;若血压降得太低,又可造成脑缺血性损伤,更加重脑损伤。

(二)预防

该病可发生于各种原因导致的动脉性高血压患者,成人舒张压＞18.7 kPa(140 mmHg),儿童、孕妇或产妇血压＞24.0/16.0 kPa(180/120 mmHg),可导致发病。新近发病或急速发病的高血压患者可在血压相对较低的水平发生该病,例如,儿童急性肾小球肾炎或子痫患者血压在21.3/13.3 kPa(160/100 mmHg)左右即可发生。高血压脑病起病急,病死率高,故对其预防显得尤为重要。

(1)控制高血压:积极治疗各种原因导致的动脉性高血压,使血压控制在正常水平。

(2)控制体重:所有高血压肥胖者减轻体重可使血压平均下降约15%。低热量饮食必须与鼓励体育活动紧密结合,并持之以恒。

(3)饮食方面:限制食盐量,食盐的日摄入量控制在 5 g 左右,并提高钾的摄入量,有助于轻度、中度高血压患者的血压降低;限制富含胆固醇的食物,以防动脉粥样硬化发生和发展;避免服用单胺氧化酶抑制剂或进食含酪胺的食物,以防诱发高血压脑病。

（4）增强体质：经常坚持适度体力活动可预防和控制高血压。

（5）积极治疗和控制各种容易引起高血压脑病的因素。

（范建波）

第九节　脑动脉硬化症

脑动脉硬化症是指在全身动脉硬化的基础上,脑部血管的弥漫性硬化、管腔狭窄及小动脉闭塞,供应脑实质的血流减少,神经细胞变性而引起的一系列神经与精神症状。该病的发病年龄大多在 50 岁以上。脑动脉硬化的好发部位为颈动脉分叉水平,而颈总动脉的起始部很少发生。

一、病因及发病机制

该病病因尚未完全明了,大多数学者认为与下列因素有关。

（一）脂质代谢障碍和内膜损伤

脂质代谢障碍和内膜损伤是导致动脉粥样硬化最早和最主要的原因。早期病变发生于内膜,大量中性脂肪、胆固醇由血浆中移出而沉积于血管壁的内膜上,形成粥样硬化斑块。

（二）血流动力学因素的作用

脂质进入和移出内膜的速度经常处于动态的平衡。但在动脉分叉处、弯曲处、动脉成角、转向处或内膜表面不规则时,可影响血液的流层,使血液汹涌而形成旋涡流、湍流,高切应力和湍流的机械性损伤致使内膜进一步损伤。血浆中的脂质向损伤的内膜移动占优势,致使高浓度的乳糜微粒及脂蛋白多聚在这一区域,加速动脉粥样硬化的发生及发展。

（三）血小板聚集作用

近年来应用扫描电子显微镜的研究发现,血小板易在动脉分叉处聚集,血小板与内皮细胞相互作用而使内膜发生损伤,血小板在内皮细胞损伤处容易黏附,继而聚集,其结果是血小板血栓形成。

（四）高密度脂蛋白与动脉粥样硬化

高密度脂蛋白（HDL）与乳糜微粒（CM）及极低密度脂蛋白（VLDL）的代谢途径有密切关系。学者已发现动脉粥样硬化患者的血清高密度脂蛋白浓度降低,故认为高密度脂蛋白浓度降低可导致动脉粥样硬化。

（五）高血压与动脉粥样硬化

高血压是动脉粥样硬化的重要因素,患有高血压时,由于血流冲击,动脉壁承受很强的机械压力,可促进动脉粥样硬化的发生和发展。

二、病理生理

动脉硬化早期,在动脉的内膜上出现数毫米大小的黄色脂点或出现数厘米长的黄色脂肪条。病变进一步发展则形成纤维斑块,斑块表面可破溃,形成溃疡出血,亦可形成附壁血栓,可使动脉管腔变细甚至闭塞。

三、临床表现

（一）早期

脑动脉粥样硬化发展缓慢，呈进行性加重，早期表现类似神经衰弱，患者有头痛、头胀、头部压紧感，还可有耳鸣、眼花、心悸、失眠、记忆力减退、烦躁以及易疲倦等症状，头晕、头昏、嗜睡以及精神状态的改变。患者逐渐出现对各种刺激的感觉过敏，情绪易波动，有时激动、焦虑、紧张、恐惧、多疑，有时对周围事物无兴趣、淡漠及颓丧、伤感，对任何事情感到无能为力、不果断。常伴有自主神经功能障碍，如手足发冷、局部出汗，皮肤划纹征为阳性。脑动脉粥样硬化可引起脑出血，临床上可发生眩晕、昏厥等症状，并可有短暂性脑缺血发作。

（二）进展期

随着病情的进展，患者可出现许多严重的神经精神症状及体征，其临床表现有以下几类。

（1）动脉硬化性帕金森病：患者面部缺乏表情，发音低而急促，直立时身体向前弯，四肢强直而肘关节略屈曲，手指震颤而呈搓丸样，步伐小而身体向前冲，称为"慌张步态"。其他症状尚有出汗多、皮脂溢出多、言语障碍、流口水多、吞咽费力等。少数患者晚期可出现痴呆。

（2）脑动脉硬化痴呆：患者缓慢起病，呈阶梯性智能减退，早期患者可出现神经衰弱综合征，逐渐出现近记忆力明显减退，而人格、远记忆力、判断力、计算力尚能在一段时间内保持完整。患者情绪不稳，易激惹，喜怒无常，夜间可出现谵妄或失眠，有时出现强哭、强笑或情绪淡漠，最后发展为痴呆。

（3）假性延髓性麻痹：其临床特征为构音障碍，吞咽困难，饮水呛咳，面无表情，受轻度情绪刺激时表现为反应过敏以及不能控制的强哭、强笑或哭笑相似而不易分清，这种情感障碍是病变侵犯皮质丘脑阻塞所致。

（4）脑神经损害：脑动脉硬化后僵硬的动脉可压迫脑底部的脑神经而使其功能发生障碍，如双鼻侧偏盲、三叉神经痛性抽搐、双侧展或面神经瘫痪，或引起一侧面肌痉挛等症状。

（5）脑动脉硬化：神经系统出现体征，临床上可出现一些原始反射，如强握反射、口舌动作。同时可伴有皮质高级功能的障碍，如语言障碍、吐词困难、对词的短暂记忆丧失、命名不能、失用，还可出现体像障碍、皮质感觉障碍、锥体束损害以及脑干和脊髓损害的症状。另外，可出现括约肌功能障碍，如尿潴留或失禁，大便失禁。脑动脉硬化症还可引起癫痫发作，其发作形式可为杰克森（Jackson）发作、钩回发作或全身性大发作。

四、辅助检查

（一）血生化测定

患者的血胆固醇浓度升高，低密度脂蛋白浓度升高，高密度脂蛋白浓度降低，血甘油三酯浓度升高，血 β-脂蛋白浓度升高，90％以上的患者表现为Ⅱ或Ⅳ型高脂血症。

（二）数字减影

动脉造影可显示脑动脉粥样硬化所造成的动脉管腔狭窄或动脉瘤病变。脑动脉造影显示动脉异常弯曲和伸长。动脉内膜存在动脉粥样硬化斑，使动脉管腔变得不规则，呈锯齿状，这最常见于颈内动脉虹吸部，亦可见于大脑中动脉、大脑前动脉、大脑后动脉。

（三）经颅多普勒检查

根据所测颅内血管的血流速度、峰值、频宽、流向，判断出血管有无狭窄和闭塞。

(四)CT 扫描及 MRI 检查

CT 及 MRI 可显示脑萎缩及多发性腔隙性梗死(图 6-1、图 6-2)。

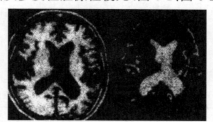

图 6-1 弥漫性脑萎缩

注:这是 T_1 及 T_2 加权像,脑室系统扩大脑沟池增宽,左侧明显。

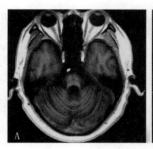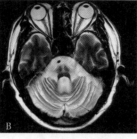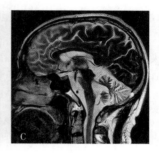

图 6-2 脑桥小脑萎缩

注:$T_1WI(A)$和 $T_2WI(B)$为横断位,$T_2W(C)$为矢状位,脑桥、橄榄、小脑萎缩,脑桥、橄榄腹侧变平,桥前池扩大,四脑室扩张;脑桥见"十字"征(B)。

(五)眼底检查

40%左右的患者有视网膜动脉硬化症,表现为动脉迂曲,动脉直径变细、不均,动脉反光增强,呈银丝样改变以及动静脉交叉压迹等。

五、诊断

(1)患者的年龄在 45 岁以上。

(2)初发高级神经活动不稳定的症状或脑弥漫性损害症状。

(3)有全身动脉硬化,如眼底动脉硬化 Ⅱ 级以上或主动脉弓增宽及颞动脉或桡动脉较硬以及冠心病。

(4)神经系统有阳性体征,如腱反射不对称,掌颔反射呈阳性,吸吮反射呈阳性。

(5)血清胆固醇浓度升高。

(6)排除其他脑病。

上述 6 项为诊断脑动脉硬化的最低标准。根据身体任何部位的动脉硬化症状(如头部动脉的硬化,精神、神经症状呈缓慢进展,伴短暂性脑卒中样发作,或有轻重不等的较广泛的神经系统异常),有脑神经、锥体束和锥体外系损害,并排除颅内占位性病变,结合实验室检查可以做出临床诊断。

六、鉴别诊断

应鉴别该病与以下疾病。

(一)神经衰弱综合征

脑动脉硬化发病多在50岁以后,没有明显的精神因素,临床表现以情感脆弱、近记忆减退为突出症状。此外,表现为思维活动迟钝,工作能力下降,眼底动脉硬化及血脂浓度明显升高,可与神经衰弱区别。

(二)老年痴呆

脑动脉硬化症晚期可出现痴呆,故应鉴别该病与老年痴呆(表6-4)。

表6-4 脑动脉硬化性痴呆与老年痴呆的鉴别

鉴别点	脑动脉硬化性痴呆	老年痴呆
发病年龄	50~75岁	70~75岁
病理改变	多发性脑微梗死灶	脑组织中老年斑与神经纤维缠结
高血压动脉硬化	常有,起决定性作用	或无,不起决定性作用
情感	脆弱,哭笑无常	淡漠,反应迟钝
人格改变	有,人格相对较完整	人格迅速衰退
记忆力改变	有,近事遗忘	十分突出,远事记忆、近事记忆均有障碍
定向力	有	时间、地点、人物定向均差
智能	选择性或镶嵌性衰退	全面衰退
自知力	保持较久	早期丧失
定位特征	常有,明显	无特异性
进展情况	阶梯式进展	迅速加重而死亡

(三)颅内占位性病变

颅内占位性病变如脑瘤、转移瘤、硬脑膜下血肿。颅内占位性病变常缺乏血管硬化的体征,多伴有进行性颅内压增高及脑脊液蛋白含量高的表现。CT扫描或MRI检查可加以鉴别。

(四)躯体性疾病

躯体性疾病如营养障碍、严重贫血、内分泌疾病、心肺疾病伴缺氧和二氧化碳潴留、肾脏疾病伴尿毒症、慢性充血性心力衰竭、低血糖、脑积水,均应加以鉴别。对以上疾病可根据临床特征、辅助检查加以鉴别。

七、治疗

(一)一般防治措施

(1)合理饮食:食用低胆固醇、低动物性脂肪食物,如瘦肉、鱼类、低脂奶类。提倡饮食清淡,多食富含维生素C(新鲜蔬菜、瓜果)和植物蛋白(豆类及其制品)的食物。

(2)适当的体力劳动和体育锻炼:对预防肥胖,改善循环系统的功能和调整血脂的代谢有一定的帮助,是预防该病的一项积极措施。

(3)生活要有规律:合理安排工作和生活,保持乐观,避免情绪激动和过度劳累,要有充分的休息和睡眠,在生活中不吸烟、不饮酒。

(4)积极治疗有关疾病如高血压、糖尿病、高脂血症、肝肾及内分泌疾病等。

(二)降低血脂

用体育疗法、饮食疗法后血脂水平仍不降低,可选用降脂药物治疗。

(1)氯贝丁酯(安妥明):0.25~0.5 g,3 次/天,口服。病情稳定后应酌情减量维持。其能降低甘油三酯浓度,升高高密度脂蛋白浓度。少数患者可出现荨麻疹或肝、肾功能变化,需定期检查肝、肾功能。

(2)二甲苯氧庚酸(吉非贝齐,诺衡):300 mg,3 次/天,口服。其效果优于氯贝丁酯,有降低甘油三酯、胆固醇浓度,升高高密度脂蛋白浓度的作用。不良反应与氯贝丁酯相同。

(3)非诺贝特(普鲁脂芬):0.1 g,3 次/天,口服。它是氯贝丁酯的衍生物,血、尿半衰期较长,作用较氯贝丁酯强,能显著降低甘油三酯和血浆胆固醇浓度,显著升高血浆高密度脂蛋白浓度。不良反应较轻,少数病例出现血清谷丙转氨酶及血尿素氮浓度暂时性轻度升高,停药后即恢复正常。原有肝、肾功能减退者慎用,孕妇禁用。

(4)普罗布考(丙丁酚):500 mg,3 次/天,口服。该药能阻止肝脏中胆固醇的乙酰乙酸生物合成,降低血胆固醇。

(5)亚油酸:300 mg,3 次/天,口服,或亚油酸乙酯1.5~2 g,3 次/天,口服。其为不饱和脂肪酸,能抑制脂质在小肠的吸收与合成,影响血浆胆固醇的分布,使其较多地向血管壁外的组织中沉积,降低血管中胆固醇的含量。

(6)考来烯胺(消胆胺):4~5 g,3 次/天,口服。因其是阴离子交换树脂,服后与胆汁酸结合,断绝胆酸与肠-肝循环,促使肝中胆固醇分解成胆酸,与肠内胆酸一同排到体外,使血胆固醇浓度下降。

(7)弹性酶(胰肽酶):每片150~200 U,1~2 片,3 次/天,口服。服1周后见效,8周达高峰。它能水解弹性蛋白及糖蛋白等,能阻止胆固醇沉积在动脉壁上,并能提高脂蛋白脂酶活性,能分解乳糜微粒,降低血浆胆固醇浓度。无不良反应。

(8)冠心舒(脑心舒):20 mg,3 次/天,口服。其是从猪十二指肠提取的糖胺多糖类药物,能显著地降低血浆胆固醇和甘油三酯浓度,促进纤维蛋白溶解,抗血栓形成。对一过性脑缺血发作、脑血栓、椎-基底动脉供血不足等有明显疗效。

(9)吡卡酯(安吉宁,吡醇氨酯):250~500 mg,3 次/天,口服。6 个月为 1 个疗程。能减少血管壁上胆固醇的沉积,减少血管内皮损伤,防止血小板聚集。不良反应较大,有胃肠道反应,少数病例有肝功能损害。

(10)月见草油:1.2~2 g,3 次/天,口服。该药含亚油酸,为前列腺素前体,具有降血脂、降胆固醇、抗血栓作用。不良反应小,偶尔见胃肠道反应。

(11)多烯康胶丸:每丸 0.3 g 或 0.45 g,每次 1.2~1.5 g,3 次/天,口服。该药为我国首创的富含二十碳五烯酸(EPA)和二十二碳六烯酸(DHA)的浓缩鱼油。其所含 EPA 和 DHA 达 70% 以上,降低血甘油三酯的总有效率为 86.5%,降低血胆固醇的总有效率为 68.6%,该药能显著抑制血小板聚集和阻止血栓形成,长期服用无毒副反应,而且疗效显著。

(12)甘露醇烟酸酯片:400 mg,3 次/天,口服。它是我国生产的降血脂、降血压药。降血甘油三酯的有效率达 75%,降舒张压的有效率达 93%,使头痛、头晕、烦躁等症状得到改善。

(13)其他药物包括维生素 C、维生素 B、维生素 E、烟酸等。

(三)扩血管药物

扩血管药物可解除血管运动障碍,改善血循环,主要作用于血管平滑肌。

(1)盐酸罂粟碱:可改善脑血流,60~90 mg,加入 500 mL 5% 的葡萄糖溶液或低分子右旋糖酐中,静脉滴注,1 次/天,7~10 d 为 1 个疗程。或 30~60 mg,1~2 次/天,肌内注射。

（2）己酮可可碱：0.1 g，3 次/天，口服。除扩张毛细血管外，还增进纤溶活性，降低红细胞上的脂类浓度及黏度，改善红细胞的变形性。

（3）盐酸倍他啶、烟酸、山莨菪碱、血管舒缓素均属于常用扩血管药物。

（四）钙通道阻滞剂

其作用机制有：①扩张血管，增加脑血流量，阻滞 Ca^{2+} 跨膜内流。②抗动脉粥样硬化，降低胆固醇浓度。③抗血小板聚集，减低血黏度，改善微循环。④保护细胞，避免脑缺血后神经元细胞膜发生去极化。⑤维持红细胞变形能力，是影响微循环中血黏度的重要因素。

（1）尼莫地平：30 mg，2～3 次/天，口服。

（2）尼卡地平：20 mg，3 次/天，口服，3 d 后渐增到 60～120 mg/d，不良反应为少数人思睡、头晕、倦怠、恶心、腹胀等，减量后即可消失，一般不影响用药。而肝肾功能差和低血压者慎用，颅内出血急性期、妊娠、哺乳期患者禁用。

（3）地尔硫䓬（硫氮䓬酮）：30 mg，3 次/天，口服。不良反应为面红、头痛、心动过速、恶心、便秘、个别患者的转氨酶浓度暂时升高。孕妇慎用，心房颤动、心房扑动者禁用。注意不可嚼碎药片。

（4）氟桂利嗪：5～10 mg 或 6～12 mg，1 次/天，顿服。不良反应为乏力、头晕、嗜睡、脑脊液压力升高，故颅内压增高者禁用。

（5）桂利嗪（脑益嗪）：25 mg，3 次/天，口服。

（五）抗血小板聚集药物

因为血小板在动脉粥样硬化者体内活性增大，并释放平滑肌增生因子使血管内膜增生。升高血中半胱氨酸，导致血管内皮损伤，脂质易侵入内膜，吞噬大量的低密度脂蛋白的单核巨噬细胞，在血管壁内转化为泡沫细胞，而形成动脉粥样硬化病变，因此抗血小板治疗是防治脑血管病的重要措施。

（1）肠溶阿司匹林（乙酰水杨酸）：50～300 mg，1 次/天，口服，是花生四烯酸代谢中环氧化酶抑制剂，能减少环内过氧化物，降低血栓素 Az 的合成率。

（2）二十碳五烯酸：1.4～1.8 g，3 次/天，口服。它在海鱼中含量较高，是一种多烯脂肪酸。在代谢中可与花生四烯酸竞争环氧化酶，减少血栓烷 A 的合成。

（3）银杏叶胶囊（或银杏口服液）：能扩张脑膜动脉和冠状动脉，使脑血流量和冠脉流量增加，并能抗血小板聚集，降血脂及降低血浆黏稠度，达到改善心脑血循环的功能。银杏叶胶囊 2 丸，3 次/天，口服。银杏口服液 10 mL，3 次/天，口服。

（4）双嘧达莫（潘生丁）：50 mg，3 次/天，口服。能使血小板环磷腺苷增多，延长血小板的寿命，抑制血小板聚集，扩张心脑血管等。

（5）藻酸双酯钠：0.1 g，3 次/天，口服。也可用 0.1～0.2 g，静脉滴注。具有显著的抗凝血、降血脂、降低血黏度及改善微循环的作用。

（六）脑细胞活化剂

脑动脉硬化时，可引起脑代谢障碍，导致脑功能低下，为了恢复脑功能和改善临床症状，常用以下药物。

（1）胞磷胆碱：0.2～0.5 g，静脉注射或加用 5%～10% 的葡萄糖后静脉滴注，5～10 d 为 1 个疗程。或 0.1～0.3 g/d，分 1～2 次肌内注射。它能增强与意识有关的脑干网状结构功能，兴奋锥体束，促进受伤患者的运动功能恢复，还能增强脑血管的张力及增加脑血流量，增强细胞膜的功能,改善脑代谢。

(2)甲磺双氢麦角胺(舒脑宁)1支(0.3 mg),1次/天,肌内注射,或1片(2.5 mg),2次/天,口服。其为最新脑细胞代谢机能改善剂。它能作用于血管运动中枢,抑制血管紧张,促进循环功能,能使脑神经细胞的机能再恢复,促使星状细胞摄取充足的营养素,使氧、葡萄糖等输送到脑神经细胞,从而改善脑神经细胞新陈代谢。

(3)素高捷疗:0.2~0.4 g,1次/天,静脉注射,或加入5%的葡萄糖中静脉滴注,15 d为1个疗程。该药可激发及加快修复过程,在供氧不足的状态下,改善氧的利用率,并促进养分穿透并进入细胞,提高与能量调节有关的代谢率。

(4)艾地苯醌(维伴):30 mg,3次/天,口服。该药能改善脑缺血的脑能量代谢(包括激活脑线粒体、改善呼吸活性、改善脑内葡萄糖利用率),改善脑功能障碍。

(崔光利)

第十节 颈动脉粥样硬化

颈动脉粥样硬化是指双侧颈总动脉、颈总动脉分叉处及颈内动脉颅外段的管壁僵硬,内膜-中层增厚(IMT),内膜下脂质沉积,斑块形成以及管腔狭窄,最终可导致脑缺血性损害。

颈动脉粥样硬化与种族有关,白种男性老年人颈动脉粥样硬化的发病率最高,在美国约35%的缺血性脑血管病由颈动脉粥样硬化引起,因此对颈动脉粥样硬化的防治一直是西方国家研究的热点,如北美症状性颈动脉内膜切除试验(NASCET)和欧洲颈动脉外科试验(ECST)。我国对颈动脉粥样硬化的研究起步较晚,目前尚缺乏像NASCET和ECST的大宗试验数据,但随着诊断技术的发展(如高分辨率颈部双功超声、磁共振血管造影、TCD的应用),人们对颈动脉粥样硬化在脑血管疾病中重要性的认识已明显提高,我国现已开展颈动脉内膜剥脱术及经皮血管内支架形成等治疗。

颈动脉粥样硬化的危险因素与一般动脉粥样硬化的危险因素相似,有高血压、糖尿病、高血脂、吸烟、肥胖等。颈动脉粥样硬化引起脑缺血的机制有两点:①动脉-动脉栓塞,栓子可以是粥样斑块基础上形成的附壁血栓脱落,或斑块本身破裂脱落。②血流动力学障碍。学者一直以为血流动力学障碍是颈动脉粥样硬化引起脑缺血的主要发病机制,因此把高度颈动脉狭窄(>70%)作为防治的重点,例如,采用颅外-颅内分流术以改善远端供血,但结果并未降低同侧卒中的发病率,原因是颅外-颅内分流术并未消除栓子源,仅仅是绕道而不是消除颈动脉斑,因此不能预防栓塞性卒中。现在学者认为脑缺血的产生与斑块本身的结构和功能状态密切相关,斑块的稳定性比斑块的体积有更大的临床意义。动脉-动脉栓塞可能是缺血性脑血管病最主要的病因,颈动脉粥样硬化斑块是脑循环动脉源性栓子的重要来源。因此,有必要提高对颈动脉粥样硬化的认识,并在临床工作中加强对颈动脉粥样硬化的防治。

一、临床表现

颈动脉粥样硬化引起的主要临床症状为TIA及脑梗死。

（一）TIA

脑缺血症状多在 2 min（少于 5 min）内达高峰，多数持续 2～15 min，仅数秒的发作一般不是 TIA。TIA 持续时间越长（＜24 h），遗留梗死灶的可能性越大，称为伴一过性体征的脑梗死，不过在治疗上与传统 TIA 并无区别。

1.运动和感觉症状

运动症状包括单侧肢体无力，动作笨拙或瘫痪。感觉症状为对侧肢体麻木和感觉减退。运动和感觉症状往往同时出现，但也可以是纯运动或纯感觉障碍。肢体瘫痪的程度从肌力轻度减退至完全性瘫痪，肢体麻木可无客观的浅感觉减退。如果出现一过性失语，提示优势半球 TIA。

2.视觉症状

一过性单眼黑蒙是同侧颈内动脉狭窄较特异的症状，患者常描述为"垂直下沉的阴影"，或像"窗帘拉拢"。典型发作仅持续数秒或数分钟，并可反复、刻板发作。患者有一过性单眼黑蒙伴对侧肢体 TIA，高度提示黑蒙侧颈动脉粥样硬化狭窄。

严重颈动脉狭窄可引起一种少见的视觉障碍，当患者暴露在阳光下时，病变同侧单眼失明，在回到较暗环境后数分钟或数小时视力才能逐渐恢复。其发生的机制尚未明。

3.震颤

颈动脉粥样硬化可引起肢体震颤，往往在姿势改变、行走或颈部过伸时出现。这种震颤常发生在肢体远端、单侧，较粗大，且无节律性（3～12 Hz），持续数秒至数分钟，发作时不伴意识改变。脑缺血产生肢体震颤的原因也未明。

4.颈部杂音

颈动脉粥样硬化使动脉部分狭窄，血液出现涡流，用听诊器可听到杂音。下颌角处舒张期杂音高度提示颈动脉狭窄。颈内动脉虹吸段狭窄可出现同侧眼部杂音。但杂音对颈动脉粥样硬化无定性及定位意义，仅 50%～60% 的颈部杂音与颈动脉粥样硬化有关，在 45 岁以上人群中，3%～4% 有无症状颈部杂音。过轻或过重的狭窄不能形成涡流，因此常无杂音。当一侧颈动脉高度狭窄或闭塞时，病变对侧也可出现杂音。

（二）脑梗死

颈动脉粥样硬化可引起脑梗死，出现持久性的神经功能缺失，头颅 CT、MRI 扫描可显示大脑中动脉和大脑前动脉供血区基底节及皮质下梗死灶，梗死灶部位与临床表现相符。与其他病因所致的脑梗死不同，颈动脉粥样硬化引起的脑梗死常先有 TIA，可呈阶梯状发病。

二、诊断

（一）超声检查

超声检查可评价早期颈动脉粥样硬化及病变的进展程度，是一种方便、常用的方法。国外近 70% 的颈动脉粥样硬化患者经超声检查即可确诊。在超声检查中应用较多的是双功能超声（DUS）。DUS 是多普勒血流超声与显像超声相结合，能反映颈动脉血管壁，斑块形态及血流动力学变化。其测定参数包括颈动脉内膜、IMT、斑块大小及斑块形态、测量管壁内径并计算狭窄程度以及颈动脉血流速度。IMT 是反映早期颈动脉硬化的指标，若 IMT≥1 mm 即提示有早期动脉硬化。斑块常发生在颈总动脉分叉处及颈内动脉起始段，根据形态分为扁平型、软斑、硬斑和溃疡型。斑块的形态比斑块的体积有更重要的临床意义，不稳定的斑块（特别是溃疡斑）更易合并脑血管疾病。目前有 4 种方法来计算颈动脉狭窄程度：NASCET 法、ECST 法、CC 法和 CSI

法。采用较多的是 NASCET 法：狭窄率＝[1－最小残存管径（MRI）/狭窄远端管径（DL）]×100％。依据血流速度增大的程度，可粗略地判断管腔的狭窄程度。

超声检查的分辨率提高，其对斑块形态和溃疡的评价准确，使 DUS 在颈动脉粥样硬化的诊断和治疗方法的选择上具有越来越重要的临床实用价值。但 DUS 也有一定的局限性，超声检查与操作者的经验密切相关，其结果的准确性易受人为因素影响。另外，DUS 不易区别高度狭窄与完全性闭塞，而两者的治疗方法截然不同。因此，当 DUS 提示动脉闭塞时，应做血管造影证实。

（二）MRA

MRA 是 20 世纪 80 年代出现的一种无创性新技术，检查时不需要注射造影剂，对人体无损害。MRA 对颈动脉粥样硬化评价的准确性在 85％以上，若与 DUS 相结合，则可大大提高无创性检查的精确度。只有当 DUS 与 MRA 检查结果不一致时，才需要做血管造影。MRA 的局限性在于昂贵，对狭窄程度的评价有偏大倾向。

（三）血管造影

血管造影（特别是 DSA）仍然是判断颈动脉狭窄的"金标准"。在选择是否采用手术治疗和手术治疗方案时，相当多患者仍需做 DSA。血管造影的特点在于对血管狭窄的判断有很高的准确性。缺点是不易判断斑块的形态。

（四）鉴别诊断

1.椎-基底动脉系统 TIA

当患者表现为双侧运动或感觉障碍、眩晕、复视、构音障碍、同向视野缺失时，应考虑是后循环病变而非颈动脉粥样硬化。一些交替性的神经症状（如先左侧然后右侧的偏瘫）往往提示后循环病变、心源性栓塞或弥散性血管病变。

2.偏头痛

25％～35％的缺血性脑血管病伴有头痛，且典型偏头痛发作也可伴发神经系统定位体征，易与 TIA 混淆。两者的区别在于偏头痛引起的定位体征为兴奋性的，如感觉过敏，视幻觉，不自主运动。偏头痛患者常有类似的反复发作史和家族史。

三、治疗

治疗动脉粥样硬化的方法亦适用于颈动脉粥样硬化，如戒烟、加强体育活动、减轻体重、控制高血压及降低血脂。

（一）内科治疗

内科治疗的目的在于阻止动脉粥样硬化的进展、预防脑缺血发生以及预防手术后疾病复发。目前尚未完全证实内科治疗可逆转和消除颈动脉粥样硬化。

1.抗血小板聚集药治疗

抗血小板聚集药治疗的目的是阻止动脉粥样硬化斑块表面生成血栓，预防脑缺血的发作。阿司匹林是目前使用最广泛的抗血小板药，长期服用可较显著地降低心脑血管疾病发生的危险性。30～1 300 mg/d 的阿司匹林剂量均有效。目前还没有证据说明大剂量阿司匹林比小剂量更有效，因此对绝大多数患者而言，50～325 mg/d 是推荐剂量。

对阿司匹林治疗无效的患者，一般不主张用加大剂量来增强疗效。此时可选择替换其他抗血小板聚集药，如抵克得力，或改用口服抗凝剂。抵克得力的作用比阿司匹林强，但不良反应也大。

2.抗凝治疗

当抗血小板聚集药治疗颈动脉粥样硬化患者无效,或患者不能耐受抗血小板聚集药治疗时,可采用抗凝治疗。最常用的口服抗凝剂是华法林。

(二)颈动脉内膜剥脱术

对高度狭窄(70%~99%)的症状性颈动脉粥样硬化患者,首选的治疗方法是动脉内膜剥脱术(CEA)。国外自20世纪50年代开展CEA,至今其术式已有极大的改良,在美国每年有10万人因颈动脉狭窄接受CEA治疗,CEA不仅降低了脑血管疾病的发病率,也减少了因反复发作脑缺血而产生的医疗费用。我国现已开展此项医疗技术。

四、康复

对于无症状性颈动脉粥样硬化,年龄与颈动脉粥样硬化密切相关,被认为是颈动脉粥样硬化的主要危险因素之一。国内一组1 095例无症状人群的DUS普查发现:60岁以下、60~70岁和70岁以上人群,颈动脉粥样硬化的发病率分别是3.7%、24.2%以及54.8%。若患者有冠心病或周围血管病,则约1/3的患者一侧颈动脉粥样硬化狭窄程度超过50%。因此,对高龄患者,特别是具有动脉粥样硬化危险因素的患者,应考虑到无症状性颈动脉粥样硬化的可能,查体时注意有无颈部血管杂音,必要时选做相应的辅助检查。

有报道称无症状性颈动脉狭窄的3年卒中危险率为2.1%。从理论上讲,无症状性颈动脉粥样硬化患者(特别是狭窄程度超过50%的患者)随着病情的发展,产生TIA、脑梗死等临床症状的可能性增大。欧洲一项针对无症状性颈动脉粥样硬化的研究表明,颈动脉狭窄程度高,3年卒中危险率增加。

无症状性颈动脉粥样硬化的3年卒中危险率仅2.1%,因此对狭窄程度超过70%的无症状患者是否采用颈动脉内膜剥脱术,目前尚无定论。手术本身具有危险性,因此,目前对无症状性颈动脉粥样硬化仍以内科治疗为主,同时密切随访。

(崔光利)

第十一节 脑血管畸形

脑血管畸形是一种先天性脑血管发育异常,由胚胎期脑血管芽胚演化而成的一种血管畸形,有多种类型(最常见的是脑动静脉畸形)。

一、脑动静脉畸形

该病是引起自发性蛛网膜下腔出血的一个常见原因,仅次于颅内动脉瘤。

(一)临床表现

(1)出血:可表现为蛛网膜下腔出血、脑内出血或硬脑膜下出血,多发生于年龄较小的病例。

(2)抽搐:多见于较大的,有大量"脑盗血"的动静脉畸形患者。

(3)进行性神经功能障碍:主要表现为运动或感觉性瘫痪。

(4)头痛:常局限于一侧,类似于偏头痛。

（5）智力减退：是巨大型动静脉畸形导致"脑盗血"严重或癫痫频繁发作所致。

（6）有颅内血管杂音。

（7）眼球突出。

（二）辅助检查

1.头颅 X 平片检查

一般无异常。

2.头颅 CT 检查

可见局部不规则低密度区，用造影剂增强后在病变部位出现不规则高密度区。

3.头颅 MRI 检查

在 T_1 加权和 T_2 加权像上均表现为低或无信号暗区（流空现象），此为动静脉畸形的特征性表现。

4.头颅核磁血管显像

MRA 显示血管畸形优于 MRI，两者可互相补充。

5.数字减影血管造影

在动脉期摄片中可见到一堆不规则的扭曲血管团，有一根或数根粗大而显影较深的供血动脉，引流静脉早期出现于动脉期摄片上，扭曲扩张，导入颅内静脉窦。病变远侧的脑动脉充盈不良或不充盈。

（三）诊断

青年患者有自发蛛网膜下腔出血或脑内出血史时，应想到该病的可能，如病史中还有局限性或全身性癫痫发作则，更应该怀疑该病，可结合头颅 CT、脑血管造影、MRI、TCD、头颅平片等来判断，其中脑血管造影是诊断动静脉畸形最可靠、最重要的方法。

（四）鉴别诊断

（1）颅内动脉瘤：该病发病高峰多为 40～60 岁，症状较重。头颅 CT 增强扫描前后阴性较多，与动静脉畸形头颅 CT 见颅内有不规则低密度区不同，可以鉴别。

（2）胶质瘤：患者常表现为神经功能障碍进行性加重，疾病进展得快，病程较短。头颅 CT、MRI 检查可见明显的占位。

（3）成血管细胞脑膜瘤和成血管细胞瘤：前者占位效应明显，CT 可见增强的肿瘤。后者很少发生在幕上，周边平滑，多位于缺乏血管的中线位置或中线偏心位置。这些区域通常表现为一个囊状结构拥有正常的血液循环，与占位效应不相称。

（4）颅内转移瘤：该类患者常可发现原发灶，病情进展得快，头颅 CT 及 MRI 检查可见明显的占位征象。

（5）鉴别后颅窝肿瘤与脑血管畸形。

（6）鉴别其他类型的颅内血管畸形与脑血管畸形。

（7）烟雾病：脑血管造影可显示颈内动脉和大脑中动脉有闭塞，大脑前动脉、大脑后动脉可有逆流现象，脑底部有异常血管网，没有早期出现的扩张扭曲的静脉。

（五）治疗

（1）避免剧烈的情绪波动，禁烟、酒，防止便秘，如已出血，则按蛛网膜下腔出血或脑出血处理。

（2）控制癫痫。

(3)对症治疗。

(4)防止再出血。

二、其他类型脑血管畸形

(一)海绵状血管瘤

该病好发于 20～40 岁。临床症状隐袭,最常见的起病症状为抽搐发作,另外有头痛、颅内出血、局部神经功能障碍。CT 和 MRI 是诊断颅内海绵状血管瘤的较好手段。以手术治疗为主。

(二)静脉血管畸形

静脉血管畸形多见于 30～40 岁,常见症状有癫痫发作、局灶性神经功能障碍和头痛,出血很少见。可依靠 CT、MRI、血管造影来判断。静脉畸形的预后较好,故主张内科治疗,发生严重出血者可考虑手术治疗。

(三)毛细血管扩张症

CT 及 MRI 检查通常不能显示病灶,血管造影时也不能显示扩张的毛细血管,并发出血时上述检查可显示相应的血肿。一般给予对症治疗,若发生严重出血,则可考虑手术治疗。

(四)大脑大静脉畸形

随年龄不同,症状有所不同。新生儿患者的常见症状为心力衰竭,有心动过速、呼吸困难、发绀、肺水肿、肝大及周围性水肿。幼儿患者的常见症状为脑积水,头围增大,颅缝分裂,头部可闻及颅内杂音,并有抽搐发作,患儿的心脏可有扩大,有时伴有心力衰竭。对较大儿童及青年,除引起癫痫发作外,尚可引起蛛网膜下腔出血、头痛、智力发育迟钝,也可有发作性昏迷、眩晕、视力障碍、肢体无力等。新生儿及婴幼儿出现心力衰竭、心脏扩大、头颅增大、颅内可闻及杂音,应想到该病的可能,进一步确诊可行头颅 CT、MRI 和/或脑血管造影检查。

(崔光利)

第十二节　血管性认知障碍

认知是机体认识和获取知识的智能加工过程,涉及学习、记忆、语言、思维、精神、情感等一系列随意、心理和社会行为。认知障碍指与上述学习记忆以及思维判断有关的大脑高级智能加工过程出现异常,从而引起严重的学习、记忆障碍,同时伴有失语或失用、失认、失行等改变的病理过程。认知的基础是大脑皮质的正常功能,任何引起大脑皮质功能和结构异常的因素均可导致认知障碍。大脑的功能复杂,且认知障碍的不同类型互相关联,即某一方面的认知问题可以引起另一方面或多个方面的认知异常(例如,一个患者若有注意力和记忆方面的缺陷,就会出现解决问题的障碍)。因此,认知障碍是脑疾病诊断和治疗中困难的问题之一。脑卒中患者存在定向、视知觉、空间知觉、动作运用、视运动组织、思维操作等广泛的认知功能损害。Hachinski 和 Bowlerl 于 1993 年提出血管性认知障碍(vascular cognitive impairment,VCI)的概念,并被广为接受。

一、认知的脑结构基础

认知的结构基础是大脑皮质。大脑皮质由主区和辅助区组成,对事物的观察、分析与判断以及对躯体运动的协调均由主区控制,但主区完成这些功能依赖辅助区对行为和智能进行高层次整合。Brodmann 根据神经细胞的形态特征将大脑皮质分为 52 个功能区(图 6-3)。

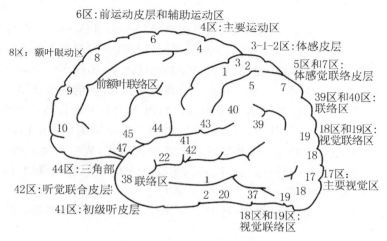

图 6-3　Brodmam 脑功能分区

近年来,影像学、计算机、人工智能、电生理、荧光标记等技术快速发展且相互融合,尤其是磁共振成像(MRI)、功能磁共振成像(fMRI)、功能连接磁共振(fcMRI)、正电子发射体层成像(PET)、分子成像等成像技术与光遗传技术以及新型的神经环路标记追踪技术联合使用,预计在不久的将来,可达到从更为精细的尺度,更加精确地解析复杂的脑结构和功能。

二、认知障碍的主要表现形式和脑区特征

人脑所涉及的认知功能范畴极其广泛,包括学习、记忆、语言、运动、思维、创造、精神、情感等,因此,认知障碍的表现形式也多种多样,这些表现可单独存在,但多相伴出现。

(一)认知障碍的主要表现形式

1.学习记忆障碍

学习、记忆是一种复杂的动态过程。记忆是处理、贮存和回忆信息的能力,与学习和知觉相关。记忆过程包括感觉输入→感觉记忆→短时记忆→长时记忆→贮存信息的回忆等过程。从信息加工的角度,记忆过程就是对输入信息的编码、储存和提取的过程。根据 E Kendal 的理论,短时记忆涉及特定蛋白质的磷酸化和去磷酸化平衡,而长时记忆除特定蛋白质的磷酸化改变外,还涉及新蛋白质的合成。大脑皮质不同部位受损伤,可引起不同类型的记忆障碍,例如,颞叶海马区受损主要引起空间记忆障碍,而蓝斑、杏仁核等区域受损则主要引起情感记忆障碍。

2.失语

失语是由于脑损害所致的语言交流能力障碍。患者在意识清晰、无精神障碍及严重智能障碍的前提下,无视觉及听觉缺损,亦无口、咽、喉等发音器官肌肉瘫痪及共济运动障碍,却听不懂别人及自己的讲话,说不出要表达的意思,不理解亦写不出病前会读、会写的字句等。传统观念认为,失语只能是由大脑皮质语言区损害引起。CT 问世后证实位于优势侧皮层下结构(如丘脑及基底节)的病变也可引起失语。

3.失认

失认是指脑损害时患者并无视觉、听觉、触觉、智能及意识障碍的情况下,不能通过某一种感

觉辨认以往熟悉的物体,但能通过其他感觉通道进行认识。例如,患者看到手表而不知为何物,通过触摸手表的外形或听表走动的声音,便可知其为手表。

4.失用

要完成一个复杂的随意运动,不仅需要上、下运动神经元和锥体外系及小脑系统的整合,还要有运动的意念,这是联络区皮层的功能。失用是指发生脑部疾病时患者并无任何运动麻痹、共济失调、肌张力障碍和感觉障碍,也无意识及智能障碍的情况下,不能在全身动作的配合下,正确地使用一部分肢体功能去完成那些本来已经形成习惯的动作,如不能按要求做伸舌、吞咽、洗脸、刷牙、划火柴和开锁等简单动作,但患者在不经意的情况下能自发地做这些动作。学者一般认为,左侧缘上回是运用功能的皮层代表区,由该处发出的纤维至同侧中央前回,再经胼胝体而到达右侧中央前回。因此左侧顶叶缘上回病变可产生双侧失用症,从左侧缘上回至同侧中央前回间的病变可引起右侧肢体失用,胼胝体前部或右侧皮层下白质受损引起左侧肢体失用。

5.其他精神、神经活动的改变

患者常常表现出语多唠叨、情绪多变,还有焦虑、抑郁、激越、欣快等精神、神经活动方面的异常改变。

6.痴呆

痴呆是严重认知障碍的一种表现形式,是慢性脑功能不全产生的获得性和持续性智能障碍综合征。智能损害包括不同程度的学习记忆障碍、语言障碍、视空间功能障碍、人格异常及其他认知(概括、计算、判断、综合和解决问题)能力的降低,患者常常伴有行为和情感的异常,这些功能障碍导致患者日常生活、社会交往和工作能力明显减退或完全丧失。

(二)不同脑区损伤时认知障碍的特征

直到 20 世纪中期,人们一直认为记忆完全依附于感知觉、语言或运动,不可能以一种独立的脑功能定位于脑的特定区域,因而无法用实验进行研究。加拿大神经外科医师 Penfield 采用损毁性外科手术治疗重症癫痫时,发现电刺激大脑颞叶癫痫发作区神经细胞可使患者清晰地回忆起自己的经历,由此提出大脑颞叶可能是记忆的关键部位。后续的研究证明,大脑皮质不同部位受损伤可引起不同类型的记忆障碍(图 6-4)。

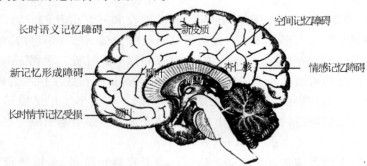

图 6-4 大脑皮质不同区域受损导致不同类型的记忆障碍

1.大脑颞叶损伤与近期记忆障碍

大脑颞叶的主要功能是处理听觉信息,颞叶损伤导致陈述性记忆障碍,其特征是最新学到的最容易被遗忘,而远期记忆则通常被保留。

2.海马损伤与空间记忆障碍

海马结构中含大量位置细胞或网格细胞,是人体的定位系统。海马损伤导致空间记忆障碍。

3.额叶损伤与长时情节记忆障碍

情节记忆是一种长时记忆,主要指识记、保持和再现与一定时间、地点及具体情境相联系的事件。额叶主要参与情节记忆相关信息的采集、编码、检索和回忆。额叶受损将使信息难以存入和取出,信息可因"不正确的归档"而被曲解,导致背景或顺序不准确,出现情节记忆扭曲和形成错误的记忆,可见于脑震荡、癫痫、缺血缺氧、脑卒中、手术损伤、外伤、神经退行性疾病。

4.杏仁核损伤与情感记忆障碍

情感记忆的形成和提取涉及两种类型:陈述性记忆和非陈述性记忆。杏仁核主要参与非陈述性记忆的形成及提取过程。重大情感事件可刺激杏仁核,将记忆存储到海马和其他大脑部位。这一点也解释了为何在强烈的情绪下习得的记忆更牢靠。在人类及其他灵长类动物,杏仁核的损毁经常导致情绪低落。选择性损毁杏仁核,猴的母性行为减弱,不照顾甚至虐待自己的幼仔。

5.额颞叶新皮质损伤与长时语义记忆障碍

语义记忆是陈述性记忆的一种类型,将目标、事件、单词及其含义等以知识的形式贮存于新皮质。例如,当我们看到大象的图片,闭上眼睛也会浮现出大象的形象。这种回忆依赖于记忆保持的完整性和连续性,而额颞叶新皮质受损的患者对大象的描述则是片段式和残缺不全的。

6.前额叶损伤与情感障碍

前额叶与精神情感密切相关。在氯丙嗪等抗精神病药物出现之前,前额叶白质切断术常用于治疗比较严重的精神分裂症,但术后许多患者出现情绪变化,且不能有效控制情绪,还表现出情感淡漠。

7.优势大脑半球损伤与语言障碍

人脑的两侧大脑半球在高级功能上各有优势,左脑在语言、符号、文字、逻辑思维等方面有优势,右脑在绘画、音乐、直观思维、综合思维、形象思维等方面占优势(图6-5)。临床研究发现,右利手的人的语言中枢位于左半球,只有左半球产生损伤才引起语言障碍,因此称左半球为优势半球。

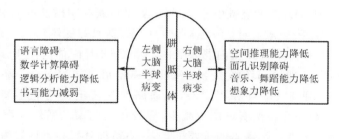

图 6-5 左、右大脑半球病变可能出现的症状

8.优势侧顶叶损伤与失认和空间定位障碍

优势侧顶叶损伤常导致单侧或双侧身体失认和空间定位障碍。

三、认知障碍的发生机制

尽管人类早在3 000多年前就对脑的功能有所认识,但长期以来学者一直没有有效的方法与手段对学习记忆的细胞分子机制进行研究。直到20世纪初巴甫洛夫提出条件反射的概念,并以条件反射为客观指标探讨大脑皮质兴奋与抑制过程的活动规律。自此,巴甫洛夫创立的经典条件反射与 Edward Thorndike 所创立的操作性条件反射成为研究学习记忆的客观、有效的方法,至今仍被广泛采用。此后,神经生理学、神经形态学、生物物理学、神经药理学的学者从不同的角度对学习记忆机制进行了探索。1949年,加拿大心理学家Hebb提出突触修饰理论,他设想在学习记忆过程中细胞间的突触发生了某些变化,导致突触连接增强和传递效能提高(如在短时记忆时),甚至涉及突触结构的改变(如在长时记忆时)。同时,Lord研究发现在脊髓单突触传递通路上用破伤风毒素进行强直性刺激后出现增强(PTP),Bliss等于1973年发现哺乳动物的海马有长时程增强现象(LTP),这两种发现为突触修饰理论提供了电生理方面的有力证据。20世纪60年代,Kandel在海兔上成功地揭示了习惯化和敏感化学习形式的突触机制,首次在细胞和分子水平上阐明了学习记忆的神经机制,对哺乳动物记忆活动的研究有极为重要的指导意义。近20年来,由于分子生物学、生物物理学、计算机科学、信息科学、脑功能成像等新兴学科和新技术的迅速发展,科学家们开始在细胞、分子水平研究脑的功能活动,并取得了突破性进展。

神经元之间联系及其生理活动主要依赖突触的正常结构和功能。当外界环境发生变化时,从神经元到神经环路都可能随之发生适应性变化(可塑性改变),以维持机体稳态。在宏观上表现为脑功能、行为及精神活动的改变,而从细胞分子水平则有神经元突触结构与功能的改变。因此,任何影响突触结构和功能可塑性的有害因素都可能引起认知或学习记忆障碍。突触活动需要大量神经调节物质参与,参与学习记忆的神经递质有乙酰胆碱、儿茶酚胺、5-羟色胺、谷氨酸、γ-氨基丁酸、一氧化氮等;神经肽有生长激素、血管升压素、阿片肽、缩胆囊素和神经肽Y等;近年来神经营养因子也越来越受到重视。

(一)神经调节分子及相关信号通路异常

神经调节分子种类繁多,包括神经递质及其受体、神经肽、神经营养因子等。这些分子可分别在突触前、突触间隙和突触后发挥作用。

1.神经递质及其受体异常

神经细胞之间的信息传递主要通过神经递质及其相应的受体完成。这些神经递质或受体异常改变可导致不同类型、不同程度的认知异常。

(1)乙酰胆碱缺乏与AD:乙酰胆碱由乙酰辅酶A和胆碱在胆碱乙酰转移酶的作用下生成。神经细胞合成并释放的乙酰胆碱通过M-受体(M-AChR,毒蕈碱受体)和N-受体(N-AChR,烟碱受体)发挥调节作用,M-AChR是G-蛋白偶联受体,N-AChR是配体门控离子通道受体。脑内的胆碱能神经元被分为两类,即局部环路神经元和投射神经元。自Meynert基底核发出的胆碱能纤维投射至皮层的额叶、顶叶、颞叶和视皮层,此通路与学习记忆功能密切相关。AD患者的Meynert基底区胆碱能神经元在疾病早期便减少,导致皮层胆碱乙酰转移酶的活性和乙酰胆碱含量显著降低,这是AD患者记忆障碍的重要机制之一;精神分裂症者认知障碍的程度与皮层胆碱乙酰转移酶活性呈负相关;给AD和精神分裂症患者使用胆碱酯酶抑制剂或M受体激动剂可改善其记忆缺损。

(2)多巴胺缺乏与PD:多巴胺是以酪氨酸为底物,在酪氨酸羟化酶和多巴脱羧酶的作用下合成的。PD患者的黑质多巴胺能神经元大量丢失,酪氨酸羟化酶和多巴脱羧酶活性及纹状体多巴胺递质含量明显下降,可表现为智能减退、行为情感异常、言语错乱等高级神经活动障碍。在动物实验中发现多巴胺过多也可导致动物认知功能的异常改变。多巴胺受体有D_1和D_2受体家族,精神分裂症与大脑额叶皮层的D_1受体功能低下和皮层下结构D_2受体功能亢进有关,因此有人提出用D_1激动和D_2阻断来治疗精神分裂症。

(3)去甲肾上腺素水平持续升高与应激性认知功能损伤:去甲肾上腺素是最早发现的单胺类

神经递质,是多巴胺经 β 羟化酶作用生成的产物。在脑内,去甲肾上腺素通过 α_1、α_2 和 β 受体发挥作用。在突触前,α_2 受体通过 Gi 蛋白介导,减少 cAMP 的生成,抑制 cAMP 依赖性蛋白激酶的活性,降低蛋白激酶对 N-型钙离子通道的磷酸化,导致钙离子通道关闭,Ca^{2+} 内流减少,从而对去甲肾上腺素的释放起抑制作用(负反馈调节);激动 α_2 受体还可抑制在警醒状态下的蓝斑神经元放电。在突触后,α_2 受体激动可引起钾离子通道开放,K^+ 外流增加,神经元倾向超极化而产生抑制效应;而 α_1 受体激活则使钾离子通道功能降低,K^+ 外流减少,神经元去极化产生兴奋效应。学者一般认为,脑中 α_2 受体激动与维持正常的认知功能有关,而 α_1 受体被持续、过度激活可致认知异常。在正常警醒状态下,脑细胞含适量去甲肾上腺素,α_2 受体功能占优势,维持正常的认知功能。在应激状态下产生大量去甲肾上腺素,α_1 受体功能占优势,这可能是个体长期处于应激状态更易出现认知功能损伤的机制之一。

(4)谷氨酸水平持续升高与神经细胞的"兴奋性毒性":在脑内,氨基酸类递质含量最高,其中,在人的大脑皮质中谷氨酸含量为 $9\sim11\ \mu mol/g$,比乙酰胆碱或单胺类递质的含量高 10^3 数量级,比神经肽的含量高 10^6 数量级。谷氨酸不能透过血-脑屏障,脑内的谷氨酸来源于谷氨酰胺和 α-酮戊二酸。谷氨酸是哺乳动物脑内最重要的兴奋性神经递质,借 NMDA 和非 NMDA 受体起作用。NMDA 受体是配体门控的离子通道型受体,对 Ca^+ 通透性强而对 Na^+ 和 K^+ 的通透性弱,受 Mg^+、甘氨酸和多胺等因素抑制;非 NMDA 受体主要指以海人藻酸(KA)和 α-氨基-3-羟基-5-甲基-4-异噁唑-丙酸(AMPA)为激动剂的 Na^+-K^+ 通透性离子通道型受体。在脑缺血缺氧时,能量代谢障碍可直接抑制细胞质膜上的 Na^+-K^+-ATP 酶活性,使胞外 K^+ 浓度显著升高,神经元去极化,兴奋性递质在突触间隙大量释放而过度激活其受体,使突触后神经元过度兴奋死亡,称为"兴奋性毒性"。AMPA 受体和 KA 受体过度兴奋常引起神经细胞急性渗透性肿胀,可在数小时内发生,以 Na^+ 内流以及 Cl^- 和 H_2O 被动内流为特征。NMDA 受体过度兴奋介导神经细胞迟发性损伤,可在数小时至数天发生,以持续的 Ca^{2+} 内流为特征。

2.神经肽异常

神经肽异常与认知障碍密切相关。PD 患者的脑苍白球和黑质中 P 物质水平下降 $30\%\sim40\%$,黑质中缩胆囊素(CCK)下降 30%,在丘脑下部和海马区神经降压肽(NT)含量也下降。血管升压素(VP)、血管活性肠肽及其受体含量减少与记忆力减退相关,给脑外伤、慢性酒精中毒及 AD 患者用 VP 可改善其记忆力减退。促甲状腺激素释放激素(TRH)是第一个从丘脑下部分离出来的三肽激素,TRH 可引起行为改变,如兴奋、精神欣快及情绪暴躁。TRH 既可以作为一种神经激素通过受体调节其他递质起作用,又可以作为一种神经递质直接起作用。腺垂体分泌的 ACTH 是一种 39 肽激素,其水平改变影响动物的学习记忆、动机行为等。ACTH 影响动物学习和行为的关键分子区域是其分子中第 $4\sim10$ 位氨基酸残基,该片段能提高大鼠的注意力和记忆力,同时减轻动物的焦虑行为。MS 患者的丘脑下部-垂体-肾上腺皮质(HPA)轴功能紊乱与其反应迟钝、智能低下、重复语言等认知功能障碍显著相关。根据绝经期女性 AD 的发病率高于男性,且经绝后接受雌激素替代疗法者的患病率降低,有人提出性激素代谢紊乱也可能参与认知障碍的发病过程。

3.神经营养因子缺乏

神经元和胶质细胞可合成、分泌大量的神经营养因子,如神经生长因子(NGF)、睫状神经营养因子(CNTF)、脑源性神经营养因子(BDNF)和胶质源性神经营养因子(GDNF)。这些神经营养因子通过与特定受体结合,通过特定信号转导途径,参与调节神经元的存活、突起的生长及其结构和功能的维持。已发现在多种神经退行性疾病中均有神经营养因子含量的改变,例如,PD患者黑质 NGF、BDNF 和 GDNF 的含量明显降低。离体和在体实验均证明 BDNF、GDNF 和 CNTF 对吡啶类衍生物 1-甲基-4-苯基 1,2,3,6-四氢吡啶(MPTP)造成的多巴胺能神经元损伤具有很强的保护作用。图 6-6 总结了神经调节分子及相关信号通路异常与记忆的联系。

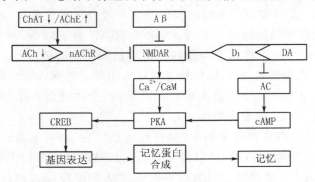

ChAT—乙酰转移酶;AChE—乙酰胆碱酯酶;ACh—乙酰胆碱;nAChR—N 型乙酰胆碱受体;Aβ—淀粉样蛋白;DA—多巴胺;D₁—多巴胺受体;AC—腺苷酸环化酶;cAMP—环磷酸腺苷;CaM—钙调蛋白;PKA—蛋白激酶 A;CREB—cAMP 反应元件结合蛋白。

图 6-6　神经调节分子及相关信号通路异常与记忆的联系

(二)蛋白质代谢紊乱

各种营养素(包括蛋白质、葡萄糖、脂类、维生素等)的代谢紊乱均可通过特定途径影响认知和学习记忆功能。下面主要阐述蛋白质代谢紊乱与神经细胞的功能以及记忆损伤。

1.蛋白质磷酸化失衡

根据 E.Kandel 和 P.Greengard 等的学习记忆模型,传入刺激可通过特定机制增加突触前神经元的递质释放,突触后神经元的信号转导系统传递,导致特定蛋白质磷酸化改变,继而改变离子通道、神经递质的释放及细胞内特定酶或调控分子的活性,从而影响细胞的功能。这些环节中的任何差错均可造成细胞中蛋白质磷酸化失衡而造成学习记忆功能减退。蛋白质磷酸化反应敏捷且在短时间内保持动态改变,由蛋白质磷酸化改变引起的短期记忆对信息的储存时间较短,信息储存的容量也有限。蛋白质磷酸化失衡在一般情况下主要引起短期记忆缺失。然而,如果神经细胞中长期蛋白质磷酸化失衡,也可导致进行性记忆损伤。例如,AD 患者脑中神经细胞骨架蛋白 tau 的持续异常过度磷酸化可导致 tau 蛋白在神经元中大量聚积,引起神经元慢性退行性变性,从而导致进行性记忆丧失。

除磷酸化外,蛋白质的甲基化、乙酰化、泛素化也参与学习记忆的调节。例如,组蛋白(细胞核中与 DNA 结合的碱性蛋白质)的甲基化和去甲基化可改变染色体的结构,调控基因的表达。组蛋白过度去甲基化可导致小鼠记忆障碍,而抑制去甲基化酶的活性可改善小鼠的学习记忆功能。

2.蛋白质合成障碍

与心脏细胞一样,成熟神经元是终末分化细胞。因此,神经细胞的学习记忆功能无法通过神经元的再生而得到补充或完善。神经元可通过增加突触相关蛋白的合成,增加突触可塑性来维持和促进学习记忆功能。其可能机制为,突触在接受反复或高强度刺激后,可通过激活胞质中的蛋白激酶 A 和丝裂原活化蛋白激酶,促进新蛋白质合成、形成新突触。丝裂原活化蛋白激酶转移到细胞核磷酸化并激活 cAMP 反应元件结合蛋白（CREB），CREB 激活可调控大量下游靶基因的表达。一般情况下，新蛋白质和新突触可促进形成长期记忆，而突触相关蛋白合成受阻可导致长期记忆缺失。脑内所有神经细胞均表达 CREB，敲除 CREB 基因的小鼠可出现长期记忆障碍和神经元退行性变性。

3.蛋白质异常聚积

脑组织中蛋白质异常聚积可见于一大类神经变性病，如 AD、PD、亨廷顿病（HD）、海绵状脑病（CJD）。蛋白质的异常聚积可见于细胞内（如 tau 蛋白、α-synuclein）或细胞外（如 β-淀粉样蛋白）或突触部位（如亨廷顿蛋白），异常聚积的蛋白质可直接影响细胞内和细胞间的物质运输或转运，还可引起氧化应激、细胞器（如细胞膜、内质网、线粒体、溶酶体）损伤、蛋白水解酶抑制（加重聚积）、蛋白激酶和磷酸酯酶活性失衡（导致蛋白质磷酸化失衡）等。这些改变可导致神经细胞慢性损伤、退行性变性，最终导致学习记忆功能障碍。

基因变异、蛋白质合成后异常修饰、脑组织慢病毒感染是导致蛋白质构象改变，从而发生异常聚积的主要原因。

（三）突触-神经环路损伤

突触是神经元之间的功能联系部位，正常的突触和神经环路功能是执行学习记忆的保障。神经调节分子失衡，糖、脂和蛋白质代谢紊乱，慢性脑缺血缺氧性损伤等致病因素均通过损伤突触而引起学习记忆障碍。因此，突触-神经环路损伤是认知功能和学习记忆障碍的共同机制。

1.突触可塑性降低

突触可塑性是指神经元在外界刺激下结构和功能的适应性变化。E.Kandel 等提出，突触可塑性是学习记忆的前提，而突触可塑性降低是学习记忆障碍的早期病理表现。突触可塑性的电生理特征是长时程增强（LTP）和长时程抑制（LTD），这是研究学习记忆的经典模型。对突触功能的调节涉及突触前、突触间隙和突触后水平（图 6-7）。

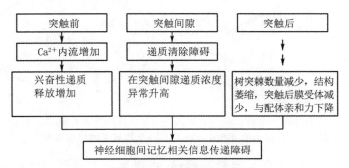

图 6-7 突触功能异常与学习记忆障碍

（1）突触前膜神经递质释放：影响突触前膜递质释放量的关键因素是进入突触前膜的 Ca^{2+} 数量，影响 Ca^{2+} 内流的因素可使突触前递质释放失衡。例如，在脑缺血缺氧时，Ca^{2+} 内流增加使兴奋性神经递质大量释放，可通过"兴奋性毒性"使神经元大量死亡，导致学习记忆障碍。

（2）突触间隙的神经递质清除：突触间隙中神经递质可被突触前膜重摄取或被酶降解，突触间隙中神经递质的清除异常可干扰神经元之间的信息传递。例如，胆碱酯酶活性增强时可导致突触间隙中乙酰胆碱过度降解，乙酰胆碱水平降低，是阿尔茨海默病学习记忆障碍的重要机制，而胆碱酯酶则是该病的主要治疗靶点。

（3）突触后受体及其信号转导异常：突触后异常包括膜受体的数量、受体与配体亲和力、突触后密度、树突棘数量和形态等方面异常。最近,关于树突棘的研究取得大量有趣的成果。成熟树突棘的数量与学习记忆能力呈正相关,而记忆功能受损时可表现出树突棘数量减少和结构萎缩。例如,唐氏综合征(一种遗传性智力障碍)患者大脑新皮层和海马区的树突棘密度较低,而脆性 X 综合征患者的树突棘虽然有较高浓度,但多数更新速度快,状态不稳定,不能发育为成熟的蘑菇状的树突棘。此外,树突棘形态和数量异常也常见于 AD、朊病毒病、癫痫、抑郁、恐惧和成瘾等神经精神疾病。

2.神经环路功能异常

神经环路是脑内不同性质和功能的神经元通过不同形式在不同水平构成的复杂连接,通过神经细胞的轴突、树突以及连接两者的突触,以类似串联、并联、前馈、反馈、正反馈、负反馈等形式活动。不同的神经环路似乎负责特定的生理功能,如调节空间记忆、情感记忆、社会地位。多个神经环路在不同层次的连接则形成更为复杂的神经网络,通过兴奋性与抑制性活动的相互作用和整合,达到对复杂高级功能的调节和控制。

哺乳动物大脑皮质内的神经环路在学习记忆相关疾病的发生发展过程中表现出惊人的结构和功能可塑性。随着新的成像技术及分子生物学方法的开发和应用,学者可动态观察活体动物大脑皮质神经环路的结构和功能变化。大量实验和临床资料证实,海马神经环路与学习记忆功能密切相关。海马位于颞叶内侧面的基底部,是边缘系统的重要组成部分。海马包括 CA1、CA2、CA3、CA4 和齿状回等区域,这些区域的神经细胞各自具备独特的突触和神经环路连接,执行复杂的功能。1937 年,Papez 提出了边缘系统参与情绪反应的神经环路,即海马结构→穹隆→下丘脑乳头体→乳头丘脑束→丘脑前核→内囊膝状体→扣带回→海马结构,也称 Papez 环路(图 6-8)。相关信息可通过 Papez 环多次重复传递而不断加强,最终形成不再依赖于海马的长期记忆。

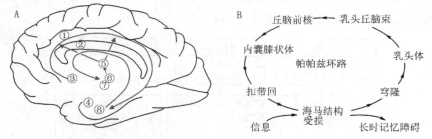

①—扣带回;②—胼胝体;③—隔区;④—杏仁核;⑤—丘脑前区;⑥—乳头体;⑦—下丘脑;⑧—海马。

图 6-8　大脑边缘系统 Papez 环(A)及其与长时记忆障碍(B)

在海马与内嗅皮质之间存在三突触环路,即内嗅皮质→齿状回→CA3→CA1-内嗅皮质(图 6-9),还存在单突触环路,即内嗅皮质→CA1→内嗅皮质。这些环路主要参与空间记忆的形成。

双侧海马损伤可减弱 Papez 环信息传递,导致新的长期记忆形成障碍,但不能抹去损伤前已经形成的记忆。这一现象是 AD 患者的早期临床表现之一。此外,海马结构是人体的定位系统,AD 患者发病早期便可见内嗅皮质-海马-边缘系统的神经退行性变,导致空间记忆障碍,其典型的临床表现是出门后找不到回家的路线。

四、血管性认知障碍

随着对血管性痴呆(vascular dementia,VD)研究的深入,学者逐渐认识到 VD 的概念存在明显的滞后性和局限性。为满足临床需要,Hachinski等人于1993年提出了一个新的概念——血管性认知障碍(vascular cognitive impairment,VCI)。VCI的概念是学者在重新认识和批判血管性痴呆概念的基础上提出的,是对VD研究发展的产物。VCI是指所有的血管因素导致的从轻度认知障碍到痴呆的一大类综合征,旨在及早发现血管病变导致的认知变化,进行早期干预,以延缓甚至阻止痴呆的发生。VCI概念的提出是脑血管病和认知功能领域的重大进展,具有重要的临床和社会意义。近年来VCI受到广泛的关注和研究,达成了一些共识,但仍存在众多需要解决的问题。

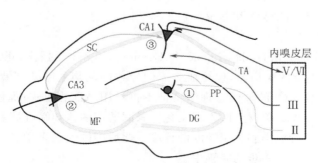

①—内嗅皮层来源的穿通纤维-齿状回;②—苔藓纤维-CA3;③—Shaffer侧枝-CA1。
PP—穿通通路;MF—苔状纤维;SC—Schaffer侧枝;TA—Temporoammonic通路。

图6-9　海马结构的三突触神经环路

(一)血管性痴呆的概念和局限性

1.血管性痴呆的概念

痴呆是各种原因导致的持续性、获得性智能损害综合征,脑血管病是痴呆的一个主要原因,长久以来受到广泛关注。早在1951年,Forster等提出动脉硬化性痴呆的概念。1955年,Roth提出了粥样硬化性精神病的概念,Mayer-Gross等人于1969年对这一临床综合征进行了描述,指出50%以上的患者存在高血压,而且症状多在一次或数次卒中后出现。Hachinski等人于1974年引入了多发梗死性痴呆(multi-infarct dementia,MID)的概念,认为多发梗死是老年期痴呆的一个主要原因。1985年,Lobe拓展了MID的范围,正式提出了血管性痴呆的概念。还有多种VD的亚型被提出,使VD的临床和研究工作得到广泛的开展。

2.血管性痴呆概念的局限性

随着对血管性痴呆的研究,多个协作组织或国际研究小组于1992年至1994年间先后制定并发表了4个VD诊断标准:《国际疾病分类第10版(ICD-10)VD诊断标准》《美国加利福尼亚阿尔茨海默病诊断和治疗中心(ADDTC)标准》《美国国立神经病与卒中研究所/瑞士神经科学研究国际会议(NINDS-AIREN)VD诊断标准和美国精神障碍诊断和统计手册》《第4版(DSM-IV)VD标准》。以上4个标准都包括两个要素:痴呆和导致痴呆的脑血管病变。但是随着对VD认识的深入,学者逐渐发现这些诊断标准的不足及存在的局限性。

(1)对痴呆的界定:①作为最常见的老年期痴呆类型,AD一直以来是痴呆领域研究的重点,致使其他痴呆的诊断标准都是根据AD的神经心理学特征制定的(必须有记忆损害)。受其影响,ICD-10、NINDS-AIREN和DSM-IV VD诊断标准也都要求患者必须存在记忆缺损。但是由于VD和AD的病理变化不同,其神经心理学特征存在差别,有些脑血管病患者的执行功能损害突出而记忆相对保留,这一要求容易造成漏诊记忆障碍不明显的VD患者,而把伴血管因素的

AD患者误诊为VD。②4个标准均要求记忆和认知障碍损害患者的日常生活能力。此点使大量脑血管病导致的不够痴呆程度的早期认知障碍患者得不到诊断和治疗,错过了干预的最佳时期,提示VD概念的严重滞后性。

(2)对脑血管病变的界定:4个标准都要求患者有明确的脑血管病变证据,如卒中病史、局灶体征、影像学上脑梗死的病灶和/或认知障碍急性起病、阶梯性进展,这一规定使明显的脑血管病导致的认知障碍(症状性脑梗死和脑出血)得到诊断,但是不能包括脑血管病危险因素(如高血压和糖尿病)或慢性隐匿性脑血管病(如皮质下白质缺血、脑动脉硬化)引起的认知障碍或痴呆。

(二)血管性认知障碍的概念和意义

1.血管性认知障碍的概念

鉴于以上VD概念的局限性,Hachinski和Bowler于1993年撰文,正式提出VCI的概念。他们认为VCI是一个连续的疾病谱,包括血管原因导致的从脑危险期到智能障碍的各个阶段,强调进行早期防治;建议VCI的神经心理学特征不再沿用AD的模式;提议进行病因分类并针对病因进行治疗;建议发展简单、标准、不同文化背景间通用的认知筛查量表和复杂、精细的测查量表;强调制定客观的支持标准和否定诊断的标准。此后国内外众多学者对VCI的概念进行不断的阐释和补充,目前仍在进一步的完善中。

Hachinski和Bowler建议VCI应当分为3个阶段。①脑危险期:此期存在VCI的危险因素。②围症状期:此期发生脑血管病事件,但尚无智能障碍的症状。③症状期:此期有脑血管病事件及相关的智能障碍。这3个阶段相互连续,无截然分界。但是,应当说这是一种理想化的分期,鉴于血管危险因素有高发性,第一期要包括大量的正常人群,临床干预和研究存在一定的困难。目前,多把VCI分为3期:无痴呆型血管性认知障碍(vascular cognitive impairment no dementia,VCI-ND,患者有血管原因导致的认知障碍,但其严重程度未达痴呆的标准)、血管性痴呆和混合性痴呆(mixed dementia,MD,血管性痴呆和退行性变同时存在)。其中,早期阶段——VCI-ND强调把重点放在VCI的早期诊治上,使疾病在发展为血管性痴呆之前就得到干预治疗,更符合VCI提出的意义,受到更多的关注和研究。也有个别文献用VCI特指VCI-ND,或者与AD的早期——轻度认知障碍(mild cognitive impairment,MCI)(AD-MCI)对应,将VCI-ND称为血管源性轻度认知障碍(vascular-MCI)。

综合国际研究进展,VCI是指由脑血管病危险因素(如高血压、糖尿病和高血脂)、明显的脑血管病(如脑梗死和脑出血)或不明显的脑血管病(如白质疏松和慢性脑缺血)引起的从轻度认知障碍到痴呆的一大类综合征,涵盖了血管源性认知损害从轻到重的整个发病过程,包括早期的未达到痴呆的血管性认知障碍、血管性痴呆和混合性痴呆。

2.血管性认知障碍的意义

VCI概念的提出具有重要的意义:①轻度VCI概念强调早期识别和干预血管因素导致的认知障碍,极大地提前了VD的诊断,有利于在最有利的时机进行防治,鉴于此类疾病有可防治性,这一概念的提出比AD的前期——轻度认知障碍更有临床实用意义。②VCI囊括了所有与血管因素有关的认知障碍,使各种血管因素或血管疾病引起的各种水平的认知障碍和痴呆得到合理的临床命名和分类,使医师认识、重视并进一步研究和治疗这些疾病。③VCI的提出推动了神经病学界对血管病变导致的认知障碍进行全面再认识,消除AD对VD的影响,发展VCI自己的诊断和评估体系,使诊断和评估更合理。可以说,VCI概念的提出是血管性认知领域的一个重大进步,为这一领域开启了一个新的时期。

(三)血管性认知障碍的诊断

正确诊断是有效干预的前提,随着对 VCI 的研究,对其诊断取得了一些进展,达成了一些共识,但仍有很多关键问题亟待解决。以下就 VCI 和 VCI 的 3 个阶段(VCI-ND、VD 和 MD)诊断标准的进展和存在的问题以及影像学在诊断中的作用进行论述。

1.关于 VCI 诊断标准的共识

与 VD 一致,VCI 的诊断标准应包括 3 个方面:认知障碍、血管因素、认知障碍与血管因素之间的关系。但是目前仍没有公认的 VCI 诊断标准,以下是这一领域的一些共识。

(1)认知障碍的程度和模式:现行的 VD 诊断标准都要求认知障碍达到损害日常生活能力的程度,所以只能发现那些脑组织显著受损的患者,不能够发现血管因素导致的早期轻度认知障碍患者,错过了防治的最佳时期。VCI 概念提出的最重要意义在于强调早期发现,早期干预,所以对认知障碍的界定应当包括从轻微损害到痴呆的任何阶段,尤其注意早期的损害。另一方面,由于 VCI 患者认知障碍表现多样,存在明显的异质性,所以对认知障碍模式的界定不应再强调记忆损害。

(2)血管因素以及认知障碍与血管因素之间的关系:在血管因素以及认知障碍与血管因素之间的关系方面,所有的现用 VD 标准都要求有卒中的证据。DSM-Ⅳ 的标准要求有神经系统局灶体征和实验室提示的脑血管病证据(如皮质或皮质下白质的多发性梗死)。ICD-10 同样要求有神经系统局灶体征以及病史、体检或检查提示的脑血管病证据。ADDTC 的很可能 VD 标准要求有两次或多次的缺血性卒中,如果一次卒中,痴呆与卒中之间要有明显的时间关系,并要求影像学上有一处或多处的小脑以外梗死的证据。NINDS-AIREN 的很可能 VD 标准要求有神经系统局灶体征和一定严重程度的脑影像学证据,而且要求痴呆和脑血管病之间有明确的关系,表现为:①痴呆发生在明确的卒中后 3 个月内;②有突发的认知功能衰退;③有波动样、阶梯样进展的认知功能缺损。这些严格的要求虽然提高了诊断的特异性,但大大降低了敏感性。

临床资料也显示并非所有的血管性认知障碍患者都有明确的卒中病史和神经系统局灶体征,一些类型中认知损害可能慢性起病,进展模式多种多样,认知障碍和卒中的关系可能并不明确。研究发现,白质病变在老年人群中比较普遍,白质病变可以导致认知障碍的主诉和客观认知损害,而患者不一定发生卒中。

根据临床表现,血管性认知障碍的起病形式可以分为两大类:急性或突然起病和慢性或隐袭起病,前者主要是多发梗死性痴呆、关键部位梗死性痴呆或颅内出血导致的痴呆,后者主要由脑小血管病所致。理论上,当腔隙性梗死累及重要的皮质下核团(如丘脑、尾状核或内囊前臂)或认知通路时,可以造成急性起病或阶梯样进展,否则可以像 AD 一样,认知障碍缓慢起病,持续进展。突然起病、阶梯样进展、局灶体征以及卒中和认知之间明确的时间关系对某些类型并不适用。

Bowler 在现有资料的基础上,于 2002 年撰文,系统地提出了对 VCI 诊断的建议,涉及对认知的界定、神经心理测查、血管因素等方面。建议尽量避免 VD 概念的弊端,强调发现轻度的认知障碍,在认知模式上不再强调某一认知域。对血管因素的界定也更加宽泛,血管危险因素或者任何类型的脑血管事件都可以是 VCI 的原因;脑血管病的影像学证据、神经系统局灶体征、突发认知障碍、波动性病程以及智能障碍和卒中的时间关系都为支持诊断的条件,但并不是诊断所必需的。最后他总结:有轻微的认知变化、轻度的影像学改变,伴有血管危险因素即可以诊断为 VCI。

2.VCI 3 阶段诊断标准的发展和存在问题

(1)VCI-ND 的诊断标准:目前尚没有统一的 VCI-ND 诊断标准,以下介绍两个大规模研究中使用的标准。

加拿大健康和衰老研究组(CSHA)对 VCI 进行了系列研究,推动了这一领域的发展。研究中采用的 VCI-ND 诊断标准包括以下两点。①认知障碍:有认知障碍但不符合精神障碍诊断与统计手册第 3 修订版(DSM-ⅢR)的痴呆诊断标准(即不同时具备记忆障碍、其他认知障碍和功能损害)。包括以下任意一项:有记忆障碍,无其他认知域损害,日常功能正常;其他认知域损害,无记忆损害,日常功能正常;有记忆障碍和至少其他一种认知域损害(抽象思维、判断、失语、失用、失认),或者个性改变,但日常功能正常;有记忆障碍和日常能力损害,但无其他认知域损害;有其他认知域和日常能力损害,但无记忆障碍。②认知障碍是由血管因素导致的:如认知障碍急性起病,阶梯样进展,认知测查显示斑片状皮质功能损害,有动脉粥样硬化的证据,有局灶性神经系统体征,可能有影像学证据。与 Bowler 的建议不同,研究组认为单独血管危险因素不能作为诊断 VCI-ND 的充分条件。

悉尼卒中研究采用的 VCI-ND 标准如下。①认知障碍:要求患者有一个认知域明确损害(认知成绩低于年龄匹配的已发表常模的第五百分位数);或者 2 个认知域边缘性损害(认知成绩介于年龄匹配的已发表常模的第五至第十百分位数);或者有多个认知域损害,但是日常能力缺损未达 VD 标准。②血管因素:伴有足以导致认知障碍的脑血管病影像学证据。

可见,与 VCI 的诊断共识一致,VCI-ND 的标准也不再强调记忆损害,强调发现早期认知损害轻微的患者,对血管因素的界定更加宽泛,力求提高早期诊断的敏感性。

(2)VD 的诊断标准:目前有 4 个国际广泛应用的 VD 诊断标准,但是由于其对痴呆的界定来源于 AD 的特征,对 VD 患者并不准确。而且由于对血管因素有严格要求,4 个标准的敏感性很低。另外,由于不同的标准对痴呆和血管因素的界定不同,4 个标准间的符合性很差,所以目前需要发展新的 VD 诊断标准。

悉尼卒中研究采用了新的 VD 诊断标准:要求患者有 2 个或 2 个以上认知域明确损害(低于年龄匹配的已发表常模的第五百分位数),不再要求必须有记忆损害;智能障碍影响日常能力(智能障碍导致两项工具性日常能力损害)。血管因素只要求有影像学上足以导致认知障碍的脑血管病证据,对卒中病史、起病及进展模式不再具体界定,力求提高敏感性。在心脑血管健康认知研究中,也采用了相似的标准。

在对血管性痴呆和小血管性痴呆深入了解的基础上,Román 等发表了皮质下缺血性痴呆的标准。不同于以往的 VD 标准,认知方面首先要求有执行功能障碍,记忆障碍可以很轻;影像学上有一定严重程度的皮质下小血管病变的证据;由于皮质下缺血性痴呆可以缓慢起病、持续进展,所以不要求卒中病史,不要求痴呆与卒中的关系,不要求特定起病及进展模式。

(3)MD 的诊断标准:混合性痴呆在 1962 年由 Delay 等报道,他们发现有的患者血管性痴呆和退行性变共存,遂命名为老年混合性痴呆。此后,多位学者对其进行论述。在 1992 年,Chui 等人把血管性痴呆合并任何其他痴呆类型都称为混合性痴呆。1993 年,NINDS-AIREN 的 VD 诊断标准工作组报告上提议,由于临床上难以确定是脑血管病直接导致痴呆还是脑血管病加重了 AD 的病理作用,建议采用 AD 伴脑血管病的概念,不鼓励用混合性痴呆。中国防治认知功能障碍专家共识也认为此概念更为科学和严谨,但是目前临床和研究中多仍沿用混合性痴呆,而且多特指 AD 和 VD 共存。

目前有多个混合性痴呆的诊断标准。ICD-10要求患者必须同时符合AD和VD的标准；DSM-Ⅳ要求患者符合AD的标准,同时临床或影像学有VD的特征；NINDS-AIREN要求符合AD的标准,同时临床或影像学有脑血管病的证据；ADDTC标准要求符合VD的标准,同时伴有其他与痴呆相关的疾病,可见这些标准之间存在着不同甚至矛盾。

由于病理检查开展和影像学发展,学者发现MD患者远多于既往的报道,估计占痴呆的20%～40%,强调加强对这一部分患者的研究。医师要明确MD的临床特征、神经心理特征和影像学特征,并在此基础上制定统一、科学的MD诊断标准。

3.影像学在VCI诊断中的价值

影像学在VCI诊断中起着重要作用,一些隐匿性脑血管病导致的认知障碍必须依靠影像学诊断。目前存在两个VD影像学标准——NINDS-AIREN的很可能VD的影像学标准和Román等提出的皮质下小血管性痴呆的影像学标准。两个标准都要求病变必须达到一定的严重程度,均认为轻微的脑白质疏松、单个腔隙性梗死不太可能造成明显的认知障碍。但是这些标准的科学性有待考证。

认知障碍与卒中病灶的体积和部位、白质病变的程度、脑萎缩的程度等因素有关。早期的研究认为导致VD的脑梗死体积需要达到20 mL以上,但是后来大量的证据表明某些部位非常小的病灶即可导致认知障碍和痴呆,提示梗死灶的部位与认知变化关系密切。脑白质病变在VD和VCI患者中普遍存在,并且与认知障碍(尤其是执行功能缺陷)相关,NINDS-AIREN VD诊断标准认为白质病变累及白质总量的1/4及以上可以导致VD,但是其并没有客观依据。脑萎缩是AD的重要特征,但是研究发现血管性认知障碍患者也存在脑萎缩,Corbett等研究提示脑室扩大比梗死体积与认知的关系更密切,所以,在VCI的诊断中应当注意脑萎缩的作用。虽然有众多研究,但是关于能够导致认知障碍的最小病变程度(脑梗死、脑白质变性、脑萎缩)仍不能够确定。

可见,目前没有公认的VCI诊断标准,但存在以下共识:①对认知障碍不再强调必须有记忆损害;②诊断标准应敏感,以期发现早期患者;③对血管因素的界定不能只追求典型表现。但VCI和其3个阶段(VCI-ND、VD、MD)的诊断标准仍存在既往VD标准没有解决的问题:神经心理学特征如何进行界定;如何准确确定影像学上可以导致认知障碍的梗死灶体积和部位、脑萎缩的程度、白质病变程度(影像学上导致认知障碍的阈值);如何在重视敏感性的同时,保持诊断的特异性。制定客观、科学的VCI标准仍需要大量的临床和研究数据。

(四)血管性认知障碍的危险因素及其控制

VCI概念强调对血管源性认知障碍进行早期干预,以阻止痴呆的发生,鉴于此类疾病的可防治性,临床应当采取积极措施。概括地说,VCI的防治包括3个方面:防治血管危险因素的一级预防、防治卒中的二级预防和治疗认知障碍的三级预防。

明确VCI的危险因素并进行早期有效控制是防止VCI发生发展的重要环节。VCI的危险因素很多,可分为4类。①人口学因素:老龄、男性、低教育水平。②血管危险因素:高血压、糖尿病、高血脂、心脏病、吸烟。③卒中:卒中病灶的体积、部位、脑白质病变、脑萎缩等。④遗传学因素:Notch3基因突变、ApoEε4基因等。

1.人口学因素

研究发现年龄是VCI的危险因素之一,VCI的患病率随年龄增长而升高。在欧洲,65～69岁年龄组VD的患病率为0.3%,90岁以上人群VD的患病率增至5.2%。我国55～64岁年龄组 VD 的患病率为 0.4%,65～74 岁年龄组 VD 的患病率为 0.8%,75～84 岁年龄组 VD 的患病率为 1.8%。加拿大健康和衰老研究组发现,VCI 的总患病率以及 VCI3 个亚组(VCI-ND、VD、MD)的患病率均随年龄升高,65～74 岁年龄组的数据分别为 2%、1.4%、0.6% 和 0,75～84 岁年龄组的数据分别为 8.3%、4.5%、2.4%、1.4%,85 岁以上年龄组的数据分别上升至 13.7%、3.8%、4.8%、5.1%。有研究发现 VD 的患病率并非一直升高,男性的患病率于 85～89 岁下降。

VCI 与性别的关系不如 AD 恒定,但多数研究发现男性 VD 的患病率高于女性 VD 的患病率,部分调查则表明两性间 VD 的患病率与年龄有关,85 岁以前男性患者的发病率高于女性患者的发病率,85 岁以后情况相反,推测可能和女性患者存活期长于男性有关。还有研究认为两性间 VD 患病率的差异无统计学意义。

低教育水平被反复证明是 VCI 的危险因素,高学历是保护因素。心血管健康研究组对65岁以上的老年人进行了大规模的横截面研究和随访研究,发现在脑梗死患者中,低教育水平者的认知测验成绩明显差于一般教育水平者,而且新发脑梗死使那些低教育患者的认知能力下降更迅速,而在高教育水平的患者中没有明显变化,推测可能和低教育水平患者的认知储备低有关。

种族、职业、经济收入、居住区域作为 VCI 的危险因素尚未得到一致肯定。由于不同的种族、职业、经济情况、居住区域肯定会影响个人的教育和医疗条件,所以这些因素可能会影响 VCI 的发病率和患病率。

2.血管因素

高血压、糖尿病、高脂血症、心脏病等是脑血管病的危险因素,常导致脑梗死、脑出血、脑白质变性等病变,也是 VCI 的肯定危险因素。

Framingham 卒中风险预测研究(FSRP)发现,在控制了年龄、性别、教育程度等因素后,血管危险因素(心脏病、高血压、糖尿病、高血脂)与空间记忆力、注意力、组织能力、抽象推理能力等多种认知功能呈负相关。在那些没有脑梗死的患者中,血管危险因素亦可以导致脑容量降低,引起广泛的认知障碍。

(1)高血压:是脑卒中的持续和独立的危险因素,血压越高,卒中的危险性越大。影像学发现高血压还可以导致广泛的脑白质病变,尤其在老年人中,长期高血压患者患皮质下白质病变和脑室周围白质病变的风险分别是非高血压患者的 24.3 倍和 15.8 倍。长期随访研究揭示中年高血压明显升高老年患痴呆和认知障碍的风险。高血压不但是 VCI 的独立危险因素,而且可以与其他危险因素协同作用,显著增加 VCI 的风险。有效控制血压可明显降低脑卒中以及再次卒中的发生率,还可以明显延缓皮质下白质和脑室周围白质的病变速度,提示控制血压对防治 VCI 有潜在作用。

(2)糖尿病:糖尿病和痴呆普遍存在于老年人中,前瞻性研究发现糖尿病可以引起记忆力、执行功能等认知障碍,增加老年人患痴呆的风险。多项大规模的研究证实糖尿病与 VCI 密切相关。糖尿病可能通过 2 个途径影响 VCI 的发病。①血管病变:糖尿病可以导致大、小血管病变,引起管腔狭窄、阻塞,导致脑缺血和卒中,从而引起认知障碍和痴呆。另外,糖尿病和其他因素形成胰岛素抵抗综合征,共同导致血管病变、卒中和认知障碍。高度糖基化的终末产物还可以影响血管的舒张功能,进一步导致脑灌注异常。②葡萄糖毒性作用:长期高血糖可以通过多元醇通路、非酶性糖基化作用、氨基己糖通路等引起氧自由基活性及抗氧化状态的异常,直接损伤神经元或提高神经元的易损性。

(3)高脂血症:高脂血症是 VCI 的另一个危险因素,研究发现 VD 患者的血浆总胆固醇和低密度脂蛋白胆固醇水平明显高于正常对照,而高密度脂蛋白的抗氧化活性明显低于对照组。关于降脂药防治 VCI 的作用结论并不一致。目前尽管他汀类药物对 VCI 的作用还不确切,但相当多的医师支持在 VCI 的一级和二级预防中使用他汀类药物。

(4)其他血管因素:VCI 的其他血管危险因素还包括动脉硬化、心脏病、心房颤动、肥胖、高同型半胱氨酸血症、吸烟等。

3.卒中相关因素

卒中是 VCI 的直接致病因素,研究发现 VCI 和卒中病灶的体积、部位、脑白质病变程度、脑萎缩等有关。Loeb 等人分析了 40 例多发梗死性痴呆(MID)患者、44 例多发梗死无痴呆的患者和 30 例正常对照的脑 CT 资料,发现 MID 患者的脑组织减少得更多,痴呆与丘脑和大脑中动脉供血区皮质的病灶关系更密切,而且 MID 患者的侧脑室体积和蛛网膜下腔体积增大,脑萎缩更明显。Gorelick 等对 58 例 MID 患者和 74 例多发梗死但无痴呆患者的 CT 资料进行分析,同样发现 MID 患者的梗死病灶更多,皮质和左侧半球的皮质下病灶更多,脑室体积更大,脑沟更深,白质病变程度更重。

早期,Tomlinson 等人报道脑梗死体积至少达到 20 mL 才能导致痴呆,而梗死体积 100 mL 以上只见于 VD 患者。后来研究发现 VD 的梗死灶可以从 1 mL 至 30 mL 不等,尤其是在丘脑等关键部位,很小的卒中病灶(0.01～1.64 mL)即可导致患者的注意力、信息处理速度和记忆障碍。研究发现,当把所有部位的梗死体积总合后,体积和认知测验成绩相关性较弱,但是针对某一部位,病灶容积和认知的相关性增强。所以探讨卒中和 VCI 的关系,应当对病灶进行综合分析。

皮质下小血管病可以导致腔隙性梗死、白质病变和脑室扩大等病理变化,是 VCI 的主要危险因素,其导致的痴呆占 VD 的 36%～67%。Corbett 等发现腔隙性梗死的数目、白质病变和脑室扩大的严重程度均与认知障碍密切相关。Prins 等人对 823 例老年人进行 5.2 年随访,发现皮质下小血管病患者的认知功能随时间明显下降,尤以执行功能和信息处理速度下降显著。Tullberg 等人对 78 例皮质下小血管病患者进行 MRI、PET 和神经心理测查,发现脑内任何部位的白质病变都可以导致执行功能异常。但是与卒中病灶相似,目前不能确定可以导致认知障碍的皮质下病变的最低程度。

既往学者认为脑萎缩是变性性痴呆的特征,但是近几年研究发现高血压、TIA、脑白质变性等血管危险因素或病变都可以导致脑萎缩,脑萎缩普遍存在于 VCI 患者中,而且与患者的认知障碍相关。Salerno 等通过横截面研究发现高血压患者容易发生脑萎缩。Walters 等对 60 例认知正常的首次 TIA 患者和正常对照进行认知和影像学检查,并于 1 年后复查,发现 TIA 患者脑萎缩率明显高于对照,萎缩与高血压和白质病变密切相关,而且 1 年后部分患者出现认知能力下降。研究还发现血管性痴呆患者的年脑萎缩率更高,为 1.9%,与 AD 患者相似。Grau-Olivares 等报道腔隙性梗死导致的 VCI-ND 患者的双侧颞叶、额叶、顶枕交界区、后扣带回、海马和海马旁回较对照组萎缩,提示腔隙性梗死引起的认知障碍不仅与皮质下病变有关,还和皮质的萎缩有关。

可见,任何形式的卒中或缺血病变都可以导致 VCI,对卒中进行积极的预防和干预是防治 VCI 的重要环节。

4.遗传因素

VCI 是多种因素共同作用的结果,其中遗传因素在发病中起到一定作用,尤其在某些特殊类型的 VCI 中,遗传因素可能起决定性作用。VCI 的易感基因包括以下两类:①脑血管病易感基因(使患者容易罹患脑血管病);②脑组织对脑血管病的易损性相关基因(影响脑组织对脑血管病所致损伤的反应和修复)。对第一类研究较多,其中两个明确的基因是 Notch3 基因突变和遗传性脑出血伴淀粉样病相关基因。

伴皮质下梗死和白质脑病的常染色体显性遗传性脑动脉病(CADASIL)是 Notch3 基因突变导致的以缺血性卒中发作、皮质下痴呆、偏头痛发作和精神异常为主要临床特征的 VCI 类型。正常 Notch3 基因编码一种兼有受体和信号传导功能的跨膜蛋白,介导细胞内的信号传导,在细胞分化中发挥重要作用。突变导致蛋白构象发生改变,影响受体和配体之间的相互作用,同时导致同型二聚体或异型二聚体在血管平滑肌细胞内堆积,造成血管平滑肌细胞成熟和分化异常,导致脑低灌注,出现腔隙性脑梗死和大脑白质缺血性脱髓鞘等 CADASIL 的脑内病理改变。

遗传性脑出血伴淀粉样病(HCHWA)是以反复的脑叶出血和痴呆为主要表现的 VCI 类型。HCHWA 与淀粉样前体蛋白(APP)基因突变、胱抑蛋白 C 基因突变等有关,使 β 淀粉样蛋白或胱抑蛋白 C 过多地沉积于软脑膜和皮质血管,导致脑淀粉样血管病(CAA)。

N5,N10-亚甲基四氢叶酸还原酶(MTHFR)基因 $C677T$ 位突变可引起高同型半胱氨酸血症,血管紧张素转换酶(ACE)基因多态性与高血压以及心脑血管疾病密切相关,芳香硫酸醋酶假性缺陷(ASA-PD)基因可影响脑白质的形成,从而可能与 VCI 的发病有一定关系。另外还发现 ICAM-1 的一种基因型($K469E$)及对氧磷酶(PON)的基因 $Pon2$ 等可能与 VD 的发病有关,但是没有得到一致肯定。

对第二类基因的研究很少。血小板糖蛋白受体在血小板的激活、黏附、血栓形成过程中起到重要作用,参与脑卒中的过程。$HPA-3$($Baka/Bakb$)是一种常见的血小板糖蛋白Ⅱb 受体多态性,Carter 等研究发现 $HPA-3aa$、ab 基因型比 bb 基因型的预后差,病死率高。他们同时发现 α 纤维蛋白原基因 Thr312Ala 多态性亦是影响卒中后的因素,提示这些基因影响了脑组织对卒中的易感性,可能与 VCI 的发病有关。

有些基因兼具第一种作用和第二种作用。$ApoEε4$ 基因型既增加脑出血的风险,又影响卒中患者的预后,故对其与 VCI 的关系研究较多,但是对结果仍无定论。Yang 等对我国汉族 191 例散发 AD 患者、124 例 VD 患者和 218 例正常对照进行研究,发现 $ApoEε4$ 基因型增加 VD 的发病风险(OR 值为 1.75,P 为 0.026),Pandey 等发现 $ApoEε4$ 不仅增加 AD 的风险,还增加 VD 的风险。但是多项研究没有发现 $ApoEε4$ 和 VD 之间的关系。

可见,VCI 有多种危险因素,这些因素相互交叉,互为因果,共同导致 VCI,临床上应当积极寻找可治疗的危险因素进行早期干预,以防止 VCI 的发生和发展。同时应当进行危险因素控制对 VCI 防治作用的研究,进一步明确危险因素控制的最佳方案和效果,为临床提供指导和依据。

(五)血管性认知障碍的常用治疗方法

1.改善认知障碍

目前,改善 VCI 认知障碍的药物试验都是针对 VD 患者或混合性痴呆患者进行的,涉及的药物非常多,包括抗血小板聚集药、促智药、麦角生物碱类、钙通道阻滞剂、银杏叶提取物、兴奋性氨基酸受体拮抗剂、胆碱酯酶抑制剂,但是其中很多研究都基于小样本,治疗时间短。虽然有些药物显示出一定疗效,已在临床使用,但截至目前,还没有 FDA 批准的治疗 VCI 认知症状的药物,需要进行更多的随机对照试验,提供有关这些药物疗效的可靠证据。

(1)抗血小板聚集药:一项小规模安慰剂对照研究发现抗血小板聚集药物阿司匹林可以改善

多发梗死性痴呆患者的认知症状和社会功能,但还缺乏更有力的试验证据。但鉴于对缺血性卒中肯定的预防作用,阿司匹林可能会延缓 VCI 的发展。

用法:口服每天 100～300 mg,每天 1 次。该药的不良反应较少,但部分患者可出现皮疹、荨麻疹、血管神经性水肿、黏膜充血等过敏性反应;严重者可出现黄疸、转氨酶水平升高、肝大、蛋白尿、肾功不全等肝、肾功能损害。对本品过敏者、有出血症状的消化道溃疡或其他活动性出血的患者禁用。

(2)促智药:促智药的主要作用为促进脑神经细胞对氨基酸、磷脂及葡萄糖的利用,提高神经细胞的反应性和兴奋性,临床应用较广泛的为吡咯烷酮类药物。该类药物为 γ-氨基丁酸的衍生物,可促进大脑对磷脂和氨基酸的利用,增加脑内蛋白质的合成,促进大脑多核糖体的合成。此外,还可激活脑细胞内腺苷酸激酶,增加脑内 ATP 的形成和转运,改善脑组织代谢,提高学习与记忆能力。临床常用的药物有吡拉西坦(又称脑复康)、茴拉西坦(又称阿尼西坦、三乐喜)和奥拉西坦(健朗星)。临床研究结果显示,该类药物可改善 VD、AD、混合型痴呆及不符合痴呆诊断标准的认知功能损害,但有文献报道该药的作用以临床总体印象改变为主。

用法:口服吡拉西坦,成人每次 800 mg,每天 3 次。口服茴拉西坦,每次 200 mg,每天 3 次。奥拉西坦每次 800 mg,每天 2 次。本类药品的不良反应轻微,患者服用后偶尔出现口干、食欲缺乏、睡眠不佳,轻微荨麻疹和呕吐等,停药后可自行消失,一般无须特殊处理。

(3)麦角生物碱类药物:麦角生物碱类药物具有阻滞 α 受体、增加环磷酸腺苷(cAMP)的作用,主要扩张脑毛细血管,增加脑供血,改善脑对能量和氧的利用,还可直接兴奋 DA 和 5-HT 受体,促进相关递质的释放,起到增加神经信息传导、改善智能的作用,另外,还可能具有神经保护作用。临床常用的药物有双氢麦角碱(喜得镇)、尼麦角林(麦角溴烟酯)、甲磺双氢麦角碱(舒脑宁)。Herrmann 等通过一项随机、双盲、安慰剂对照研究,发现麦角溴烟酯对 MID 患者的认知障碍有改善作用。

用法:口服双氢麦角碱,一次 1～2 mg,每天 3 次。口服尼麦角林,一次 30 mg,每天 1～2 次。口服舒脑宁,2.5 mg,每天 2 次。本类药品的毒副作用小,不良反应有恶心、呕吐、面色潮红、皮疹、直立性低血压等。有严重低血压、心搏过缓、肾功能减退者及孕妇忌用。

(4)钙通道阻滞剂:钙通道阻滞剂尼莫地平可选择性地作用于脑血管平滑肌,扩张脑血管,增加脑血流量,减少血管痉挛引起的缺血性脑损伤;并具有神经保护和促进记忆,促进智力恢复的作用。但尼莫地平对 VCI 患者认知症状的疗效尚不能完全肯定,虽然多项研究表明尼莫地平可以改善 VD、皮质下小血管病导致的 VD(SVD)和卒中后认知障碍,但一项随机、双盲、安慰剂对照研究没有发现其对 MID 的治疗作用。

用法:口服,每次 20～40 mg,每天 3 次。不良反应为头痛、头晕、面部潮红、胃肠不适、血压下降、心率加快、部分患者的血小板减少等。低血压、肝功能不全患者慎用。

(5)银杏叶提取物:银杏叶提取剂的主要成分是从中药银杏中提取的黄酮类和萜类活性成分,具有较强的自由基清除作用和神经保护作用,可抑制细胞膜脂质过氧化反应,并具有扩张血管、增加血流和抗血栓形成作用。常用药物有银杏叶片(又称天保宁、百路达、达纳康、金纳多片剂等)和金纳多针剂。研究提示银杏叶提取物对 VD 有一定疗效。

用法:口服银杏叶片,每次 19.2 mg,每天 3 次。把 20～30 mL 金纳多针剂加入 500 mL 生理盐水或葡萄糖注射液中,每天 1 次,静脉滴注,10～15 d 1 个疗程。主要药物不良反应是皮疹、胃肠道不适、头晕、头痛、血压降低。对银杏叶提取物过敏者、孕妇及心力衰竭者禁用,不得与小牛血清合用。

（6）兴奋性氨基酸拮抗剂：美金刚是一种非竞争性 NMDA 拮抗剂，可以阻止兴奋性氨基酸的毒性损伤，并且提高认知过程中信号传导的信噪比，改善痴呆患者的认知和行为症状，已经被美国 FDA 批准治疗中重度 AD。有两项大规模、前瞻性、随机、双盲、安慰剂对照研究探讨美金刚对轻中度 VD 的治疗作用，结果发现患者的认知功能较对照组改善，但是总体能力没有差别，不良反应亦无组间差别，提示美金刚对 VD 的认知障碍有效，但疗效较弱，安全性好。

用法：口服，初始剂量为 5 mg/d，第 2 周加到 10 mg/d，第 3 周为 15 mg/d，第 4 周加到维持量 20 mg/d，4 个月为 1 个疗程。不良反应可出现眩晕、头痛、便秘、头晕、运动不宁、兴奋过度、疲劳、头痛、恶心、癫痫发作。对严重的朦胧状态、肾功能不全、癫痫患者禁忌，避免与苯海索同时使用。

（7）胆碱酯酶抑制剂：目前常用的治疗 AD 患者的胆碱酯酶抑制剂包括多奈哌齐（安理申）、卡巴拉汀（艾斯能）和加兰他敏。这类药物能够抑制脑内的胆碱酯酶对乙酰胆碱的水解，增加脑内乙酰胆碱的水平，改善认知水平。

2.治疗精神行为症状

精神行为症状在痴呆患者中常见，增加患者的病死率，加重照料者的负担，受到越来越多的关注。1996 年，世界老年精神病学会召开专题讨论会，把痴呆患者的精神障碍称为"痴呆的行为和精神症状"（BPSD）。BPSD 指痴呆患者经常出现的紊乱的知觉、思维内容、心境及行为等，有多种表现形式。精神症状包括幻觉、妄想、淡漠、意志减退、谵妄、抑郁、焦躁等。行为异常包括徘徊、多动、攻击、暴力等。研究发现，VD 患者的精神行为症状要重于 AD 患者的精神行为症状，而且和认知及功能相关。及时有效控制 VCI 患者的 BPSD 可以延缓病情的发展、提高患者和家属的生活质量。目前改善痴呆的精神行为治疗主要有非药物和药物治疗方法。

（1）改善精神行为症状的非药物治疗：非药物治疗主要包括对患者和照料者的心理干预，是改善 BPSD 的首选治疗方法。照料者要尊重患者，语言亲切，同时保持环境安全和相对安静，以避免诱发患者的精神行为症状。在进行非药物治疗前，需要对痴呆患者的行为和情感变化进行分析，确定原因或触发点，以便正确、有的放矢地治疗。研究提示个体化的音乐治疗、运动疗法、回忆疗法、现实定向、环境疗法和香料按摩对于上述所有与痴呆相关的情感和行为变化（如抑郁、焦虑、不安，昼夜节律的紊乱、情感淡漠以及攻击行为）有积极的改善作用。治疗后应该检查治疗效果，对症状进行再评估，以指导下一步治疗。

（2）精神行为症状的药物治疗：药物已经广泛应用于 BPSD 的治疗，并收到了肯定的疗效。①抑郁：目前应用的主要抗抑郁药有三环类抗抑郁药（TAD）、选择性 5-HT 再摄取抑制剂（SSRI）和单胺氧化酶抑制剂（MAOI）。三环类抗抑郁药因常有心脏的不良反应，并可引起意识障碍和直立性低血压，已较少应用，单胺氧化酶抑制剂的不良反应较大，所以，目前 SSRI 在痴呆老年人中应用较多，此类药物包括氟西汀、帕罗西汀、西酞普兰、舍曲林等。②焦虑：痴呆中焦虑的治疗研究较抑郁治疗研究少，苯二氮䓬类药物（如地西泮、劳拉西泮）对改善痴呆中的焦虑疗效确切。但是长期服用该类药物可出现耐药性和依赖，因此，临床应用此类药物治疗焦虑应选择短效制剂，且最长疗程不超过 4 周或间歇应用，也可以同时应用 SSRI 类药物帕罗西汀，后者 2 周左右见效，之后停用地西泮类制剂。对于恐怖障碍或惊恐，可试用 SSRI 类药物。③幻觉、妄想、激越、攻击等精神病性症状：对 VD 患者的幻觉、妄想、激越、攻击等精神病性症状常选用抗精神病药物来治疗。抗精神病药物治疗 BPSD 的使用原则：起始剂量低，缓慢增量，增量间隔时间稍长,尽量使用最小有效剂量,治疗个体化。传统的抗精神病药物的不良反应较大,在老年人中的应用受到限制,目前常用非典型抗精神病药物。常用的非典型抗精神病药物包括利培酮、奥氮平、富马酸喹硫平等。

VCI 是一个相对较新的概念,VCI 的提出弥补了 VD 概念的滞后性,体现了早期预防、早期干预痴呆的疾病诊疗新观念,具有重要的临床和社会意义,是目前及今后临床和科研工作的重点。针对 VCI 的诊断,应当进一步明确 VCI 及其 3 个阶段(VCI-ND、VD、MD)的临床、神经心理学和影像学特征,制定适合 VCI 的分类、分型诊断标准。针对 VCI 的预防,应当进一步明确其危险因素,通过设计严谨、大规模、前瞻性研究,探讨控制危险因素对防治 VCI 的作用,建立有效的危险因素控制方案。针对 VCI 的治疗,应当采用更敏感的疗效判定指标,探讨不同环节药物的疗效或者多种药物的综合疗效,以及对不同 VCI 类型的效果,建立综合的有效治疗方案。但是由于长期受到 AD 的影响和 VCI 本身的异质性、复杂性,建立符合 VCI 的诊疗体系仍需要长期大量的工作,这是临床认知学界面临的挑战,也是一个契机。相信随着研究的深入和完善,VCI 的发病将受到有效控制,老年人的健康状况会有更好的保障。

(孟祥奎)

第十三节　脑底异常血管网病

脑底异常血管网病是以颈内动脉虹吸部及大脑前动脉、大脑中动脉起始部进行性狭窄或闭塞以及颅底软脑膜、穿通动脉形成细小密集的吻合血管网为特征的脑血管疾病。脑血管造影显示密集成堆的小血管影像,酷似吸烟时吐出的烟雾,故又称烟雾病,最初在日本报道。

一、病因及发病机制

该病的病因不清。该病可能是一种先天性血管畸形。某些病例有家族史,母子或同胞中有类似患病者;有些病例与其他先天性疾病并存;亦可能是多种后天性炎症、外伤等因素引起的。多数病例发病前有上呼吸道感染或扁桃腺炎、系统性红斑狼疮、钩端螺旋体感染史,我国学者报道的半数病例与钩端螺旋体感染有关。该病呈阶梯式进展,当某一支血管发生闭塞时,由于血流中断而出现临床事件,侧支循环形成代偿后又得以恢复,这种过程可反复发生。脑底异常血管网形成后可并发动脉瘤,一旦破裂出血可导致反复发生的脑实质内出血和/或蛛网膜下腔出血。

二、病理

脑底部和半球深部有许多畸形增生和扩张的血管网,管壁薄,偶尔见动脉瘤形成。在疾病各阶段均可见脑梗死、脑出血或蛛网膜下腔出血等病理改变。主要病理改变是受累动脉内膜明显增厚、内弹力纤维层高度迂曲断裂、中层萎缩变薄、外膜改变较少,通常无炎症性改变,偶尔见淋巴细胞浸润。

三、临床表现

(1)约半数病例在 10 岁以前发病,11～40 岁发病者约占 40%,以儿童和青年多见。TIA、脑卒中、头痛、癫痫发作和智能减退等是该病常见的临床表现,并且有年龄差异。

(2)儿童患者以缺血性脑卒中或 TIA 为主,常见偏瘫、偏身感觉障碍和/或偏盲,优势半球受损可有失语,非优势半球受损多有失用或忽视。两侧肢体可交替出现轻偏瘫或反复发作,单独出现的 TIA 可为急性脑梗死的先兆,部分病例有智能减退和抽搐发作;头痛也较常见,与脑底异常血管网的舒缩有关。约 10% 的病例出现脑出血或 SAH,个别病例可有不自主运动。

(3)成年患者多见出血性卒中,SAH 多于脑出血;约 20% 为缺血性脑卒中,部分病例表现为反复的晕厥发作。与囊状动脉瘤所致的 SAH 相比,该病患者的神经系统局灶症状(如偏瘫、偏身感觉障碍、视盘水肿)的发生率较高;脑出血虽在发病时较重,但大多数患者恢复得较好,有复发倾向。

四、诊断

如果儿童和青壮年患者反复出现不明原因的 TIA、急性脑梗死、脑出血和蛛网膜下腔出血,又无高血压及动脉硬化证据,应想到该病的可能。该病的确诊依赖于以下辅助检查。

(1)进行数字减影血管造影(DSA)时,常可发现一侧或双侧颈内动脉虹吸段、大脑中动脉及大脑前动脉起始部狭窄或闭塞,脑底部及大脑半球深部有异常血管网,有动脉间侧支循环吻合网及部分代偿性增粗的血管;在疾病的不同时期患儿的血管影像改变可不同。

(2)MRI 扫描可显示脑梗死、脑出血和蛛网膜下腔出血,MRA 可见狭窄或闭塞的血管部位和脑底的异常血管网,正常血管的流空现象消失等。

(3)CT 扫描可显示脑梗死、脑出血或蛛网膜下腔出血部位和病灶范围,脑梗死病灶多位于皮层和皮层下,特别是额、顶、颞叶和基底节区;脑出血多见于额叶,病灶形态多不规则。

(4)TCD、PET、SPECT、体感诱发电位、局部脑血流测定等不能提供直接诊断证据。

(5)血沉、抗链"O"、黏蛋白、C 反应蛋白、类风湿因子、抗核抗体、抗磷脂抗体浓度、钩体免疫试验、血小板黏附和聚集性试验等,对确定结缔组织病、钩端螺旋体感染等是必要的。

五、治疗

可依据患者的个体情况选择治疗方法。

(1)针对病因治疗:例如,与钩端螺旋体、梅毒螺旋体、结核和病毒感染有关,应针对病因治疗;可对合并结缔组织病者给予皮质类固醇和其他免疫抑制剂治疗。

(2)对 TIA、脑梗死、脑出血或 SAH 可依据一般的治疗原则和方法。

(3)对原因不明者可试用血管扩张剂、钙通道阻滞剂、抗血小板聚集剂和中药(丹参、川芎、葛根)等治疗,一般不用皮质类固醇。

(4)手术治疗:对发作频繁、颅内动脉狭窄或严重闭塞者(特别是儿童患者),可考虑旁路手术(如硬脑膜动脉的多血管吻合、颞肌移植或大网膜移植),促进侧支循环的形成,改善脑供血。

六、预后

该病预后较好。病死率为 4.8%～9.8%。临床症状可反复发作,发作间期为数天至数年。儿童患者的病情在一定时间内多呈进行性发展,但进展较缓慢,成年患者的病情趋于稳定。

(孟祥奎)

第十四节 颅内动脉瘤

颅内动脉瘤是引起自发性蛛网膜下腔出血最常见的原因。

一、临床表现

(一)发病年龄
发病年龄多在 40～60 岁,女性患者多于男性患者,比例约为 3:2。

(二)症状
(1)动脉瘤破裂出血:主要表现为蛛网膜下腔出血,但少数出血可发生于脑内或积存于硬脑膜下,分别形成脑内血肿或硬膜下血肿,引起颅内压增高和局灶性脑损害的症状。颅内动脉瘤一旦出血将会反复出血,每出一次血,病情也加重一些,病死率也相应增加。

(2)疼痛:常伴有不同程度的眶周疼痛,成为颅内动脉瘤最常见的首发症状;部分患者表现为三叉神经痛,偏头痛并不多见。

(3)抽搐:比较少见。

(4)下丘脑症状:如尿崩症、体温调节障碍及脂肪代谢紊乱。

(三)体征
(1)动眼神经麻痹:是颅内动脉瘤所引起的最常见的症状,可以是不完全的,以眼睑下垂的表现最为突出。

(2)三叉神经的部分麻痹:较常见于海绵窦后部及颈内动脉管内的动脉瘤。

(3)眼球突出:常见于海绵窦部位的颈内动脉瘤。

(4)视野缺损:是动脉瘤压迫视觉通路的结果。

(5)颅内血管杂音:不多见,一般限于动脉瘤的同侧,声音很微弱,为收缩期吹风样杂音。

二、辅助检查

(一)腰椎穿刺(腰穿)
腰穿用于检查有潜在出血的患者,或临床怀疑出血而头颅 CT 蛛网膜下腔未见高密度影患者。

(二)影像学检查
1.头颅 CT 检查

在急性患者,CT 平扫可诊断 90% 以上的出血,并可发现颅内血肿、水肿、脑积水。

2.头颅 MRI 和 MRA 检查

其可提供动脉瘤更多的资料,可作为脑血管造影前的无创伤筛选方法。

(三)脑血管造影检查
脑血管造影在诊断动脉瘤上占据绝对优势,可明确动脉瘤的部位和形状,评价对侧循环情况、发现先天性异常以及诊断和治疗血管痉挛有重要价值。

三、诊断

既往无明确高血压病史，突然出现自发性蛛网膜下腔出血症状，均应首先怀疑有颅内动脉瘤的可能，如患者还有下列情况，则更应考虑颅内动脉瘤的可能。

(1)有一侧动眼神经麻痹症状。

(2)有一侧海绵窦或眶上裂综合征(即有一侧第Ⅲ、Ⅳ、Ⅵ对脑神经麻痹症状)，并有反复大量鼻出血。

(3)有明显视野缺损，但又不属于垂体腺瘤中所见的典型的双颞侧偏盲，且蝶鞍的改变不明显，应考虑颅内动脉瘤的可能，应积极行血管造影检查，以明确诊断。

四、鉴别诊断

(一)颅内动脉瘤与脑动静脉畸形的鉴别

其鉴别如表 6-5 所示。

表 6-5　颅内动脉瘤与脑动静脉畸形的鉴别

鉴别点	颅内动脉瘤	脑动静脉畸形
发病年龄	较大，20 岁以下，70 岁以上少见，发病高峰为 40～60 岁	较小，50 岁以上少见，发病高峰为 20～30 岁
性别	女性患者多于男性患者，比例约为 3：2	男性患者多于女性患者，比例为 2：1
出血症状	以蛛网膜下腔出血为主，出血量多，症状较重，昏迷深、持续久，病死率高	蛛网膜下腔出血及脑内出血均较多，脑脊液含血量相对较少，症状稍轻，昏迷较浅而短，病死率稍低
癫痫发作	少见	多见
动眼神经麻痹	多见	少见或无
神经功能障碍	偏瘫、失语较少	偏瘫、失语较多
再出血	相对较多，间隔时间短	较少，间隔时间长
颅内杂音	少见	相对较多
CT 扫描	增强前后阴性者较多，只有在适当层面可见动脉瘤影	未增强时多数可见不规则低密度区，增强后可见不规则高密度区，伴粗大的引流静脉及供血动脉

(二)有动眼神经麻痹的颅内动脉瘤

应鉴别其与糖尿病、重症肌无力、鼻咽癌、蝶窦炎或蝶窦囊肿、眼肌麻痹性偏头痛、蝶骨嵴内侧或鞍结节脑膜瘤及 Tolosa-Hunt 综合征。

(三)有视觉及视野缺损的颅内动脉瘤

应鉴别其与垂体腺瘤、颅咽管瘤、鞍结节脑膜瘤和视神经胶质瘤。

(四)后循环上的颅内动脉瘤

应鉴别其与桥小脑角的肿瘤、小脑肿瘤及脑干肿瘤。

五、治疗

(一)手术治疗

首选手术治疗，由于外科手术技术不断进步，特别是显微神经外科发展，各种动脉瘤夹不断完善,手术效果大为提高,手术的病残率与病死率都大大降低。

(二)非手术治疗

颅内动脉瘤的非手术治疗适用于急性蛛网膜下腔出血早期,病情的趋向尚未能明确时;病情严重不允许做开颅手术,或手术需要延迟进行;动脉瘤位于手术不能达到的部位;患者拒绝手术治疗或等待手术治疗。

1.一般治疗

卧床应持续 4 周。

2.脱水药物

主要选择甘露醇、呋塞米(速尿)等。

3.降压治疗

须谨慎使用药物降压。

4.抗纤溶治疗

可选择 6-氨基己酸,但对于卧床患者应注意深静脉栓塞的发生。

(孟祥奎)

第七章

脑神经疾病

第一节　三叉神经痛

一、概述

三叉神经痛是指原因未明的三叉神经分布范围内的突发性、短暂性、反复性及刻板性的剧烈的疼痛。

三叉神经痛常见于中年女性。该病的发病率为 5.7/10 万～8.1/10 万。患病率为 45.1/10 万。

二、病因及发病机制

三叉神经痛的病因及发病机制目前还不清楚。

(一)周围病变学说

有的学者根据手术、尸体解剖或 MRA 检查的资料,发现很多三叉神经痛的患者在三叉神经入脑桥的地方有异常的血管网压迫,刺激三叉神经根,从而产生疼痛。

(二)中枢性学说

根据患者的发作具有癫痫发作的特点,学者认为患者的病变是在中枢神经系统,是与面部疼痛有关的丘脑-皮质-三叉神经脊束核的刺激性病变所致。

(三)短路学说

三叉神经进入脑桥有一段无髓鞘区,受血管压迫等因素的作用,可以造成无髓鞘的神经纤维紧密地结合,在这些神经纤维之间形成假性"突触",相邻神经纤维之间的传入、传出冲动之间发生"短路"(传入、传出的冲动由于"短路",都可以成为传入的信号)冲动的叠加,容易达到神经元的痛阈,诱发疼痛。

三、病理

有关三叉神经痛的病理报道很少。有的研究发现,患者的三叉神经节细胞有变性,轴突有增生,其髓鞘有节段性的脱失等。

四、临床表现

(一)发病情况

该病常见于 50 岁左右的女性患者,男、女患者的比例为 1∶3。

(二)疼痛部位

三叉神经一侧的下颌支疼痛最为常见,其次是上颌支、眼支疼痛。部分患者可以累及两支(多为下颌支和上颌支)甚至三支(有的学者提出,如果疼痛区域在三叉神经第一支,尤其是单独影响三叉神经第一支的,诊断三叉神经痛要特别慎重)。

(三)疼痛特点

疼痛具有突发性、短暂性、反复性及刻板性的特点。发作前没有先兆,突然发作,发作常常持续数秒,很少超过 2 min,每次发作的疼痛性质及部位固定,疼痛的程度剧烈,患者难以忍受,疼痛的性质常常为电击样、刀割样。

(四)伴随症状

疼痛发作时可伴有面部潮红、流泪、结膜充血。

(五)疼痛的扳机点

患者疼痛的发作常常可以由触摸、刺激(如说话、咀嚼、洗脸、刷牙)以下部位诱发:口角、面颊、鼻翼。

(六)诱发因素

因为吞咽动作能诱发疼痛,所以可摄取流食。因睡眠中吞咽动作不能诱发疼痛,故睡眠中不出现疼痛发作。温暖时疼痛不易发作,故温水浴可预防疼痛发作,有的患者愿意在洗浴中进食。

(七)体征

神经系统检查没有异常的神经系统体征(除刺激"扳机点"诱发疼痛外)。

五、诊断及鉴别诊断

(一)诊断

根据患者的临床表现,尤其是其发作特点,诊断三叉神经痛并不困难。但是要鉴别原发性三叉神经痛与继发性三叉神经痛。继发性三叉神经痛有以下特点:①疼痛的程度常常不如原发性三叉神经痛剧烈,尤其是在起病的初期;②疼痛往往为持续性隐痛、阵痛,阵发性加剧;③有神经系统的阳性体征(尤其是角膜反射的改变、同侧面部的感觉障碍及三叉神经运动支的功能障碍)。常见的继发性三叉神经痛的病因有鼻咽癌颅内转移、听神经瘤、胆脂瘤及多发性硬化等(表 7-1)。

(二)鉴别诊断

应鉴别三叉神经痛与以下几种疾病。

1.颞下颌关节综合征

常常为一侧面部疼痛,以颞下颌关节处为甚,颞下颌关节活动可以诱发、加重疼痛。患者张口受限,颞下颌关节有压痛。

2.牙痛

很多三叉神经痛患者被误诊为牙痛,有的甚至拔了多颗牙。牙痛常常为持续性,进食冷、热食品可以诱发、加重疼痛。

表 7-1　原发性三叉神经痛与继发性三叉神经痛的鉴别

鉴别点	原发性三叉神经痛	继发性三叉神经痛
病因	不明	鼻咽癌颅内转移、听神经瘤、胆脂瘤等
疼痛程度	剧烈	较轻,常为钝痛
疼痛的范围	局限	常累及整个半侧面部
疼痛的持续时间	短暂	持续性痛
扳机点	有	没有
神经系统体征	无	有

3.舌咽神经痛

该病的发作特点及疼痛的性质与三叉神经痛极其相似,但是疼痛的部位有很大的不同。舌咽神经痛的疼痛部位在舌后部及咽部,说话、吞咽及刺激咽部可以诱发疼痛,所以,常有睡眠中疼痛发作。

4.颞动脉炎

该病常常见于老年男性,疼痛为一侧颞部的持续性跳痛、胀痛,常常伴有低热、乏力、精神差等全身症状。查体可见患侧颞动脉僵硬,呈"竹筷"样改变。该病经激素治疗症状可以缓解、消失。

5.偏头痛

此病的发病率远较三叉神经痛的发病率高。该病常常见于青年女性,疼痛发作前常常有前驱症状,主要表现为乏力、注意力不集中、精神差等。约65%的患者有先兆症状,主要有视觉的先兆,表现为闪光、暗点、视野的改变等。疼痛表现为一侧头部跳痛,发作以后,疼痛的程度渐进加重,持续数小时到 72 h。发作时患者常常有自主神经功能障碍的表现。

六、治疗

(一)药物治疗

目前,对三叉神经痛还没有有效的治疗方法。药物治疗控制疼痛的程度及发作的频率,仍为首选的治疗方法。药物治疗的原则为个体化原则,从小剂量开始用药,尽量单一用药并适时注意药物的不良反应。

常用的药物有以下几种。

1.卡马西平

由于卡马西平的半衰期为 12~35 h,故理论上可以每天只服 2 次。常常从小剂量开始,每次 0.1 g,2 次/天,3~5 d 根据患者症状控制的程度来决定加量。每次加 0.1 g(早、晚各 0.05 g),直到疼痛控制为止。每天卡马西平的用量不要超过 1.2 g。

卡马西平常见的不良反应有头昏、共济运动障碍,尤其是在女性中发生率更高。长期用药要注意检测血常规及肝功能的变化。此外,卡马西平可以引起过敏,导致剥脱性坏死性皮炎,所以,用药的初期一定要观察有无皮疹。孕妇忌用。

卡马西平是目前报道的治疗三叉神经痛的有效率最高的药物,据国内外的报道其有效率可达70%~80%。

2.苯妥英钠

苯妥英钠也可以作为治疗三叉神经痛的药物,但是有效率远较卡马西平低。据国内外文献报道,其有效率为 20%～64%。口服,剂量为每次 0.1 g,口服,3 次/天。效果不佳时可增加剂量,通常每天增加 0.05 g。最大剂量不超过 0.6 g。

苯妥英钠的常见不良反应有头昏、共济运动障碍、肝功能损害及牙龈增生等。

3.托吡酯

托吡酯是一种多重机制的新型抗癫痫药物。近年来,国内外有文献报道,在用以上两种经典的治疗三叉神经痛的药物治疗无效时,可以选用该药。通常可以从每次 50 mg,2 次/天开始,3～5 d 症状控制不明显可以加量,每天加 25 mg,观察 3～5 d,直到症状控制为止。每天的最大剂量不要超过300 mg。

托吡酯的不良反应极少。常见的不良反应有头昏、食欲下降及体重减轻。国内外还有报道,有的患者用药以后出现出汗障碍。

4.氯硝西泮

氯硝西泮通常作为备选用的药物。剂量为 4～6 mg/d。常见的不良反应为头昏、嗜睡、共济运动障碍,尤其是在用药的前几天。

5.氯甲酰氮䓬

剂量为 300 mg/d,分 3 次餐前 30 min 口服,无效时可增加到 600 mg/d。该药不良反应的发生率高,常见的不良反应有困倦、蹒跚、药疹和粒细胞减少。有时可见肝功能损害。应用该药治疗应每 2 个月进行一次血液检查。

6.中(成)药

例如,用野木瓜片(七叶莲),每次 3 片,4 次/天。据临床观察,单独使用该药治疗三叉神经痛的有效率不高,但是该药可以作为以上药物治疗的辅助治疗药物。此外,还有痛宁片,每次 4 片,3 次/天。

7.常用的方剂

(1)麻黄附子细辛汤加味:麻黄、川芎、附子各 20～30 g,细辛、荆芥、蔓荆子、菊花、桃仁、石膏、白芷各 12 g,全虫 10 g。

(2)面痛化解汤:珍珠母 30 g,丹参 15 g,川芎、当归、赤芍、秦艽、钩藤各 12 g,僵蚕、白芷各 10 g,红花、羌活各 9 g,防风 6 g,甘草 5 g,细辛 3 g。

(二)非药物治疗

三叉神经痛的"标准(经典)"治疗为药物治疗,但在以下情况下可以考虑非药物治疗:①经应用各种药物正规的治疗(足量、足疗程)无效;②患者不能耐受药物的不良反应;③患者坚决要求不用药物治疗。非药物治疗的方法很多,主要原理是破坏三叉神经的传导。常用的方法有以下几种。

1.神经阻滞(封闭)治疗

该方法是把一些药物(如无水乙醇、甘油、酚)选择地注入三叉神经的某一支或三叉神经半月神经节内。现在由于影像技术发展,在放射诱导下,可以较准确地将药物注射到三叉神经半月节,达到治疗的效果。由于甘油注射后维持时间较长,故目前多采用甘油半月神经节治疗。采用神经阻滞(封闭)治疗的方法,患者面部的感觉通常能保留,没有明显的并发症,但是复发率较高,尤其是 1 年以后。

2.其他方法的三叉神经半月神经节毁坏术

还可以用射频热凝、伽马刀治疗等。这些方法的远期疗效目前尚未肯定。

3.手术治疗

(1)周围支切除术:通常只适用于三叉神经第一支疼痛的患者。

(2)显微的三叉神经血管减压术:该方法具有创伤小、安全、并发症少及有效率高的特点。

(3)三叉神经感觉神经根切断:该方法止痛的疗效确切。

(4)三叉神经脊束切断术:目前射线(X 刀、伽马刀等)治疗在三叉神经痛的治疗中以其微创、安全、疗效好越来越受到大家的重视。

4.经皮穿刺微球囊压迫(percutaneous microballoon compression,PMC)

自 Mullan 等 1983 年首次报道使用经皮穿刺微球囊压迫治疗三叉神经痛的技术以来,至今已有大量学者报道他们采用该技术所取得的临床结果。学者一般认为,PMC 方法与当代使用的微血管减压手术及射频热凝神经根切断术在成功率、并发症及复发率方面都有明显的可比性。其优点是操作简单、安全性高,尤其对于高龄或伴有严重疾病不能耐受较大手术者是首选方法。其简要的方法:丙酚诱导气管内插管全身麻醉。在整个治疗过程中监测血压和心率。患者取仰卧位,使用 14 号穿刺针进行穿刺,皮肤进入点为口角外侧 2 cm 及上方 0.5 cm。在荧光屏指引下调正方向直至进入卵圆孔。应避免穿透卵圆孔。撤除针芯,放入带细不锈钢针芯的 4 号 Fogarty Catheter 直至其尖端超过穿刺针尖 12~14 cm。去除针芯,在侧位 X 线下用 Omnipaque 造影剂充盈球囊直至突向颅后窝。参考周围的骨性标志(斜坡、蝶鞍、岩骨)检查和判断球囊的形状及位置;必要时排空球囊并重新调整导管位置,直至获得乳头突向颅后窝的理想的梨形。球囊充盈容量为 0.4~1.0 mL,压迫神经节 3~10 min,排空球囊,撤除导管,手压穿刺点 5 min。该法具有疗效确切、方法简单及不良反应少等优点。

(王秀娟)

第二节　特发性面神经炎

一、概述

特发性面神经炎是指原因未明的、茎乳突孔内面神经非化脓性炎症引起的、急性发病的面神经麻痹。发病率为 20/10 万~42.5/10 万,患病率为 258/10 万。

二、病因与病理生理

病因未明。可能因受到风寒、病毒感染或自主神经功能障碍,局部血管痉挛致骨性面神经管内的面神经缺血、水肿、受压而发病。

三、诊断步骤

(一)病史采集要点

1.起病情况

急性起病,数小时至 4 d 达到高峰。

2.主要临床表现

多数患者在洗漱时感到一侧面颊活动不灵活,口角漏水,面部㖞斜,部分患者病前有同侧耳后或乳突区疼痛。

3.既往病史

患者病前常有受凉或感冒、疲劳的病史。

（二）体格检查要点

（1）一般情况好。

（2）查体可见一侧周围性面瘫的表现:病侧额纹变浅或消失,不能皱额或蹙眉,眼裂变大,闭眼不全或不能,试闭目时眼球转向外上方,露出白色巩膜,称贝耳现象;鼻唇沟变浅,口角下垂,露齿时口角歪向健侧,鼓腮漏气,不能吹口哨,食物常滞留于齿颊之间。

（3）鼓索神经近端病变,可有舌前 2/3 味觉减退或消失,唾液减少。

（4）镫骨肌神经病变,出现舌前 2/3 味觉减退或消失与听觉过敏。

（5）膝状神经节病变,除上述表现外还有乳突部疼痛,耳郭和外耳道感觉减退,外耳道或鼓膜出现疱疹,见于带状疱疹引起的膝状神经节炎,称 Hunt 综合征。

（三）门诊资料分析

根据急性起病,典型的周围性面瘫症状和体征,可以做出诊断。但是必须排除中枢性面神经麻痹、耳源性面神经麻痹、脑桥病变、吉兰-巴雷综合征等。

（四）进一步检查项目

（1）如果疾病演变过程或体征不符合特发性面神经炎时,可行颅脑 CT/MRI、腰穿脑脊液检查,以利于鉴别诊断。

（2）病程中的电生理检查可对预后做出估计。

四、诊断对策

（一）诊断要点

急性起病,出现一侧周围性面瘫的症状和体征,可以诊断。

（二）鉴别诊断要点

1.中枢性面神经瘫

局限于下面部的表情肌瘫痪,而上面部的表情肌运动（如闭目、皱眉）正常,且常伴有肢体瘫痪等症状,不难鉴别。

2.吉兰-巴雷综合征

可有周围性面瘫,但多为双侧性,可以很快出现其他颅神经损害,有对称性四肢弛缓性瘫痪、感觉和自主神经功能障碍,脑脊液呈蛋白细胞分离。

3.耳源性面神经麻痹

多并发中耳炎、乳突炎、迷路炎等,有原发病的症状和体征,头颅或耳部 CT 或 X 线片有助于鉴别。

4.后颅窝病变

其包括肿瘤、感染、血管性疾病等,起病相对较慢,有其他脑神经损害和原发病的表现,颅脑MRI 对明确诊断有帮助。

5.莱姆病

莱姆病是由蜱传播的螺旋体感染性疾病,可有面神经和其他脑神经损害,可发生于单侧或双侧,伴有多系统损害表现,如皮肤红斑、血管炎、心肌炎、脾大。

6.其他

其他包括结缔组织病、各种血管炎、多发性硬化、局灶性结核性脑膜炎等,可有面神经损害,伴有原发病的表现,要注意鉴别。

五、治疗对策

(一)治疗原则

减轻面神经水肿和压迫,改善局部循环,促进功能恢复。

(二)治疗计划

1.药物治疗

(1)皮质类固醇:起病早期1～2周应用,有助于减轻水肿。泼尼松30～60 mg/d,连用5～7 d逐渐减量。地塞米松10～15 mg/d,静脉滴注,1周后改为口服,逐渐减量。

(2)神经营养药:可酌情选用维生素B_{12}(500 μg/次,隔天1次,肌内注射),维生素B_1(100 mg/次,每天1次,肌内注射),地巴唑(30 mg/d,口服)等。

(3)抗病毒治疗:对疑似病毒感染所致的面神经麻痹,应尽早使用阿昔洛韦(1～2 g/d),连用10～14 d。

2.辅助疗法

(1)保护眼睛:采用消炎性眼药水或用眼药膏点眼,戴眼罩等预防暴露性角膜炎。

(2)物理治疗:包括红外线照射、超短波透热等治疗。

(3)运动治疗:可采用增强肌力训练、自我按摩等。

(4)针灸和低脉冲电疗:一般在发病2周后应用,以促进神经功能恢复。

3.手术治疗

对病后半年或1年以上仍不能恢复者,可酌情施行面-舌下神经或面-副神经吻合术。

(三)治疗方案的选择

对于药物治疗和辅助疗法,可以数种联用,以期促进神经功能恢复。针灸和低脉冲电疗应在水肿消退后再选用。对恢复不佳者可考虑手术治疗。

六、病程观察及处理

治疗期间定期复诊,记录体征的变化,调整激素等药物的使用。鼓励患者自我按摩,配合治疗,早日康复。

七、预后评估

70%的患者在1～2个月可完全恢复,20%的患者基本恢复,10%的患者恢复不佳,再发者约占0.5%。少数患者可遗留面肌痉挛、面肌联合运动、耳颞综合征和鳄泪综合征等后遗症状。

（王秀娟）

第三节 面肌痉挛

一、概述

面肌痉挛又称面肌抽搐,以一侧面肌阵发性不自主抽动为表现。发病率约为 64/10 万。

二、病因与病理生理

病因未明。多数学者认为该病是面神经行程的某一部位受到刺激或压迫导致异位兴奋或为突触传导所致,邻近血管压迫较多见。

三、诊断步骤

(一)病史采集要点

1.起病情况

慢性起病,多见于中老年人,多见于女性。

2.主要临床表现

从眼轮匝肌的轻微间歇性抽动开始,逐渐扩散至口角、一侧面肌,严重时可累及同侧颈阔肌。疲劳、精神紧张可诱发症状加剧,入睡后抽搐停止。

3.既往病史

少数患者有面神经炎病史。

(二)体格检查要点

(1)一般情况:好。

(2)神经系统检查:可见一侧面肌阵发性不自主抽搐,无其他阳性体征。

(三)门诊资料分析

根据典型的临床表现和无其他阳性体征,可以做出诊断。

(四)进一步检查项目

在必要时可行下列检查。

(1)肌电图:可见肌纤维震颤和肌束震颤波。

(2)脑电图检查:结果正常。

(3)极少数患者的颅脑 MRI 可以发现小血管对面神经的压迫。

四、诊断对策

(一)诊断要点

一侧面肌阵发性抽动、无神经系统阳性体征可以诊断。

(二)鉴别诊断要点

1.继发性面肌痉挛

有炎症、肿瘤、血管性疾病、外伤等均可出现面肌痉挛,但常常伴有其他神经系统阳性体征,不难鉴别,颅脑 CT/MRI 检查可以帮助明确诊断。

2.部分运动性发作癫痫

面肌抽搐幅度较大,多伴有头颈、肢体的抽搐。脑电图可有癫痫波发放,颅脑 CT/MRI 可有阳性发现。

3.睑痉挛-口下颌肌张力障碍综合征

多见于老年女性,双侧眼睑痉挛,伴有口舌、面肌、下颌和颈部的肌张力障碍。

4.舞蹈病

可出现双侧性面肌抽动,伴有躯干、四肢的不自主运动。

5.习惯性面肌抽搐

多见于儿童和青少年,为短暂的面肌收缩,常为双侧,可由意志力短时控制,发病和精神因素有关。肌电图和脑电图正常。

6.功能性眼睑痉挛

多见于中年以上女性,局限于双侧的眼睑,不累及下半面部。

五、治疗对策

(一)治疗原则

消除痉挛,病因治疗。

(二)治疗计划

1.药物治疗

药物治疗可用抗癫痫药或镇静药。

(1)卡马西平:开始每次 0.1 g,每天 2～3 次,口服,逐渐增加剂量,最大量不能超过 1.2 g/d。

(2)巴氯芬:开始每次 5 mg,每天 2～3 次,口服,以后逐渐增加剂量至30～40 mg/d,最大量不超过 80 mg/d。

(3)氯硝西泮,0.5～6 mg/d;维生素 B_{12},每次 500 μg,每天3 次,口服,可酌情选用。

2.A 型肉毒毒素(BTXA)注射治疗

本法是目前最安全、有效的治疗方法。BTXA 作用于局部胆碱能神经末梢的突触前膜,抑制乙酰胆碱囊泡的释放,减弱肌肉收缩力,缓解肌肉痉挛。根据受累的肌肉可注射于眼轮匝肌、颊肌、颧肌、口轮匝肌、颏肌等,不良反应有注射侧面瘫、视蒙、暴露性角膜炎等。疗效可维持 3～6 个月,若复发可重复注射。

3.面神经梳理术

通过手术对茎乳孔内的面神经主干进行梳理,可缓解症状,但有不同程度的面瘫,数月后可能复发。

4.面神经阻滞

可用乙醇、维生素 B_{12} 等,对面神经主干或分支注射以缓解症状。若伴有面瘫,复发后可重复治疗。

5.微血管减压术

通过手术将面神经和相接触的微血管隔开以解除症状,并发症有面瘫、听力下降等。

（三）治疗方案的选择

对于早期症状轻的患者可先给予药物治疗，效果欠佳可用 BTXA 局部注射治疗，无禁忌也可考虑手术治疗。

六、病程观察及处理

定期复诊，记录治疗前后的痉挛强度分级的评分（0 级，无痉挛；1 级，外部刺激引起瞬目增多；2 级轻度，眼睑面肌轻微颤动，无功能障碍；3 级中度，痉挛明显，有轻微功能障碍；4 级重度，严重痉挛和功能障碍，如行走困难、不能阅读）变化，评估疗效。

七、预后评估

本症一般不会自愈，积极治疗的疗效满意，BTXA 注射治疗的有效率高达 95％以上。

（王秀娟）

第四节　舌咽神经痛

舌咽神经痛是一种出现于舌咽神经分布区的阵发性剧烈疼痛。疼痛的性质与三叉神经痛相似，该病远较三叉神经痛少见，两者病例的比例为 1∶（70～85）。

一、病因及发病机制

原发性舌咽神经痛的病因迄今不明。可能是舌咽及迷走神经的脱髓鞘性病变引起舌咽神经的传入冲动与迷走神经之间发生"短路"，以致轻微的触觉刺激即可通过"短路"传入中枢，中枢传出的脉冲也可通过"短路"再传入中枢，这些脉冲达到一定总和时，即可激发上神经节及岩神经节、神经根而产生剧烈疼痛。近年来神经血管减压术开展，发现舌咽神经痛患者椎动脉或小脑后下动脉压迫于舌咽及迷走神经，解除压迫后症状缓解，这些患者的舌咽神经痛可能与血管压迫有关。造成舌咽神经根部受压的原因可能有多种，除血管因素外，小脑脑桥角周围的慢性炎症刺激导致蛛网膜炎性改变，逐渐增厚，使血管与神经根相互紧靠，促成神经受压的过程。因为神经根部受增厚蛛网膜的粘连，动脉血管也受其粘连发生异位而固定于神经根部敏感区，致使神经受压而缺乏缓冲余地，引起神经的脱髓鞘改变。

继发性原因可能是小脑脑桥角或咽喉部肿瘤，颈部外伤，茎突过长、茎突舌骨韧带骨化等压迫刺激舌咽神经。

二、临床表现

舌咽神经痛多于中年起病，男、女患者的发病率无明显区别，左侧发病率高于右侧，偶尔有双侧发病者。表现为发作性一侧咽部、扁桃体区及舌根部针刺样剧痛，突然开始，持续数秒至数十秒，发作期短，但疼痛难忍，可反射到同侧舌面或外耳深部，伴有唾液分泌增多。说话、反复吞咽、舌部运动、触摸患侧咽壁、扁桃体、舌根及下颌角均可引起发作。用 2％的丁卡因麻醉咽部，可暂时减轻或止住疼痛。

按疼痛的部位一般可分为 2 型。①口咽型:疼痛区始于咽侧壁、扁桃体、软腭及舌后 1/3,而后放射到耳区,此型最为多见。②耳型:疼痛区始于外耳、外耳道及乳突,或介于下颌角与乳突之间,很少放射到咽侧,此型少见。

疼痛程度轻重不一,有如电击、刀割、针刺,发作短暂,间歇期由数分钟到数月不等,少数甚至长达 2～3 年。一般发作期越来越短,痛的时间越来越长。严重时可放射到头顶和枕背部。个别患者发生昏厥,可能由颈动脉窦神经过敏引起心脏停搏所致。

神经系统检查无阳性体征。

三、诊断

根据疼痛发作的性质和特点不难做出该病的临床诊断。有时为了进一步明确诊断,可刺激扁桃体窝的"扳机点",观察能否诱发疼痛;或用 1% 的丁卡因喷雾喷咽后壁、扁桃体窝等处,如能遏止发作,则可以证实诊断。如果喷上述药物后,舌咽处的疼痛虽然消失,但耳痛仍然保留,则可封闭颈静脉孔,若能收效,说明不仅为舌咽神经痛,还有迷走神经的耳后支参与。

临床表现呈持续性疼痛或有神经系统阳性体征的患者,应当考虑为继发性舌咽神经痛,需要进一步检查以明确病因。

四、鉴别诊断

临床上应与三叉神经痛、喉上神经痛、蝶腭神经痛及颅底、鼻咽部和小脑脑桥角肿瘤等病变引起的继发性舌咽神经痛相鉴别。

(一)三叉神经痛

两者的疼痛性质与发作情况完全相似,部位亦与其毗邻,三叉神经第三支疼痛时易与舌咽神经痛相混淆。二者的鉴别点为三叉神经痛位于三叉神经分布区,疼痛较浅表,"扳机点"在睑、唇或鼻翼;说话、洗脸、刮胡须可诱发疼痛发作。舌咽神经痛位于舌咽神经分布区,疼痛较深在,"扳机点"多在咽后壁、扁桃体窝、舌根;咀嚼、吞咽等动作常诱发疼痛发作。

(二)喉上神经痛

喉深部、舌根及喉上区间歇性疼痛,可放射到耳区和牙龈,说话和吞咽动作可以诱发,在舌骨大角间有压痛点。用 1% 的丁卡因涂抹梨状窝区及舌骨大角处,或用 2% 的普鲁卡因神经封闭,均能完全抑制疼痛,可与舌咽神经痛区别。

(三)蝶腭神经节痛

此病的主要临床表现是在鼻根、眼眶周围、牙齿、颜面下部及颞部阵发性剧烈疼痛,其性质似刀割、烧灼及针刺样,并向颌、枕及耳部等放射。每天发作数次至数十次,每次持续数分钟至数小时不等。疼痛发作时多伴有流泪、流涕、畏光、眩晕和鼻塞等,有时伴有舌前 1/3 味觉减退。疼痛发作无明显诱因,也无"扳机点"。用 1% 的丁卡因麻醉中鼻甲后上蝶腭神经节处,5～10 min 疼痛即可消失为该病特点。

(四)继发性舌咽神经痛

颅底、鼻咽部及小脑脑桥角肿物或炎症等病变均可引起舌咽神经痛,但多呈持续性痛伴有其他颅神经障碍及神经系统局灶体征。X 线颅底拍片,头颅 CT 扫描及 MRI 等影像学检查有助于寻找病因。

五、治疗

(一)药物治疗

卡马西平为最常用的药物,苯妥英钠也常用来治疗舌咽神经痛,其他的镇静止痛药物(安定、曲马朵)及传统中草药对该病也有一定的疗效。有研究发现 N-甲基-D-天冬氨酸(NMDA)受体在舌咽神经痛的发病机制中起一定作用,所以 NMDA 受体拮抗剂可有效地减轻疼痛,如氯胺酮。也有学者报道加巴喷丁可升高中枢神经系统 5-HT 水平,抑制痛觉,同时参与 NMDA 受体的调制,在神经病理性疼痛中发挥作用。这些药物为舌咽神经痛的药物治疗开辟了一个新领域。

(二)封闭疗法

用维生素 B_{12} 和地塞米松等行周围神经封闭偶有良效。有人用 95% 的乙醇或 5% 的酚甘油于颈静脉孔处行舌咽神经封闭。但舌咽神经与颈内动脉、静脉、迷走神经、副神经等相邻,封闭时易损伤周围神经血管,故应慎用。

(三)手术治疗

对发作频繁或疼痛剧烈者,若保守治疗无效可考虑手术治疗。常用的手术方式有以下几种。

1.微血管减压术(MVD)

国内外学者行血管减压术治疗该病收到了良好的效果,因此有学者认为采用神经血管减压术是最佳治疗方案,可保留神经功能,避免了神经切断术所致的病侧咽部干燥、感觉消失和复发之弊端。

2.经颅外入路舌咽神经切断术

术后复发率较高,建议对不能耐受开颅的患者试用这种方法。

3.经颅舌咽神经切断术

如术中探查没有明显的血管压迫神经,则可选用舌咽神经切断术。

4.经皮穿刺射频热凝术

在 CT 引导下可大大减少其并发症的发生。另外舌咽神经传入纤维在脑桥处加入了三叉神经的下支,开颅在此毁损可阻止舌咽神经痛的传导通路。

六、预后

舌咽神经痛如不经治疗,一般不会自然好转,疼痛发作次数频繁,持续时间越来越少,严重影响患者的生活及工作。

(孟祥奎)

第五节　前庭蜗神经疾病

前庭蜗神经包括蜗神经和前庭神经,对两者通常一起讨论。

一、蜗神经疾病

(一)病因

病因有各种急性、慢性迷路炎,药物中毒(链霉素、新霉素、庆大霉素等),颞骨、内耳外伤,噪声,听神经炎,脑膜炎,蛛网膜炎,脑桥小脑角肿瘤,脑桥病变,动脉硬化症,神经衰弱,遗传因素和全身性疾病(贫血和高血压等)等。

(二)临床表现

最常见的症状是耳鸣、听觉过敏和耳聋(听力减退或丧失)。根据耳鸣和耳聋的特点可鉴别传导性和神经性。低音调耳鸣(轰轰、嗡嗡似雷声、飞机声)通常是传导器的病变。高音调耳鸣(吱吱声、蝉鸣声、鸟叫声)常为感音器的病变。神经性耳聋听力障碍的共同特点是以高音频率为主,气导的声强值大于骨导,Weber 试验音响偏向健侧。

(三)治疗

首先是病因治疗。其他对症治疗包括应用 B 族维生素、扩张血管药物及能量合剂等。还可行针灸治疗。严重者的听力障碍应佩戴助听器。

二、前庭神经疾病

前庭神经的功能是调节机体平衡和对各种加速度的反应。当前庭功能受到异常刺激和功能障碍时,可出现一系列的症状和体征。

(一)病因

病因有迷路炎、内耳眩晕病、迷路动脉血液供应障碍及药物中毒,脑桥小脑角肿瘤和脑桥小脑角蛛网膜炎,听神经炎和前庭神经元炎,各种原因所致的脑干病变,心血管系统的病变等。

(二)临床表现

1.眩晕

患者感觉自身或外界物体旋转或晃动(或称为运动幻觉),常伴有眼球震颤和共济失调,以及迷走神经的刺激症状,如面色苍白、恶心和呕吐、出汗、血压和脉搏变化,严重时可出现晕厥。

2.眼球震颤

通常为自发性眼球震颤,由快相和慢相组成,快相代表眼球震颤的方向。前庭周围性眼球震颤多为水平性,而且伴有明显的眩晕,闭眼后症状并不能减轻。

3.自发性肢体偏斜

表现为站立不稳或向一侧倾倒。肢体偏斜的方向与前庭周围神经病变侧和眼球震颤的慢相是一致的;而前庭中枢性损害的方向是不定的。

(三)诊断和鉴别诊断

首先应确定病变是否位于前庭神经,部分前庭神经损害的患者通常伴有听力障碍。其次是根据眩晕的性质和伴发症状、自发性眼球震颤的特点、肢体倾倒的方向以及各种前庭功能试验的结果鉴别是前庭周围性病变还是中枢性病变。最后结合以上临床特点和借助于各种辅助检测手段对病变进行进一步的定性诊断或病因诊断。

(四)治疗

1.病因治疗

根据不同的病因采取针对性的治疗,例如,有肿瘤、行手术切除;有炎症,进行抗感染治疗;对缺血性病变用扩张血管药物等。

2.对症治疗

(1)使用常规剂量的各种安定剂和镇静剂。

(2)使用常规剂量的抗组胺类药物,如盐酸苯海拉明、氯苯那敏、异丙嗪。

(3)伴有严重呕吐的患者可肌内注射东莨菪碱 0.3 mg,或阿托品0.5 mg。④使用维生素、谷维素等。

（孟祥奎）

第六节　前庭神经元炎

前庭神经元炎亦称为病毒性迷路炎、流行性神经迷路炎或急性迷路炎。常发生于上呼吸道感染后数天之内,临床特征为急性起病的眩晕、恶心、呕吐、眼球震颤和姿势不平衡。炎症仅限局于前庭系统,耳蜗和中枢神经系统均属于正常,是一种不伴有听力障碍的眩晕病。

一、病因及发病机制

目前病因仍不明确。学者通常认为,前庭神经元炎患者发病前常有感染病史。Shimizu 等在57 例前庭神经元炎病例中测定血清各种病毒抗体水平,26 例显示病毒抗体效价升高到原来效价的 4 倍以上,故推断此病与病毒感染有直接关系。Chen 等经研究认为前庭神经元炎主要影响前庭神经上部,其支配外半规管和前半规管,而后半规管和球囊的功能受前庭神经下部支配而不受影响。Goebel 等以解剖标本做研究,认为前庭神经上部的骨道相对较长,其和小动脉通过相对狭窄的通道,使前庭神经上部更易受到侵袭和可能起迷路缺血性损害。

另外,亦有报道认为,前庭神经遭受血管压迫或蛛网膜粘连,甚至可因内听道狭窄引起前庭神经缺氧变性而发病。有学者认为,糖尿病可引起前庭神经元变性萎缩,导致眩晕反复发作。

二、病理生理

病理学研究显示,一些前庭神经元炎患者的前庭神经被切断后,可出现前庭神经有孤立或散在的退行性变和再生现象,神经纤维减少,节细胞空泡形成,神经内胶原沉积物增加。

三、临床表现

(1)该病多发生于中年人,男、女性患者的发病率无明显差异。

(2)起病突然,病前有发热、上感或泌尿道感染病史,多为腮腺炎、麻疹及带状疱疹病毒引起。

(3)临床表现以眩晕最突出,头部转动时眩晕加剧,多于晚上睡醒时突然眩晕发作,数小时达到高峰,伴有恶心、呕吐,可持续数天或数周,多无耳鸣、耳聋,也有报道称约 30% 的病例有耳蜗症状;严重者倾倒、恶心、呕吐、面色苍白。可以一家数人患病,亦有集体发病呈小流行现象。该病一般可以自愈,可能为仅有一次的发作,或在过了 12 个月后有几次后续发作;每次后续发作都不太严重,持续时间较短。

(4)病初有明显的自发性眼震,多为水平性和旋转性,快相向健侧。

（5）前庭功能检查显示单侧或双侧反应减弱,部分病例痊愈后前庭功能恢复正常。

四、辅助检查

（1）眼震电图（ENG）可以客观地记录一侧前庭功能丧失的情况,但 ENG 并非必要,因在急性期自发性眼震等客观体征有助于病变定侧,患者也难于耐受检查。

（2）可行听力检查排除听力损害。

（3）做头颅磁共振（MRI）检查,特别要注意检查内听道以排除其他诊断的可能性,如桥小脑角肿瘤、脑干出血或梗死。必要时行增强扫描。

五、诊断

根据感染后突然起病,剧烈眩晕,站立不稳,头部活动时眩晕加重,不伴耳鸣、耳聋;前庭功能检查显示单侧或双侧反应减弱,无耳蜗功能障碍;无其他神经系异常症状、体征;预后良好,可诊断。

六、鉴别诊断

（一）内耳眩晕病

该病又称梅尼埃病,为一种突然发作的非炎性迷路病变,具有眩晕、耳聋、耳鸣及眼震等临床特点,有时有患侧耳内闷胀感等症状。多为单耳发病,男、女患者的发病率无明显差异,患者多为青壮年,60 岁以上老人发病罕见,近年亦有儿童病例报告。眩晕有明显的发作期和间歇期。发作时患者常不敢睁眼、恶心、呕吐、面色苍白、出汗甚至腹泻、血压多数偏低等一系列症状。该病病因学说甚多,变态反应、内分泌障碍、维生素缺乏及精神神经因素等引起自主神经功能紊乱,使血管神经功能失调,毛细血管渗透性增加,导致膜迷路积水,蜗管及球囊膨大,刺激耳蜗及前庭感受器时,引起耳鸣、耳聋、眩晕等一系列临床症状。该病的间歇期长短不一,从数月到数年,每次发作和程度也不一样。听力随着发作次数的增加而逐渐减退,最后导致耳聋。

（二）位置性眩晕

眩晕发作常与特定的头位有关,无耳鸣、耳聋。中枢性位置性眩晕,常伴有特定头位的垂直性眼震,且常无潜伏期,反复试验可反复出现,呈相对无疲劳现象。外周性位置性眩晕又称良性阵发性位置性眩晕,为常见的前庭末梢器官病变,亦称为管石症或耳石症;多数病例发病并无明显诱因,而可能的诱因多见于外伤;眼震常有一定的潜伏期,呈水平旋转型,多次检查后眼震可消失或逐渐减轻,属于疲劳性。预后良好,能够自愈。

（三）颈源性眩晕

该病为由颈部疾病所致的眩晕。其特征是既有颈部疾病的表现,又有前庭及耳蜗系统受累的表现,进行冷热试验,此类患者一般为正常。其可能病因为颈椎病、颈部外伤、枕大孔畸形、后颈部交感神经综合征。颈椎病是椎动脉颅外段血流受阻的主要原因。颈椎骨刺及退行性关节炎、椎间盘病变使椎动脉受压,转颈时更易受压。若动脉本身已有粥样硬化,而对侧椎动脉无法代偿时即出现症状。眩晕与头颈转动有关,可伴有枕部头痛、猝倒、视觉闪光、视野缺失及上肢麻痛。颈椎核磁共振检查可以协助诊断。

（四）药物中毒性眩晕

以链霉素引起的中毒性眩晕最常见。还有新霉素、卡那霉素、庆大霉素、万古霉素、多黏菌素B、奎宁、磺胺类等药物引起的中毒性眩晕。有些药物性损害主要影响前庭部分，但多数对前庭与耳蜗均有影响。链霉素中毒引起的眩晕通常于疗程第四周出现，也有短至 4 d 者。在行走、头部转动或转身时眩晕更为明显。于静止、头部不动时症状明显好转或消失。前庭功能检查多无自发性眼震，闭目难立征呈阳性。变温试验显示双侧前庭功能均减退或消失。如伴耳蜗损害，尚有双侧感音性耳聋。眩晕消失缓慢，需数月甚或 1～2 年，前庭功能更难恢复。

（五）桥小脑角肿瘤

桥小脑角肿瘤（特别是听神经瘤）早期可出现轻度眩晕、耳鸣、耳聋。病变进一步发展可出现邻近颅神经受损的体征，如病侧角膜反射减退、面部麻木、复视、周围性面瘫、眼震、同侧肢体共济失调。至病程后期，还可出现颅内压增高症状。诊断依据单侧听力渐进性减退、耳鸣，听力检查为感音性耳聋，伴同侧前庭功能早期消失，邻近颅神经（Ⅴ、Ⅶ、Ⅷ）中有一支受累应怀疑为听神经瘤。头颅核磁共振检查可以协助诊断。

七、治疗

临床治疗原则是进行急性期的对症治疗、皮质激素治疗和早期前庭康复治疗。一项小规模的对照研究发现治疗前庭神经炎，用皮质激素比用安慰剂更有效。最近的一项临床研究比较了甲泼尼龙、阿昔洛韦和甲泼尼龙＋阿昔洛韦这三种治疗方法的疗效，结果表明，甲泼尼龙可明显改善前庭神经炎的症状，抗病毒药物无效，两者联合无助于提高疗效。

临床常用治疗方法如下。

（1）一般治疗：卧床休息，避免头、颈部活动和声光刺激。

（2）对症处理：对于前庭损害而产生的眩晕症状应给予镇静药、安定药，对眩晕、呕吐剧烈者可肌内注射盐酸异丙嗪（12.5～25 mg）或地西泮（10～20 mg），每 4～6 h 1 次。对症状缓解不明显者，可酌情重复上述治疗。对长时间呕吐者，必要时行静脉补液和电解质以作补充和支持治疗。

（3）糖皮质激素：可用地塞米松 10～15 mg/d，7～10 d；或服泼尼松 1 mg/（kg·d），顿服或分2 次口服，连续 5 d，以后 7～10 d 内逐渐减量。注意补钾、补钙、保护胃黏膜。

（4）维生素 B_1 100 mg，肌内注射，每天 1 次；维生素 B_{12} 500 μg，肌内注射，每天 1 次。治疗2 周后改为口服。

（5）前庭康复治疗：前庭神经炎的恢复往往需要数周的时间，患者越早开始前庭康复锻炼，功能恢复就越快、越完全。前庭康复锻炼的目的是加速前庭康复的进程，并改善最终的康复水平。前庭康复计划一般包括前庭-眼反射的眼动训练和前庭-脊髓反射的平衡训练。早期眼震存在，患者应尝试抑制各方向的凝视眼震。眼震消失后，开始头眼协调练习。患者应尝试平衡练习和步态练习。症状好转后应加运动中的头动练习，开始慢，逐渐加快。前庭康复锻炼每天至少2 次，每次数分钟，只要患者能够耐受，应尽可能多进行锻炼，并少用抗晕药物。

（孟祥奎）

第七节　多发脑神经损害

一、概述

多发脑神经损害是指单侧或双侧、同时或先后两条以上脑神经受损而出现功能障碍。

二、病因与病理生理

病因是多种多样的,包括炎症性疾病、感染后免疫功能障碍、脱髓鞘疾病、肿瘤、中毒、外伤、代谢性疾病等。

三、诊断步骤

(一)病史采集要点

1.起病情况

病因不同,起病的急缓是不同的,炎症、外伤或血管病起病急,肿瘤的起病较慢,渐进发展。

2.既往病史

注意有无感染、肿瘤、化学物接触、代谢性疾病等,以期发现病因。

(二)主要临床表现和体格检查要点

受损脑神经的不同组合形成不同的综合征,将分别描述。

1.福斯特-肯尼迪综合征

嗅神经和视神经受损。表现为病侧嗅觉丧失、视神经萎缩,对侧视盘水肿。该综合征多见于嗅沟脑膜瘤或额叶底部肿瘤。

2.海绵窦综合征

动眼神经、滑车神经、展神经和三叉神经眼支受损。表现为病侧眼球固定、眼睑下垂、瞳孔散大、直接和间接对光反射和调节反射消失、眼和额部麻木疼痛、角膜反射减弱或消失、眼睑和球结膜水肿及眼球突出。该综合征见于感染、海绵窦血栓形成、海绵窦肉芽肿、动静脉瘘或动脉瘤等。

3.眶上裂综合征

动眼神经、滑车神经、展神经和三叉神经眼支受损。表现为病侧眼球固定、上睑下垂、瞳孔散大、光反射和调节反射消失、眼裂以上皮肤感觉减退、角膜反射减弱或消失、眼球突出。该综合征见于眶上裂骨折、骨膜炎或邻近肿瘤等。

4.眶尖综合征

视神经、动眼神经、滑车神经、展神经和三叉神经眼支受损。表现为眶上裂综合征和视力障碍。该综合征见于眶尖骨折、炎症或肿瘤等。

5.岩骨尖综合征

三叉神经和展神经受损。表现为病侧眼球外展不能、复视,颜面部疼痛。该综合征见于乳突炎、中耳炎、肿瘤或外伤等。

6.小脑脑桥角综合征

三叉神经、外展神经、面神经、听神经受损,病变大时可以累及脑干、小脑或后组脑神经。表现为病侧颜面部感觉减退、角膜反射减弱或消失,周围性面瘫,听力下降、眼震、眩晕和平衡障碍,小脑性共济失调。该综合征最多见于听神经瘤,还可见于炎症、血管瘤等。

7.Avellis 综合征

迷走神经和副神经受损。表现为声音嘶哑、吞咽困难、病侧咽反射消失、向对侧转颈无力、病侧耸肩无力。该综合征见于局部肿瘤、炎症、血管病或外伤等。

8.Jackson 综合征

迷走神经、副神经和舌下神经受损。表现为声音嘶哑、吞咽困难、病侧咽反射消失、向对侧转颈无力、病侧耸肩无力、病侧舌肌瘫痪、伸舌偏向病侧。该综合征见于局部肿瘤、炎症、血管病或外伤等。

9.Tapia 综合征

迷走神经和舌下神经(结状神经节以下的末梢)受损。表现为声音嘶哑、病侧舌肌瘫痪、伸舌偏向病侧。该综合征多见于局部外伤。

10.颈静脉孔综合征

舌咽神经、迷走神经和副神经受损。表现为病侧声带和咽部肌肉麻痹出现声嘶、吞咽困难、咽反射消失、向对侧转颈无力、病侧耸肩无力。该综合征见于局部肿瘤、炎症等。

11.枕髁-颈静脉综合征

舌咽神经、迷走神经、副神经和舌下神经受损。表现为病侧 Vernet 综合征、舌肌瘫痪和萎缩。该综合征见于颅底枪弹伤、局部炎症、肿瘤等。

12.腮腺后间隙综合征

舌咽神经、迷走神经、副神经和舌下神经受损。表现与 Collet-Sicard 综合征相同,可有同侧 Horner 征。该综合征见于局部肿瘤、炎症、外伤等。

（三）门诊资料分析

询问详细的病史,认真体检,有助于明确病变范围和可能的原因。

（四）进一步检查项目

进行局部 X 线摄片、颅脑 CT 或 MRI 检查,必要时做脑脊液检查,有助于了解病变部位、范围、性质和病因。

四、诊断对策

根据临床症状和体征,明确受损的脑神经范围,结合病史和相应的检查以做出诊断,并尽量进行病因诊断。

五、治疗对策

主要是针对病因治疗。存在感染时要抗感染治疗,对肿瘤、外伤或血管瘤可以选择手术治疗,对脱髓鞘性疾病可给予糖皮质激素治疗,若有代谢性疾病,要重视原发病的治疗。

六、预后评估

不同的病因可以有不同的预后。

（王　敏）

第八章

周围神经疾病

第一节　多发性周围神经病

多发性周围神经病旧称末梢性神经炎,是肢体远端的多发性神经损害,主要表现为四肢末端对称性的感觉、运动和自主神经障碍。

一、病因

引起周围神经病的病因有很多。

(一)感染性

该类病因有病毒、细菌、螺旋体感染等。

(二)营养缺乏和代谢障碍

该类病因有各种营养缺乏,如慢性酒精中毒、B族维生素缺乏、营养不良;各种代谢障碍,如糖尿病、肝病、尿毒症、淀粉样变性、血卟啉病。

(三)毒物

该类病因有工业毒物、重金属中毒、药物等。

(四)感染后或变态反应

该类病因有注射血清或接种疫苗。

(五)结缔组织病

该类病因有系统性红斑狼疮、结节性多动脉炎、巨细胞性动脉炎、硬皮病、类风湿关节炎等。

(六)癌性

该类病因有淋巴瘤、肺癌、多发性骨髓瘤等。

二、病理

周围神经炎的主要病理过程是轴突变性和节段性髓鞘脱失。轴突变性可原发于轴突或细胞体的损害,并可引起继发的髓鞘崩解;恢复缓慢,常需数月至1年。节段性髓鞘脱失可见于急性感染性多发性神经炎、白喉、铅中毒等,其原发损害神经膜细胞使髓鞘呈节段性破坏。恢复迅速,使原先裸露的轴突恢复功能。

三、诊断步骤

(一)病史采集要点

1.起病情况

根据病因的不同,病程可有急性、亚急性、慢性、复发性等,可发生于任何年龄。多数患者呈数周至数月的进展病程,进展时由肢体远端向近端发展,缓解时由近端向远端发展。

2.主要临床表现

主要临床表现大致相同,出现肢体远端对称性的感觉、运动和自主神经功能障碍。

3.既往病史

注意询问是否有可能致病的病因,如感染、营养缺乏、代谢性疾病、化学物质接触史、肿瘤病史、家族史。

(二)体格检查要点

一般情况尚可,可能有原发病的体征,如发热、多汗、消瘦。高级神经活动无异常。

1.感觉障碍

有四肢远端对称性深浅感觉障碍。肢体远端有感觉异常,如刺痛、蚁走感、灼热感、触痛。检查可发现四肢末梢有手套-袜套型的深浅感觉障碍,病变区皮肤可有触痛。

2.运动障碍

有四肢远端对称性下运动神经元性瘫痪。肢体远端对称性无力,其程度可从轻瘫至全瘫,可有垂腕、垂足的表现。受累肢体肌张力减小,病程久可出现肌萎缩。上肢运动障碍在骨间肌、蚓状肌、大鱼际肌、小鱼际肌明显,下肢运动障碍在胫前肌、腓骨肌明显。

3.反射异常

上下肢的腱反射常减弱或消失。

4.自主神经功能障碍

自主神经功能障碍呈对称性异常,肢体末梢的皮肤菲薄、干燥、变冷、苍白或发绀,少汗或多汗,指(趾)甲粗糙、松脆等。

(三)门诊资料分析

根据末梢型感觉障碍、下运动神经元性瘫痪和自主神经功能障碍等临床特点,可诊断为多发性周围神经病。

详细地询问病史,了解相关的病因、病程、特殊症状等,以利于综合判断。

1.药物性病因

呋喃类药物可引起感觉、运动和自主神经联合受损,疼痛明显。大剂量或长期服用异烟肼干扰了维生素 B_6 代谢而致病,常见双下肢远端感觉异常或减退,浅感觉可达胸部,深感觉异常以振动觉改变最常见,合用维生素 B_6(剂量为异烟肼的 1/10)可以预防。

2.中毒性病因

如群体发病应考虑重金属或化学品中毒,需检测血、尿、头发、指甲等的重金属含量。

3.糖尿病性病因

表现为感觉、运动、自主神经或混合型,以混合型最常见,通常感觉障碍较重,早期出现主观感觉异常,损害主要累及小感觉神经纤维,以疼痛为主,夜间尤甚;累及大感觉纤维可引起感觉性共济失调,可发生无痛性溃疡和神经源性骨关节病。某些病例以自主神经损害为主,部分患者出现近端肌肉非对称性肌萎缩。

4.尿毒症性病因

该类型约占透析患者的半数，典型症状与远端性轴索病的典型症状相同，大多数为感觉-运动型，初期多表现感觉障碍，下肢的感觉障碍较上肢的感觉障碍出现得早且严重，夜间发生感觉异常及疼痛加重，透析后可好转。

5.营养缺乏性病因

该类型有贫血、烟酸、维生素 B_1 缺乏等，见于慢性酒精中毒、慢性胃肠道疾病、妊娠和手术后等。

6.肿瘤

可以是感觉型或感觉-运动型，前者以四肢末端开始，有上升性，自觉强烈不适及疼痛，伴深、浅感觉减退或消失，运动障碍较轻；后者呈亚急性经过，恶化和缓解反复出现，可在癌原发症状前期或后期发病，约半数病例的脑脊液蛋白水平升高。

7.感染后

吉兰-巴雷综合征、疫苗接种后多发性神经病可能为变态反应。白喉性多发性神经病是白喉外毒素作用于血神经屏障较差的后根神经节和脊神经根，见于病后 8～12 周，为感觉-运动性，数天或数周可恢复。麻风性多发性神经病潜伏期长，起病缓慢，周围神经增粗并可触及，可发生大疱、溃烂和指骨坏死等营养障碍。

8.POEMS 综合征

POEMS 综合征是一种累及周围神经的多系统病变，多中年以后起病，较多见于男性，起病隐袭、进展慢。依照症状、体征可有如下表现。

（1）多发性神经病：呈慢性进行性感觉-运动性多神经病，脑脊液蛋白质含量增高。

（2）脏器肿大：肝、脾大，周围淋巴结肿大。

（3）内分泌病：男性出现勃起功能障碍、女性化乳房，女性出现闭经、痛性乳房增大和溢乳，可合并糖尿病。

（4）M 蛋白：血白蛋白电泳出现 M 蛋白，尿检可有本周蛋白。

（5）皮肤损害：因色素沉着变黑，并有皮肤增厚与多毛。

（6）水肿：视乳盘水肿、胸腔积液、腹水、下肢凹陷性水肿。

（7）骨骼改变：可在脊柱、骨盆、肋骨和肢体近端发现骨硬化性改变，为该病的影像学特征，也可有溶骨性病变，骨髓检查可见浆细胞增多或骨髓瘤。

9.遗传性疾病

其包括遗传性运动感觉性神经病（HMSN）、遗传性共济失调性多发性神经病（Refsum 病）、遗传性淀粉样变性神经病等，起病隐袭，进展缓慢，周围神经对称性、进行性变性导致四肢无力，下肢的情况重于上肢。远端的情况重于近端，常出现运动和感觉障碍。

10.其他

某些疾病（如动脉硬化、肢端动脉痉挛症、系统性红斑狼疮、结节性多动脉炎、硬皮病、风湿病）可致神经营养血管闭塞，为感觉-运动性表现，有时早期可有主观感觉异常。代谢性疾病（如血卟啉病、巨球蛋白血症）影响周围神经，多为感觉-运动性，血卟啉病以运动损害为主，双侧对称性近端为重的四肢瘫痪。1/3～1/2 的患者伴有末梢型感觉障碍。

(四)进一步检查项目

1.神经传导速度和肌电图

如果仅有轻度轴突变性,传导速度尚可正常;当有严重轴突变性及继发性髓鞘脱失时传导速度变慢,肌电图呈去神经性改变;节段性髓鞘脱失而轴突变性不显著时,传导速度变慢,肌电图可正常。

2.血生化检查

根据病情,可检测血糖水平、维生素 B_{12} 水平、尿素氮水平、肌酐水平、甲状腺功能、肝功能等。

3.免疫学检查

对疑有免疫疾病者,可做免疫球蛋白、类风湿因子、抗核抗体、抗磷脂抗体等检测。

4.可疑中毒者

对可疑中毒者,可根据病史做相关毒物或重金属、药物的血液浓度检测。

5.脑脊液检查

大多数无异常发现,少数患者可见脑脊液蛋白含量升高。

6.神经活检

对不能明确诊断或疑为遗传性的患者,可行腓神经活检。

四、诊断对策

(一)诊断要点

根据患者临床表现的特点,即以四肢远端为主的对称性下运动神经元性瘫痪、末梢型感觉障碍和自主神经功能障碍,可以临床诊断。注意临床工作时要认真询问病史,掌握不同病因所致的多发性周围神经病的特殊临床表现,有助于病因的诊断。肌电生理检查和神经肌肉活检对诊断很有帮助;神经传导速度测定有助于亚临床型的早期诊断,并可区别轴索变性和节段性脱髓鞘改变。

(二)鉴别诊断要点

1.亚急性联合变性

早期表现类似于多发性周围神经病,随着病情进展逐渐出现双下肢软弱无力、步态不稳,双手动作笨拙;肌张力增大、腱反射亢进、锥体束征阳性和感觉性共济失调是其与多发性周围神经病的主要鉴别点。

2.周期性瘫痪

周期性瘫痪为周期性发作的短时期的肢体近端弛缓性瘫痪,无感觉障碍,发作时血清钾水平低于3.5 mmol/L,心电图呈低钾改变,补钾后症状改善,不难鉴别。

3.脊髓灰质炎

肌力降低常为不对称性,多数仅累及一侧下肢的一至数个肌群,呈节段性分布,无感觉障碍,肌萎缩出现得早;肌电图可明了损害部位。

五、治疗对策

(一)治疗原则

去除病因,积极治疗原发病,改善周围神经的营养代谢,对症处理。

(二)治疗计划

1.去除病因

根据不同的病因采取针对性强的措施,以消除或阻止其病理性损害。若重金属和化学品中毒,应立即脱离中毒环境,避免继续接触有关毒物;若急性中毒,可大量补液,促使利尿、排汗和通便等,加速排出毒物。若重金属(如铅、汞、锑、砷)中毒,可用二巯丙醇(BAL)、依地酸钙钠等结合剂;如砷中毒,可用二巯丙醇3 mg/kg肌内注射,4~6 h 1 次,2 d后改为每天2次,连用10 d;若铅中毒,用二巯丁二酸钠1 g/d,加入500 mL5%的葡萄糖溶液,静脉滴注,5~7 d为1个疗程,可重复2~3个疗程;或用依地酸钙钠1 g,稀释后静脉滴注,3~4 d为1个疗程,停用2 d后重复应用,一般用3~4个疗程。

对各种疾病所致的多发性周围神经病,要积极治疗原发病。对糖尿病患者控制好血糖;对尿毒症患者行血液透析或肾移植;黏液水肿,用甲状腺素;对结缔组织病、SLE、硬皮病、类风湿关节病、血清注射或疫苗接种后、感染后神经病患者,可应用皮质类固醇治疗;对麻风病患者用砜类药;对肿瘤行手术切除,也可使多发性神经病缓解。

2.改善神经的营养代谢

营养缺乏和代谢障碍可能是病因,或在其发病机制中起重要作用,在治疗中必须予以重视并纠正。应用大剂量B族维生素有利于神经损伤的修复和再生,地巴唑、加兰他敏也有促进神经功能恢复的作用,还可使用神经生长因子、神经节苷脂等。

3.对症处理

急性期应使患者卧床休息,疼痛可用止痛剂、卡马西平、苯妥英钠等;恢复期可用针灸、理疗和康复治疗,以促进肢体功能恢复;护理重症患者时要定期翻身,保持肢体功能位,防止挛缩和畸形。

（范小波）

第二节 多灶性运动神经病

多灶性运动神经病为仅累及运动神经的脱髓鞘性神经病,是一种免疫介导的、以肢体远端为主的、非对称性的、慢性进展的、以运动障碍为主要表现的慢性多发性单神经病,电生理特点为持续性、节段性、非对称性运动神经传导阻滞,免疫球蛋白及环磷酰胺治疗有效。

一、病因及病理

学者一般认为该病为自身免疫性疾病,20%~84%的患者血中有抗神经节苷脂抗体（GM₁),并且抗体的滴度与临床表现平行,在病情进展与复发时该抗体水平升高,使用免疫抑制剂后,随该抗体水平下降病情即好转。神经节苷脂抗体选择性地破坏运动神经的体磷脂,导致运动神经的脱髓鞘改变,继而施万细胞再生,使病变部的周围神经呈"洋葱球"样改变,无炎症细胞浸润及水肿,严重的伴轴突变性。病变呈灶性分布,可发生于脊神经根、多条周围神经干、同一神经干上多个部位,有的有脊髓前角神经元的脱失和尼氏小体的溶解,甚至有皮质脊髓束的损坏。

二、临床表现

该病多见于 20～50 岁的男性,亦可见于儿童及老年人,男、女患者的比例为 4∶1。大多数病例慢性起病,病情缓缓进展,中间可有不同时段的"缓解",在缓解期病情相对稳定,病程可达几年或几十年。少数人也可急性或亚急性起病,病情进展得较快,但很快又进入慢性病程。临床表现以运动障碍为主,主要临床特点如下。

(一)运动障碍

呈进行性缓慢加重的肌肉无力,并且无力的肌肉大多数伴有肌束颤动和肌肉痉挛,晚期出现肌萎缩。肌无力多从上肢远端开始,逐渐累及下肢,肌无力分布与周围神经干或其分支的支配范围一致,正中神经、桡神经、尺神经支配的肌肉最易受累;脑神经支配的肌肉及呼吸肌一般不受累。

(二)腱反射

受累的肌肉腱反射减弱,一部分正常,个别甚至亢进,无锥体束征。

(三)感觉障碍不明显

受损的神经干分布区可出现一过性疼痛或感觉异常,客观检查无感觉减退。

三、辅助检查

(一)血清学检查

血清肌酸磷酸激酶水平轻度增高,20％～84％的患者抗 GM_1 抗体为阳性。

(二)脑脊液检查

结果一般正常,极少数患者蛋白水平有轻微的一过性升高。

(三)神经电生理检查

运动神经传导速度测定表现为节段性、非对称性、持续性的传导阻滞,测定复合肌肉动作电位,近端较远端波幅及面积下降 50％以上,时限增加小于 30％,感觉神经传导速度正常。

(四)神经活检

病变段神经脱髓鞘后又复髓鞘,"洋葱球"样结构形成,施万细胞增殖,无炎症细胞浸润。

(五)MRI 检查

可发现传导阻滞段的周围神经呈灶性肿大。

四、诊断

主要根据临床特点(典型的肌无力特征、感觉大致正常)及典型的神经电生理特征(节段性、非对称性和持续性的传导阻滞等)做出诊断,抗 GM_1 抗体滴度升高,神经活检的特征性改变有助于确定诊断。

五、鉴别诊断

(一)慢性吉兰-巴雷综合征(CIDP)

该病有客观的持久的感觉障碍,肌无力的同时不伴有肌束震颤及肌肉痉挛,腱反射减弱或消失,脑脊液蛋白水平明显升高,可持续 12 周,免疫激素治疗效果良好。血中无抗 GM_1 抗体。

(二)运动神经元病

该病影响脊髓前角运动细胞和锥体束,临床表现为肌无力及肌萎缩,可累及脑神经,无感觉障碍,腱反射亢进,锥体束征阳性。而 MMN 无锥体束征,病灶与周围神经支配区一致,血中可出现抗 GM_1 抗体,运动神经传导阻滞特点可供鉴别。

六、治疗

(一)静脉注射免疫球蛋白

用量为 0.4 g/(kg·d)(具体用法见吉兰-巴雷综合征的治疗),连用 5 d 为 1 个疗程,用药数小时至 7 d 即开始见效,90%的患者肌力在用药 2 周内明显提高,运动神经传导速度明显好转,疗效可维持3～6周,症状即复发,因此,需要根据病情复发的规律,定期维持治疗。免疫球蛋白不能使抗 GM_1 抗体滴度降低。

(二)环磷酰胺

可先给大剂量治疗,而后以 1～3 mg/(kg·d)的剂量维持治疗,85%的患者症状改善,血清抗 GM_1 抗体滴度下降。

以上两种方法同时使用,可减少静脉免疫球蛋白的用量,减少复发,但明显萎缩的肌肉对治疗反应差。因部分患者经上述治疗后,原有症状好转的同时仍有新病灶产生,所以目前学者认为,上述治疗只是改善症状,不能阻止新病灶的产生,病情仍处于缓慢进展状态。

(三)糖皮质激素及血浆置换

该方法基本无效,糖皮质激素甚至可加重病情。

七、预后

该病为缓慢进行性病程,病程可达几十年,94%的患者始终能够保持工作能力。

（范小波）

第三节　吉兰-巴雷综合征

吉兰-巴雷综合征(Guillain-Barrésyndrome,GBS)是一种由多种因素诱发,通过免疫介导而引起的自身免疫性脱髓鞘性周围神经病,原称格林-巴利综合征。1916 年,Guillain、Barré、Strohl 报道了 2 例急性瘫痪的士兵表现运动障碍、腱反射消失、肌肉压痛、感觉异常,无客观感觉障碍,并首次提出该病会出现脑脊液蛋白细胞分离现象,经病理检查发现与 1859 年 Landry 报道的"急性上升性瘫痪"的病理改变非常相似。因此,被称为兰兑-吉兰-巴雷-斯特尔综合征。

急性炎性脱髓鞘性多发性神经病(acute inflammatory demyelinating polyneuropathy, AIDP)是最早被认识的经典 GBS,也是当今世界多数国家常见的一种类型,又称急性炎性脱髓鞘性多发性神经根神经炎、急性感染性多发性神经根神经炎、急性感染性多发性神经病、急性特发性多发性神经根神经炎、急性炎性多发神经根炎。病理特点是周围神经炎症细胞浸润、节段性脱髓鞘。临床主要表现为对称性弛缓性四肢瘫痪,可累及呼吸肌致呼吸肌麻痹而危及生命;有脑脊液呈蛋白细胞分离现象等。

该病在世界各地均有发病,在多数国家其发病率是(0.4～2.0)/10万。1984年,我国21省农村24万人口调查中,GBS的年发病率为0.8/10万。1993年,对北京郊区两县98万人口采用设立监测点进行前瞻性监测,其年发病率为1.4/10万。多数学者报道GBS发病无季节倾向,但在我国河北省石家庄地区GBS多发生于夏、秋季,并有数年1次流行的趋势,或出现丛集发病。

一、病因与发病机制

有关GBS的病因及发病机制目前仍不十分明确,但经研究已取得较大进展。

(一)病因

1.感染因素

流行病学资料提示发病前的前驱非特异性感染是促发GBS的重要因素。如Hutwitz(1983年)报道1 034例GBS,约70%的患者在发病前8周内有前驱感染因素,其中呼吸道感染占58%,胃肠道感染占22%,二者同时感染占10%。前驱感染的主要病原体有:①空肠弯曲菌(*Campylobacter jejuni*,CJ)。Rhodes(1982年)首先注意到GBS与CJ感染有关。Hughes(1997年)提出CJ感染常与急性运动轴索性神经病有关。在我国和日本,42%～76%的GBS患者血清中CJ特异性抗体水平升高。CJ是革兰氏阴性微需氧弯曲菌,是引起人类腹泻的常见致病菌之一,感染潜伏期为24～72 h,腹泻开始为水样便,以后出现脓血便,高峰期为24～48 h,1周左右恢复。GBS患者常在腹泻停止后发病。②巨细胞病毒(cytomegalovirus,CMV)是欧洲和北美洲地区GBS的主要前驱感染病原体。研究证明CMV感染与严重感觉型GBS有关,发病症状严重,常出现呼吸肌麻痹,脑神经及感觉神经受累多见。③其他病毒,如EB病毒(Epstein-Barr virus,EBV),肺炎支原体(Mycoplasma pneumonia,MP),乙型肝炎病毒(HBV),带状疱疹病毒(varicella zoster virus,VZV),单纯疱疹病毒(human herpes virus,HHV),麻疹病毒,流行性感冒病毒,腮腺炎病毒,柯萨奇病毒,甲型肝炎病毒等。新近研究又发现流感嗜血杆菌、幽门螺杆菌等感染与GBS发病有关。人类免疫缺陷病毒(human immunodeficiency virus,HIV)与GBS的关系也越来越受到关注。但是,研究发现人群中经历过相同病原体前驱感染,仅有少数人发生GBS,流行病学调查发现,许多人即使感染了CJ也不患GBS,提示感染因素不是唯一的病因,可能还与遗传易感性个体差异有关。

2.遗传因素

目前学者认为GBS是具有某种易感基因的人群感染引起的自身免疫性疾病。国外学者报道GBS与人类白细胞抗原(HLA)基因分型(如HLA-DR3、DR2、DQBI、B35)相关联;李春岩等对31例AIDS、33例急性运动轴索型神经病(AMAN)患者易感性与人白细胞抗原(HLA)-A、B基因分型关系进行研究,发现HLA-A33与AIDP易患性相关联;HLA-B15、B35与AMAN易患性相关联;郭力等发现HLA-DR16和DQ5与GBS易患性相关,而且不同GBS亚型的HLA等位基因分布不同。学者还发现GBS患者携带*TNF*2等位基因频率、*TNF*1/2和*TNF*2/2的基因频率都显著高于健康对照组,说明携带*TNF*2等位基因的个体较不携带者发生GBS的危险性增加,编码*TAFa*基因位于人类6号染色体短臂上(6p21区),HLA-Ⅲ类基因区内,因*TAFa*基因多个位点具有多态性,转录起始位点为上游第308位(－308位点),提示*TAFa*基因启动子－308G－A的多态性与GBS的遗传易感性相关。所以,患者遗传素质可能决定个体对GBS的易感性。

3.其他因素

有报道称患者发病前有疫苗接种史、外伤史、手术史等,还有人报道因其他疾病用免疫抑制剂治疗发生 GBS;也有患有其他自身免疫性疾病者合并 GBS 的报道。

(二)发病机制

目前学者主要针对其自身免疫机制进行了较深入的研究。

1.分子模拟学说

如果感染的微生物或寄生虫等生物性因子的某些抗原成分的结构与宿主自身组织的表位相似或相同,便可通过交叉反应启动自身免疫性疾病的发生,这种机制在免疫学称为"分子模拟"。该学说是目前解释 GBS 与感染因子之间关系的主要理论依据。机体感染细菌或病毒后,由于它们与机体神经组织有相同的表位,针对感染原免疫应答的同时,发生错误免疫识别,抗原抗体交叉反应导致自身神经组织的免疫损伤,则引起 GBS 的发生。例如,空肠弯曲菌(CJ)的菌体外膜上脂多糖(LPS)结构与人类周围神经神经节苷脂的结构相似,易患宿主感染空肠弯曲菌后,产生保护性免疫反应消除感染的同时,也发生错误的免疫识别,激活了免疫细胞,产生抗神经结苷脂自身抗体,攻击有共同表位的周围神经组织,导致周围神经纤维髓鞘脱失,干扰神经传导,而形成 GBS 的临床表现。研究发现,乙型肝炎表面抗原(HBsAg)分子的氨基酸序列中有一段多肽与人类及某些实验动物的周围神经髓鞘碱性蛋白分子的氨基酸序列中某段多肽完全相同,以此段多肽来免疫动物,可引起实验动物的周围神经病;某些个体感染了 HBV,刺激机体免疫系统产生细胞免疫及体液免疫应答,以攻击、排斥此段多肽;因人的周围神经髓鞘碱性蛋白分子中有与此段多肽完全相同的多肽段,于是机体发生错误的免疫识别,也启动攻击周围神经髓鞘碱性蛋白分子中的此段多肽的自身免疫,导致周围神经髓鞘脱失而发生 GBS。

2.实验性自身免疫性神经炎(experimental autoimmune neuritis,EAN)动物模型研究

通过注射、口服或吸入抗原致敏以及免疫细胞被动转移诱发等造成 EAN。例如,用牛 P2 蛋白免疫 Lewis 大鼠可诱发典型 EAN。其病理表现为周围神经、神经根节段性脱髓鞘及炎症反应,在神经根的周围可见到单核细胞及巨噬细胞浸润,自主神经受累,严重者可累及轴索。把 EAN 大鼠抗原特异性细胞被动转移给健康 Lewis 大鼠,经 4～5 d 潜伏期可发生 EAN。EAN 与 GBS 的临床表现及病理改变相似,提示 GBS 是一种主要以细胞免疫为介导的疾病。但研究发现,将 P2 抗体(EAN 动物的血清)直接注射到健康动物的周围神经亦可引起神经传导阻滞及脱髓鞘,提示体液因子也参与免疫病理过程。

3.细胞因子与 GBS 发病的研究

(1)细胞因子在 GBS 发病中起至关重要的作用。

干扰素-γ(IFN-γ)是主要由 Th_1 细胞分泌的一种多效性细胞因子,能显著增加抗原呈递细胞表达等作用,与神经脱髓鞘有关。因病毒感染,伴随产生的干扰素-γ引起血管内皮细胞、巨噬细胞、施万细胞的 MHC-Ⅱ型抗原表达。活化的巨噬细胞可直接吞噬或通过分泌炎症介质引起髓鞘脱失,是致病的关键性因子。

肿瘤坏死因子-α(TNF-α)是由巨噬细胞和抗原激活的 T 细胞分泌的,是引起炎症、自身免疫性组织损伤及选择性损害周围神经髓鞘的介质。急性期 GBS 患者的血清 TNF-α 质量浓度升高,且升高的程度与病变的严重程度相关,当患者康复时血清 TNF-α 质量浓度亦恢复正常。

白细胞介素-2(IL-2)是由活化的 T 细胞分泌,能刺激 T 细胞增殖分化,激活 T 细胞合成更多的 IL-2 及 IFN-γ、TNF-α等细胞因子,促发炎症反应。

白细胞介素-12(IL-12)是由活化的单核/巨噬细胞、B细胞等产生的,IL-12诱导CD4$^+$ T细胞分化为Th1细胞并使其增殖,合成IFN-γ、TNF-α、IL-2等,使促炎细胞因子合成增加;同时IL-12抑制CD4$^+$ T细胞分化为Th2细胞而合成IL-4、IL-10,使IL-4、IL-10免疫下调因子合成减少。IL-12在GBS中的致病作用可能是使IFN-γ、TNF-α、IL-2等炎细胞因子合成增加,使IL-4、IL-10免疫下调因子合成减少,最终促使神经脱髓鞘、轴索变性而发病。

白细胞介素-6(IL-6)是由T细胞或非T细胞产生的一种多功能的细胞因子。IL-6的一个主要的生物学功能是促使B细胞增殖、分化并产生抗体。IL-6对正常状态的B细胞无增殖活性,但可促进病毒感染的B细胞增殖,促进抗体产生。IL-6在GBS发病中通过激发B细胞产生致病的抗体而发病。

白细胞介素-18(IL-18)主要由单核巨噬细胞产生,启动免疫级联反应,使各种炎症细胞、细胞因子及其炎症介质释放,进入周围神经组织中引起一系列免疫病理反应,导致髓鞘脱失。总之,这一类细胞因子(TNF-α、IFN-γ、IL-2、IL-6、IL-12、IL-18等)是促炎因子,与GBS发病及病情加重有关。

(2)另一类细胞因子对GBS具有调节免疫、减轻炎症性损害、终止免疫病理反应、促进髓鞘修复等作用。

白细胞介素-4(IL-4)是由Th2分泌的一种B细胞生长因子和免疫调节剂,可下调Th1细胞的活性,在疾病的发展中起免疫调节作用,可抑制GBS的发生。

白细胞介素-10(IL-10)是由Th2分泌的,能抑制Th1细胞、单核/巨噬细胞合成TNF-a、TNF-γ、IL-2等致炎因子,是一种免疫抑制因子,有助于脱髓鞘的修复,使GBS患者的症状减轻。

白细胞介素-13(IL-13)是由活化的Th2细胞分泌的,具有免疫抑制和免疫调节作用,能抑制单核巨噬细胞产生多种致炎因子和趋化因子,从而具有显著抗炎作用。

干扰素-β(IFN-β)是由成纤维细胞产生的,具有抗病毒、抗细胞增殖和免疫调节作用,能减轻组织损伤,有利于疾病的恢复。故细胞因子IL-4、IL-10、IL-13、TGF-β等是抑炎细胞因子,与GBS临床症状的缓解有关。

总之,细胞因子在GBS的发病过程中起至关重要的作用,促炎症细胞因子(如TNF-α、IFN-γ、IL-2、IL-6、IL-12、IL-18)与GBS的发病及病情加重有关,对GBS的发病起促进作用;抑炎症细胞因子IL-4、IL-10、IL-13、TGF-β等可下调炎症反应,有利于机体的恢复。促炎症细胞因子和抑炎症细胞因子在人体内的平衡情况影响着GBS的发生、发展和转归。

目前较公认的GBS发生机制是因某些易感基因的人群感染(如空肠弯曲菌)后,经过一段潜伏期,机体产生抗抗原成分(抗空肠弯曲菌)的抗体后发生交叉反应,抗体作用于靶位导致神经组织脱髓鞘和功能改变而致病。李海峰报道IgM型CM1抗体与CJ近期感染有关,CJ感染后可通过CM1样结构发生交叉反应导致神经组织结构和功能的改变。李松岩报道CM1IgG抗体与AMAN及AIDP均相关。该抗体的可能产生机制为病原菌CJ及其脂多糖具有与人类神经节苷脂类似的结构,因而针对细菌的免疫反应产生了自身抗体,抗体攻击神经组织髓鞘,致使髓鞘破坏而引起发病。研究发现,在髓鞘裂解处及神经膜上有IgG、IgM和C$_3$的沉积物,而血清中补体减少。补体C$_3$减少提示补体参与免疫过程。

综上所述,GBS的发病过程中,感染为始动因素,细胞免疫介导、细胞因子网络之间的调节紊乱和体液免疫等共同参与导致免疫功能障碍,促使周围神经髓鞘脱失而发生自身免疫性疾病。

二、临床表现

半数以上的患者在发病前数天或数周有感染史,以上呼吸道及胃肠道感染较为常见,或发生其他病毒感染性疾病,或有疫苗接种史、手术史等。多以急性或亚急性起病。一年四季均可发病,但在夏、秋季(6~10月约占75.4%)多发;男、女均可发病,男、女患者之比1.4:1;任何年龄均可发病,但以30岁以下者最多。国内报道儿童和青少年为GBS发病的两个高峰。

(一)症状与体征

1.运动障碍

首发症状常为双下肢无力,从远端开始逐渐向上发展,四肢呈对称性弛缓性瘫痪,下肢重于上肢,近端重于远端,亦有远端重于近端者。轻者尚可行走,重者四肢完全性瘫痪,肌张力低,腱反射减弱或消失,部分患者有轻度肌萎缩。长期卧床可出现失用性肌萎缩。GBS患者呈单相病程,发病4周后肌力开始恢复,一般无复发-缓解。急性重症患者对称性肢体无力,在数天内从下肢上升至躯干、上肢或累及支配肋间及膈肌的神经,导致呼吸肌麻痹,称为Landry上升性麻痹,表现除四肢弛缓性瘫痪外,有呼吸困难、说话声音低、咳嗽无力、缺氧、发绀,严重者可因完全性呼吸肌麻痹,而丧失自主呼吸。

2.脑神经损害

舌咽-迷走神经受损较为常见,表现吞咽困难、饮水呛咳、构音障碍、咽反射减弱或消失等;其次是面神经受损,表现为周围性面瘫;动眼神经亦可受累,表现眼球运动受限;三叉神经受累,表现为张口困难及面部感觉减退。总的来说,单发脑神经受损较少,多与脊神经同时受累。

3.感觉障碍

发病后多有肢体感觉异常,有麻木、蚁行感、烧灼感、针刺感及不适感等。客观感觉障碍不明显,或有轻微的手套样、袜套样四肢末端感觉障碍,少数人有位置觉障碍及感觉性共济失调。常有Lasègue征阳性及腓肠肌压痛。

4.自主神经障碍

皮肤潮红或苍白,多汗,四肢末梢发凉,血压升高或降低,心动过速或过缓,尿潴留或尿失禁等。

5.其他

少数患者有精神症状,或有头疼、呕吐、视盘水肿,或一过性下肢病理征,或有脑膜刺激征等。

(二)GBS变异型

1.急性运动轴索型神经病(acute motor axonal neuropathy,AMAN)

免疫损伤主要的靶位是脊髓前根和运动神经纤维的轴索,导致轴索损伤,或免疫复合物结合导致轴索功能阻滞,病变多集中于周围神经近段或末梢,髓鞘相对完整无损,无明显的炎症细胞浸润,多伴有血清抗神经节苷脂GM1、GM1b、GD1a或Ga1Nac-CD1a抗体滴度升高。

AMAN的病因及发病机制不清,目前学者认为其与CJ感染有关。据报道美国GBS发病前CJ的感染率为4%,英国GBS发病前CJ的感染率为26%,日本GBS发病前CJ的感染率为41%,中国GBS发病前CJ的感染率为51%或66%。病变以侵犯神经远端为主,临床表现主要为肢体瘫痪,无感觉障碍症状,病情严重者发病后迅速出现四肢瘫痪,伴有呼吸肌受累。早期出现肌萎缩者预后相对不好。年轻患者神经功能恢复较好。本型流行病学特点是多见于儿童,多见于夏、秋季,多见于农村。

2.急性运动感觉性轴索型神经病

急性运动感觉性轴索型神经病(acute motor and sensory axonal neuropathy,AMSAN)也称暴发轴索型 GBS。免疫损伤主要的靶位在轴索,但同时波及脊髓前根和背根,以及运动和感觉纤维。临床表现病情大多严重,恢复缓慢,预后较差。血清抗 GM1、GM1b 或 GD1a 抗体滴度常升高。此型不常见,约占 GBS 的 10% 以下。

3.Miller-Fisher 综合征(MFS)

Miller-Fisher 综合征(MFS)简称 Fisher 综合征。此型约占 5%,以急性或亚急性发病。临床表现以眼肌麻痹、共济失调和腱反射消失三联征为特点,无肢体瘫,若伴有肢体肌力减弱也极轻微。部分电生理显示受累神经同时存在髓鞘脱失、炎症细胞浸润和轴索传导阻滞,血清抗 GQ1b 抗体滴度常升高。MFS 呈单相性病程,病后2~3 周或数月内大多数患者可自愈。

4.复发型急性炎性脱髓鞘性多发性神经根神经病

复发型急性炎性脱髓鞘性多发性神经根神经病(relapsing type of AIDP)是 AIDP 患者数周致数年后再次复发,5%~9% 的 AIDP 患者有 1 次以上的复发。复发后治疗仍有效。但恢复不如第一次完全,有少数复发患者呈慢性波动性进展病程,变成慢性型 GBS。

5.纯感觉型 Guillain-Barré 综合征

表现为四肢对称性感觉障碍和疼痛,感觉性共济失调,伴有肢体无力,电生理检查符合脱髓鞘性周围神经病,病后 5~14 个月肌无力恢复良好。

6.多数脑神经型 Guillain-Barré 综合征

多数脑神经型 Guillain-Barré 综合征是 GBS 伴多数运动性脑神经受累。

7.全自主神经功能不全型 Guillain-Barré 综合征

全自主神经功能不全型 Guillain-Barré 综合征是以急性或亚急性发作的单纯全自主神经系统功能失调综合征,患者病前有感染史。表现为全身无汗、口干、皮肤干燥、便秘、排尿困难、直立性低血压、勃起功能障碍等,无感觉障碍和瘫痪。病程呈单相性,预后良好。

(三)常与多种疾病伴发

1.心血管功能紊乱

GBS 患者可伴有心律失常,心电图 ST 段改变;血压升高或降低;并发心肌炎、心源性休克等。经追踪观察,随神经功能恢复心电图变化也随之好转。学者认为是交感神经脱髓鞘或交感神经节的病损所致;还有学者认为是血管活性物质儿茶酚胺和肾上腺素水平升高所致。因心功能障碍可致心搏骤停,故对重症 GBS 患者要做心功能监护。

2.甲状腺功能亢进症

甲状腺功能亢进症与 GBS 是伴发还是继发尚不清楚,两者均与自身免疫功能失调有关,故伴发可能性大。

3.流行性出血热

有报道称流行性出血热与 GBS 伴发。GBS 是感染后激发免疫反应致周围神经脱髓鞘病;流行性出血热是由汉坦病毒感染的自然疫源性疾病,尚未见 GBS 感染该病毒的报道,有待进一步观察研究。

4.其他

临床报道还有 GBS 与钩端螺旋体病、伤寒、支原体肺炎、流行性腮腺炎、白血病、神经性肌强直、低血钾、多发性肌炎等伴发,都有待临床观察研究。

(四)临床分型

《中华神经精神科杂志》编委会于 1993 年 10 月召开 GBS 研讨会,会议以 Asbury AK (1990 年)发表的标准,结合国情制定我国 GBS 临床分型标准。

1.轻型

四肢肌力 3 度以上,可独立行走。

2.中型

四肢肌力 3 度以下,不能独立行走。

3.重型

第 IX、X 对脑神经和其他脑神经麻痹。不能吞咽,同时四肢无力到瘫痪,活动时有轻度呼吸困难,但不需要气管切开行人工呼吸。

4.极重型

在数小时至 2 d,发展到四肢瘫痪,吞咽不能,呼吸机麻痹,必须立即气管切开行人工呼吸,伴有严重心血管功能障碍或暴发型并入此型。

5.再发型

数月(4～6 个月)至 10 多年可有多次再发,轻型有上述症状,应加倍注意,此型的症状往往比首发重,可由轻型直到极重型症状。

6.慢性型或慢性炎症脱髓鞘多发性神经病

由两月至数月乃至数年缓慢起病,经久不愈,脑神经受损少,四肢肌肉萎缩明显,脑脊液蛋白含量持续升高。

7.变异型

变异型 GBS 有纯运动型 GBS、感觉型 GBS、多脑神经型 GBS、纯自主神经功能不全型 GBS,还有 Fisher 综合征、少数 GBS 伴一过性锥体束征和伴小脑共济失调等。

三、辅助检查

(一)脑脊液检查

1.蛋白细胞分离

病初期蛋白含量与细胞数均无明显变化,1 周后蛋白含量开始升高,病后 4～6 周达高峰,最高可达 10 g/L,一般为 1～5 g/L。蛋白含量高低与病情不呈平行关系。在疾病过程中,细胞数多为正常,有少数可轻度升高,表现蛋白细胞分离现象。

2.免疫球蛋白含量升高

脑脊液中 IgG、IgM、IgA 含量明显升高,可出现寡克隆 IgG 带,阳性率在 70% 以上。

(二)血液检查

1.血常规

白细胞多数正常,部分患者中等多核白细胞增多,或核左移。

2.外周血

T 淋巴细胞亚群异常,急性期患者抑制 T 细胞(Ts)减少,辅助 T 细胞(Th)与 Ts 之比升高。

3.血清免疫球蛋白含量升高

血清中 IgG、Ig M、IgA 等的含量均明显升高。

（三）电生理检查

1.肌电图

约80％的患者的神经传导速度减慢,运动神经传导速度减慢更明显,常有神经传导潜伏期延长,F波的传导速度减慢。临床症状消失后,神经传导速度仍可减慢,可持续几个月或更长时间。此项检查可预测患者的预后情况。

2.心电图

多数患者的心电图正常,部分患者出现 ST 段降低、T 波低平、窦性心动过速、心肌劳损、传导阻滞、心房颤动等表现。

四、诊断与鉴别诊断

（一）诊断

根据如下表现,典型病例诊断并不困难:①儿童与青少年多发;②病前多有上呼吸道或胃肠道感染或疫苗接种史;③急性或亚急性起病;④表现双下肢或四肢无力,对称性弛缓性瘫痪,腱反射减弱或消失;⑤可有脑神经受损;⑥多有感觉异常;⑦脑脊液有蛋白细胞分离现象等。

《中华神经精神科杂志》编委会于 1993 年 10 月召开 GBS 研讨会,会议以 Asbury AK (1990 年)发表的标准,结合国情制定我国 GBS 诊断标准。

（1）进行性肢体力弱,基本对称,少数不对称,轻则下肢无力,重则四肢瘫,有躯体瘫痪、延髓性麻痹、面肌以至眼外肌麻痹,最严重的是呼吸机麻痹。

（2）腱反射减弱或消失,尤其是远端腱反射常消失。

（3）起病迅速,病情呈进行性加重,常在 1～2 周达高峰,到第 4 周停止发展,稳定,进入恢复期。

（4）感觉障碍主诉较多,客观检查相对较轻,可呈手套样、袜子样感觉异常或无明显感觉障碍,少数有感觉过敏,神经干压痛。

（5）脑神经受损以舌咽神经、迷走神经、面神经多见,其他脑神经也可受损,但视神经、听神经几乎不受累。

（6）可合并自主神经功能障碍,如心动过速、高血压、低血压、血管运动障碍、出汗多,可有一时性排尿困难等。

（7）病前 1～3 周约半数病例有呼吸道和肠道感染、不明原因发热、水痘、带状疱疹、腮腺炎、支原体、疟疾等,或淋雨受凉、疲劳、创伤、手术等。

（8）发病后 2～4 周进入恢复期,也可迁延至数月才开始恢复。

（9）脑脊液检查,白细胞计数常少于 $10×10^6/L$,1～2 周蛋白含量升高,呈蛋白细胞分离现象,如细胞数超过 $10×10^6/L$,以多核为主,则需排除其他疾病。细胞学分类以淋巴细胞、单核细胞为主,并可出现大量吞噬细胞。

（10）电生理检查,病后可出现神经传导速度明显减慢,F 反应近端神经干传导速度减慢。

（二）鉴别诊断

1.多发性周围神经病

（1）缓慢起病。

（2）感觉神经、运动神经、自主神经同时受累,远端情况重于近端情况。

（3）无呼吸肌麻痹。

（4）无神经根刺激征。

（5）脑脊液正常。

（6）多能查到病因，如代谢障碍、营养缺乏、药物中毒，或有重金属及化学药品接触史。

2.低钾型周期麻痹

（1）急性起病，四肢瘫痪，近端重，远端轻，下肢重，上肢轻。

（2）有反复发作史或家族史，病前常有过饱、过劳、饮酒史。

（3）无脑神经损害，无感觉障碍。

（4）脑脊液正常。

（5）发作时可有血清钾水平低。

（6）心电图出现 Q-T 间期延长，ST 段下移，T 波低平或倒置，可出现宽大的 U 波或 T 波、U 波融合等低钾样改变。

（7）补钾后症状迅速改善。

3.全身型重症肌无力

（1）四肢无力，晨轻夕重，活动后加重，休息后症状减轻。

（2）无感觉障碍。

（3）常有眼外肌受累，表现上眼睑下垂、复视等。

（4）新斯的明试验或疲劳试验阳性。

（5）肌电图重复刺激波幅降低。

（6）脑脊液正常。

4.急性脊髓炎

（1）先驱症状发热。

（2）急性起病，数小时或数天达高峰。

（3）脊髓横断性损害，有明显的节段性感觉平面，有传导束性感觉障碍。

（4）括约肌症状明显。

（5）脑脊液多正常，或有轻度的细胞数和蛋白含量增多。

5.急性脊髓灰质炎

患者常未服或未正规服用脊髓灰质炎疫苗。

（1）起病时常有发热。

（2）急性肢体弛缓性瘫痪，多为节段性，瘫痪肢体多明显不对称。

（3）无感觉障碍，肌萎缩出现得较早。

（4）脑脊液蛋白含量和细胞数均增多。

（5）肌电图呈失神经支配现象，运动神经传导速度可正常，或有波幅减低。

6.多发性肌炎

（1）常有发热、皮疹、全身不适等症状。

（2）全身肌肉广泛受累，以近端多见，表现酸疼无力。

（3）无感觉障碍。

（4）血常规白细胞计数增多，血沉快。

（5）血清肌酸激酶、醛缩酶和谷丙氨酸氨基转移酶水平明显升高。

（6）肌电图显示肌源性改变。

(7)病理活检显示肌纤维溶解断裂,炎细胞浸润,毛细血管内皮细胞增厚。

7.血卟啉病

(1)急性发作性弛缓性瘫痪。

(2)急性腹痛伴有恶心、呕吐。

(3)有光感性皮肤损害。

(4)尿呈琥珀色,暴露在日光下呈深黄色。

8.肉毒中毒

(1)有进食物史,例如,吃家制豆腐乳、豆瓣酱后发病,且与同食者一起发病。

(2)有眼肌麻痹、吞咽困难、呼吸肌麻痹、心动过缓等。

(3)肢体瘫痪轻。

(4)感觉无异常。

(5)脑脊液正常。

9.脊髓肿瘤

(1)起病缓慢。

(2)常有单侧神经根痛,后期可双侧持续痛。

(3)早期一般来说病侧肢体无力,后期双侧受损或出现脊髓横断性损害。

(4)腰椎穿刺结果显示椎管梗阻。

(5)脊髓 MRI 检查可显示占位性病变。

五、治疗

(一)一般治疗

由于 GBS 的病因及发病机制不清,目前尚无特效治疗,但 GBS 的病程自限,如能精心护理及给予恰当的支持治疗,一般预后良好。急性期患者需要及时住院,观察病情变化,GBS 最严重和危险的情况是发生呼吸肌麻痹,所以要严密监控患者的自主呼吸;新入院患者的病情尚未得到有效控制,尤其需要观察有无呼吸肌麻痹的早期症状,如通过询问患者呼吸是否费力,有无胸闷、气短,能否吞咽及咳嗽;观察患者的精神状态、面色改变等可了解其呼吸情况。同时要做到以下几点:①加强口腔护理,常拍背,有痰要及时吸痰,或体位引流,清除口腔内分泌物,保持呼吸道畅通,预防呼吸道感染。②对重症患者应进行心肺功能监测,发现病情变化及时处置,如呼吸肌麻痹,则及时抢救,尽早使用呼吸器,这是减少病死率的关键。③对有吞咽困难者应尽早鼻饲,防止食物流入气管内而窒息或引起肺部感染。④瘫痪肢体要保持功能位,适当进行康复训练,防止肌肉萎缩,促进瘫痪肢体的功能恢复。⑤定时翻身,对受压部位要经常给予按摩,改善局部的血液循环,预防压疮。

(二)呼吸肌麻痹抢救

呼吸肌麻痹表现:①患者说话声音低,咳嗽无力;②呼吸困难或矛盾呼吸(当肋间肌麻痹时吸气时腹部下陷)。

1.呼吸肌麻痹的处理

当患者有轻度呼吸肌麻痹时,首先是口腔护理,及时清除口腔内分泌物,湿化呼吸道,用蒸汽吸入或超声雾化,2～4 次/天。每次 20 min,可降低痰液黏稠度,有利于痰液的排出。对重症 GBS 患者要床边监护,每 2 h 测量呼吸量,潮气量<1 000 mL 时或患者连续读数字不超过 4,说

明换气功能不好,患者已血氧不足、二氧化碳潴留,需及时插管或行人工呼吸。

2.应用人工呼吸机的指标

(1)患者呼吸浅,频率快,烦躁不安等,四肢末梢轻度发绀,有缺氧情况。

(2)二氧化碳分压达 8.0 kPa(60 mmHg)以上。

(3)氧分压低于 6.5 kPa(50 mmHg)或动脉 pH 在 7.3 及以下,均提示有缺氧情况和二氧化碳潴留,要尽快使用人工辅助呼吸纠正缺氧。

3.停用人工呼吸机的指征

(1)患者的神经系统症状改善,呼吸功能恢复正常。

(2)平静呼吸时矛盾呼吸基本消失。

(3)肺通气功能维持正常生理需要。

(4)肺部炎症基本控制。

(5)血气分析正常。

(6)间断停用呼吸器,无缺氧现象。

(7)已达 24 h 以上的正常自主呼吸。

4.气管切开插管的指征

(1)GBS 患者发生呼吸肌麻痹。

(2)伴有舌咽神经、迷走神经受累。

(3)伴有肺部感染,患者咳嗽无力,呼吸道分泌物排出有困难。

5.拔管指征

(1)患者有正常的咳嗽反射。

(2)口腔内痰液能自行咯出。

(3)深吸气时无矛盾呼吸。

(4)肺部炎症已控制。

(5)吞咽功能已恢复。

(6)血气分析正常。

(三)静脉注射免疫球蛋白(intravenousimmunoglobulin,IVIG)

(1)免疫球蛋白治疗 GBS 的机制有多种解释:①通过 IgG 的 Fc 段封闭靶细胞 Fc 受体,阻断抗原刺激和自身免疫反应。②通过 IgG 的 Fab 段结合抗原,防止产生自身抗体,或与免疫复合物中抗原结合,被巨噬细胞清除。③中和循环中的抗体,可影响 T、B 细胞的分化及成熟,抑制白细胞免疫反应及炎症细胞因子的产生等。

(2)临床应用指征:①急性进展期不超过 2 周,且独立行走不足 5 m 的 GBS 患者。②使用其他疗法后,病情仍继续恶化者。③对已用 IVIG 治疗,病情仍继续加重者或 GBS 复发者。④病程超过 4 周,可能为慢性炎性脱髓鞘性多发性神经病者。

(3)推荐用量:人免疫球蛋白制剂 400 mg/(kg·d),开始速度要慢,40 mL/h,以后逐渐增加至 100 mL/h,静脉滴注,5 d 为 1 个疗程。该治疗见效快,不需要复杂设备,用药安全,故已推荐为重型 GBS 患者的一线用药。

(4)不良反应:有发热、头痛、肌痛、恶心、呕吐、皮疹及短暂性肝功能异常等,经减慢滴速或停药即可消失。偶尔见如变态反应、溶血、肾衰竭等。不良反应发生率在 1%～15%,通常低于 5%。

（5）禁忌证：免疫球蛋白过敏、高球蛋白血症、先天性 IgA 缺乏患者。

（四）血浆置换（plasma exchange, PE）

血浆置换疗法可清除患者血中的有害物质，特别是髓鞘毒性抗体及致敏的淋巴细胞、抗原-免疫球蛋白的免疫复合物、补体等，从而减轻和避免神经髓鞘的损害，改善和缓解临床症状，并缩短患者从恢复到独立行走的时间，缩短患者使用呼吸机辅助呼吸的时间，能明显降低重症的病死率。每次交换血浆量按40～50mL/kg 体重计算或 1～1.5 倍血浆容量计算，血容量恢复主要依靠 5％的人血清蛋白。从患者静脉抽血后分离血细胞和血浆，弃掉血浆，将洗涤过的血细胞与5％的人血清蛋白重新输回患者体内。轻度、中度和重度患者每周应分别做 2 次、4 次和 6 次。不良反应有血容量减少、心律失常、心肌梗死、血栓、出血、感染及局部血肿等。血浆置换疗法的缺点是价格昂贵及费时等。

禁忌证：严重感染、心律失常、心功能不全和凝血功能异常者。

（五）糖皮质激素

目前糖皮质激素对 GBS 的治疗作用及疗效意见尚不一致，有的学者认为急性期应用糖皮质激素治疗无效，不能缩短病程和改善预后，甚至推迟疾病的康复和增加复发率。也有报道称应用甲泼尼龙治疗轻型、中型 GBS 效果较好，减轻脱髓鞘程度，改善神经传导功能；重型 GBS 患者的肺部感染率较高，对其与合并应激性上消化道出血者，不主张应用糖皮质激素。规范的临床试验未能证实糖皮质激素治疗 GBS 的疗效，应用甲泼尼龙冲击治疗 GBS 也没有发现优于安慰剂对照组。因此，对 AIDP 患者不宜首先推荐应用大剂量糖皮质激素治疗。

糖皮质激素的不良反应：①大剂量甲泼尼龙冲击治疗能升高血压，平均动脉压升高 1.7～3.6 kPa(12～27 mmHg)。②静脉滴注速度过快可出现心律失常。③有精神症状，如语言增多、欣快。④其他有上消化道出血、血糖升高、面部潮红、踝部水肿等。

（六）神经营养剂

神经营养药可促进周围损害的神经修复和再生，促进神经功能的恢复。常用有 B 族维生素、辅酶 A、ATP、细胞色素 C、肌苷、胞磷胆碱等。

（七）对症治疗

1.呼吸道感染

重型 GBS 患者易合并呼吸道感染，如有呼吸道感染，除加强护理、及时清除呼吸道分泌物外，还要应用有效、足量的抗生素以控制呼吸道炎症。

2.心律失常

重型 GBS 患者出现心律失常，多由机械通气、肺炎、酸碱平衡失调、电解质紊乱、自主神经功能障碍等引起。首先明确引起心律失常的病因，再给予相应的处理。

3.尿潴留、便秘

尿潴留可缓慢加压按摩下腹部排尿。应鼓励患者多进食新鲜蔬菜、水果，多饮水，每天早、晚按摩腹部，促进肠蠕动以防便秘。

4.心理护理

因突然发病，进展得快，四肢瘫，或不能讲话，患者会很紧张、恐惧、焦虑、悲观，心理负担很重，医务人员要鼓励、开导患者，使其树立信心，消除不良情绪，配合治疗。

（八）康复治疗

GBS 是周围神经脱髓鞘疾病，肌肉出现失神经支配，肌肉萎缩，所以对四肢瘫痪的患者要尽早开始康复治疗,可明显改善神经功能。对肌力在Ⅲ级以上者,鼓励患者要进行主动运动锻炼。肌力在 0～Ⅱ级者,支具固定,保持肢体关节功能位,同时做被动运动训练和按摩,其作用是保持和增加关节活动度,防止关节挛缩变形、肌肉萎缩及足下垂,改善局部血液循环,有利于瘫痪肢体的恢复。另外,还要进行日常生活能力的训练,复合动作训练及作业(即职业)训练等。康复治疗的效果与疾病的严重程度、病程、坚持训练等有关。从患者就诊开始,早期治疗的同时就要注意早期康复治疗。康复治疗不是一朝一夕之事,要鼓励患者持之以恒、循序渐进地坚持功能练习。

(张子宪)

第四节　POEMS 综合征

POEMS 综合征为多系统受累的疾病,临床上以多发性神经炎(polyneuropathy)、脏器肿大(organomegaly)、内分泌病(endocrinopathy)、M 蛋白(M protein)、皮肤损害(skin changes)为主要表现。以这五大临床表现的英文单词首字母组合成缩写词,命名为 POEMS 综合征。因 Crow 于 1956 年首先报道骨髓瘤伴发该综合征的临床表现,Fukase 于 1968 年将其作为一个综合征提出来,故该病又称为 Crow-Fukase 综合征。

一、病因及病理

病因及病理不完全清楚,目前多数字者认为其与浆细胞瘤、自身免疫有关。浆细胞瘤分泌毒性蛋白,对周围神经及垂体和垂体-下丘脑结构产生免疫损害,从而导致周围神经损害、内分泌和皮肤的改变。自身免疫异常,导致浆细胞产生异常免疫球蛋白,从而损害多系统,形成 POEMS 综合征。

二、临床表现

多见于青壮年男性,男、女患者的比例为 2∶1,起病或急或缓,从发病到典型临床表现出现的时间不一,数月至数年不等,首发临床表现不一,有时不典型,病程的不同时期表现复杂多变,病情进行性加重,主要临床表现可归纳为以下 7 种。

(一)慢性进行性多发性神经病

其见于所有患者,大多为首发症状,表现为从远端开始的肢体对称性逐渐加重的感觉、运动障碍,感觉障碍表现为向心性发展的“手套-袜套”状感觉减退,下肢肌无力较上肢重,很快出现肌萎缩,腱反射减弱,后期消失,脑神经主要表现为视盘水肿,其支配的肌肉很少瘫痪,自主神经功能障碍主要表现为多汗,个别人在疾病的后期可出现括约肌功能障碍。

(二)脏器肿大

主要表现为肝、脾大,一般为轻、中度肿大,为中等硬度,胰腺肿大亦十分常见,个别人可出现心脏扩大,一部分患者可出现全身淋巴结肿大。在病后期小部分患者可出现肝硬化、门脉高压,一般不出现脾功能亢进。

(三)皮肤改变

大部分病例在病后 30 d 左右即可出现明显的皮肤发黑,暴露部位明显,乳晕呈黑色,皮肤增厚、粗糙、多毛。也可出现红斑、皮疹、硬皮病样改变。皮肤改变有时为首发症状。

(四)内分泌紊乱

明显的改变为雄性激素水平降低,而雌激素水平降低不明显,有的患者雌激素水平轻微升高,血催乳素水平升高,从而出现男性乳房发育,勃起功能障碍,男性女性化,女性乳房增大,溢乳,闭经。胰岛素分泌不足,可导致血糖水平升高,合并糖尿病的人数占患该病总人数的 28%。甲状腺功能减退,T_3、T_4 水平降低,这类患者约占全部该病患者的 24%。

(五)水肿

疾病的早期即可出现水肿,中期明显加重,最初眼睑及双下肢出现水肿,腹水、胸腔积液、心包积液几乎见于全部中期患者,积液量中等,水肿有时是患者首次就诊的原因。有的患者出现腹水的同时可出现腹痛。

(六)其他

该病可引起广泛的血管病变,包括大、中、小动脉血管及微血管、静脉等,主要表现为闭塞性血管病,多发生在脑血管、腹腔的静脉,心血管偶可受累,表现为脑梗死、腹腔的静脉血栓形成及心绞痛等。疾病的中后期可出现低热、盗汗、体重下降、消瘦、杵状指等。

三、辅助检查

(一)血常规

结果显示贫血,血沉增快。

(二)尿液检查

可有本周氏蛋白。

(三)血清学检查

血清蛋白电泳可呈现 M 蛋白,但 M 蛋白水平升高不明显。

(四)脑脊液检查

脑脊液压力升高,蛋白水平轻、中度升高,细胞数正常,个别患者的细胞数可有轻微增加。

(五)内分泌检查

血 T_3、T_4 水平降低,血雄性激素水平降低,血催乳素水平升高,胰岛素水平降低。

(六)骨体检查

可见浆细胞增生,或可出现骨髓瘤表现。

(七)肌电图

显示神经源性损害、周围神经传导速度减慢,神经活检为轴索变性及节段性脱髓鞘,间质可见淋巴细胞和浆细胞浸润。

(八)X 线检查

可见骨硬化、溶骨病灶,骨硬化常见,主要累及盆骨、肋骨、股骨、颅骨等。

四、诊断

该病表现复杂,诊断主要依靠症状,Nakaniski 提出 7 个方面的诊断标准。

(1)有慢性进行性多发性神经病。

（2）皮肤改变。

（3）全身水肿。

（4）内分泌紊乱。

（5）脏器肿大。

（6）M 蛋白阳性。

（7）视盘水肿，脑脊液蛋白水平升高。

其他还有低热、多汗，因慢性多发性神经病见于所有患者，M 蛋白是该病的主要原因。所以这两项为必备条件，具备这两项后，如再加上其他一项临床表现即可确诊。

五、鉴别诊断

（一）吉兰-巴雷综合征

该病以肢体对称性的运动障碍，从下肢开始，脑脊液有蛋白细胞分离现象，但不具有内脏肿大、M 蛋白、皮肤改变等多系统的改变。

（二）肝硬化

肝硬化的主要表现为肝和脾大、腹水、食管静脉曲张等门静脉高压表现，可有脾功能亢进，虽可并发周围神经损害，但无 M 蛋白、骨髓瘤或髓外浆细胞瘤、皮肤等多系统表现。

（三）结缔组织病

结缔组织病表现为多脏器多系统损害，可有低热、血沉快、皮肤改变、肌炎等，但同时出现周围神经病变及脏器肿大、水肿者不常见，也不出现 M 蛋白。

六、治疗

该病无特效治疗方法，治疗的远期效果很不理想，病情反复加重。常用的治疗手段如下。

（一）免疫抑制剂

（1）泼尼松 30～80 mg，每天或隔天 1 次口服，病情缓解后减量，改为维持量维持。

（2）环磷酰胺 100～200 mg，每天 1 次。

（3）硫唑嘌呤 100～200 mg，每天 1 次。

泼尼松效果差时，联合环磷酰胺或硫唑嘌呤，如联合使用效果仍差，可加服或改服他莫昔芬，每次 10～20 mg，每天 3 次，可提高疗效。

（二）神经营养药物

针对末梢神经炎可使用 B 族维生素口服，维生素 B_1 30 mg，每天 3 次，维生素 B_{12} 500 μg，每天 3 次，也可使用适量神经生长因子，肌内注射。

（三）对症治疗

血糖水平升高的，可使用适量胰岛素，根据血糖水平及反应效果皮下注射。甲状腺功能减退者口服甲状腺素片，根据 T_3、T_4 水平调整用量。对水肿者，适量使用利尿剂，胸腔积液及腹水多时，穿刺抽水，改善症状。对重危患者，可应用血浆置换法，除去 M 蛋白。

（四）化疗

对有浆细胞瘤或骨髓瘤的患者进行有效的化疗，可迅速缓解症状。

七、预后

该病经免疫抑制剂治疗，多数患者的症状可暂时缓解，但停药即复发，即使维持用药，病情亦反复加重。有报道称其 5 年生存率为 60％，个别患者可存活 10 年以上，对药物反应好的生存期长，说明生存期与药物的反应有关。

（张子宪）

第五节 坐骨神经痛

坐骨神经痛主要表现为沿坐骨神经走行及其分布区（即臀部、大小腿后外侧和足外侧部）的阵发性或持续性的疼痛，多为单侧疼痛。该病多见于男性，尤其是成年男性。坐骨神经痛为周围神经系统常见疾病之一，可由很多原因引起。一般可分为原发性坐骨神经痛和继发性坐骨神经痛。原发性坐骨神经痛即坐骨神经炎，临床较少见。继发性坐骨神经痛多见，可由脊椎病变、椎管内病变、盆腔内病变、骨和关节疾病、糖尿病及臀部药物注射的位置不当等引起。该病常可影响或严重影响工作和学习。

一、病因、病理

寒邪入侵腰腿局部是该病的主要病因。寒为阴邪，其性凝滞，气血为寒邪所阻，不通则痛，故腰腿局部疼痛是该病的主要症状。寒主收引，因此经脉拘急，肢体屈伸不利。

寒邪易伤人之阳气。阳虚则可导致气血凝滞。瘀血阻滞脉络，不通则痛，故临床表现为痛痹。

腰为肾之府，膝为筋之府，肝主筋。若素体肝肾亏虚，或久病肝肾失养，轻则易引起腰腿部疼痛，重则导致局部肌肉萎缩。

亦有感受湿热之邪，侵入筋膜，或风寒湿痹久郁化热，灼伤筋肉，导致热痹或湿热痹。

二、诊断

(一)症状

1.疼痛

主要为沿臀部、大腿后面向腘窝部、小腿外侧直至踝部、足底部的放射痛；多呈持续性、阵发性加剧疼痛；活动时加重，休息时减轻。为了减轻疼痛，患者常采取特殊体位，站立时身体略向健侧倾斜，用健侧下肢持重，病侧下肢在髋、膝关节处微屈，造成脊椎侧凸，凸向健侧。坐位时将全身重量放于健侧坐骨粗隆，患肢屈曲。取卧位时向健侧卧，并将患肢屈曲。行走时患肢髋关节处轻度外展、外旋，膝关节处稍屈曲，足尖、足掌着地而足跟不敢着地。变动体位时，往往不能及时、自如地活动。

2.麻木

患肢足背外侧和小腿外侧可能有轻微感觉减退。

3.肢体无力

主要表现在大腿的伸髋、小腿的屈曲以及足的外翻动作。

(二)体征

1.压迫痛

可能在以下 5 个区域内找到敏感的压痛点：①脊椎旁点——第 4、5 腰椎棘突旁 3 cm 处。

②臀中点——坐骨结节与股骨大粗隆之间。③腘窝点——腘窝横线上 2～3 cm 处。④腓肠肌点——位于小腿后面中央。⑤踝点——外踝后方。

2.牵引痛

牵拉坐骨神经可产生疼痛。通常用直腿抬高试验,即在整个下肢伸直状态下向上抬高患肢,若患者抬高不过 70°角,则为阳性。

3.反射

跟腱反射减弱或消失。膝腱反射正常。

(三)病因诊断

根据坐骨神经痛的特有症状及体征,诊断并不困难。但病因诊断则不易。以下为几种较常见的疾病。

1.腰脊神经根炎

其疼痛常波及股神经或双下肢。可由腰部外伤、病灶感染、结核病、风湿病及病毒感染引起。

2.腰椎间盘突出

起病突然。患者常有明显外伤史。疼痛剧烈,卧床后可减轻。相应的椎间隙和椎旁可有压痛、腰椎曲度改变、腰肌痉挛、Lasegue 征强阳性。X 线片可显示椎间隙变窄。

3.硬膜外恶性肿瘤

疼痛剧烈。往往可找到原发病。X 线片可能发现骨质破坏。

4.马尾蜘蛛膜炎

疼痛较轻,进展缓慢。可依靠脊髓碘油造影确诊。

5.马尾良性肿瘤

疼痛剧烈,范围广泛。夜间疼痛加剧。脑脊液有改变。部分患者可出现视盘水肿等颅内压增高的表现。

6.盆腔炎

疼痛较轻。有妇科体征。化验结果显示血液白细胞增多,血沉加速。

7.妊娠时盆腔充血或胎儿压迫往往引起坐骨神经痛

疼痛较轻,体征可能缺如,休息后疼痛减轻,分娩后疼痛消失。

8.潮湿或受凉引起坐骨神经痛

体征局限,一般无牵引痛。

9.臀部注射引起坐骨神经痛

疼痛出现在注射后不久,症状可轻可重。检查注射部位可发现错误。

(四)不典型的原发性坐骨神经痛和所有继发性坐骨神经痛

对不典型的原发性坐骨神经痛和所有继发性坐骨神经痛,均应做 X 线检查,包括腰骶椎、骨盆、骶髂关节、髋关节。需要时,也应详细检查腹腔和盆腔,必要时也可做腰椎穿刺和奎肯施泰特试验。如怀疑蛛网膜下腔梗阻,可做椎管碘油造影。

三、鉴别诊断

可根据病史、血沉、X 线检查或腰穿检查脑脊液等鉴别类风湿关节炎、结核、肿瘤、脊柱畸形等引起的症状性坐骨神经痛与坐骨神经痛。

髋关节或骶髂关节疾病,此两者跟腱反射正常,无感觉改变,髋关节或骶髂关节活动时疼痛明显,Patrick征阳性。根据病史及检查即可与坐骨神经痛做鉴别。必要时可予X线检查以明确诊断。

四、并发症

该病病程久者可并发脊柱侧弯、跛行及患肢肌肉萎缩。

五、治疗

(一)病因治疗

(1)腰椎间盘突出是坐骨神经痛最常见的病因。一般可先进行牵引或推拿治疗,若无效或大块椎间盘突出,产生脊髓或神经根较严重压迫者,则应及时行椎间盘摘除术。

(2)马尾圆锥肿瘤、腹后部或盆腔肿瘤等,应及时手术摘除。

(3)妊娠合并坐骨神经痛,休息后疼痛减轻,不必采取特殊治疗。

(4)邻近组织炎症所致者,可根据不同情况采用抗感染或抗结核治疗。

(二)对症治疗

(1)急性发作期应卧床休息,绝对睡硬板床。

(2)止痛药:可选用索米痛片、阿司匹林、保泰松、抗炎松、吲哚美辛等。

(3)维生素 B_1 100 mg,每天 1～2 次,肌内注射。维生素 B_{12} 100～250 mg,每天 1 次,肌内注射。

(4)封闭疗法:1%～2%的普鲁卡因,或用利多卡因行坐骨神经封闭,可获得一定疗效。若在上述溶液中加入 25 mg 醋酸可的松,可增强疗效。

(5)肾上腺皮质激素:可以减轻炎症反应,在炎症急性期、创伤、蛛网膜粘连等情况下可以使用。一般用泼尼松 5～10 mg,每天3 次;或 25 mg 醋酸可的松,肌内注射,每天 1 次。

(6)理疗:短波透热疗法、离子透入法等,有助于止痛。

(三)其他治疗

针灸、电针、针刀、射频消融、推拿已被证实有较好的疗效。

(张子宪)

第六节　周围神经肿瘤

周围神经肿瘤的分类目前尚无理想的标准,命名及译名纷乱。本节介绍临床常见的起源于神经外胚叶肿瘤,如神经鞘瘤、单发神经纤维瘤、多发神经纤维瘤病、神经源性纤维肉瘤、嗜铬细胞瘤、由多种组织组成的球瘤、非新生性肿瘤损伤性神经瘤及趾神经瘤。

一、神经鞘瘤

神经鞘瘤又名神经膜瘤、雪旺氏细胞瘤、神经瘤,起源于具有施万细胞特征的双基底膜的一种细胞,是发生于周围神经系统,生长缓慢,孤立性生长的良性肿瘤。其多见于周围神经及其分支上,最多见于脑神经第Ⅷ对听神经,听神经瘤是颅内肿瘤最多见的一种,约占颅内肿瘤的

90％，其次见于脊神经背根，还可见于三叉神经、面神经、舌咽神经、迷走神经、副神经和舌下神经。

肿瘤多为实质性，包膜完整，将载瘤神经纤维推向一旁，不侵犯神经纤维束，切面比较一致，均匀光滑，为灰红色，内含较多胶原间质，可见厚壁供血动脉。囊性者内含黄色黏稠液，可自行凝固。镜检可见为薄层纤维包膜包裹的典型神经鞘膜细胞，分为两种：安东尼氏 A 型细胞为梭形细胞，含丰富的嗜伊红细胞浆，界限不清，胞核为长形或椭圆形，呈栅栏状排列。安东尼氏 B 型细胞较小，胞浆稀疏，碱性染色呈蓝色，界限明显，胞核小，呈圆形。

该病多见于成年人，病情缓慢，可经几年到十几年。随病情进展，肿瘤体积增大，压迫神经纤维束，受累神经支配区出现感觉异常，也可出现运动障碍，腱反射改变。当肿瘤位置表浅时，在体表神经径路上，可扪及梭形肿块，随神经横向活动，压迫肿瘤可产生向肢体远端部放射痛。

该病据症状体征较易诊断。对颅内及椎管内的神经鞘瘤需进一步检查。治疗以手术切除为原则，效果较好。

二、单发神经纤维瘤

单发神经纤维瘤起源于周围神经鞘膜细胞，是一种生长缓慢的良性肿瘤，多位于皮下、皮内。病理可见瘤体质地略硬，无包膜形成，分界清楚，切面可见漩涡状纤维。镜下见肿瘤由增生的神经鞘膜细胞和成纤维细胞组成。神经轴索穿越其中，并扭曲变形，伴网状纤维、胶原纤维、疏松黏液样基质。部分肿瘤（尤其是位于关节附近的）可恶变。

治疗宜手术切除，对离断的神经纤维行对端吻合术。

三、多发神经纤维瘤病

多发神经纤维瘤病亦称神经纤维瘤病或神经纤维瘤，在 1882 年由 Von Recklinghausen 正式命名并全面阐述，是一种少见遗传病。临床特点为皮肤大量的牛奶咖啡色斑，以及发生在周围神经的多发性纤维瘤。发病率为4/10万。

约 50％的患者有家族史。该病属于常染色体显性遗传，同一家族患同病者可有不同表现。散发病例可由基因突变引起。病损基因位于 17q11.2 带或 22q11-q13.1 带。可能发病机制是神经嵴分化异常或神经生长因子生成过多，活性升高，致使神经异常增生肿瘤形成。

肿瘤通常为良性，生长缓慢，有 3％～4％发生恶变，瘤体大小不一，形态各异，无明显界限，镜下可见基本由神经鞘膜细胞组成，胞核排列形成栅栏状，也可有来自神经束膜和外膜的中胚层细胞。

发病年龄为 10～70 岁，平均年龄为 20 岁，男性患者多于女性患者。该病可累及多个系统、多个器官。早期可见牛奶咖啡色斑，边缘规则，界限清楚，表面光滑，肿瘤好发于被衣服遮盖部位，多见于躯干、腋窝，形状、大小和数目不一。若有 6 个或 6 个以上直径超过 1.5 cm 的牛奶咖啡色斑可确定该病。另皮肤纤维瘤、纤维软瘤沿神经干分布，如珠样结节，甚至丛状神经纤维瘤伴皮肤、皮下组织过度增生，引起表面皮肤或肢体弥漫性肿大，称神经纤维瘤象皮病，有随年龄增长而进展趋势。30％～40％的患者出现神经系统病变，如椎管内肿瘤、颅内听神经瘤，可出现脊柱弯曲，四肢长骨弓状畸形等。此外，可见虹膜上粟粒状棕黄色圆形小结节等。

据家族史及各系统的临床表现，辅助检查可诊断。治疗方面，孤立的、生长速度快的和压迫神经的肿瘤均应手术治疗，恢复神经功能。

四、神经纤维肉瘤

神经纤维肉瘤又称恶性神经膜瘤、恶性雪旺氏鞘瘤和神经源性肉瘤,往往由神经纤维瘤病恶变导致,起源于神经鞘膜。

肿瘤呈白色、灰色或紫红色,质硬,切开可见坏死及黏液样物。镜下显示瘤细胞呈梭形、多角形,核深染,排列呈栅状或杂乱,原浆丰富,可见瘤巨细胞。

发病年龄在 20～50 岁,临床特征是存在多年的肿瘤多迅速增长,引起受累神经分布区的感觉、运动、腱反射异常。该病好发于膝、腹股沟、臀、股和肩胛等处的大神经干。

因手术治疗后易复发及远处或多发转移,故应及早行根治手术。神经纤维肉瘤对放疗不敏感。

五、嗜铬细胞瘤

嗜铬细胞瘤起源于肾上腺髓质、颈动脉体、交感神经节和颈静脉球组织内的嗜铬颗粒细胞。嗜铬细胞瘤最多见于肾上腺髓质。临床可出现高血压及糖尿。起源于颈动脉体的肿瘤称颈动脉体瘤,位于颈部颈动脉窦及其分岔处,体积增大后可产生压迫症状,如相应神经功能缺损、脑血管供血不足,动脉造影可见瘤内血供丰富。治疗以手术切除为主。

六、损伤性神经瘤

损伤性神经瘤又称假性神经瘤、截肢神经瘤或神经再生疤痕。损伤性神经瘤多发生于神经被切断或碾伤后,由再生的神经轴索形成缠结,并与增生的神经鞘膜细胞、纤维细胞和致密胶原纤维形成肿块;常呈梭形,与周围组织粘连,有压痛,多见于残肢端,是残肢痛的原因。对疼痛可采用封闭治疗,如疼痛剧烈,可将该瘤松解后埋入临近组织,减少受压,对个别患者可切断相应脊神经后根以止痛。

七、跖神经瘤

跖神经瘤又称足底神经瘤、摩顿氏神经瘤或局限性跖间神经炎,是跖神经趾间分支局限性退行性变伴周围组织增生的结果。病因可与外伤及遭受机械压迫有关,以致影响局部神经及供应血管。其多见于中年以上妇女的第 3、第 4 趾之间,非真正肿瘤。

治疗以手术切除为原则,术后神经机能不受影响。

八、球瘤

球瘤又名神经血管肿瘤,起源于皮肤真皮层内的神经血管肌球小体,为良性,在全身皮肤都可发生。

球瘤引起剧烈的自发性疼痛,压痛明显,界限清楚。肿瘤多位于手足指(趾)甲下,严重时可将指甲挺起。

治疗采用手术切除,可行甲下切除(达骨膜),一般无复发。

(张子宪)

第九章

自主神经疾病

第一节　间　脑　病　变

间脑由丘脑、丘脑底、下丘脑、膝状体及第三脑室周围结构所组成,是大脑皮质与各低级部位联系的重要结构。"间脑病变"一词一般用于描述与间脑有关的自主神经功能障碍、精神症状和躯体方面的变化、水分潴留、体温调节、睡眠-觉醒节律、性功能、皮肤素质等异常和反复发作性的症状群,脑电图中可有特征性变化。

一、病因和病理

引起间脑病变最主要的原因为肿瘤,如颅咽管瘤、垂体瘤或丘脑肿瘤的压迫。其次是感染、损伤、中毒和血管疾病等。据文献报道160例的综合性统计中,肿瘤因素占52%,炎症(如脑膜炎、脑炎、结核、蛛网膜炎)因素占20%,还有血管病变、颅脑损伤等因素。少数病因不明。

在动物实验中,破坏第三脑室底部的1/4,可不发生任何症状;破坏下丘脑后部的2/3,则可引起恶病质而死亡。据对第一次世界大战、第二次世界大战中大量的脑损伤病例的观察,发现间脑损害患者的所谓间脑病变的症状并不多见。有人分析了2 000例脑损伤的间脑反应,认为"间脑病变"的诊断应当小心。某些患者有较严重的自主神经、心血管系统、水代谢、睡眠-觉醒系统的功能紊乱,但在死后的检查中并不一定有严重的间脑破坏和组织学改变,或仅见轻度脑萎缩等。

二、临床表现

间脑病变的临床表现极为复杂,基本可分为定位性症状和发作性症状。

(一)定位性症状

1.睡眠障碍

睡眠障碍是间脑病变的突出症状之一。下丘脑后部病变时,大部分患者有睡眠过多现象(即嗜睡),但少数患者失眠。当下丘脑后区大脑脚受累时,则表现为发作性嗜睡病和猝倒症等。常见的临床类型如下。

(1)发作性睡病:表现为发作性的不分场合的睡眠,持续数分钟至数小时,睡眠性质与正常人相似。这是间脑特别是下丘脑病变中最常见的一种表现形式。

（2）异常睡眠症：发作性睡眠过多，每次发作时可持续睡数天至数周，但在睡眠发作期患者常可被喊醒吃饭、小便等，饭后又睡，其睡眠状态与正常相同。

（3）发作性嗜睡-强食症：患者不可控制地出现发作性睡眠，每次睡眠持续数小时至数天，醒后暴饮暴食，食量数倍于常量，且极易饥饿。患者多数肥胖，但无明显内分泌异常。数月至数年反复发作1次，发作间并无异常。起病多在10～20岁，男性患者较多，成年后可自愈。

2.体温调节障碍

下丘脑病变产生的体温变化，可表现如下特征。

（1）低热：一般维持于37.3 ℃～37.8 ℃，很少达39 ℃以上。如连续测量几天体温，有时可发现体温的曲线是多变性的，这种24 h体温曲线，有助于了解温度调节障碍。

（2）体温过低：下丘脑的前部和邻近的隔区可能与身体的散热有关，主要通过皮肤血管扩张和排汗（副交感神经）调节，而下丘脑的后侧部则可能与保热和产热有关，主要通过肌肉的紧张和皮肤血管收缩（交感神经）调节。故当下丘脑前部或灰结节区病变时，散热出现问题，这时很容易使温度过高；而下丘脑后侧部病变时产热机制减弱或消失，常可引起体温过低。

（3）高热：下丘脑视前区两侧急性病变常有体温很快升高，甚至死亡后仍然有很高体温。神经外科手术或急性颅脑损伤影响该区域时，往往在12 h内出现高热，但肢体是冰冷的，躯干温暖，有些患者甚至心率及呼吸保持正常。高热时服解热剂无效，体表冷敷及给氯丙嗪降温反应良好。但是下丘脑占位性病变，可因破坏区域极广而没有体温的明显变化；反之，亦可因下丘脑肿瘤选择性地破坏而引起体温持久升高，脑桥中脑血管性病变也可出现高热。

3.尿崩症

下丘脑的病变损害视上核、室旁核或视上核-垂体束，常使血管升压素分泌过少，可引起尿崩症。各种年龄均可得病，但多见于10～20岁人群，男性患者稍多于女性患者。起病可骤可缓。主要症状有多尿（失水）、口渴、多饮。每昼夜排尿总量常在5～6 L，多至10 L余，尿比重低（小于1.006），但不含糖。每天饮水量多，总量与尿量相接近，如限制喝水，尿量仍多而引起失水。患者有头痛、疲乏、肌肉疼痛、体温降低、心动过速、体重减轻。久病者常因烦渴多饮，日夜不宁，发生失眠、焦虑、烦躁等神经情绪症状。若下丘脑前部核群功能亢进，或双侧视交叉上核损害，偶尔发生少饮及乏尿症。

4.善饥

下丘脑病变引起过分饥饿较烦渴症状为少见。可发现善饥症患者的额叶双侧病变。轻度善饥症状见于激素治疗及少数精神分裂症患者。这些患者不能估计食欲。在强食症中，表现过分饥饿，伴周期性发作性睡眠过度等症状，常归因于下丘脑病变。双额叶病变时，偶尔发生善饥，表现贪食，吃不可食的东西，同时有视觉辨别功能丧失、攻击行为及性活动增加等症状。

5.性功能和激素代谢障碍性功能异常

表现为性欲减退，儿童病例有发育迟缓或早熟，青春期后女性有月经周期改变或闭经，男性出现精子形成障碍甚至阳痿。Bauer分析60例下丘脑病变，有24例发育早熟，19例为性功能减退。对此种障碍常用下丘脑脊髓纤维及下丘脑垂体纤维通过神经体液的调节紊乱来解释。若下丘脑的乳头体、灰结节部附近有肿瘤，则来自结节漏斗核的下丘脑垂体纤维受阻，能影响腺垂体的促性腺激素的释放，使内分泌发生异常。下丘脑的脊髓纤维可调节脊髓各中枢活动，改变性功能。成人脑底部肿瘤刺激下丘脑前方或腹内侧区时，偶尔发生性欲过旺。

闭经-溢乳综合征的主要机制是催乳素分泌得过多,高催乳素血症抑制下丘脑促性腺释放激素的分泌,常由肿瘤(垂体肿瘤等)、下丘脑与垂体功能障碍或服用多巴胺受体阻滞剂(硫代二苯胺、氟哌啶醇)等所致。发生间脑病时17-酮类固醇类激素代谢的改变最明显。17-酮类固醇类激素是许多肾上腺皮质激素和性激素的中间代谢产物,正常人该类激素的每昼夜排出量为10~20 mg,某些患者该类激素的每昼夜排出量可升高到20~40 mg。17-羟皮质固醇的测定可有很大的波动性,排出量可以升高达14 mg。

6.脂肪代谢障碍

肥胖是由下丘脑后方病变累及腹内侧核或结节附近所致,常伴有性器官发育不良症,称肥胖性生殖不能性营养不良综合征。继发性者常为下丘脑部肿瘤或垂体腺瘤压迫下丘脑所致,其次为下丘脑部炎症。原发性者多为男性儿童,起病往往颇早,有肥胖和第二性征发育不良,但无垂体功能障碍。肥胖为逐渐进展性,后期表现极其明显,脂肪分布以面部、颈及躯干最多,其次为肢体的近端。皮肤细、软,手指细、尖,常伴有骨骼过长现象。

消瘦在婴儿中多见,往往由下丘脑肿瘤或其他病变引起,如肿瘤破坏双侧视交叉上核、下丘脑外侧区或前方,均可发生厌食症,吞咽不能,体重减轻。成人有轻度体重下降,乏力,极端恶病质常提示有垂体损害。垂体性恶病质(Simmond 综合征)的特征为体重减轻、厌食、皮肤萎缩、毛发脱落、怕冷、心跳缓慢、基础代谢率降低等。本征亦发生于急性垂体病变,如头颅外伤、垂体切除术后。垂体性恶病质反映腺垂体促甲状腺素、促肾上腺皮质激素及促性腺激素的损失。近年来研究显示,下丘脑还能分泌多种释放因子(主要是由蛋白质或多肽组成)来调节腺垂体各种内分泌激素的分泌功能,因此单纯下丘脑损伤时,可以出现许多代谢过程的紊乱。

7.糖、蛋白质代谢及血液其他成分的改变

下丘脑受损时,血糖水平往往升高或降低。当下丘脑受急性损伤或刺激时,可产生高血糖,但血清及小便中酮体往往呈阴性。在动物实验中,损伤下丘脑之前方近视交叉处或破坏室旁核,能引起低血糖及增加胰岛素敏感性。蛋白质代谢障碍表现为血浆蛋白中清蛋白水平降低,球蛋白水平升高,因而白球比常常低于正常值。用电泳法观察,发现球蛋白中 α_2 球蛋白水平的上升比较明显,β部分水平降低。发生间脑疾病时血中钠含量一般处于较低水平,血溴测定值常升高。也可以发生真性红细胞增多症,在无感染情况下可出现中性粒细胞增多。

8.胃十二指肠溃疡和出血

在人及动物的急性下丘脑病变中,可伴有胃十二指肠溃疡及出血。但下丘脑的前方及下行至延髓中的自主神经纤维径路上的任何部位有急性刺激性病变,均可引起胃和十二指肠黏膜出血和溃疡形成。对产生黏膜病变的原理有两种意见,一种意见认为由于交感神经血管收缩纤维麻痹,可发生血管扩张,而导致黏膜出血;另一种意见认为黏膜病变是迷走神经活动过度的结果,使胃肠道肌肉发生收缩,引起局部缺血与溃疡形成。

消化性溃疡常发生于副交感神经过度紧张的人。颅内手术后并发胃十二指肠溃疡的发生率不高。根据颅内病变(脑瘤、血管病变)352 例尸检病例报道,有上消化道出血及溃疡的占12.5%,内科病例(循环、呼吸系统病变等)非颅内病变的 1 580 例,伴上消化道出血及溃疡的占6%,显然颅内病变合并上消化道出血的比例高。上海市仁济医院神经科做 298 例脑出血、鞍旁及鞍内肿瘤病例的统计,有上消化道出血的仅占 6%,发病率似偏低。

9.情绪改变

动物实验中见到多数双侧性下丘脑病损的动物有较为重要的不正常行为。研究指出,下丘脑的情绪反应不仅决定于丘脑与皮质的关系,当皮质完整时,刺激乳头体、破坏下丘脑的后腹外核及视前核有病变时均可引起情绪反应。主要的精神症状包括兴奋、病理性哭笑、定向力障碍、幻觉及激怒等。

10.自主神经功能症状

下丘脑前部及灰结节区为副交感神经调节,下丘脑后侧部为交感神经调节。下丘脑病变时自主神经是极不稳定的,心血管方面的症状常是波动性的,血压大多偏低,或有位置性低血压,但较少有血压升高现象。一般下丘脑后方及腹内核病变或有刺激现象时,血压升高,心率加快,呼吸加快,胃肠蠕动和分泌抑制,瞳孔扩大;下丘脑前方或灰结节区刺激性病变,则血压降低、心率减慢,胃肠蠕动及分泌增加,瞳孔缩小。但新近研究指出,在视上核及室旁核或视前区类似神经垂体,有较高浓度的血管升压素及催产素,说明下丘脑前方也可引起高血压。若整个下丘脑有病变,则血压的改变更为复杂、不稳。伴有心率、脉搏减慢,有时出现冠状动脉供血不足,呼吸浅而慢,两侧瞳孔大小不对称,偶尔可引起排尿障碍,常有心脏、胃肠、膀胱区不适感,因结肠功能紊乱,偶尔有大便溏薄、便秘与腹泻交替出现的情况。

(二)发作性症状

常以间脑癫痫为主要表现。所谓间脑性癫痫发作,实为下丘脑疾病所引起的阵发性自主神经系统功能紊乱综合征。发作前患者多先有情绪波动、食欲改变(增强或低下)、头痛、打哈欠、恐惧不安和心前区不适。发作时面色潮红或苍白、流涎、流泪、多汗、战栗、血压骤然升高、瞳孔散大或缩小、眼球突出、体温上升或下降、脉速、呼吸变慢、有尿意及各种内脏不适感,间或有意识障碍和精神改变等。发作后全身无力、嗜睡或伴有呃逆。每次发作持续数分钟到数小时。有的则突然出现昏迷,甚至心脏停搏而猝死。总之,每个患者的发作有固定症状和刻板的顺序。

三、检查

(一)脑脊液检查

除占位病变有压力升高及炎性病变,有白细胞计数增多外,脑脊液检查结果一般正常。

(二)X线头颅正侧位摄片

偶尔有鞍上钙化点、蝶鞍扩大或后床突破坏情况,必要时行血管造影及CT脑扫描。

(三)脑电图

能见到14 Hz的单向正相棘波或弥散性异常,阵发性发放的、左右交替的高波幅放电有助于诊断。

四、诊断

下丘脑病变的病因较多,临床症状表现不一,诊断较难,必须注意详细询问病史,并结合神经系统检查及辅助检查,细致地分析考虑。时常发现下丘脑病理的改变很严重,而临床症状却不明显,亦有下丘脑病理改变不明显,而临床症状却很严重的情况。必须指出,在亚急性或慢性的病变中,自主神经系统具有较强的代偿作用。因此不要忽略详细的自主神经系统检查,如出汗试验、皮肤划痕试验、皮肤温度测定、眼心反射、直立和卧倒试验及药物肾上腺素试验,以测定自主神经的功能状况。脑电图的特征性改变有助于确定诊断。

五、治疗

（一）病因治疗

首先要分别肿瘤或炎症。肿瘤引起者应根据手术指征进行开颅切除或深度 X 线治疗。若为炎症，应先鉴别炎症性质为细菌性还是病毒性，然后选用适当的抗生素、激素及中药等治疗。若系损伤和血管性病变所致，则应根据具体情况，采用手术、止血或一般支持治疗。对非炎症性的慢性退行性的下丘脑病变，一般以对症治疗、健脑和锻炼身体为主。

（二）特殊治疗

（1）下丘脑病变若以嗜睡现象为主，则选用口服中枢兴奋药物，如苯丙胺、哌甲酯，甲氯芬酯。

（2）对尿崩症采用血管升压素替代治疗。常用的神经垂体制剂有下列三种：①垂体加压素以鞣酸盐油剂的作用时间最长，肌内注射，每次 0.5～1 mL，可维持 7～10 d；②神经垂体粉剂：可由鼻道给药，成人每次 30～40 mg，作用时间 6～8 h，颇为方便。③氢氯噻嗪：若对此类药物有抗药、过敏或不能耐受注射，可以本品代替。

（3）对病变引起腺垂体功能减退者，可补偿周围内分泌腺（肾上腺、甲状腺、性腺）分泌不足，用合并激素疗法。例如，甲状腺制剂合并适量可的松，口服，丙酸睾酮 25 mg，每周 1～3 次，肌内注射，高蛋白饮食。若有电解质紊乱，可考虑合用去氧皮质酮或甘草。

（4）间脑性癫痫发作，可采用苯妥英钠、地西泮或氯氮䓬等口服治疗。精神症状较明显的患者可口服氯丙嗪。但如有垂体功能低下，须注意出现危象。

（5）颅内压增高，用脱水剂，例如，氨苯蝶啶 50 mg，3 次/天，口服；氢氯噻嗪 25 mg，3 次/天，口服；20％的甘露醇 250 mL，静脉滴注。

（三）对症治疗

血压偶尔升高，心跳快，可给适量降压剂，必要时口服适量普萘洛尔。对发热者可用中枢退热药物（阿司匹林、氯丙嗪）、苯巴比妥、地西泮、甲丙氨酯等或物理降温。合并胃及十二指肠出血，可应用适量止血剂，如酚磺乙胺及氨甲苯酸。对神经症状明显者应采取综合疗法，首先要增强体质锻炼，如做广播操、练太极拳及气功，安排正常生活，配合适当的休息，适量服用吡拉西坦或健脑合剂等。对失眠者晚间用适量催眠剂，白天也可用适当镇静剂，对头痛严重者也可用镇痛剂。

（李净兵）

第二节　血管迷走性晕厥

晕厥是指突然发作的短暂的意识丧失，同时伴有肌张力的降低或消失，持续几秒至几分钟自行恢复，其实质是脑血流量暂时减少。晕厥可由心血管疾病、神经系统疾病及代谢性疾病等引起。血管迷走性晕厥（VS）是多发于青少年时期不明原因晕厥中最常见的病因，据统计，40％以上的晕厥属于此类。

血管迷走性晕厥是指各种刺激通过迷走神经介导反射，导致内脏和肌肉小血管扩张及心动过缓，表现为动脉低血压伴有短暂的意识丧失，能自行恢复，而无神经定位体征的一种综合征。

一、发病机制

虽然 Lewis 提出血管迷走性晕厥这一诊断已近 70 年,但至今人们对其病因及发病机制尚未完全阐明。目前多数学者认为,其基该病理生理机制是自主神经系统的代偿性反射受到抑制,而不能对长时间的直立体位保持心血管的代偿反应。正常人直立时,由于受重力的作用,血液聚集在肢体较低的部位,头部和胸部的血液减少,静脉回流减少,使心室充盈及位于心室内的压力感受器失去负荷,向脑干中枢传入冲动减少,反射性地引起交感神经兴奋性增加和副交感神经活动减弱。通常表现为心率加快,轻微降低收缩压和增加舒张压。而血管迷走性晕厥的患者对长时间的直立体位不能维持代偿性的心血管反应。有学者报道,血管迷走性晕厥患者的循环血液中儿茶酚胺水平和心脏肾上腺素能神经的张力持续增加,导致心室相对排空的高收缩状态,进而过度刺激左心室下后壁的机械感受器,使向脑干发出的迷走冲动突然增加,诱发与正常人相反的反射性心动过缓和外周血管扩张,导致严重的低血压和心动过缓,引起脑灌注不足、脑低氧和晕厥。

另外,人们研究还发现,神经内分泌调节也参与了血管迷走性晕厥的发病机制,涉及肾素-血管紧张素-醛固酮系统、儿茶酚胺、5-羟色胺、内啡肽以及一氧化氮等,但其确切机制还不清楚。

二、临床表现

血管迷走性晕厥多见于学龄期儿童,患者中女孩多于男孩。通常表现为立位或坐位起立时突然发生晕厥,起病前可有短暂的头晕、注意力不集中、面色苍白、视觉与听觉下降、恶心、呕吐、大汗、站立不稳等先兆症状,严重者可有 10~20 s 的先兆。如能警觉而及时躺下,症状可缓解或消失。初时心跳常加快,血压尚可维持,以后心跳减慢,血压渐下降,收缩压较舒张压下降明显,故脉压缩小,当收缩压下降至 10.7 kPa(80 mmHg)时,意识可丧失数秒或数分钟,少数患者可伴有尿失禁,醒后可有乏力、头昏等不适,严重者醒后可有遗忘、精神恍惚、头痛等症状,持续 1~2 d 症状消失。发作时查体可见血压下降、心跳缓慢、瞳孔扩大等体征。发作间期常无阳性体征。有研究发现,血管迷走性晕厥可诱发张力性阵挛样运动,可被误诊为癫痫。高温、通风不良、劳累及各种慢性疾病可诱发该病。

三、辅助检查

长期以来,明确神经介导的血管迷走性晕厥的诊断是间接、费时而且昂贵的,并且常常没有明确的结果。直立倾斜试验是近年来发展起来的一种新型检查方法,对血管迷走性晕厥的诊断起到决定性的作用。其阳性反应为试验中患者由卧位改为倾斜位后发生晕厥并伴血压明显下降或心率下降。

直立倾斜试验对血管迷走性晕厥的诊断机制尚未完全明确。正常人在直立倾斜位时,由于回心血量减少,心室充盈不足,有效搏出量减少,动脉窦和主动脉弓压力感受器传入血管运动中枢的抑制性冲动减弱,交感神经张力增大,引起心率加快,使血压维持在正常水平。血管迷走性晕厥患者的此种自主神经代偿性反射受到抑制,不能维持正常的心率和血压,加上取直立倾斜位时心室容量减少,交感神经张力增加,特别是在伴有异丙肾上腺素的正性肌力作用时,充盈不足的心室收缩明显增强,此时,刺激左心室后壁的感受器,激活迷走神经传入纤维,冲动传入中枢,引起缩血管中枢抑制,而舒血管中枢兴奋,导致心动过缓和/或血压降低,使脑血流量减少,引起晕厥。有人认为抑制性反射引起的心动过缓是由迷走神经介导的,而阻力血管扩张和容量血管收缩引起的低血压是交感神经受到抑制的结果。Fish 认为血管迷走性晕厥是激活 Bezold-Jarisch 反射所致。

直立倾斜试验的方法尚无一致标准,归纳起来有以下 3 种常用方法。

(一)基础倾斜试验

试验前 3 d 停用一切影响自主神经功能的药物,试验前 12 h 禁食。患者仰卧 5 min,记录动脉血压、心率及 Ⅱ 导心电图,然后站立于倾斜板床(倾斜角度 60°)上,直至出现阳性反应或完成 45 min 全程。在试验过程中,试验开始即刻及每 5 min 测量血压、心率及 Ⅱ 导联心电图 1 次,若患者有不适症状,可随时监测。对于阳性反应患者立即终止试验,并将患者置于仰卧位,直至阳性反应消失,并准备好急救药物。

(二)多阶段异丙肾上腺素倾斜试验

实验前的准备及监测指标与基础倾斜试验相同。实验分 3 个阶段进行,每阶段先平卧 5 min,进行药物注射(异丙肾上腺素),待药物作用稳定后,再倾斜到 60°,持续 10 min 或直至出现阳性反应。上一阶段若为阴性,则依次递增异丙肾上腺素的浓度,其顺序为 0.02～0.04 μg/(kg·min)、0.05～0.06 μg/(kg·min)及 0.07～0.10 μg/(kg·min)。

(三)单阶段异丙肾上腺素倾斜试验

实验方法与多阶段异丙肾上腺素倾斜试验相同,但仅从第三阶段开始。

直立倾斜试验阳性结果的判断标准如下。

患者在倾斜过程中出现晕厥或晕厥先兆(头晕并经常伴有以下一种或一种以上症状:视觉、听觉下降,恶心、呕吐、大汗、站立不稳等)的同时伴有以下情况之一:①舒张压＜6.7 kPa(50 mmHg)和/或收缩压＜10.7 kPa(80 mmHg)或平均压下降 25% 以上。②窦性心动过缓(4～6 岁:心率＜75 次/分钟;6～8 岁:心率＜65 次/分钟;8 岁以上:心率＜60 次/分钟)或窦性停搏＞3 s。③一过性二度或二度以上房室传导阻滞。④有交界性心律。

四、诊断及鉴别诊断

对于反复晕厥发作的患者,经过详细地询问病史,了解发作时的症状与体征,再通过必要的辅助检查(如心电图、脑电图、生化检查和直立倾斜试验)不难诊断,但要鉴别该病与以下疾病。

(一)心源性晕厥

该病是由心脏疾病引起的心排血量突然降低或排血暂停,导致脑缺血所引起的,多见于严重的主动脉瓣或肺动脉瓣狭窄、心房黏液瘤、急性心肌梗死、严重的心律失常、Q-T 间期延长综合征等疾病。通过仔细询问病史、体格检查、心电图改变等易于鉴别。

(二)过度换气综合征

过度焦虑和癔症发作可引起过度换气,导致二氧化碳减少及肾上腺素释放,呼吸性碱中毒,脑血管阻力增加,脑血流量减少。发作之初,有胸前区压迫感、气闷、头晕、四肢麻木、发冷、手足抽搐、神志模糊等。症状可持续 10～15 min,发作与体位无关,血压稍降,心率增快,不伴有面色苍白,亦不因躺下而缓解。患者安静后发作即终止,并可因过度换气而诱发。

(三)低血糖症晕厥

该病患者常有饥饿史或使用降糖药的病史,主要表现为乏力、出汗、饥饿感,进而出现晕厥和神志不清,晕厥发作缓慢,发作时血压和心率多无改变,可无意识障碍,化验发现血糖水平降低,静脉注射葡萄糖迅速缓解症状。

（四）癫痫

对于表现为惊厥样晕厥发作的血管迷走性晕厥患者要注意与癫痫区别，通过做脑电图、直立倾斜试验的检查不难区别。

（五）直立调节障碍

该病患者表现为由卧位改为直立瞬间或直立时间稍长可有出现头晕、眼花、胸闷不适等症状，严重者可有恶心、呕吐甚至晕倒，不需治疗能迅速清醒，恢复正常。可通过直立试验、直立倾斜试验等加以鉴别。

（六）癔症性晕厥

该病发作前有明显的精神因素。发作时神志清楚，有屏气或过度换气，四肢挣扎乱动，双目紧闭，面色潮红。脉搏、血压均正常，无病理性神经体征，发作持续数分钟至数小时不等，发作后情绪不稳，可能晕倒，但不会受伤，常有类似发作史，易于与血管迷走性晕厥区别。

五、治疗

血管迷走性晕厥的治疗有多种方法，要因人而异。

（1）一般治疗：医务人员要耐心、细致地告诉患者和家属正确认识该病的性质，并要求患者避免可能诱发血管迷走性晕厥的因素（如过热的环境和脱水），告诉患者在有发作先兆时要立即坐下或躺倒，对于只有一次或少数几次发病的患者可进行观察治疗。

（2）药物治疗：对于反复发作且发作前无任何先兆症状和症状严重的患者可选用下列药物治疗：①β受体阻滞剂（如美托洛尔）已用于预防并被认为有效，因为其负性变力作用可阻止或延缓突然的机械受体的激活，剂量为 1～4 mg/(kg·d)，分 2 次口服。②丙吡胺因具有负性变力作用和抗迷走作用而常常有效，剂量一般为 3～6 mg/(kg·d)，分 4 次口服。③东莨菪碱氢溴酸的剂量为0.006 mg/(kg·次)，口服。

（3）对于心脏抑制型、混合型表现的患者，可考虑心脏起搏治疗。

（李净兵）

第三节 面偏侧萎缩症

面偏侧萎缩症为一种单侧面部组织的营养障碍性疾病。其临床特征是一侧面部各种组织慢性进行性萎缩。

一、病因

该病的原因尚未明了。由于部分病例伴有包括 Horner 综合征在内的颈交感神经障碍的症状，学者一般认为该病和自主神经系统的中枢性或周围性损害有关。其他学说牵涉到局部或全身性感染、损伤、三叉神经炎、结缔组织病、遗传变性等。起病多在儿童、少年期，一般在 10～20 岁，但无绝对年限。女性患者较多。

二、病理

面部病变部位的皮下脂肪和结缔组织最先受累,然后牵涉皮肤、皮下组织、毛发和脂腺,最重者侵犯软骨和骨骼。受损部位的肌肉因所含的结缔组织与脂肪消失而缩小,但肌纤维并不受累,且保存其收缩能力。面部以外的皮肤和皮下组织、舌部、软腭、声带、内脏等也偶尔被累及。同侧颈交感神经可有小圆细胞浸润。部分病例伴有大脑半球的萎缩,可能是同侧、对侧或双侧的。个别患者并伴发偏身萎缩症。

三、临床表现

起病隐袭。萎缩过程可以在面部任何部位开始,以眶上部、颧部较为多见。起始点常呈条状,略与中线平行,皮肤皱缩,毛发脱落,称为"刀痕"。病变缓慢地发展到半个面部偶然波及头盖部、颈部、肩部、对侧面部甚至身体其他部分,病区皮肤萎缩、皱褶,常伴脱发,色素沉着,毛细血管扩张,汗分泌增加或减少,唾液分泌减少,颧骨、额骨等下陷,与健区皮肤界限分明。部分病例呈现瞳孔变化、虹膜色素减少、眼球内陷或突出、眼球炎症、继发性青光眼、面部疼痛或轻度病侧感觉减退、面肌抽搐以及内分泌障碍等。面偏侧萎缩症者常伴有身体某部位的皮肤硬化。仅少数患者伴有临床癫痫发作或偏头痛,但约半数的脑电图记录下阵发性活动。

四、病程

发展的速度不定。大多数病例在进行数年至十余年趋向缓解,但伴发的癫痫可能继续。

五、诊断

该病形态特殊,当患者出现典型的单侧面部萎缩,而肌力量不受影响时,不难诊断。仅在最初期可能和局限性硬皮病混淆。头面部并非后者的好发部位,"刀痕"式分布也可帮助鉴别。

六、治疗

目前的治疗尚限于对症处理。有人用氢溴酸樟柳碱 5 mg 与生理盐水 10 mL 混合,做面部穴位注射,对轻症可有一定疗效。还可采取针灸、理疗、推拿等。对有癫痫、偏头痛、三叉神经痛、眼部炎症者应给予相应治疗。

(李净兵)

第四节　自发性多汗症

正常人在生理情况下排汗过多,可见于运动、高温环境、情绪激动以及进食辛辣食物时。另一类多汗可为自发性,也可在炎热季节加重,这种出汗多常对称性,且以头颈部、手掌、足底等处明显。

一、病因

自发性多汗症的病因多数不明。临床常见到下列因素。

(1)局限性及全身性多汗症:常发生于神经系统的某些器质性疾病,例如,丘脑、内囊、纹状体或脑干损害时,可见偏身多汗。某些偏头痛、脑炎后遗症亦可见之。此外,小脑、延髓、脊髓、神经节、神经干的损伤、炎症及交感神经系统的疾病,均可引起全身或局部多汗。头部一侧多汗,常由炎症、肿瘤或动脉瘤等刺激一侧颈交感神经节所引起。神经症患者因大脑皮质兴奋与抑制过程的平衡失调,亦可表现自主神经系统不稳定性,而有全身或一侧性过多出汗。

(2)先天性多汗症:往往局限于腋部、手掌、足趾等处,皮肤经常处于湿冷状态,可能与遗传因素有关。其见于一些遗传性综合征,如 Spanlang-Tappeiner 综合征、Riley-Day 综合征。

(3)多种内科疾病有促使全身汗液分泌过多的情况,如结核病、伤寒、甲状腺功能亢进、糖尿病、肢端肥大病、肥胖症及铅和砷的慢性中毒。

二、临床表现

多数病例表现为阵发性、局限性多汗,亦有泛发性、全身性或偏侧性及两侧对称性。汗液分泌量不定,汗液常在皮肤表面结成汗珠,气候炎热、剧烈运动或激动时加剧。依多汗的形式可有以下几种。

(一)全身性多汗

表现周身易出汗,外界或内在因素刺激时加剧,患者皮肤因汗液多,容易发生擦破、汗疹及毛囊炎等并发症。其见于甲状腺功能亢进、脑炎后遗症、下丘脑损害后等。

(二)局限性多汗

好发于头、颈、腋及肢体的远端,尤以掌、跖部易发生,通常对称地发生于两侧,有的仅发生于一侧或身体某一小片部位。有些患者的手部及足底经常流淌冷汗,尤其在情绪紧张时,汗珠不停地渗流。有些患者的手足部皮肤除湿冷以外,又呈苍白色或青紫色,偶尔发生水疱及湿疹样皮炎。有些患者仅有过多的足汗,汗液分解放出臭味,有时起泡或脱屑,角化层增厚。腋部、阴部也容易多汗,可同时发生臭汗症。多汗患者的帽子及枕头可以经常被汗水中的油脂所污染。截瘫患者在病变水平以上常有出汗过多,颈交感神经刺激产生局部头面部多汗。

(三)偏身多汗

表现为身体一侧多汗,除临床常遇到卒中后遗偏瘫患者有偏瘫侧肢体多汗外,常无明显神经体征。自主神经系统检查可见多汗侧皮温偏低,皮肤划痕试验可呈阳性。

(四)耳颞综合征

一侧脸的颞部发红,伴局限性多汗症。多汗常发生于进食酸的或辛辣食物刺激味觉后,某些病例尚伴流泪。这些刺激味觉所致的出汗也见于颈交感神经丛、耳大和舌神经支配范围。颈交感性味觉性出汗常见于胸出口部位病变手术后。上肢交感神经切除(神经节或节前切除)后数周或数年,约 1/3 的患者发生味觉性出汗。

三、诊断

根据临床病史、症状及客观检查结果,诊断并不困难。

四、治疗

以去除病因为主。有时根据患者的情况，可以应用下列方法。

(一)局限性多汗

对四肢远端或颈部局限性多汗为主者，可用 3%～5% 的甲醛溶液局部擦拭，或用 0.5% 的醋酸铝溶液浸泡，1 次/天，每次 15～20 min。全身性多汗者可口服抗胆碱能药物(如阿托品或颠茄合剂、溴丙胺太林)以抑制全身多汗症。对情绪紧张的患者，可给氯丙嗪、地西泮、氨氮䓬等。有人采用 20%～25% 的氯化铝液酊(3 次/周)或 5%～10% 的硫酸锌等收敛剂局部外搽，亦有暂时效果。足部多汗患者应该每天洗脚及换袜，必要时擦干皮肤后用 25% 的氯化铝溶液，疗效较好。

(二)物理疗法

可应用自来水离子透入法，2～3 次/周，以后每月 1～2 次维持，可获得疗效。有人曾提出对严重的掌、跖多汗症，可试用深部 X 线照射局部皮肤，1 Gy/次，1～2 次/周，总量 8～10 Gy。

(三)手术疗法

对经过综合内科治疗而无效，且产生工作及生活上妨碍的局部性顽固性多汗症，可考虑交感神经切除术。术前均应先做普鲁卡因交感神经节封闭，以测试疗效。封闭后未见效果者一般不宜手术。

(李净兵)

第五节 红斑性肢痛症

红斑性肢痛症为一种少见的阵发性血管扩张性疾病。其特征为肢端皮肤温度升高，皮肤潮红、肿胀，产生剧烈灼热痛，尤以足底、足趾为著，环境温度升高时，灼痛加剧。

一、病因

病因未明。该病多见于青年男女，是一种原发性血管疾病。可能是中枢神经、自主神经紊乱，使末梢血管运动功能失调，肢端小动脉极度扩张，造成局部血流障碍，局部充血。当血管内张力增加，压迫或刺激邻近的神经末梢时，则发生临床症状。应用 5-羟色胺拮抗剂治疗该病获得良效，因而本症可能是一种末梢性 5-羟色胺被激活的疾病。有人认为本症是前列腺素代谢障碍性疾病，皮肤潮红、灼热及阿司匹林治疗有效，皆可能与之有关。营养不良与严寒气候均是主要的诱因。毛细血管血流研究显示这些微小血管对温度的反应增强，形成毛细血管内压力增加和明显扩张。

二、临床表现

主要的症状多见于肢端，尤其是双足。表现为足底、足趾的红、热、肿、痛。疼痛为阵发性，非常剧烈，如烧灼、针刺，夜晚发作次数较多，在发作之间仍有持续性钝痛。温热、行动、肢端下垂或长时站立，皆可引起或加剧发作。晚间入寝时，常因足温暖而发生剧痛，双足露在被外可减轻疼痛。若用冷水浸足、休息或将患肢抬高,灼痛可减轻或缓解。

由于皮内小动脉及毛细血管显著扩张,肢端的皮肤发红及充血,轻压可使红色暂时消失。患部皮肤温度升高,有灼热感,有轻微指压性水肿。皮肤感觉灵敏,患者不愿穿袜或戴手套。患处多汗。屡次发作后,可发生肢端皮肤与指甲变厚或溃破,偶尔见皮肤坏死,但一般无感觉及运动障碍。

三、诊断

注意肢端阵发性的红、肿、热、痛症状,病史中有受热时疼痛加剧,局部冷敷后可减轻疼痛的表现,则大多数病例的诊断并不困难。

四、鉴别诊断

应鉴别该病与闭塞性脉管炎、红细胞增多症、糖尿病性周围神经炎、轻度蜂窝织炎。鉴别的要点在于动脉阻塞或周围神经炎时,受累的足部是冷的。雷诺病是功能性血管间歇性痉挛性疾病,通常有苍白或发绀的阶段,受累时的指、趾呈寒冷、麻木或感觉减退。此外,脊髓结核、亚急性脊髓联合变性、脊髓空洞症可发现肢端感觉异常。但它们除轻度苍白外,发作时无客观征象,有感觉障碍等其他特点。

五、治疗

应注意营养,发作时将患肢抬高及施行冷敷可使症状暂时减轻。患者应穿着透气的鞋子,不要受热,避免任何足以引起血管扩张的局部刺激。

(1)对症止痛,口服小剂量阿司匹林,每次 0.3 g,1～2 次/天,可使症状显著减轻,或服用去痛片、可卡因、肾上腺素及其他止痛药物,达到暂时止痛。近年来应用 5-羟色胺拮抗剂,例如,美西麦角每次 2 mg,3 次/天,或苯噻啶,每次 0.5 mg,1～3 次/天,常可获完全缓解。

(2)应用 B 族维生素,也有人主张短期肾上腺皮质激素冲击治疗。

(3)对患肢用 1% 的利多卡因和 0.25% 的丁卡因混合液 10 mL,另加生理盐水 10 mL 稀释后做踝上部环状封闭及穴位注射,对严重者可做骶部硬膜外局部封闭治疗,亦有一定的效果。必要时施行交感神经阻滞术。

六、预后

该病常很顽固,往往屡次复发与缓解,多年而不能治愈;但也有良性类型,对治疗的反应良好。至晚期皮肤、指甲变厚,甚至有溃疡形成,但决不至伴有任何致命或丧失肢体的并发症。

（王秀娟）

第六节 肢端血管痉挛症

肢端血管痉挛症是一种少见的肢端小动脉痉挛或功能性闭塞引起的局部(指趾)缺血征象。该症常因暴露于寒冷中或情绪激动而诱发,症状表现为肢端皮肤阵发性对称性苍白、发绀和潮红并伴疼痛;分为原发性和继发性,前者称雷诺病,后者称雷诺综合征;它继发于各种系统疾病,如血栓闭塞性脉管炎、闭塞性动脉硬化、硬皮病、遗传性冷指病及冻疮。

一、病因及发病机制

本症为肢端小动脉痉挛所致,引起肢端小动脉痉挛的原因可归纳如下。

(一)神经机制

中枢及周围交感神经功能紊乱。研究发现肢端小动脉壁上肾上腺素受体的密度和敏感性增加,β-突触前受体和病理生理作用,血管壁上神经末梢的反应性增高,以上均提示周围交感神经功能亢进,对正常冷刺激反应过度。一只手震动引起另一只手血管收缩,这种现象可被远端周围神经阻滞而控制;身体受冷而肢端不冷可诱发肢端血管痉挛,这现象提示中枢交感性血管收缩机制的作用。

(二)血管壁和血细胞的相互作用

正常的微循环血流有赖于正常的血细胞成分、血浆成分及完整的(未受损伤)内膜。激活的血小板聚集可以阻塞血流,同时释放出血管收缩物质(如血栓素 Az、5-HT),这些物质可进一步促使血小板聚集。研究发现该病患者血浆纤维蛋白原增多、球蛋白增多、血黏度增加、血流变慢、血小板聚集性增强、强直的红细胞和激活的白细胞以及纤维蛋白降解降低。该病的血管壁因素不清,但已知损伤的内膜产生血管收缩物质和血管扩张物质均受到影响,该病患者血浆中前列环素(PG12)增加,血管收缩物质增多,一氧化氮减少以及血管性血友病因子增多。以上血液及内膜的异常改变是疾病的结果,亦是进一步引起疾病的原因。

(三)炎症及免疫反应

严重的 RS 患者常伴有免疫性疾病或炎症性疾病,如结缔组织病、硬皮病、系统性红斑狼疮、结节性多动脉炎、皮肌炎、肌炎、类风湿关节炎、混合型结缔组织病、药物性血管炎、血栓栓塞性脉管炎或闭塞性动脉硬化症,因此推测 RS 可能存在免疫或炎症基础。

二、病理及病理生理

疾病早期指趾动脉壁中无病理改变。随着病程进展,动脉壁营养紊乱,动脉内膜增生,中层纤维化,小动脉管腔变小,血流减少;少数患者由于血栓形成及机化,管腔闭塞,发生局部组织营养障碍。严重者可发生指趾端溃疡,偶尔有坏死。

根据指动脉病变状况可分为梗阻型和痉挛型,梗阻型有明显的掌指动脉梗阻,多由免疫性疾病和动脉粥样硬化伴随的慢性动脉炎所致。存在严重的动脉梗阻,因此对寒冷的正常血管收缩反应就足以引起症状发作。痉挛型无明显指动脉梗阻,低温刺激才引起发作。

三、临床表现

临床特征为间歇性肢端血管痉挛伴疼痛及感觉障碍,寒冷或情绪激动是主要诱因,每次发作可分为三个阶段。

(一)局部缺血期(苍白期)

指趾、鼻尖或外耳突然变白、僵冷,肢端温度降低,出冷汗,皮肤变白常伴有麻木和疼痛感,为小动脉和毛细血管收缩所致,每次发作持续时间为数分钟至数小时。

(二)缺氧期

缺氧期即缺血期,此时皮温仍低,疼痛,皮色呈青紫或蜡状,持续数小时或数天,然后消退或转入充血期。

（三）充血期

动脉充血,皮温上升,皮色潮红,继之恢复正常。有些患者可以无苍白期或从苍白期直接转入充血期,也可在苍白、青紫后即恢复正常。少数病例多次发作后,指动脉闭塞,双侧指尖出现缺血,水泡、溃疡形成,甚至指尖坏疽。

四、实验室检查

（一）激发试验

（1）冷水试验:将指、趾浸于 4 ℃左右的冷水中 1 min,可诱发上述典型发作。

（2）握拳试验:两手握拳1.5 min后,松开手指,也可出现上述变化。

（3）将手浸泡在 10 ℃～13 ℃水中,全身暴露于寒冷的环境中更易激发发作。

（二）指动脉压力测定

用光电容积描记法测定指动脉压力,如指动脉压力低于肱动脉压力且高于 5.3 kPa（40 mmHg）,则为梗阻。

（三）指温与指动脉压关系测定

正常时,随着温度降低只有轻度指动脉压下降;痉挛型,当温度降低到触发温度时指动脉压突然下降;梗阻型,指动脉压也随着温度下降而逐渐降低,在常温时指动脉压明显低于正常值。

（四）指温恢复时间测定

用光电容积描记法测定,浸冰水 20 s 后,指温恢复正常的平均时间为 5～10 min,而本症患者的恢复时间常延长至 20 min 以上。

（五）指动脉造影

指动脉造影除能明确诊断外,还能鉴别肢端动脉是否存在器质性改变。

五、诊断及鉴别诊断

主要根据临床表现为间歇性指趾局部麻痛、皮温降低、皮肤苍白及感觉障碍,寒冷或情绪激动诱发,冷水试验阳性来确诊,但应与雷诺综合征区别。

六、治疗

（一）一般治疗

避免或减少肢体暴露于寒冷中,保持肢端温暖,冬天戴手套,避免指、趾外伤和溃疡。

（二）药物治疗

常用药物:盐酸妥拉苏林 25 mg,每天 3 次。双氢麦角碱 1 mg,每天 1～3 次。利血平 0.25 mg,每天 2～4 次,口服。氯丙嗪 25～50 mg,每天 3～4 次。上述药物的效果均尚不肯定。

（三）手术治疗

交感神经切除和掌指动脉周围微交感神经切除均可选用。

（王秀娟）

第七节　进行性脂肪营养不良

进行性脂肪营养不良是一种罕见的脂肪组织代谢障碍性疾病。主要临床表现为进行性的皮下脂肪组织消失或消瘦,起病于脸部,继之影响颈、肩、臂及躯干。常对称分布,进展缓慢。多数于5～10岁前后起病,女性较为常见。

一、病因

病因尚不明,且无家族因素。大多数学者认为病因是自主神经之节后交感神经障碍,或可能与自主神经中枢下丘脑的病变有关,因下丘脑对促性腺激素、促甲状腺激素及其他内分泌腺均有调节作用,并与节后交感神经纤维及皮下脂肪细胞在解剖联系上极为密切。起病前可有急性发热病史、内分泌缺陷(如甲状腺功能亢进症、垂体功能不足、间脑炎)。而损伤、精神因素、月经初期及妊娠可为诱因。

二、临床表现

起病及进展均缓慢,常开始于儿童期。首先发现面部脂肪组织消失或消瘦,面部表现为两侧颊部及颞颥部凹入,眼眶深陷,皮肤松弛,失去正常弹性,以后发展到颈、肩、臂、胸或腹部,常呈对称性。有些病例脂肪组织的进行性消失仅局限于面部,或半侧面部、半侧躯体。有时可合并局限的脂肪组织增生、肥大。尤其是臀部、髋部仍有丰富的脂肪沉着,表现特殊肥胖。但手、足部常不受影响。

可并发其他病变,如自主神经系统功能的异常,表现为血管性头痛、神经过敏、出汗异常、皮温异常、心动过速、腹痛、呕吐、精神及性格改变等。该病也可并发其他疾病,如糖尿病、高脂血症、肝和脾大、肾脏病变。个别病例合并内分泌功能障碍,如生殖器发育不全、甲状腺功能异常、女性月经异常及多尿症。基础代谢除少数病例外都正常。多数病例在1～2年病情进展较快,2年后进展自行停止,保持原状不变,少数达10年而后静止。肌肉、骨质、毛发、乳腺及汗腺均正常。无肌力障碍,多数患者的体力不受影响。活组织检查显示皮下脂肪组织消失。也有部分患者血脂低于正常。

三、诊断

依据脂肪组织消失而肌肉、纤维、皮、骨质正常,即可诊断。

四、鉴别诊断

(一)面偏侧萎缩症
表现为一侧面部进行性萎缩,皮肤、皮下组织及骨质全部受累。

(二)局限型肌营养不良(面-肩-肱型)
面肌消瘦伴肌力软弱,而皮下脂肪仍有保留。

五、治疗

目前尚无特殊治疗方法。若用纯胰岛素针剂直接注入萎缩区,有些患者的局部脂肪组织增长,恢复正常形态。甲状腺、卵巢及垂体激素、紫外线、甲状腺切除术治疗无大价值。有些患者在适当注意休息和营养,并做按摩和体疗后可重新获得失去的脂肪。一般强壮剂、各种维生素均可试用。如病变比较局限或有职业上的需要,可以进行局部脂肪埋植或注射填充剂等整形手术。

（张子宪）

第八节　神经源性直立性低血压

神经源性直立性低血压是一组原因未明的周围交感神经或中枢神经系统变性病变,直立性晕厥为其最突出表现。

一、诊断

直立性低血压是直立耐受不良的主要原因之一,主要临床表现由器官低血流灌注引起,脑血流灌注不足表现(头晕、眩晕、视物模糊、眼前发黑、无力、恶心、站立不稳、步态不稳、面色苍白、出冷汗、意识水平下降或丧失等)突出和常见,可合并肌肉灌注不足表现(枕、颈、肩、臂部疼痛或不适)、心脏灌注不足表现(心绞痛)、脊髓灌注不足表现(跛行或跌跤)、肾脏灌注不足表现(少尿)等,虚弱、嗜睡和疲倦亦为其常见表现,通常在患者从平卧位改为站立位后 30～60 s 出现,部分患者的这些表现可在站立后 15 s 内出现或迟至30 min后出现。一般持续短暂时间后消失,亦可迅速发展为晕厥。一般在晨间较为严重,体位突然改变、摄入过多食物、环境温度高、洗热水澡、用力排便或排尿、饮酒、服用扩血管药物等常可诱发或加重直立性低血压。

有关诊断直立性低血压的标准尚未完全统一,目前采用较多的直立性低血压的诊断标准是患者从平卧位改为站立位后,动脉收缩压下降 2.7 kPa(20 mmHg)以上,或舒张压下降1.3 kPa(10 mmHg)以上,且伴有脑血流灌注不足的表现。

如果症状提示直立性低血压,但初步检查不能确诊,应在患者早晨离床站立时或进食后测量。一次测量直立时血压没有明显下降并不足以排除直立性低血压。

临床上对诊断直立性低血压最有帮助的检查是倾斜试验,患者平卧于电动试验床上,双足固定,心血管功能稳定后,升高床头 45°～60°或直立,适时测量患者的心率和血压,可以比较准确地反映患者对体位改变的代偿功能。

直立耐受不良指站立时出现脑血流灌注不足或自主神经过度活动表现(心悸、震颤、恶心、晕厥等),转为卧位后相应症状减轻或消失,血管迷走性晕厥、体位性心动过速综合征、直立性低血压等均以直立耐受不良为主要表现,因此诊断神经源性直立性低血压首先应与血管迷走性晕厥和体位性心动过速综合征等区别。与神经源性直立性低血压比较,体位性心动过速综合征的交感神经过度活动表现(震颤、焦虑、恶心、出汗、肢端血管收缩等)突出,从卧位变直立位时心率明显增加,而血压下降不明显。

神经源性直立性低血压尚需与继发性直立性低血压相鉴别,神经源性直立性低血压常见于中年男性,起病隐匿,早期患者的症状较轻,直立相当时间后才出现症状,且较轻微;直立时不伴明显心率增加和血浆去甲肾上腺素的改变;随着病情发展,症状逐渐加重以致不能连续站立1～2 h;严重者于直立位时立即出现晕厥,需长期卧床,直立性低血压亦可继发于糖尿病性自主神经病变、血容量不足等。继发性直立性低血压除有相应原发疾病表现外,头晕、晕厥等脑供血不足症状出现得较急,伴有直立时心率明显加快,随着原发疾病好转,脑供血不足等症状亦随着好转。一种或多种继发性直立性低血压的因素可同时存在于神经源性直立性低血压患者,使低血压症状加重。

二、病理生理

人体全身静脉容纳大约70%的血容量,15%的血容量在心肺,10%的血容量在全身动脉,而毛细血管只有5%的血容量。因此,体内绝大部分血容量是在低压系统内,包括全身静脉、肺循环等。当人体从卧位变直立时,由于重力的效应及循环调节作用,500～700 mL(7～10 mL/kg)的血液快速转移至盆部和双下肢。血液的重新分布通常在2～3 min完成。静脉回流减少,导致心室充盈减少,可使心排血量下降约20%,每搏输出量下降20%～50%,导致动脉血压下降。

正常情况下,动脉血压的急剧改变会启动体内心血管系统的代偿机制,可分别刺激心肺的容量感受器及位于主动脉弓与颈动脉窦的压力感受器,冲动经迷走神经及舌咽神经传至延髓的血压调节中枢,经中枢整合后,提高交感神经的兴奋性并降低副交感神经的兴奋性,致效应器部位的去甲肾上腺素及肾上腺素水平提高,引起静脉及小血管收缩,心率加快,心脏收缩力提高以及肾脏水钠潴留,同时激活肾上腺素-血管紧张素-醛固酮系统。当这些代偿机制健全时,一般直立后收缩压有轻度下降(0.7～1.3 kPa),而舒张压有轻微提高(0.4～0.7 kPa),心率加快可达5～20次/分钟。下肢的骨骼肌与单向静脉瓣的共同作用阻止血液反流,驱使血液回流至心脏。下肢骨骼肌收缩可产生12.0 kPa的驱动力,在站立或运动时都是保证血液回流的重要因素。

以上代偿机制的任一环节出现功能紊乱,都可以导致直立后血压明显下降。根据引起直立性低血压的不同病理生理机制,直立性低血压可分为以下类型:①慢性、进行性、不可逆的直立性低血压,通常是中枢或外用神经系统的进行性、退化性的病变引起的,这一类直立性低血压的病理主要是血管中枢的进行性、不可逆的损害,或者是部分或全部交感神经反应的损害,此型直立性低血压最常见的原因是自主神经功能紊乱或衰竭。因此,在站立时,外周血管的收缩能力明显减弱。②急性、一过性、可逆性的直立性低血压,通常是短暂的外源性因素作用,如低血容量、麻醉、外科手术、制动或药物影响。在直立性低血压中,此类型占大多数。此类型直立性低血压患者的交感神经系统尽管未受损害,但有功能上的失调,如下肢静脉α肾上腺素能受体功能下降,而β肾上腺素能受体的功能却正常,导致被动性血管扩张。

由交感神经节后神经元病变引起者的副交感神经系统相对完整,中枢神经系统亦不受影响,临床表现性为单纯自主神经功能衰竭(pure autonomic failure,FAF),其特点为直立时头昏、头晕、晕厥、视物模糊、全身无力、发音含糊及共济失调。患者采用卧位时血压正常,但站立时收缩压及舒张压较快地下降达2.7～5.3 kPa(20～40 mmHg)。在昏厥发作时,除早期患者偶尔有心率代偿性增快外,一般发作时无心率的变化,也无苍白、出汗和恶心等先兆表现。可伴有无汗、阳痿、大小便障碍。血浆去甲肾上腺素水平在患者平卧时低于正常值,站立时升高不明显,注射去甲肾上腺素存在失神经支配高敏现象。

由胸段脊髓侧角细胞变性引起者的病变常波及基底核、橄榄、脑桥和小脑。其自主神经功能障碍表现与由交感神经节后神经元病变引起者无差别，但随时间推移，常有帕金森综合征、小脑症状和锥体束征等出现，此时称为多系统萎缩（MSA）。安静时该病变患者的血浆去甲肾上腺素水平正常，但站立时不升高，对注射去甲肾上腺素的敏感性反应正常。

三、治疗

直立性低血压的治疗目的并非一定要使血压恢复正常，而是要减轻因血流灌注不足而出现的症状。因此，原则上只有在有症状时才有必要治疗。继发性直立性低血压通过积极病因治疗多可自行恢复。原发性直立性低血压因无明确病因，治疗以对症支持等综合治疗为主，而疾病以后的发展进程则由其存在的基础疾病来决定。教育让患者了解、认识疾病及其治疗措施，对争取患者配合，达到治疗效果最大化有重要作用。

认识和去除可加重原发性直立性低血压症状的因素是首要步骤。引起继发性直立性低血压的原因均可合并存在于原发性直立性低血压，因此对明确诊断的原发性直立性低血压患者，亦应注意搜寻和消除这些可加重直立性低血压的因素。

物理治疗是直立性低血压的基础治疗，维持或恢复血容量、使用拟交感性药物促血管收缩为一线治疗措施，血管升压素类似物、重组促红细胞生成素、咖啡因等为一线治疗措施的补充，α肾上腺素受体阻滞剂、β肾上腺素受体阻滞剂、生长抑素及其类似物、双羟苯丝氨酸、双氢麦角碱、多巴胺拮抗剂（甲氧氯普胺、多潘立酮）、乙酰胆碱酯酶抑制剂（溴吡斯的明）等对直立性低血压可能有效，临床研究结果尚未一致。

（一）物理治疗

物理治疗的目标是提高循环血容量和防止静脉淤血。提高患者对体位改变的耐受性。常见措施有：①改善饮食习惯，应少食多餐。患者进餐后 2 h 以内避免过度活动，进餐后最好坐或躺一会儿，尤其是在早餐后（因更易诱发直立性低血压）。避免浓茶，戒酒。②加强肢体活动或锻炼。在床上进行双下肢锻炼，可防止下肢肌肉失适应性。当患者坐立或双下肢垂于床边时，应间歇运动双下肢。③促进静脉回流。站立时，间歇踮脚尖或双下肢交替负重，通过肌肉收缩，可促进静脉回流。穿高至腰部的下肢弹力袜（尤其是下肢静脉曲张患者），以利于静脉回流。站立时使用，平卧后则取下。鼓励患者进行深而慢的呼吸运动，避免过度用力，因过度用力可增加胸腔压力而影响静脉回流。④从卧位到坐位和立位时缓慢变换体位，使自己有一个适应时间，减轻相应的症状。⑤夜间睡前，抬高上身（15°～30°）可激活肾素-血管紧张素-醛固酮系统，减少夜尿，保持血容量，并降低夜间高血压。⑥保持病室温度，不宜过高。避免直接日晒及洗热水澡或睡眠时用电热毯等。

独立按治疗计划训练和用生物反馈增强的行为训练，可以减少症状出现的次数和减轻症状。对严重病例，可以在药物治疗的同时附加倾斜训练，这样通过有规律的训练直立体位性适应过程可以完善和改善自主性反射。

（二）增加血容量

适度增加血容量有助于缓解症状，但有时可促发卧位高血压，除有充血性心力衰竭外，不应限制钠盐的摄入，此类患者在低钠饮食时，体内保留钠的能力不足，若无禁忌，高盐饮食（每天12～14 g）和增加饮水量（每天 2～5 L）有一定效果。

口服肾上腺皮质激素-α氟氢可的松可增加水钠潴留，有一定治疗效果。开始每天 0.1～

0.3 mg,口服,之后可根据血压调整剂量,每天剂量可达 1.0 mg,最佳有效作用为用药后 1～2 周。有卧位高血压、心肾功能不全者慎用。

吲哚美辛每天 75～150 mg,分 3 次口服,可抑制肾上腺髓质前列腺素合成,减少血液在外周血管的积聚。使用时注意保护胃黏膜。

(三)促血管收缩

米多君又名甲氧胺福林,为 α 受体激动剂,每次口服 10 mg,每天 3 次,可增加站立时的收缩压,明显改善起立时头昏、头晕、晕厥等症状,是目前治疗直立性低血压效果最好的药物。不良反应有立毛反应、尿潴留和卧位时高血压等。

口服盐酸麻黄碱,每次 25 mg,每天 3～4 次;或服用苯异丙胺,每次 10～20 mg,每天 2～3 次,有一定效果。服用单胺氧化酶抑制剂(如异烟肼、呋哺唑酮)后可促使交感神经末梢释放去甲肾上腺素,并抑制其重吸收,常使血压升高。对严重病例可同时应用酪胺治疗,但治疗期间,每天早、晚测量血压。L-DOPS 为去甲肾上腺素的前体,每次口服 100 mg,每天 3 次,可提高平均动脉压、舒张压及局部血流量,但禁用于有高热的患者。

对合并低血浆去甲肾上腺素的重症患者,可用肾上腺素口服,剂量从 15 mg,每天 3 次开始,逐渐增加剂量到 30～45 mg,每天 3 次。剂量大时常见不良反应有失眠、食欲降低、肢体震颤、快速心律失常等。

(四)其他治疗

对伴有贫血的患者,使用重组促红细胞生成素 50 U/kg,每周 3 次,连用 6～10 周,可明显改善起立时头昏、头晕、晕厥等症状和贫血。血管升压素类似物去氨加胍素乙酸盐 5～40 μg,经鼻喷雾或 100～800 μg 口服,可防止夜尿、体重丧失和减轻夜间直立性低血压下降。咖啡因通过阻滞血管扩张性腺苷受体减轻直立性低血压患者的餐后低血压,用量为每天 100～250 mg,口服。

卧位高血压常伴随原发性直立性低血压,给治疗带来困难。大多数直立性低血压患者耐受连续的卧位高血压而无不幸效应,高血压性终末器官损害亦不常见。少量饮酒或用短作用降压药物可以降低卧位高血压。

盐酸哌甲酯(利他林)10～20 mg,早晨及中午各服 1 次,可提高大脑兴奋性。复方左旋多巴可改善锥体外系症状,开始剂量为每次 125 mg,每天 2 次,逐渐增加到每次 250 mg,每天 3～4 次,随时根据患者的反应调整剂量。

(张子宪)

第九节　家族性自主神经功能失调

家族性自主神经功能失调是以神经功能障碍(特别是自主神经失调)为特征的一种先天性疾病、常染色体隐性遗传病,于 1949 年由 Riley-Day 等首先报道,因此又被称为 Riley-Day 综合征,主要发生于犹太家族。

一、病因和机制

该病的确切病因不明。该病为常染色体隐性遗传,具有家族性,其发病可能与儿茶酚胺代谢异常有关。多巴胺-β-羟化酶的活力降低,使多巴胺转变为去甲肾上腺素过程发生障碍。新近研究指出,患儿尿中的去甲肾上腺素、肾上腺素代谢产物香草酰扁桃酸(VMA)浓度降低,高香草酸(HVA)大量增多,这可能由于体内儿茶酚胺代谢异常,去甲肾上腺素及其衍生物形成障碍;一些学者认为病因是周围交感神经装置缺陷。此外,副交感神经有去神经现象,患儿表现为无泪液,静脉内注射醋甲胆碱反应降低。病理变化主要表现在丘脑背内侧核、颈髓与胸髓侧灰质细胞、背根神经节及交感神经节的异常改变,脑干网状结构变性,蝶腭神经节、睫状神经节的神经细胞异常;此外,脊髓脊柱、脊根、脊丘束等有脱髓鞘改变,少数病例发现脊髓交感神经节的色素变性。

二、临床表现

该病为一种少见的家族性疾病,几乎全部发生于北欧之犹太人,男女均可罹患,患者出生后即有自主神经系统功能障碍。

(一)血压不稳定

情感刺激可诱发血压显著升高,易发生直立性低血压,血压经常突然变动。

(二)消化系统症状

患者出生后不会吸奶,年龄大些可有吞咽困难、食物反流、周期性呕吐、发作性腹痛。

(三)神经精神方面

患者说话晚,构音障碍,情绪不稳,感情呆滞,运动性共济失调,反射消失,有时有神经病性关节病,脊柱后凸,Romberg 征为阳性。

(四)泪液缺乏

反射性泪液减少,50%的患者有角膜溃疡,角膜知觉消失。

(五)呼吸道症状

3/4 的病例有呼吸道反复感染和肺炎(可为大叶性或散在性),呈单侧或双侧,皆由咽部吸入感染所致。

(六)舌

缺乏味蕾和蕈状乳头,流涎。

(七)体温调节异常

常有原因不明发热、出汗。

(八)皮肤

有皮疹,皮色异常。

(九)躯体

发育缓慢,身材矮小,体重较轻,常合并脊柱侧弯和足外翻。

(十)对交感及副交感药物反应异常

注射组胺后常无疼痛及皮肤潮红。对醋甲胆碱和去甲肾上腺素过度反应,前者滴于球结膜后可引起瞳孔缩小。

(十一)实验室检查

尿中高香草酸和香草扁桃酸浓度的比例升高,尿中 VMA 和 3-甲氧基-4 羟基苯乙二醇(HMPG)减少,尿中和脑脊液中 HVA 增加,血清中多巴胺-B-羟化酶活性降低。

三、诊断

根据上述植物性神经功能紊乱的症状及体征,结合实验室检查可诊断。脑电图、骨关节X线检查等可能有助诊断。

四、鉴别诊断

(一)急性自主神经病

急性起病,临床表现为视力模糊,瞳孔对光及调节反射异常,出汗少,无泪液,出现直立性低血压,尿潴留等。多数病例在数月或数周后自行恢复。2.5%的醋甲胆碱滴液常引起瞳孔缩小,而皮内注射组胺后反应正常。

(二)Sjögren 综合征

主要特征为泪、唾液分泌明显减少,表现为干燥性角膜炎,口腔干燥,黏膜干裂,腮腺肿大,伴有类风湿关节炎,皮肤干燥无汗,胃酸缺乏,肝、脾大等。

五、治疗

无有效的治疗方法。主要为对症处理和预防感染,可行缝睑术,但应注意麻醉有高度危险。

六、预后

总体预后较差。因肺炎、呕吐发作、脱水、癫痫或小儿尿毒症、肺水肿等,患者多在儿童期死亡。若早期诊断,及时预防并发症及处理,不少患者可以生存至成年期。

（张子宪）

第十章

运动障碍性疾病

第一节 帕金森病

帕金森病(PD)也称为震颤麻痹,是一种常见的神经系统变性疾病,临床上特征性表现为静止性震颤、运动迟缓、肌强直及姿势步态异常。病理特征是黑质多巴胺能神经元变性缺失和路易(Lewy)小体形成。

一、研究史

该病的研究已有 200 多年的历史。1817 年,英国医师 James Parkinson 发表了经典之作《震颤麻痹的论述》(An Essay on the Shaking Palsy),报告了 6 例患者,首次提出震颤麻痹一词。在此之前也有零散资料介绍过多种类型瘫痪性震颤疾病,但未确切描述过 PD 的特点。中医学对该病早已有过具体描述,但由于传播上的障碍,未被世人所知。在 Parkinson 之后,Marshall Hall 在《神经系统讲座》一书中报道一例患病 28 年的偏侧 PD 患者的尸检结果,提出病变位于四叠体区。随后 Trousseau 描述了被 Parkinson 忽视的体征肌强直,还发现随疾病进展可出现智能障碍、记忆力下降和思维迟缓等。Charcot(1877 年)详细描述 PD 患者的语言障碍、步态改变及智力受损等特点。Lewy(1913 年)发现 PD 患者黑质细胞有奇特的内含物,后称为路易体,认为它是 PD 的重要病理特征。

瑞典 Arvid Carlsson(1958 年)确定兔脑内含有多巴胺(DA),而且纹状体内 DA 占脑内的 70%,提出 DA 是脑内独立存在的神经递质。他因发现 DA 信号转导在运动控制中作用,成为 2000 年诺贝尔生理学与医学奖的得主之一。奥地利 Hornykiewicz(1963 年)发现 6 例 PD 患者纹状体和黑质部 DA 含量显著减少,认为 PD 可能由 DA 缺乏所致,推动了抗帕金森病药物左旋多巴(L-dopa)的研制。Cotzias 等(1967 年)首次用 L-dopa 口服治疗该病获得良好疗效。Birkmayer 和 Cotzia(1969 年)又分别将苄丝肼和卡比多巴与左旋多巴合用治疗 PD,使左旋多巴的用量减少 90%,不良反应明显减轻。1975 年,Sinemet 和 Madopar 这两种左旋多巴复方制剂上市,逐渐取代了左旋多巴,成为当今治疗 PD 有效的药物。

Davis 等(1979 年)发现,注射非法合成的麻醉药品能产生持久性帕金森病。美国 Langston 等(1983 年)证明化学物质 1-甲基-4-苯基-1,2,3,6-四氢吡啶(MPTP)引起 PD。1996 年,意大利一项研究发现致病基因 α-突触核蛋白(α-synuclein,α-SYN)突变,20 世纪 90 年代末美国和德国两个研究组先后报道α-SYN基因 2 个点突变(A53T,A30P)与某些家族性常染色体显性遗传 PD(ADPD)连锁,推动了遗传、环境因素、氧化应激等与 PD 发病机制的相关性研究。

二、流行病学

世界各国 PD 的流行病学资料表明,从年龄分布上看,大部分国家帕金森病人群的发病率随年龄增长而增加,50 岁以上的发病率约为 500/100 000,60 岁以上的发病率约为 1 000/100 000;白种人的发病率高于黄种人的发病率,黄种人的发病率高于黑种人的发病率。

我国进行的 PD 流行病学研究,选择北京、西安及上海 3 个相隔甚远的地区,在 79 个乡村和58 个城镇,通过分层、多级、群体抽样选择 29 454 个年龄≥55 岁的老年人样本,应用横断层面模式进行帕金森病的患病率调查。依据标准化的诊断方案,确认 277 人罹患 PD,显示 65 岁或以上老人 PD 的患病率为 1.7%,估计我国年龄在 55 岁或以上的老年人中约有 170 万人患有 PD。这一研究提示,中国 PD 的患病率相当于发达国家的水平,修正了中国是世界上 PD 患病率最低的国家的结论。预计随着我国人口的老龄化,未来我国会出现大量的 PD 病例,将承受更大的负担。

三、病因及发病机制

特发性帕金森病的病因未明。研究显示,农业环境(如杀虫剂和除草剂使用以及遗传因素)是 PD 较确定的危险因素。居住在农村或橡胶厂附近、饮用井水、从事田间劳动、在工业化学品厂工作等也可能是危险因素。吸烟与 PD 的发病间存在负相关,被认为是保护因素,但吸烟有众多危害性,不能因是 PD 的"保护因素"而提倡吸烟。饮茶和喝咖啡者的患病率也较低。

该病的发病机制复杂,可能与下列因素有关。

(一)环境因素

例如,20 世纪 80 年代初,美国加州一些吸毒者因误用MPTP,出现酷似原发性 PD 的某些病理变化、生化改变、症状和药物治疗反应,给猴注射 MPTP 也出现相似效应。鱼藤酮为脂溶性,可穿过血-脑屏障,研究表明鱼藤酮可抑制线粒体复合体Ⅰ的活性,导致大量氧自由基和凋亡诱导因子产生,使 DA 能神经元变性。与 MPP^+ 结构相似的百草枯及其他吡啶类化合物也被证明与 PD 的发病相关。利用 MPTP 和鱼藤酮制作的动物模型已成为 PD 实验研究的有效工具。锰剂和铁剂等也被报道参与了 PD 的发病。

(二)遗传因素

流行病学资料显示,10%～15%的 PD 患者有家族史,呈不完全外显的常染色体显性或隐性遗传,其余为散发性 PD。目前已定位 13 个 PD 的基因位点,分别被命名为 PARK1～13,其中9 个致病基因已被克隆。

1.常染色体显性遗传性帕金森病致病基因

其包括 α-突触核蛋白基因(*PARK1/PARK4*)、UCH-L1 基因(*PARK5*)、LRRK2 基因(*PARK8*)、GIGYF2 基因(*PARK11*)和 HTRA2/Omi 基因(*PARK13*)。

(1)α-突触核蛋白基因定位于 4 号染色体长臂 4q21～23,α-突触核蛋白可能增强 DA 能神经细胞对神经毒素的敏感性,α-突触核蛋白基因 *A la53Thr* 和 *A la39Pro* 突变导致 α-突触核蛋白异常沉积,最终形成路易体。

（2）富亮氨酸重复序列激酶 2（LRRK2）基因（*PARK8*），是目前为止 PD 患者中突变频率最高的常染色体显性帕金森病致病基因，与晚发性 PD 相关。

（3）*HTRA2* 也与晚发性 PD 相关。

（4）泛素蛋白 C 末端羟化酶-L1（UCH-L1）基因（*PARK5*）定位于 4 号染色体短臂 4p14。

2.常染色体隐性遗传性帕金森病致病基因

其包括 Parkin 基因（*PARK2*）、PINK1 基因（*PARK6*）、DJ-1 基因（*PARK7*）和 ATP13A2 基因（*PARK9*）。

（1）Parkin 基因定位于 6 号染色体长臂 6q25.2～27，基因突变常导致 Parkin 蛋白功能障碍，酶活性减弱或消失，造成细胞内异常蛋白质沉积，最终导致 DA 能神经元变性。Parkin 基因突变是早发性常染色体隐性家族性帕金森病的主要病因之一。

（2）*ATP13A2* 基因突变在亚洲人群中较为多见，与常染色体隐性遗传性早发性帕金森病相关，该基因定位在 1 号染色体，包含 29 个编码外显子，编码 1 180 个氨基酸的蛋白质（属于三磷腺苷酶的 P 型超家族，主要利用水解三磷腺苷释放能驱动物质跨膜转运）。ATP13A2 蛋白的降解途径主要有 2 个：溶酶体通路和蛋白酶体通路。蛋白酶体通路的功能障碍是导致神经退行性病变的因素之一，蛋白酶体通路 E3 连接酶 Parkin 蛋白的突变可以导致 PD 的发生。

（3）PINK1 基因最早在 3 个欧洲帕金森病家系中发现，该基因突变分布广泛，在北美、亚洲及中国台湾地区均有报道，该基因与线粒体的融合、分裂密切相关，且与 *DJ-1* 和 *Htra2* 等 PD 致病基因间存在相互作用，提示其在 PD 的发病机制中发挥重要作用。

（4）DJ-1 蛋白是氢过氧化物反应蛋白，参与机体氧化应激。*DJ-1* 基因突变后 DJ-1 蛋白功能受损，增加氧化应激反应对神经元的损害。*DJ-1* 基因突变与散发性早发性帕金森病的发病有关。

3.细胞色素*P4502D6* 基因和某些线粒体 DNA 突变

细胞色素*P4502D6* 基因和某些线粒体 DNA 突变可能是 PD 发病的易感因素之一，可能使 P450 酶活性下降，使肝脏解毒功能受损，易造成 MPTP 等毒素对黑质纹状体的损害。

（三）氧化应激与线粒体功能缺陷

氧化应激是 PD 发病机制的研究热点。自由基可使不饱和脂肪酸发生脂质过氧化（LPO），后者可氧化损伤蛋白质和 DNA，导致细胞变性死亡。PD 患者由于 B 型单胺氧化酶（MAO-B）活性升高，可产生过量 OH·，破坏细胞膜。在氧化的同时，黑质细胞内 DA 氧化产物聚合形成神经黑色素，与铁结合产生 Fenton 反应可形成 OH·。在正常情况下细胞内有足够的抗氧化物质，如脑内的谷胱甘肽（GSH）、谷胱甘肽过氧化物酶（GSH-PX）和超氧化物歧化酶（SOD），因而 DA 氧化产生自由基不会产生氧化应激，保证免遭自由基损伤。PD 患者黑质部还原型 GSH 降低和 LPO 增加，铁离子（Fe^{2+}）浓度升高和铁蛋白含量降低，使黑质成为易受氧化应激侵袭的部位。近年来学者发现线粒体功能缺陷在 PD 的发病过程中起重要作用。对 PD 患者线粒体功能缺陷的认识源于对 MPTP 作用机制的研究，MPTP 通过抑制黑质线粒体呼吸链复合物 I 活性导致 PD。体外实验证实 MPTP 活性成分 MPP^+ 能造成 MES 23.5 细胞线粒体膜电势（$\Delta\Psi m$）下降，氧自由基生成增加。PD 患者黑质线粒体复合物 I 的活性可降低 32%～38%，复合物 I 的活性降低使黑质细胞对自由基损伤的敏感性显著增加。在多系统萎缩及进行性核上性麻痹患者的黑质中未发现复合物 I 活性改变，表明 PD 黑质复合物 I 的活性降低可能是 PD 相对特异性改变。PD 患者存在线粒体功能缺陷可能与遗传和环境因素有关，研究提示 PD 患者存在线粒体

DNA 突变,复合物Ⅰ是由细胞核和线粒体两个基因组编码翻译的,两组基因的任何片段缺损都可影响复合物Ⅰ功能。近年来 PARK1 基因突变受到普遍重视,它的编码蛋白就位于线粒体内。

(四)免疫及炎性机制

Abramsky(1978 年)提出 PD 发病与免疫/炎性机制有关。研究发现 PD 患者细胞免疫功能降低,白介素-1(IL-1)活性降低明显。PD 患者的脑脊液(CSF)中存在抗 DA 能神经元抗体。细胞培养发现,PD 患者的血浆及 CSF 中的成分可抑制大鼠中脑 DA 能神经元的功能及生长。采用立体定向技术将 PD 患者血 IgG 注入大鼠的一侧黑质,黑质酪氨酸羟化酶(TH)及 DA 能神经元明显减少,提示可能有免疫介导性黑质细胞损伤。许多环境因素(如 MPTP、鱼藤酮、百草枯、铁剂)诱导的 DA 能神经元变性与小胶质细胞激活有关,小胶质细胞是脑组织主要的免疫细胞,在神经变性疾病发生中小胶质细胞不仅简单地"反应性增生",还参与了整个病理过程。小胶质细胞活化后可通过产生氧自由基等促炎因子,对神经元产生毒性作用。DA 能神经元对氧化应激十分敏感,而活化的小胶质细胞是氧自由基产生的主要来源。此外,中脑黑质是小胶质细胞分布最为密集的区域,决定了小胶质细胞的活化在 PD 发生发展过程中有重要作用。

(五)年龄因素

PD 主要发生于中老年,40 岁以前很少发病。研究发现自 30 岁后黑质 DA 能神经元、酪氨酸羟化酶(TH)和多巴脱羧酶(DDC)活力降低,纹状体 DA 递质逐年减少,DA 的 D_1 和 D_2 受体密度减小。然而,罹患 PD 的老年人毕竟是少数,说明生理性 DA 能神经元退变不足以引起 PD。只有黑质 DA 能神经元减少 50% 以上,纹状体 DA 递质减少 80% 以上,临床才会出现 PD 症状,老龄只是 PD 的促发因素。

(六)泛素-蛋白酶体系统功能异常

泛素-蛋白酶体系统(ubiquitin-proteasome system,UPS)可选择性减少细胞内的蛋白质,在细胞周期性增殖及凋亡相关蛋白的降解过程中发挥重要作用。Parkin 基因突变常导致 UPS 功能障碍,不能降解错误折叠的蛋白,错误折叠的蛋白过多地异常聚集对细胞有毒性作用,引起氧化应激增强和线粒体功能损伤。应用蛋白酶体抑制剂已经构建成模拟 PD 的细胞模型。

(七)兴奋性毒性作用

应用微透析及高压液相色谱(HPLC)检测发现,由 MPTP 制备的 PD 猴模型纹状体中兴奋性氨基酸(谷氨酸、天门冬氨酸)含量明显升高。若细胞外间隙谷氨酸浓度异常升高,过度刺激受体可对 CNS 产生明显毒性作用。动物实验发现,脑内注射微量谷氨酸可导致大片神经元坏死,谷氨酸兴奋性神经毒作用是通过 N-甲基-D-天冬氨酸受体(N-methyl-D-aspartic acid receptor,NMDA)介导的,与 DA 能神经元变性有关。谷氨酸可通过激活 NMDA 受体产生一氧化氮(NO)损伤神经细胞,并释放更多的兴奋性氨基酸,进一步加重神经元损伤。

(八)细胞凋亡

PD 发病过程存在细胞凋亡及神经营养因子缺乏等。细胞凋亡是 PD 患者 DA 能神经元变性的基本形式,许多基因及其产物通过多种机制参与 DA 能神经元变性的凋亡过程。此外,多种迹象表明多巴胺转运体和囊泡转运体的异常表达与 DA 能神经元的变性直接相关。其他如神经细胞自噬、钙稳态失衡可能也参与 PD 的发病。

目前,大多数学者认同 PD 并非由单一因素引起,是遗传、环境因素、免疫/炎性因素、线粒体功能衰竭、兴奋性氨基酸毒性、神经细胞自噬及老化等多种因素通过多种机制共同作用所致。

四、病理及生化病理

(一)病理

PD 的主要病理改变是含色素神经元变性、缺失,黑质致密部 DA 能神经元最显著。镜下可见神经细胞减少,黑质细胞黑色素消失,黑色素颗粒游离散布于组织和巨噬细胞内,伴不同程度神经胶质增生。正常人的黑质细胞随年龄增长而减少,80 岁时黑质细胞从原有的 42.5 万减至 20 万个,PD 患者的黑质细胞少于 10 万个,出现症状时 DA 能神经元丢失 50% 以上,蓝斑、中缝核、迷走神经背核、苍白球、壳核、尾状核及丘脑底核等也可见轻度改变。

残留神经元胞浆中出现嗜酸性包涵体路易体是该病重要的病理特点,路易体是细胞质蛋白质组成的玻璃样团块,中央有致密核心,周围有细丝状晕圈。一个细胞有时可见多个大小不同的路易体,见于约 10% 的残存细胞,α-突触核蛋白和泛素是路易体的重要组分。在许多脑区 α-突触核蛋白含量丰富,多集中于神经元突触前末梢。在小鼠或果蝇体内过量表达 α-突触核蛋白可产生典型的 PD 症状。尽管 α-突触核蛋白基因突变仅出现在小部分家族性 PD 患者中,但该基因表达的蛋白是路易体的主要成分,提示它在 PD 的发病过程中起重要作用。

(二)生化病理

PD 最显著的生物化学特征是脑内 DA 含量减少。DA 和乙酰胆碱(ACh)为纹状体两种重要的神经递质,功能相互拮抗,两者平衡对基底核环路活动起重要的调节作用。脑内 DA 递质主要通路为黑质-纹状体系,黑质致密部 DA 能神经元自血流摄入左旋酪氨酸,在细胞内酪氨酸羟化酶(TH)作用下形成左旋多巴(L-dopa),经多巴胺脱羧酶(DDC)生成 DA 而通过黑质-纹状体束,DA 作用于壳核、尾状核突触后神经元,最后被分解成高香草酸(HVA)。由于特发性 PD 患者的 TH 和 DDC 减少,DA 生成减少。单胺氧化酶 B(MAO-B)抑制剂减少神经元内 DA 分解代谢,增加脑内 DA 含量。儿茶酚-氧位-甲基转移酶(COMT)抑制剂减少 L-dopa 的外周代谢,维持稳定的 L-dopa 血浆浓度(图 10-1),可用于 PD 的治疗。

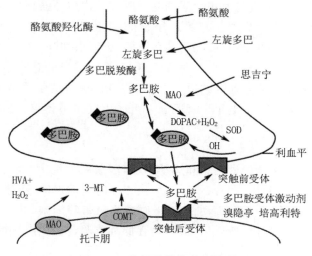

图 10-1　多巴胺的合成和代谢

PD 患者的黑质 DA 能神经元变性丢失,黑质-纹状体 DA 通路变性,纹状体 DA 含量显著降低(多于 80%),使 ACh 系统功能相对亢进,是导致肌张力增大、动作减少等运动症状的生化基础。此外,中脑-边缘系统和中脑-皮质系统 DA 含量亦显著减少,可能导致智能减退、行为情感异常、言语错乱等高级神经活动障碍。DA 递质减少程度与患者症状的严重程度一致,病变早期 DA 更新率增加(突触前代偿),出现 DA 受体失神经后超敏现象(突触后代偿),临床症状可能不明显(代偿期),随疾病的进展可出现典型 PD 症状(失代偿期)。基底核其他递质或神经肽(如去甲肾上腺素、5-羟色胺、P 物质、脑啡肽、生长抑素)也有变化。

五、临床表现

PD 通常在 40～70 岁发病,60 岁后发病率升高,在 30 多岁前发病者少见,男性患者略多。起病隐袭,发展缓慢,主要表现静止性震颤、肌张力增大、运动迟缓和姿势步态异常等,症状出现孰先孰后可因人而异。首发症状以震颤最多见,其次为步行障碍、肌强直和运动迟缓。症状常自一侧上肢开始,逐渐波及同侧下肢、对侧上肢与下肢,呈 N 字形的进展顺序(65%～70%);25%～30%的病例可自一侧的下肢开始,两侧下肢同时开始极少见,疾病晚期不少病例的症状仍存在左、右差异。

(一)静止性震颤

静止性震颤常为 PD 的首发症状,多由一侧上肢远端(手指)开始,逐渐扩展到同侧下肢及对侧肢体,上肢震颤幅度较下肢明显,下颌、口唇、舌及头部常后受累。典型表现静止性震颤,拇指与屈曲示指呈搓丸样动作,频率为 4～6 Hz,静止时出现,精神紧张时加重,随意动作时减轻,睡眠时消失;常伴交替旋前与旋后、屈曲与伸展运动。令患者活动一侧肢体(如握拳或松拳),可引起另一侧肢体出现震颤,该试验有助于发现早期轻微震颤。少数患者(尤其是 70 岁以后发病者)可能不出现震颤。部分患者可合并姿势性震颤。

(二)肌强直

锥体外系病变导致屈肌与伸肌张力同时增大,关节被动运动时始终保持阻力增大,似弯曲的软铅管,称为铅管样强直,如患者伴有震颤,检查者感觉在均匀阻力中出现断续停顿,如同转动齿轮,称为齿轮样强直,它是肌强直与静止性震颤叠加所致。这两种强直与锥体束受损的折刀样强直不同,后者可伴腱反射亢进及病理征。以下的临床试验有助于发现轻微的肌强直:①令患者运动对侧肢体,被检肢体肌强直可更明显;②头坠落试验:患者取仰卧位,快速撤离头下枕头时头部常缓慢落下,而非迅速落下;③令患者把双肘置于桌上,使前臂与桌面成垂直位,两臂及腕部肌肉尽量放松,此时正常人的腕关节与前臂约成 90°角屈曲,PD 患者的腕关节或多或少保持伸直,好像竖立的路标,称为"路标现象"。老年患者肌强直可能引起关节疼痛,是肌张力增大,使关节血供受阻所致。

(三)运动迟缓

表现为随意动作减少,包括始动困难和运动迟缓,因肌张力增大、姿势反射障碍出现一系列特征性运动障碍症状,例如,起床、翻身、步行和变换方向时运动迟缓,面部表情肌活动减少,常双眼凝视,瞬目减少,呈面具脸;手指精细动作如扣纽扣、系鞋带等困难,书写时字愈写愈小,称为写字过小征。口、咽、腭肌运动障碍,使讲话缓慢,语音低沉单调,流涎等,严重时吞咽困难。

(四)姿势步态异常

患者的四肢、躯干和颈部肌强直呈特殊屈曲体姿,头部前倾,躯干俯屈,上肢肘关节屈曲,腕关节伸直,前臂内收,指间关节伸直,拇指对掌。下肢髋关节与膝关节均略呈弯曲,随疾病进展姿势障碍加重,晚期自坐位、卧位起立困难。早期下肢拖曳,逐渐变为小步态,起步困难,起步后前冲,愈走愈快,不能及时停步或转弯,呈慌张步态,行走时上肢摆动减少或消失;因躯干僵硬,转弯时躯干与头部同步移动,小步转弯,与姿势平衡障碍导致重心不稳有关。患者害怕跌倒,遇小障碍物也要停步不前。

(五)非运动症状

PD 的非运动症状包括疾病早期常出现的嗅觉减退、快动眼期睡眠行为障碍、便秘等症状。

(1)嗅觉缺失经常出现在运动症状前,是 PD 的早期特征,嗅觉检测作为一种可能的生物学标记物,有助于将来对 PD 高危人群的识别。

(2)抑郁症在 PD 患者中常见,约占患者的 50%,多为疾病本身的表现,患者可能同时伴有5-羟色胺递质功能减弱;通常应用 5-羟色胺再摄取抑制剂,例如,用舍曲林 50 mg、西酞普兰20 mg 治疗可改善。运动症状好转常可使抑郁症状缓解。

(3)快动眼期睡眠行为障碍(RBD)可见于 30% 的 PD 患者,20%~38% 的 RBD 患者可能发展为 PD。与正常人相比,RBD 患者存在明显的嗅觉障碍,颜色辨别力及运动速度受损。功能影像学显示特发性 RBD 患者纹状体内多巴胺转运体减少,RBD 可能是 PD 的早期标志物,其确切的病理基础尚不清楚,可能与蓝斑下核及桥脚核等下位脑干病变有关。

(4)便秘是 PD 患者的常见症状,具有顽固性、反复性、波动性及难治性等特点,可能与肠系膜神经丛的神经元变性导致胆碱能功能降低、胃肠道蠕动减弱有关。此外,抗胆碱药等抗 PD 药物可使蠕动功能下降,加重便秘。

(5)其他症状:皮脂腺、汗腺分泌亢进引起脂颜、多汗、交感神经功能障碍,导致直立性低血压等;部分患者晚期出现轻度认知功能减退或痴呆、视幻觉等,通常不严重。

(六)辅助检查

(1)PD 患者的 CT、MRI 检查通常无特征性异常。

(2)生化检测:高效液相色谱-电化学法(HPLC-EC)检测患者的 CSF 和尿中高香草酸(HVA)含量降低,放射免疫法检测 CSF 中生长抑素含量降低。血及脑脊液常规检查无异常。

(3)基因及生物标志物:对家族性 PD 患者可采用 DNA 印迹技术、PCR、DNA 序列分析等检测基因突变。采用蛋白组学等技术检测血清、CSF、唾液中 α-突触核蛋白、DJ-1 等潜在的早期PD 生物学标志物。

(4)超声检查可见对侧中脑黑质的高回声(图 10-2)。

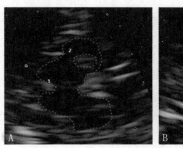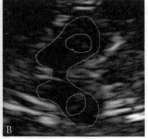

图 10-2 帕金森的超声表现

注:A.偏侧帕金森病患者对侧中脑黑质出现高回声,

B.双侧帕金森病患者两侧中脑黑质出现高回声。

(5)功能影像学检测。①DA 受体功能显像:PD 患者纹状体 DA 受体,主要是 D_2 受体功能发生改变,PET 和 SPECT 可动态观察 DA 受体,SPECT 较简便、经济,特异性 D_2 受体标记物碘-123 Iodobenzamide（^{123}I-IBZM）合成使 SPECT 应用广泛；②DA 转运体（DAT）功能显像：纹状体突触前膜 DAT 可调控突触间隙中 DA 的有效浓度，使 DA 对突触前和突触后受体发生时间依赖性激动，早期 PD 患者 DAT 功能较正常下降 31％～65％，应用^{123}I-β-CIT PET 或^{98m}Tc-TRODAT-1 SPECT 可检测 DAT 功能，用于 PD 早期和亚临床诊断（图 10-3）；③神经递质功能显像：^{18}F-dopa 透过血-脑屏障入脑，多巴脱羧酶将^{18}F-dopa 转化为^{18}F-DA，PD 患者纹状体区^{18}F-dopa放射性聚集较正常人明显减小，提示多巴脱羧酶活性降低。

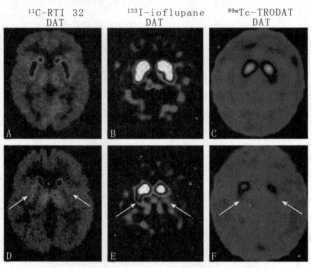

图 10-3　脑功能影像

注：显示 PD 患者的纹状体区 DAT 活性降低。A、B、C 为正常人的脑功能影像，D、E、F 为 PD 患者的脑功能影像。

（6）药物试验：目前临床已很少采用。

左旋多巴试验：①试验前 24 h 停用左旋多巴、多巴胺受体激动剂、抗胆碱能药、抗组胺药；②试验前 30 min 和试验开始前各进行 1 次临床评分；③早 8～9 时患者排尿、便，然后口服 375～500 mg多巴丝肼；④服药45～150 min 时按 UPDRS-Ⅲ量表测试患者的运动功能；⑤病情减轻为阳性反应。

多巴丝肼弥散剂试验：药物吸收得快，很快达到有效浓度，代谢快，用药量较小，可短时间（10～30 min)内确定患者对左旋多巴反应。该试验对 PD 的诊断、鉴别诊断及药物选择等有价值。

阿扑吗啡试验：①②项与左旋多巴试验相同；③皮下注射阿扑吗啡 2 mg；④用药后 30～120 min，测试患者的运动功能，病情减轻为阳性反应，如为阴性，可隔 4 h 分别用 3 mg、5 mg 或 10 mg 阿扑吗啡重复试验。

六、诊断及鉴别诊断

（一）诊断

英国帕金森病协会脑库诊断标准以及中国帕金森病诊断标准均依据中老年发病，缓慢进展性病程，必备运动迟缓及至少具备静止性震颤、肌强直或姿势步态障碍中的一项，结合对左旋多巴治疗敏感即可做出临床诊断（表 10-1）。联合嗅觉、经颅多普勒超声及功能影像（PET/SPECT）检查有助于早期发现临床前 PD。PD 的临床与病理诊断符合率约为 80％。

表 10-1　英国帕金森病协会脑库临床诊断标准

包括标准	排除标准	支持标准
运动迟缓（随意运动启动缓慢，伴随重复动作的速度和幅度进行性减少）	有反复卒中病史，伴随阶梯形进展的 PD 症状	确诊 PD 需具备以下 3 个或 3 个以上的条件：单侧起病；静止性震颤；疾病逐渐进展；持久性的症状不对称，以患侧受累更重；左旋多巴治疗有明显疗效（70%～100%）；有严重的左旋多巴诱导的舞蹈症；左旋多巴疗效持续 5 年或更长时间；临床病程 10 年或更长时间
至少具备以下中的一项：肌强直；4～6 Hz 静止性震颤；姿势不稳不是由视力、前庭或本体感觉障碍导致的	有反复脑创伤病史	
	有明确的脑炎史	
	有动眼危象	
	在服用抗精神病类药物过程中出现症状	
	有一个以上的亲属发病	
	病情持续好转	
	起病 3 年后仍仅表现单侧症状	
	核上性凝视麻痹	
	有小脑病变体征	
	疾病早期有严重的自主神经功能紊乱	
	早期有严重的记忆、语言和行为习惯紊乱的痴呆	
	巴宾斯基征阳性	
	CT 扫描显示脑肿瘤或交通性脑积水	
	大剂量左旋多巴治疗无效（排除吸收不良导致的无效）	
	有 MPTP 接触史	

（二）鉴别诊断

要鉴别 PD 与其他原因引起的帕金森综合征。在所有帕金森综合征中，约 75% 为原发性帕金森病，约 25% 为其他原因引起的帕金森综合征。

1.继发性帕金森综合征

有明确的病因可寻，如感染、药物、中毒、脑动脉硬化、创伤。继发于甲型脑炎（即昏睡性脑炎）的帕金森综合征目前已罕见。多种药物均可导致药物性帕金森综合征，一般是可逆的。在拳击手中偶尔见头部创伤引起的帕金森综合征。老年人基底核区多发性腔隙性梗死可引起血管性帕金森综合征，患者有高血压、动脉硬化及卒中史，步态障碍较明显，震颤少见，常伴锥体束征。

2.伴发于其他神经变性疾病的帕金森综合征

不少神经变性疾病具有帕金森综合征表现。这些神经变性疾病各有特点，有些为遗传性，有些为散发的，除程度不一的帕金森症状外，还有其他症状，如不自主运动、垂直性眼球凝视障碍（见于进行性核上性麻痹）、直立性低血压（Shy-Drager 综合征）、小脑性共济失调（橄榄脑桥小脑萎缩）、出现较早且严重的痴呆（路易体痴呆）、角膜色素环（肝豆状核变性）、皮质复合感觉缺失、锥体束征和失用、失语（皮质基底核变性）。此外，所伴发的 PD 症状经常以强直、少动为主，静止性震颤很少见，患者对左旋多巴治疗不敏感。

3.要鉴别 PD 早期与原发性震颤、抑郁症、脑血管病

（1）原发性震颤较常见，约 1/3 的患者有家族史，在各年龄期均可发病，姿势性或动作性震颤为唯一的表现，无肌强直和运动迟缓，饮酒或用普萘洛尔后震颤可显著减轻。

（2）抑郁症可伴表情贫乏、言语单调、随意运动减少，但无肌强直和震颤，抗抑郁药治疗有效。

（3）早期 PD 症状限于一侧肢体，患者常主诉一侧肢体无力或不灵活，若无震颤，易误诊为脑血管病，询问原发病和仔细体检易于鉴别。

七、治疗原则

PD 的治疗原则是采取综合治疗，包括药物治疗、手术治疗、康复治疗、心理治疗等，目前应用的所有治疗手段只能改善症状，不能阻止病情发展。其中药物治疗是首选的主要的治疗手段。

八、药物治疗

（一）药物治疗原则

应从小剂量开始，缓慢递增，以较小剂量达到较满意的疗效。治疗应考虑个体化特点，用药选择不仅要考虑病情特点，还要考虑患者的年龄、就业状况、经济承受能力等因素。药物治疗目标是延缓疾病进展、控制症状，并尽可能延长症状控制的年限，同时尽量减少药物不良反应和并发症。

（二）保护性治疗

目的是延缓疾病发展，改善患者的症状。原则上，PD 一旦被诊断就应及早进行保护性治疗。目前临床应用的保护性治疗药物主要是单胺氧化酶 B 型（MAO-B）抑制剂。曾有报道称司来吉兰＋维生素 E 疗法可推迟使用左旋多巴、延缓疾病发展约 9 个月，可用于早期轻症 PD 患者；但司来吉兰的神经保护作用仍未有定论。多巴胺受体激动剂和辅酶 Q_{10} 也可能有神经保护作用。

（三）症状性治疗

选择药物的原则如下。

（1）老年前期（年龄＜65 岁）患者，且不伴智能减退，可以选择：①多巴胺受体激动剂；②MAO-B 抑制剂司来吉兰，或加用维生素 E；③复方左旋多巴＋儿茶酚-氧位-甲基转移酶（COMT）抑制剂；④金刚烷胺和/或抗胆碱能药：震颤明显而其他抗 PD 药物效果不佳时，可试用抗胆碱能药；⑤复方左旋多巴：一般在①、②、④方案治疗效果不佳时加用。某些患者如果出现认知功能减退，或因特殊工作之需，需要显著改善运动症状，复方左旋多巴也可作为首选。

（2）老年期（年龄≥65 岁）患者或伴智能减退：首选复方左旋多巴，必要时可加用多巴胺受体激动剂、MAO-B 抑制剂或 COMT 抑制剂。尽可能不用苯海索，除非有严重震颤，并明显影响患者的日常生活或工作能力。

（四）治疗药物

1.抗胆碱能药

抑制 ACh 的活力，可提高脑内 DA 的效应和调整纹状体内的递质平衡，临床常用盐酸苯海索。其对震颤和强直有效，对运动迟缓疗效较差，适于震颤明显、年龄较轻的患者。常用 1～

2 mg盐酸苯海索口服,每天 3 次。该药改善症状的短期效果较明显,但常见口干、便秘和视物模糊等不良反应,偶尔可见神经精神症状。闭角型青光眼及前列腺肥大患者禁用。中国指南建议苯海索有较多的不良反应,尽可能不用,尤其是老年男性患者。

2.金刚烷胺

促进神经末梢 DA 释放,阻止再摄取,可轻度改善少动、强直和震颤等。起始剂量 50 mg,每天2～3 次,1 周后增至 100 mg,每天 2～3 次,一般不超过 300 mg/d,老年人的剂量不超过200 mg/d。药效可维持数月至一年。不良反应较少,有不安、意识模糊、下肢网状青斑、踝部水肿和心律失常等,肾功能不全、癫痫、严重胃溃疡和肝病患者慎用,哺乳期妇女禁用。

3.左旋多巴(L-dopa)及复方左旋多巴

PD 患者迟早要用到 L-dopa 治疗。L-dopa 可透过血-脑屏障,被脑 DA 能神经元摄取后脱羧变为 DA,改善症状,对震颤、强直、运动迟缓等运动症状均有效。由于 95% 以上的 L-dopa 在外周脱羧成为 DA,仅约 1% 通过血-脑屏障进入脑内,为减少外周不良反应,增强疗效,多用 L-dopa与外周多巴脱羧酶抑制剂(DCI)按 4:1 制成的复方左旋多巴制剂,用量较 L-dopa 减少 3/4。

(1)复方左旋多巴剂型:包括标准片、控释片、水溶片等。

标准片:多巴丝肼(Madopar)由 L-dopa 与苄丝肼按 4:1 组成,多巴丝肼 250 为 L-dopa 200 mg加苄丝肼 50 mg,多巴丝肼 125 为 L-dopa 100 mg 加苄丝肼 25 mg;国产多巴丝肼胶囊成分与多巴丝肼相同。息宁 250 和息宁 125 是由 L-dopa 与卡比多巴按 4:1 组成的。

控释片:有多巴丝肼液体动力平衡系统(madopar-HBS)和息宁控释片(sinemet CR)。①多巴丝肼-HBS:剂量为 125 mg,由 L-dopa100 mg 加苄丝肼 25 mg 及适量特殊赋形剂组成。口服后药物在胃内停留时间较长,药物基质表面先形成水化层,通过弥散作用逐渐释放,在小肠 pH较高的环境中逐渐被吸收。多种因素可影响药物的吸收,如药物溶解度、胃液与肠液的 pH、胃排空时间。本品不应与制酸药同时服用。②息宁控释片(sinemet CR):L-dopa 200 mg 加卡比多巴 50 mg,制剂中加用单层分子基质结构,药物不断溶解释放,达到缓释效果,口服后 120～150 min 达到血浆峰值浓度;片中间有刻痕,可分为半片服用。

水溶片:弥散型多巴丝肼,剂量为 125 mg,由 L-dopa 100 mg 加苄丝肼 25 mg 组成。其特点是易在水中溶解,吸收迅速,很快达到治疗阈值浓度。

(2)用药时机:何时开始复方左旋多巴治疗尚有争议,长期用药会产生疗效减退、症状波动及异动症等运动并发症。一般应根据患者的年龄、工作性质、症状类型等决定用药。年轻患者可适当推迟使用,患者因职业要求不得不用 L-dopa 时应与其他药物合用,减少复方左旋多巴的剂量。年老患者可早期选用 L-dopa,因发生运动并发症的机会较少,对合并用药耐受性差。

(3)用药方法:从小剂量开始,根据病情逐渐增量,用最低有效量维持。

标准片:复方左旋多巴开始用 62.5 mg(1/4 片),每天 2～4 次,根据需要逐渐增至 125 mg,每天3～4 次;最大剂量一般不超过 250 mg,每天 3～4 次;空腹(餐前 1 h 或餐后 2 h)用药的疗效好。

控释片:优点是减少服药次数,有效血药浓度稳定,作用时间长,可控制症状波动;缺点是生物利用度较低,起效缓慢,标准片转换成为控释片时每天剂量应相应增加并提前服用;适于症状波动或早期轻症患者。

水溶片:易在水中溶解,吸收迅速,10 min 起效,作用维持时间与标准片相同,该剂型适用于有吞咽障碍或置鼻饲管、清晨运动不能、有"开-关"现象和剂末肌张力障碍患者。

(4)运动并发症及其他药物不良反应:主要有周围性和中枢性类型,前者有恶心、呕吐、低血压、心律失常(偶见);后者有症状波动、异动症和精神症状等。前者可以通过小剂量开始渐增剂量、餐后服药、加用多潘立酮等避免或减轻上述症状。后者的不良反应都在长期用药后发生,一般经过 5 年治疗后,约 50% 的患者会出现症状波动或异动症等运动并发症。具体处理方法详见本节运动并发症的治疗部分。

4.DA 受体激动剂

DA 受体包括 5 种类型,D_1 受体和 D_2 受体亚型与 PD 治疗的关系密切。DA 受体激动剂可直接刺激纹状体突触后 DA 受体,不依赖于多巴脱羧酶将 L-dopa 转化为 DA 发挥效应;血浆半衰期(较复方左旋多巴)长;推测可持续而非波动性刺激 DA 受体,预防或延迟运动并发症发生;PD 早期单用 DA 受体激动剂有效,若与复方左旋多巴合用,可提高疗效,减少复方左旋多巴的用量,且可减少或避免症状波动或异动症的发生。

PD 后期患者用复方左旋多巴治疗产生症状波动或异动症,加用 DA 受体激动剂可减轻或消除症状,减少复方左旋多巴的用量。疾病后期黑质纹状体 DA 能系统缺乏多巴脱羧酶,不能把外源性L-dopa脱羧转化为 DA,用复方左旋多巴无效,用 DA 受体激动剂可能有效。发病年纪轻的早期患者可单独应用,应从小剂量开始,逐渐增量至获得满意疗效。不良反应与复方左旋多巴相似,症状波动和异动症的发生率低,直立性低血压和精神症状的发生率较高。

该类药物有两种类型:麦角类和非麦角类。目前大多推荐非麦角类 DA 受体激动剂,尤其是在年轻患者病程初期。这类长半衰期制剂能避免对纹状体突触后膜 DA 受体产生"脉冲"样刺激,从而预防或减少运动并发症的发生。麦角类 DA 受体激动剂可导致心脏瓣膜病和肺胸膜纤维化,多不主张使用。

(1)非麦角类药物:被美国神经病学学会、运动障碍学会,以及我国帕金森病治疗指南推荐为一线治疗药物。①普拉克索(Pramipexole):为新一代选择性 D_2、D_3 受体激动剂,开始 0.125 mg,每天 3 次,每周增加 0.125 mg,逐渐加量至 0.5～1.0 mg,每天 3 次,最大不超过 4.5 mg/d;服用左旋多巴的 PD 晚期患者加服普拉克索可改善左旋多巴的不良反应,对震颤和抑郁有效。②罗匹尼罗(Ropinirole):用于早期或进展期 PD,开始 0.25 mg,每天 3 次,逐渐加量至 2～4 mg,每天 3 次,症状波动和异动症的发生率低,常见意识模糊、幻觉及直立性低血压。③吡贝地尔:为缓释型选择性 D_2、D_3 受体激动剂,对中脑-皮质和边缘叶通路 D_3 受体有激动效应,改善震颤作用明显,对强直和少动也有作用;初始剂量为 50 mg,每天1 次,第 2 周增至 50 mg,每天2 次,有效剂量为 150 mg/d,分 3 次口服,最大不超过 250 mg/d。④罗替戈汀:为一种透皮贴剂,有 4.5 mg/10 cm²、8 mg/20 cm²、13.5 mg/30 cm²、18 mg/40 cm² 等规格;早期使用4.5 mg/10 cm²,以后视病情发展及治疗反应可增大剂量,平均每天 1 贴;治疗 PD 的优势为可连续、持续释放药物,消除首关效应,提供稳态血药水平,避免对 DA 受体脉冲式刺激,减少口服药治疗突然"中断"状态,减少服用左旋多巴等药物易引起的运动波动、"开-关"现象等。⑤阿扑吗啡:为 D_1 和 D_2 受体激动剂,可显著减少"关期"状态,对症状波动和肌张力障碍疗效明显,采取笔式注射法给药后 5～15 min起效,有效作用时间为 60 min,每次给药 0.5～2 mg,每天可用多次,便携式微泵皮下持续灌注可使患者每天保持良好的运动功能;也可经鼻腔给药。

(2)使用麦角类药物。①溴隐亭:D_2 受体激动剂,开始 0.625 mg/d,每隔 3～5 d 增加 0.625 mg,通常治疗剂量为 7.5～15 mg/d,分 3 次口服;不良反应与左旋多巴类似,错觉和幻觉常见,有精神病病史患者禁用,相对禁忌证包括近期心肌梗死、严重周围血管病和活动性消化性溃疡等。②α-二氢麦角隐亭：2.5 mg，每天 2 次，每隔 5 d 增加 2.5 mg，有效剂量为 30～50 mg/d，分 3 次口服。上述四种药物之间的参考剂量转换为吡贝地尔剂量∶普拉克索剂量∶溴隐亭剂量∶α-二氢麦角隐亭剂量为 100∶1∶10∶60。③卡麦角林：是所有 DA 受体激动剂中半衰期最长(70 h)的，作用时间最长，适于 PD 后期长期应用复方左旋多巴产生症状波动和异动症的患者，有效剂量为 2～10 mg/d，平均 4 mg/d，只需每天使用 1 次，较方便。④利舒脲：具有较强的选择性 D_2 受体激动作用，对 D_1 受体的作用很弱。按作用剂量比，其作用是溴隐亭的 10～20 倍，但作用时间短于溴隐亭；其 $t_{1/2}$ 短(平均 2.2 h)，该药为水溶性，可通过静脉或皮下输注泵应用，主要用于因复方左旋多巴治疗出现明显的"开-关"现象者；治疗须从小剂量开始，0.05～0.1 mg/d，逐渐增量，平均有效剂量为 2.4～4.8 mg/d。

5.单胺氧化酶 B(MAO-B)抑制剂

抑制神经元内 DA 分解，增加脑内 DA 的含量。合用复方左旋多巴有协同作用，减少 L-dopa 约 1/4 的用量，延缓"开-关"现象。MAO-B 抑制剂中的司来吉兰 2.5～5 mg，每天 2 次，因可引起失眠，不宜傍晚服用。不良反应有口干、胃纳少和直立性低血压等，胃溃疡患者慎用。该药可与左旋多巴合用，亦可单独应用，可缓解 PD 症状，也可能有神经保护作用。第二代 MAO-B 抑制剂雷沙吉兰已投入临床应用，其作用优于第 1 代司来吉兰，对各期 PD 患者的症状均有改善作用，也可能有神经保护作用；其代谢产物为一种无活性非苯丙胺物质，安全性较第 1 代 MAO-B 抑制剂好。唑尼沙胺原为抗癫痫药，偶然发现应用唑尼沙胺 300 mg/d 有效控制癫痫的同时，也显著改善 PD 症状，抗 PD 机制被证实为抑制 MAO-B 的活性。

6.儿茶酚-氧位-甲基转移酶(COMT)抑制剂

COMT 是由脑胶质细胞分泌参与 DA 分解酶之一。COMT 抑制剂通过抑制脑内、脑外 COMT 活性，提高左旋多巴的生物利用度，显著改善左旋多巴的疗效。COMT 抑制剂本身不会对 CNS 产生影响，在外周主要阻止左旋多巴被 COMT 催化降解成 3-氧甲基多巴。须与复方左旋多巴合用，单独使用无效，用药次数一般与复方左旋多巴次数相同。主要用于中晚期 PD 患者的剂末现象、"开-关"现象等症状波动的治疗，可使"关"期时限缩短，"开"期时限增加，也推荐用于早期 PD 患者的初始治疗，希望通过持续 DA 能刺激(CDS)，以推迟症状波动等运动并发症，但尚有待进一步研究证实。①恩他卡朋：是周围 COMT 抑制剂，100～200 mg，口服；可提高 CNS 对血浆左旋多巴的利用率，提高血药浓度，增强左旋多巴的疗效，减少临床用量；该药耐受性良好，主要不良反应是胃肠道症状，尿色变浅，但无严重肝功能损害报道。②托卡朋：亦名答是美，100～200 mg，口服；该药是治疗 PD 安全、有效的辅助药物，不良反应有腹泻、意识模糊、转氨酶水平升高，偶尔有急性重症肝炎报道，应注意对肝脏的毒副作用，用药期间须监测肝功能。

7.腺苷 A_{2A} 受体阻断剂

腺苷 A_{2A} 受体在基底核选择性表达，与运动行为有关。多项证据表明，阻断腺苷 A_{2A} 受体能够减轻 DA 能神经元的退变。

伊曲茶碱是一种新型腺苷 A_{2A} 受体阻断剂，可明显延长 PD 患者的"开期"，缩短"关期"，具有良好安全性和耐受性，临床上已用于 PD 的治疗。

(五)治疗策略

1.早期 PD 的治疗

疾病早期若病情未对患者造成心理或生理影响，应鼓励患者坚持工作，参与社会活动和医学体疗(关节活动、步行、平衡及语言锻炼、面部表情肌操练、打太极拳等)，可暂缓用药。若疾病影响患者的日常生活和工作能力,应开始症状性治疗。

2.中期 PD 的治疗

若在早期阶段首选 DA 受体激动剂、司来吉兰或金刚烷胺/抗胆碱能药治疗,发展至中期阶段时症状改善往往已不明显,此时应添加复方左旋多巴治疗;若在早期阶段首选小剂量复方左旋多巴治疗,应适当增加剂量,或添加 DA 受体激动剂、司来吉兰或金刚烷胺,或用 COMT 抑制剂。

3.晚期 PD 的治疗

晚期 PD 的临床表现极复杂,疾病本身进展,也有药物不良反应因素。对晚期患者的治疗,一方面继续力求改善运动症状,另一方面需处理伴发的运动并发症和非运动症状。

(六)运动并发症的治疗

运动并发症(如症状波动和异动症)是晚期 PD 患者的治疗中最棘手的问题。要做的工作包括药物剂量、用法等的调整及手术治疗(主要是脑深部电刺激术)。

1.症状波动的治疗

症状波动有 3 种形式。

(1)疗效减退或剂末恶化:指每次用药的有效作用时间缩短,症状随血液药物浓度发生规律性波动,可增加每天服药次数或增加每次服药剂量或改用缓释剂,也可加用其他辅助药物。

(2)"开-关"现象:指症状在突然缓解("开期")与加重("关期")之间波动,开期常伴异动症;多见于病情严重者,发生机制不详,与服药时间、血浆药物浓度无关;处理困难,可试用 DA 受体激动剂。

(3)冻结现象:患者行动踌躇,可发生于任何动作,突出表现是步态冻结,推测是情绪激动使细胞过度活动,增加去甲肾上腺素能介质输出所致;如冻结现象发生在复方左旋多巴剂末期,伴PD 其他体征,增加复方左旋多巴的单次剂量可使症状改善;如发生在"开期",减少复方左旋多巴的剂量,加用 MAO-B 抑制剂或 DA 受体激动剂或许有效,经过特殊技巧训练部分患者的症状也可改善。

2.异动症的治疗

异动症(abnormal involuntary movements,AIMs)又称为运动障碍,常表现舞蹈-手足徐动症样、肌张力障碍样动作,可累及头面部、四肢及躯干。

异动症常见的 3 种形式是:①剂峰异动症或改善—异动症—改善:常出现在血药浓度高峰期(用药 1~2 h),与用药过量或 DA 受体超敏有关,减少复方左旋多巴的单次剂量可减轻异动症,晚期患者治疗窗较窄,减少剂量虽有利于控制异动症,但患者往往不能进入"开期",故减少复方左旋多巴的剂量时需加用 DA 受体激动剂。②双相异动症或异动症—改善—异动症:剂峰和剂末均可出现,机制不清,治疗困难,可尝试增加复方左旋多巴的每次剂量或服药次数,或加用 DA 受体激动剂。③肌张力障碍:常表现足或小腿痛性痉挛,多发生于清晨服药前,可睡前服用复方左旋多巴控释剂或长效 DA 受体激动剂,或起床前服用弥散型多巴丝肼或标准片;对发生于剂末或剂峰的肌张力障碍可相应增减复方左旋多巴的用量。

不常见的异动症也有 3 种形式。①反常动作:情绪激动可能使神经细胞产生或释放 DA,引起少动现象短暂性消失;②少动危象:患者较长时间不能动,与情绪改变无关,是 PD 严重的少动类型,可能由纹状体 DA 释放耗竭所致;③出没现象:表现出没无常的少动,与服药时间无关。

(七)非运动症状的治疗

PD 的主要非运动症状包括精神障碍、自主神经功能紊乱、感觉障碍等。

1.精神障碍的治疗

PD患者的精神症状表现形式多种多样,如生动梦境、抑郁、焦虑、错觉、幻觉、欣快、轻躁狂、精神错乱及意识模糊。治疗原则是首先考虑依次逐渐减少或停用抗胆碱能药、金刚烷胺、DA受体激动剂、司来吉兰等抗PD药物;若采取以上措施患者仍有症状,可将复方左旋多巴逐步减量;对经药物调整无效的严重幻觉、精神错乱、意识模糊可加用非经典抗精神病药,如氯氮平、喹硫平;氯氮平被B级推荐,可减轻意识模糊和精神障碍,不阻断DA能药效,可改善异动症,但需定期监测粒细胞;喹硫平被C级推荐,不影响粒细胞数;奥氮平不推荐用于PD精神症状的治疗(B级推荐)。抑郁、焦虑、痴呆等可为疾病本身表现,用药不当可能加重这些症状。精神症状常随运动症状波动,"关期"出现抑郁、焦虑,"开期"伴欣快、轻躁狂,改善运动症状常使这些症状缓解。较重的抑郁症、焦虑症可用5-羟色胺再摄取抑制剂。对认知障碍和痴呆可应用胆碱酯酶抑制剂,如石杉碱甲、多奈哌齐、利斯的明或加兰他敏。

2.自主神经功能障碍的治疗

自主神经功能障碍常见便秘、排尿障碍及直立性低血压等。便秘时增加饮水量和高纤维含量食物对大部分患者有效,停用抗胆碱能药,必要时应用通便剂;排尿障碍患者需减少晚餐后摄水量,可试用奥昔布宁、莨菪碱等外周抗胆碱能药;直立性低血压患者应增加盐和水的摄入量,睡眠时抬高头位,穿弹力裤,从卧位站起时宜缓慢,α肾上腺素能激动剂米多君治疗有效。

3.睡眠障碍的治疗

睡眠障碍较常见,主要为失眠和快速眼动期睡眠行为异常(RBD),可应用镇静安眠药。失眠若与夜间PD运动症状相关,睡前需加用复方左旋多巴控释片。若伴不宁腿综合征(RLS),睡前加用DA受体激动剂,如普拉克索或复方左旋多巴控释片。

九、手术及干细胞治疗

(1)中晚期PD患者常不可避免地出现药物疗效减退及严重并发症,通过系统的药物调整无法解决时可考虑选择性手术治疗。苍白球损毁术的远期疗效不尽如人意,可能有不可预测的并发症,临床已很少施行。

目前,推荐深部脑刺激疗法,优点是定位准确、损伤范围小、并发症少、安全性高和疗效持久等,缺点是费用高。适应证为:①原发性帕金森病,病程5年以上;②服用复方左旋多巴曾有良好疗效,目前疗效明显下降或出现严重的运动波动或异动症,影响生活质量;③除外痴呆和严重的精神疾病。

(2)细胞移植:将自体肾上腺髓质或异体胚胎中脑黑质细胞移植到患者的纹状体,纠正DA递质缺乏,改善PD运动症状,目前已很少采用。酪氨酸羟化酶(TH)、神经营养因子基因治疗以及干细胞(包括骨髓基质干细胞、神经干细胞、胚胎干细胞和诱导性潜能干细胞)移植治疗在动物实验中显示出良好疗效,已进行的少数临床试验也显示一定的疗效。随着基因治疗的目的基因越来越多,基因治疗与干细胞移植联合应用可能是将来发展的方向。

十、中医、康复及心理治疗

中药或针灸和康复治疗作为辅助手段对改善症状也可起到一定作用。对患者进行语言、进食、走路及各种日常生活训练和指导,日常生活帮助如在房间和卫生间设扶手,准备防滑橡胶桌垫、大把手餐具,可改善生活质量。适当运动(如打太极拳)对改善运动症状和非运动症状可有一定的帮助。教育与心理疏导也是 PD 治疗中不容忽视的辅助措施。

十一、预后

PD 是慢性进展性疾病,目前尚无根治方法。多数患者发病数年仍能继续工作,也可能较快进展而致残。疾病晚期可因严重肌强直和全身僵硬,终至卧床不起。死因常为肺炎、骨折等并发症。

(崔　丹)

第二节　小　舞　蹈　病

小舞蹈病(choreaminor,CM)又称风湿性舞蹈病或 Sydenham 舞蹈病,由 Sydenham(1684 年)首先描述,是风湿热在神经系统的常见表现。该病多见于儿童和青少年,其临床特征为不自主地舞蹈样动作、肌张力降低、肌力减弱、自主运动障碍和情绪改变。该病可自愈,但复发者并不少见。

一、病因与发病机制

该病的发病与 A 组 β-溶血性链球菌感染有关,属于自体免疫性疾病。约 30% 的病例在风湿热发作或多发性关节炎后 2~3 个月发病,通常无近期咽痛或发热史,部分患者咽拭子培养 A 组溶血性链球菌呈阳性;血清可检出抗神经元抗体,与尾状核、丘脑底核等部位神经元抗原起反应,抗体滴度与该病的转归有关,提示可能与自身免疫反应有关。该病好发于青春期,女性患者多于男性患者,一些患者在怀孕或口服避孕药时复发,提示与内分泌改变也有关系。

二、病理

主要病理改变是黑质、纹状体、丘脑底核及大脑皮质可逆性炎性改变和神经细胞弥漫性变性,神经元丧失和胶质细胞增生。有的病例可见散在动脉炎、栓塞性小梗死。90% 的尸解病例可发现风湿性心脏病证据。

三、临床表现

(一)发病年龄及性别
发病年龄多在 5~15 岁。女性患者多于男性患者,男、女患者之比约为 1:3。

(二)起病形式
大多数为亚急性或隐袭起病,少数可急性起病。大约 1/3 的病例舞蹈症状出现前 2~6 个月有 β-溶血性链球菌感染史,曾有咽喉肿痛、发热、多关节炎、心肌炎、心内膜炎、心包炎、皮下风湿结节或紫癜等临床症状和体征。

(三)早期症状
早期症状常不明显,不易被察觉。患儿表现为情绪不稳、焦虑不安、易激动、注意力分散、学习成绩下降、动作笨拙、步态不稳、手中物品时常坠落,行走摇晃不稳等。其后症状日趋明显,表现为舞蹈样动作和肌张力改变等。

(四)舞蹈样动作

舞蹈样动作常常急性或隐袭出现，常为双侧性，可不规则，变幻不定，突发骤止，约 20%的患者可偏侧出现或更为局限。在情绪紧张和自主运动时症状加重，安静时减轻，睡眠时消失。症状常在 2～4 周加重，3～6 个月自行缓解。

(1)面部表现最明显，表现挤眉、弄眼、噘嘴、吐舌、扮鬼脸等，变幻莫测。

(2)肢体表现为一种快速的不规则无目的的不自主运动，常起于一肢，逐渐累及一侧或对侧，上肢情况比下肢明显，上肢各关节交替伸直、屈曲、内收等动作，步态颠簸，行走摇晃，易跌倒。

(3)躯干表现为脊柱不停地弯、伸或扭转，呼吸也可变得不规则。

(4)头颈部的舞蹈样动作表现为摇头耸肩或头部左右扭转。伸舌时很难维持，舌部不停地扭动，软腭或其他咽肌的不自主运动可致构音、吞咽障碍。

(五)体征

(1)肌张力及肌力减退，膝反射常减弱或消失。肢体软弱无力，与舞蹈样动作、共济失调一起构成小舞蹈病的三联征。

(2)旋前肌征：肌张力和肌力减退导致当患者举臂过头时，手掌旋前。

(3)舞蹈病手姿：当手臂前伸时，因张力过低而呈腕屈、掌指关节过伸，伴手指弹钢琴样小幅舞动。

(4)挤奶妇手法：或称盈亏征。若令患者紧握检查者的第二、三根手指，检查者能感到患者的手时紧时松，握力不均，时大时小。

(5)约 1/3 的患者会有心脏病征，包括风湿性心肌炎、二尖瓣回流或主动脉瓣关闭不全。

(六)精神症状

可有失眠、躁动、不安、精神错乱、幻觉、妄想等精神症状，称为躁狂性舞蹈病。有些病例的精神症状可与躯体症状同样显著，以致呈现舞蹈性精神病。随着舞蹈样动作消除，精神症状很快缓解。

四、辅助检查

(一)血清学检查

白细胞增多，血沉加快，C 反应蛋白效价提高，黏蛋白增多，抗链球菌溶血素“O”滴度增加；由于小舞蹈病多发生在链球菌感染后 2～3 个月，甚至 6～8 个月，故不少患者发生舞蹈样动作时链球菌血清学检查常为阴性。

(二)咽拭子培养

检查可见 A 组溶血型链球菌。

(三)脑电图

无特异性，常为轻度弥漫性慢活动。

(四)影像学检查

部分患者的头部 CT 扫描可见尾状核区低密度灶及水肿，MRI 扫描显示尾状核、壳核、苍白球增大，T2 加权像显示信号增强，PET 可见纹状体呈高代谢改变，但症状减轻或消失后可恢复正常。

五、诊断

学龄期儿童有风湿病史和典型舞蹈样症状,结合实验室及影像学检查通常可以诊断。

六、鉴别诊断

常见舞蹈病的鉴别要点见表10-2。

表10-2　常见舞蹈病的鉴别要点

鉴别要点	小舞蹈病	亨廷顿病	肝豆状核变性	偏侧舞蹈症
病因	风湿性	常染色体显性遗传	遗传性铜代谢障碍	脑卒中、脑瘤
发病年龄	大多数为5～15岁	30岁以后	儿童、青少年	成年
临床特征	全身或偏侧不规则舞蹈,动作快,肌张力低,肌力减退,情绪不稳定,性格改变,可有心脏受损征象	全身舞蹈,手足徐动,动作较慢,进行性痴呆	偏侧舞蹈样运动,有角膜K-F色素环、精神障碍、肝脏受损征	有不完全偏瘫
治疗	抗链球菌感染(青霉素)	用氯丙嗪、氟哌啶醇	口服排铜D-青霉胺	治疗原发病
	用肾上腺皮质激素		口服硫酸锌,减少铜的吸收	对症用氟哌啶醇
	用氟哌啶醇、氯丙嗪、苯巴比妥		对症用氟哌啶醇	

七、治疗

(一)一般处理

急性期应卧床休息,保持环境安静,避免强光或其他刺激,给予足够的营养支持。

(二)病因治疗

确诊该病后,无论病症轻重,均应使用青霉素或其他有效抗生素治疗,10～14 d为1个疗程。同时给予水杨酸钠或泼尼松,症状消失后再逐渐减量至停药,目的是最大限度地防止或减少该病复发,并控制心肌炎、心瓣膜病的发生。

1.抗生素

青霉素:首选$(4～8)×10^5$ U,每天1～2次,两周1个疗程,也可用红霉素、头孢菌素类药物治疗。

2.阿司匹林

0.1～1.0 g,每天4次,小儿的剂量按0.1 g/kg计算,症状控制后减量,维持6～12周。

3.激素

风湿热症状明显时,泼尼松每天10～30 mg,分3～4次口服。

(三)对症治疗

(1)首选氟哌啶醇,从0.5 mg开始,每天口服2～3次,以后逐渐加量。

(2)氯丙嗪:12.5～50 mg,每天2～3次。

(3)苯巴比妥:0.015～0.03 g,每天2～4次。

(4)地西泮:2.5～5 mg,每天2～4次。

八、预后

该病预后良好,可完全恢复而无任何后遗症状,大约 20％的病例死于心脏并发症,35％的病例数月或数年后复发。个别病例的舞蹈症状持续终生。

(崔 丹)

第三节 亨廷顿病

亨廷顿病(Huntington disease,HD)又称亨廷顿舞蹈病、慢性进行性舞蹈病、遗传性舞蹈病,于 1842 年由 Waters 首次报道,1872 年,由美国医师 George Huntington 系统描述而得名,是一种常染色体显性遗传的基底节和大脑皮质变性疾病,临床上以隐匿起病、缓慢进展的舞蹈症、精神异常和痴呆为特征。该病呈完全外显率,受累个体的后代中 50％发病。HD 可发生于所有人种,白种人的发病率最高,在我国较少见。

一、病因及发病机制

该病的致病基因 *IT15* 位于 4p16.3,基因的表达产物为含 3 144 个氨基酸的多肽,命名为Huntingtin,在 *IT15* 基因 5' 端编码区内的三核苷酸(CAG)重复序列拷贝数异常增多。拷贝数越多,发病年龄越早,临床症状越重。在 Huntingtin 内,(CAG)n 重复编码一段长的多聚谷氨酰胺功能区,故该病可能是获得了一种毒性功能所致。

二、病理及生化改变

(一)病理改变

病理改变主要位于纹状体和大脑皮质,黑质、视丘、视丘下核、齿状核亦可轻度受累。大脑皮质突出的变化为皮质萎缩,特别是第 3、5、6 层神经节细胞丧失,合并胶质细胞增生。尾状核、壳核神经元大量变性、丢失。投射至外侧苍白球的纹状体传出神经元(含 γ-氨基丁酸与脑啡肽,参与间接通路)较早受累,是引起舞蹈症的基础;随病进展,投射至内侧苍白球的纹状体传出神经元(含 γ-氨基丁酸与 P 物质,参与直接通路)也被累及,是导致肌强直及肌张力障碍的原因。

(二)生化改变

纹状体传出神经元中 γ-氨基丁酸、乙酰胆碱及其合成酶明显减少,多巴胺浓度正常或略增加,与 γ-氨基丁酸共存的神经调质脑啡肽、P 物质亦减少,生长抑素和神经肽 Y 增加。

三、临床表现

该病好发于 30～50 岁,5％～10％的患者于儿童和青少年发病,10％于老年发病。患者的连续后代中有发病提前倾向,即早发现象,父系遗传的早发现象更明显,绝大多数患者有阳性家族史。起病隐匿,缓慢进展。无性别差异。

(一)锥体外系症状

以舞蹈样不自主运动最常见、最具有特征性,通常为全身性。程度轻重不一,典型表现为手指弹钢琴样动作和面部怪异表情,累及躯干可产生舞蹈样步态,可合并手足徐动及投掷症。随着病情进展,舞蹈样不自主运动可逐渐减轻,而肌张力障碍及动作迟缓、肌强直、姿势不稳等帕金森综合征症状渐趋明显。

(二)精神障碍及痴呆

精神障碍可表现为情感、性格、人格改变及行为异常,如抑郁、激惹、幻觉、妄想、暴躁、冲动、反社会行为。患者常表现出注意力减退、记忆力降低、认知障碍及智能减退,呈进展性加重。

(三)其他

快速眼球运动(扫视)常受损。可伴癫痫发作,舞蹈样不自主运动大量消耗能量可使体重明显下降,常见睡眠和/或性功能障碍。晚期出现构音障碍和吞咽困难。

四、辅助检查

(一)基因检测

CAG 重复序列拷贝数增加,大于 40 具有诊断价值。该检测若结合临床表现特异性高、价值大,几乎所有的病例可通过该方法确诊。

(二)电生理及影像学检查

EEG 呈弥漫性异常,无特异性。CT 及 MRI 显示大脑皮质和尾状核萎缩,脑室扩大。MRI 的 T_2 加权像显示壳核信号增强。MR 波谱(MRS)显示大脑皮质及基底节乳酸水平升高。[18]F(氟)-脱氧葡萄糖 PET 检测显示尾状核、壳核代谢明显降低。

五、诊断及鉴别诊断

(一)诊断

根据发病年龄,慢性进行性舞蹈样动作、精神症状和痴呆,结合家族史可诊断该病,基因检测可确诊,还可发现临床前期病例。

(二)鉴别诊断

应鉴别该病与小舞蹈病、良性遗传性舞蹈症、发作性舞蹈手足徐动症、老年性舞蹈病、肝豆状核变性、迟发性运动障碍及棘状红细胞增多症并发舞蹈症。

六、治疗

目前尚无有效治疗措施。对舞蹈症状可选用:①多巴胺受体阻滞剂:氟哌啶醇 1～4 mg,每天 3 次;氯丙嗪 12.5～50 mg,每天 3 次;奋乃静 2～4 mg,每天 3 次;硫必利 0.1～0.2 g,每天 3 次;还可用哌咪清。均应从小剂量开始,逐渐增加剂量,用药过程中应注意锥体外系不良反应。②中枢多巴胺耗竭剂:丁苯那嗪 25 mg,每天 3 次。

七、预后

该病尚无法治愈,病程 10～20 年,平均 15 年。

(崔　丹)

第四节　肝豆状核变性

一、概述

肝豆状核变性又称 Wilson 病（WD），是以铜代谢障碍为特征的常染色体隐性遗传病。WD基因（位于 $13q^{14.3}$）编码的蛋白（ATP7B 酶）突变，导致血清铜蓝蛋白合成不足以及胆管排铜障碍，血清自由态铜增多，并在肝、脑、肾等器官沉积，出现相应的临床症状和体征。该病好发于青少年，临床表现为铜代谢障碍引起的肝硬化、基底节变性等多脏器病损。该病是全球性疾病，世界范围的患病率约为30/100 万，我国的患病率及发病率远高于欧美国家的发病率。

二、临床表现

（一）肝症状

以肝病作为首发症状者占 40％～50％，儿童患者中约 80％发生肝脏症状。肝脏受累程度和临床表现存在较大差异，部分患者表现为肝炎症状，如倦怠、乏力、食欲缺乏，或无症状的转氨酶水平持续升高；大多数患者表现为进行性肝大，继而进展为肝硬化、脾肿大、脾功能亢进，出现黄疸、腹水、食管静脉曲张及上消化道出血等；一些患儿表现为暴发性肝衰竭伴有铜释放入血而继发的 Coomb 阴性溶血性贫血。也有不少患者并无肝大，甚至肝缩小。

（二）神经系统症状

以神经系统症状为首发的患者占 40％～59％，其发病年龄比以肝病首发者晚 10 年左右。铜在脑内的沉积部位主要是基底节区，故神经系统症状突出表现为锥体外系症状。最常见的症状是以单侧肢体为主的震颤，逐渐进展至四肢，震颤可为意向性、姿位性或几种形式的混合，振幅可细小或较粗大，也有不少患者出现扑翼样震颤。肌张力障碍常见，累及咽喉部肌肉可导致言语不清、语音低沉、吞咽困难和流涎；累及面部、颈、背部和四肢肌肉引起动作缓慢僵硬、起步困难、肢体强直，甚至引起肢体和/或躯干变形。部分患者出现舞蹈样动作或指划动作。WD 患者的少见症状是周围神经损害、括约肌功能障碍、感觉症状。

（三）精神症状

精神症状的发生率为 10％～51％。最常见的精神症状为注意力分散，导致学习成绩下降、失学。还有情感障碍（如暴躁、欣快、兴奋、淡漠、抑郁）、行为异常（如生活懒散、动作幼稚、偏执）、幻觉、妄想等。极易被误诊为精神分裂症、躁狂抑郁症等精神疾病。

（四）眼部症状

具有诊断价值的是铜沉积于角膜后弹力层而形成的 Kayser-Fleischer（K-F）环，呈黄棕色或黄绿色，以角膜上、下缘最为明显，宽约 1.3 mm，严重时呈完整的环形。应行裂隙灯检查予以肯定和早期发现。7 岁以下患儿中此环少见。

（五）肾症状

肾功能损害的主要表现为肾小管重吸收障碍，出现血尿（或镜下血尿）、蛋白尿、肾性糖尿、氨基酸尿、磷酸盐尿、尿酸尿、高钙尿。部分患者还会发生肾钙质沉积症和肾小管性酸中毒。持续性氨基酸尿可见于无症状患者。

(六)血液系统症状

主要表现为急性溶血性贫血,可能与肝细胞破坏致铜离子大量释放入血,引起红细胞破裂有关。还有继发于脾功能亢进所致的血小板、粒细胞、红细胞减少,以鼻出血、齿龈出血、皮下出血为临床表现。

(七)骨骼肌肉症状

2/3 的患者出现骨质疏松,较常见的是骨及软骨变性、关节畸形、X 形腿或 O 形腿、病理性骨折、肾性佝偻病等。少数患者出现肌肉症状,主要表现为肌无力、肌痛、肌萎缩。

(八)其他

其他病变包括皮肤色素沉着、皮肤黝黑,以面部和四肢伸侧较为明显;鱼鳞癣、指甲变形。内分泌紊乱有葡萄糖耐量异常、甲状腺功能减退、月经异常等。少数患者可发生急性心律失常。

三、诊断要点

(一)诊断

任何患者(特别是 40 岁以下者)发现有下列情况应怀疑 WD,须进一步检查。

(1)有其他病因不能解释的肝脏疾病、血转氨酶水平持续升高、持续性氨基酸尿、急性重型肝炎合并溶血性贫血。

(2)有其他病因不能解释的神经系统疾病,特别是锥体外系疾病、精神障碍。

(3)家族史中有相同或类似疾病的患者,特别是先证者的近亲,如同胞、堂或姨兄弟姐妹。

(二)鉴别诊断

对疑似患者应进行下列检查,以排除或肯定 WD 的诊断。

1.实验室检查

对所有疑似患者都应进行下列检查。

(1)血清铜蓝蛋白(ceruloplasmin,CP):CP 含量降低是诊断 WD 的重要依据之一。成人 CP 的正常值为 270～370 mg/L(27～37 mg/dL),新生儿的血清 CP 含量为成人的 1/5,此后逐年增长,3～6 岁时达到成人水平。96%～98% 的 WD 患者 CP 含量降低,其中 90% 以上显著降低(0.08 g/L以下),甚至为零。杂合子的 CP 值多在 0.10～0.23 g/L,但 CP 含量正常不能排除该病的诊断。

(2)尿铜:尿铜排泄量升高也是诊断 WD 的重要依据之一。正常人每天尿铜排泄量为 0.047～0.55 μmol/24 h(3～35 μg/24 h)。未经治疗的 WD 患者尿铜排泄量可略高于正常人甚至达正常人的数倍至数十倍,少数患者的尿铜排泄量也可正常。

(3)肝铜量:肝铜测定是诊断 WD 最重要的生化证据,但肝脏穿刺为创伤性检查,目前尚不能作为常规的检测手段。

(4)血清铜:正常成人血清铜含量为 11～22 μmol/L(70～140 μg/dL),90% 的 WD 患者的血清铜含量降低,低于 9.4 μmol/L(60 μg/dL)有诊断价值。须注意,肾病综合征、严重营养不良和蛋白丢失性胃肠病也出现血清铜含量降低。

2.影像学检查

颅脑 CT 多显示双侧对称的基底节区、丘脑密度减小,多伴有不同程度的脑萎缩。MRI 多于基底节、丘脑、脑干等处出现长 T_1、长 T_2 异常信号,约 34% 的患者伴有轻度至中度脑萎缩,以神经症状为主的患者 CT 及 MRI 的异常率显著高于以肝症状为主的 WD 患者。影像学检查虽无定性价值,但有定位及排除诊断的价值。

(三)诊断标准

(1)肝、肾病史:有肝、肾病征和/或锥体外系病征。

(2)铜生化异常:主要是 CP 含量显著降低(低于 0.08 g/L),肝铜含量升高(237.6 μg/g 肝干重),血清铜含量降低(低于 9.4 μmol/L),24 h 尿铜含量升高(高于 1.57 μmol/24 h)。

(3)角膜 K-F 环呈阳性。

(4)有阳性家族史。

(5)基因诊断。

符合(1)、(2)、(3)或(1)、(2)、(4)可确诊 WD;符合(1)、(3)、(4)而 CP 正常或略低者为不典型 WD(此种情况少见);符合上述 4 条中的 2 条,很可能是 WD,若符合(2)、(4),可能为症状前患者,此时可参考颅脑 MRI 改变、肝脏病理改变、四肢骨关节改变等。

基因诊断虽然是"金标准",但 WD 的突变已有 200 余种,因此基因检测目前仍不能作为常规检测方法。

四、治疗方案及原则

(一)治疗目的

(1)排除积聚在体内组织过多的铜。

(2)减少铜的吸收,防止铜在体内再次积聚。

(3)对症治疗,减轻症状,减少畸形的发生。

(二)治疗原则

1.早期和症状前治疗

越早治疗越能减轻或延缓病情发展,尤其是症状前患者。应强调该病是常染色体隐形遗传病中唯一治疗有效的疾病,但应坚持终身治疗。

2.药物治疗

(1)使用螯合剂。①右旋青霉胺:是首选的排铜药物,尤其是以肝脏症状为主者。以神经症状为主的患者服用青霉胺后 1～3 个月症状可能恶化,37%～50% 的患者症状会加重,且其中又有 50% 的患者症状不能逆转。使用前需行青霉素皮试,阴性者方可使用。青霉胺用来治疗时剂量为 15～25 mg/kg,宜从小剂量开始,逐渐加量至治疗剂量。然后根据临床表现和实验室检查指标决定逐渐减量至理想的长期维持剂量。应在进餐前 2 h 服用。青霉胺促进尿排铜的效果肯定,10%～30% 的患者发生不良反应。青霉胺的不良反应较多,如发热、皮疹、胃肠道症状、多发性肌炎、肾病、粒细胞减少、血小板水平降低、维生素 B_6 缺乏、自身免疫疾病(类风湿性关节炎和重症肌无力等)。补充维生素 B_6 对预防一些不良反应有益。②曲恩汀或三乙撑四胺双盐酸盐:该药的排铜效果不如青霉胺,但不良反应低于青霉胺。250 mg,每天 4 次,于餐前 1 h 或餐后 2 h 服用。该药最适合用于不能使用青霉胺的 WD 患者,但国内暂无供应。③其他排铜药物:包括二巯丙醇(BAL,因不良反应大已少用)、二巯丁二酸钠(Na-DMS)、二巯基丁二胶囊、二巯基丙磺酸钠(DMPS)等重金属离子螯合剂。

(2)使用阻止肠道对铜吸收和促进排铜的药物。①锌制剂:锌制剂的排铜效果低于和慢于青霉胺,但不良反应小,是用于 WD 维持治疗和症状前患者治疗的首选药物;也可作为其他排铜药物的辅助治疗。常用的锌剂有硫酸锌、醋酸锌、甘草锌、葡萄糖酸锌等。应饭后服锌剂,不良反应有胃肠道刺激、口唇及四肢麻木、烧灼感。锌剂(以醋酸锌为代表)的致畸作用被 FDA 定为 A 级,即无风险。②四硫钼酸胺(ammonium tetrathiomolybdate,TTM):该药能在肠道内与蛋白和铜形成复合体排到体外,可替代青霉胺用于驱铜治疗,但国内无药。

(3)对症治疗:非常重要,应积极进行。对神经系统症状,特别是锥体外系症状、精神症状、肝病、肾病、血液和其他器官的病损,应给予相应的对症治疗。对脾肿大合并脾功能亢进者应行脾切除手术。对晚期肝衰竭患者肝移植是唯一有效的治疗手段。

3.低铜饮食治疗

避免摄入含铜高的食物,如贝类、虾、蟹、动物内脏和血、豆类、坚果类、巧克力、咖啡,勿用铜制炊具;可选择高氨基酸或高蛋白饮食。

(路言品)

第五节　脑性瘫痪

中华医学会儿科学分会神经学组 2004 年全国小儿脑性瘫痪专题研讨会讨论通过的脑性瘫痪定义为:出生前到生后 1 个月内各种原因所引起的脑损伤或发育缺陷所致的运动障碍及姿势异常。该病主要是指由围生期各种病因所引起的,获得性非进行性脑病导致的先天性运动障碍及姿势异常疾病或综合征,是在大脑生长发育期受损后所造成的运动瘫痪,是一种严重致残性疾病。

其特点是非进行性的两侧肢体对称性瘫痪。Litter 首先描述了该病,因此该病亦称 Litter 病;脑性瘫痪的概念由 Ingram 首先使用。该病的发病率相当高,不同国家和地区该病的发病率为 0.06%～0.59%,日本的发病率较高,为 0.2%～0.25%。

一、病因及病理

(一)病因

病因包括遗传性和获得性。

1.出生前病因

出生前病因有妊娠早期病毒感染、妊娠毒血症、母体的胎盘血液循环障碍和放射线照射等。

2.围生期病因

早产是重要的确定病因,围生期病因还有脐带脱垂或绕颈、胎盘早剥、前置胎盘、羊水堵塞、胎粪吸入等导致胎儿脑缺氧,难产等导致胎儿窒息、缺氧,以及早产、产程过长、产钳损伤和颅内出血及核黄疸等。

3.出生后病因

出生后病因有各种感染、外伤、中毒、颅内出血和严重窒息等。病因不明者可能与遗传有关。人体维持正常肌张力调节及姿势反射依赖皮质下行纤维抑制作用与周围Ⅰa类传入纤维易化作用的动态平衡,当脑发育异常使皮质下行束受损时,抑制作用减弱,可引起痉挛性运动障碍和姿势异常。感知能力(如视力、听力)受损可导致智力低下,基底节受损可引起手足徐动,小脑受损可发生共济失调等。

(二)病理改变

有弥散的程度不等的大脑皮质发育不良或脑白质软化、皮质萎缩或萎缩性脑叶硬化等,皮质核基底节有分散的、状如大理石样的病灶瘢痕,为缺血性病理损害,多见于缺氧窒息婴儿。出血性病理损害为室管膜下出血或脑室内出血,有时为脑内点状出血或局部出血,多见于未成熟儿(妊娠不足 32 周),可能因此期脑血管较脆弱,血管神经发育不完善,脑血流调节能力较差所致。脑局部白质硬化和脑积水、脑穿通畸形、锥体束变性等也可见。产前病变以脑发育不良为主,围生期病变以瘢痕、硬化、软化和部分脑萎缩、脑实质缺陷为主。

二、临床分型及表现

脑性瘫痪的临床表现复杂多样,多始自婴幼儿期。严重者生后即有征象,多数病例在数月后家人试图扶患儿站立时被发现。临床主要表现为锥体束征和锥体外束损害征、智能发育障碍和癫痫发作。

运动障碍是该病的主要症状,由于锥体束和锥体外束发育不良而致肢体瘫痪。多数患儿肢体活动异常是在生后数月被发现的。个别严重病例可在出生后不久即出现肌肉强直、角弓反张、授乳困难。一般出现不等程度的瘫痪,肌张力增大,肌腱反射亢进,病理征呈阳性,均为对称性两侧损害,下肢情况往往重于上肢。

根据运动障碍的临床表现分为如下几种类型。

(一)痉挛型

该型以锥体系受损为主,又称痉挛型脑性瘫痪。它是脑性瘫痪中最为常见和典型的一类。常表现为双下肢痉挛性瘫痪、膝踝反射亢进、病理征阳性。由于肌张力增大比瘫痪更明显,尤其是两腿内收肌、膝关节的伸肌和足部跖屈肌肌张力增大明显,所以患儿在步行时两髋内收,两膝互相交叉和马蹄内翻足,使用足尖走路而呈剪刀式步态。患儿这种异常费力地向前迈步状态,一眼望去便可确认是痉挛性双侧瘫痪。可伴有延髓麻痹,表现吞咽和构音困难,下颌反射亢进,不自主哭笑,核上性眼肌麻痹、面瘫等,还可伴有语言及智能障碍。根据病情可分为以下几种。

1.轻度

最初 24 h 症状明显,表现易惊、肢体及下颏颤抖;有 Moro 下限反应,肌张力正常,腱反射灵敏,前囟柔软,EEG 正常,可完全恢复。

2.中度

表现嗜睡、迟钝和肌张力低下,运动正常,48～72 h 恢复或恶化,若伴抽搐、脑水肿、低钠血症或肝损伤,提示预后不良。

3.重度

生后即昏迷,呼吸不规则,需机械通气维持,生后 12 h 内发生惊厥,肌张力低下,Moro 反射无反应,吸吮力弱,光反射和眼球运动存在。中度至重度患儿如被及时纠正呼吸功能不全和代谢异常仍可望存活,可能遗留锥体系、锥体外系和小脑损伤体征及精神发育迟滞。

(二)不随意运动型

该型以锥体外系受损为主,又称手足徐动型脑性瘫痪,多由核黄疸或新生儿窒息引起,主要侵害基底神经节,常见双侧手足徐动症,生后数月或数年出现,可见舞蹈动作、肌张力障碍、共济失调性震颤、肌阵挛和半身颤搐等。轻症易被误诊为多动症。

(三)核黄疸

核黄疸继发于 Rh 与 ABO 血型不相容或肝脏葡萄糖醛酸转移酶缺乏的成红细胞增多症,血清胆红素水平高于 250 mg/L 时具有中枢神经系统毒性作用,可导致神经症状。酸中毒、缺氧及低体重婴儿易患病。轻症患儿生后 24～36 h 出现黄疸和肝、脾肿大,4 d 后黄疸渐退,不产生明显神经症状。重症患儿生后或数小时出现黄疸并急骤加重,肝、脾及心脏肿大,黏膜和皮肤点状出血;3～5 d 婴儿变得倦怠、吸吮无力、呼吸困难、呕吐、昏睡、肌强直和抽搐发作,可伴舞蹈征、手足徐动、肌张力障碍或痉挛性瘫等,多在数天至 2 周死亡;存活者遗留精神发育迟滞、耳聋和肌张力低,不能坐、立和行走。

(四)共济失调型

该型以小脑受损为主,是一种少见的脑性瘫痪。小脑发育不良以致患儿出现肌张力减小、躯体平衡失调、坐姿及动作不稳、步态笨拙和经常跌倒,行走时双足横距加宽,辨距不良,并伴意向性震颤、语言缓慢、断续或呈爆发式语言和运动发育迟缓。CT 和 MRI 可见小脑萎缩。

(五)肌张力低下型

该型往往是其他类型的过渡形式,多见于幼儿,主要表现为肌张力减小、关节活动幅度增大、肌腱反射正常或活跃、病理征阳性。多无肌肉萎缩。患者往往不能站立、行走,甚至不能竖颈。随年龄增长肌张力可逐渐增大而转为痉挛性瘫痪。

(六)混合型

脑性瘫痪的患儿多伴有以下症状。

1.反射异常

有姿势反射、原始反射、体位姿势反射的异常和手足徐动、舞蹈样动作。这类不自主运动可单独出现,也可两者同时伴发,但均为双侧性,因随意运动和情绪激动而症状加重。

2.智能障碍

由于大脑皮质发育不良,几乎所有患儿都合并有一定程度的智能和行为缺陷。智能障碍的程度和瘫痪的轻重并不平行。随着智能障碍的出现,还可伴发言语发育迟滞,说话较晚,并有构音障碍。

3.癫痫发作

有的患儿合并癫痫大发作、癫痫小发作,脑电图异常。此外还可出现斜视、弱视、听力减退、牙齿发育不良以及短暂性高热等。

根据偏瘫、截瘫和四肢瘫,脑性瘫痪又可分为以下类型。

(1)先天性婴儿偏瘫:出现于婴儿期及儿童早期。

(2)后天性婴儿偏瘫:3～18 个月的正常婴儿常以痫性发作起病,发作后出现严重偏瘫,伴或不伴失语。

(3)四肢瘫:较少见,多为双侧脑病变。

(4)截瘫:多因脑或脊柱病变,如先天性囊肿、肿瘤和脊柱纵裂。

按瘫痪部位(指痉挛型)可分为以下几种情况。①单瘫:单个肢体受累。②双瘫:四肢受累,上肢轻,下肢重。③三肢瘫:3 个肢体受累。④偏瘫:半侧肢体受累。⑤四肢瘫:四肢受累,上、下肢受累程度相似。

三、影像学检查

X 线检查头颅片可见双侧不对称,病侧不如健侧膨隆,岩骨和蝶骨位置较高,额突较大,两侧颞骨鳞部或顶骨局部变薄或隆起。CT、MRI 可见广泛性程度不等的脑萎缩,有局灶体征者可见大脑皮质和髓质发育不良,脑软化灶,囊性变,脑室扩大或脑穿通畸形等。

四、诊断和鉴别诊断

(一)诊断

该病缺乏特异性诊断指标,主要依靠临床诊断。我国小儿脑性瘫痪会议(2004 年)所定诊断条件为以下几点:①引起脑性瘫痪(简称脑瘫)的脑损伤为非进行性;②引起运动障碍的病变部位在脑部;③症状在婴儿期出现;④有时合并智力障碍、癫、感知觉障碍及其他异常;⑤排除进行性疾病所致的中枢性运动障碍及正常小儿暂时性的运动发育迟缓。

高度提示脑性瘫痪的临床表现有以下几种情况:①患儿为早产儿、低体重儿,出生时及新生儿期严重缺氧、惊厥、颅内出血和核黄疸等;②精神发育迟滞,情绪不稳和易惊,运动发育迟缓,肌张力增大,有痉挛典型表现;③锥体外系症状伴双侧耳聋和上视麻痹。

(二)鉴别诊断

1.遗传性痉挛性截瘫

单纯型儿童期起病,双下肢肌张力增大,腱反射亢进,有病理征及弓形足,病程缓慢进展,有家族史。

2.共济失调毛细血管扩张症(Louis-Barr 综合征)

其为常染色体隐性遗传病,呈进展性,表现共济失调、锥体外系症状、眼结合膜毛细血管扩张和甲胎蛋白水平显著升高等,因免疫功能低下常见支气管炎和肺炎等。

3.脑炎后遗症

有脑炎病史,表现智力减退、易激惹、兴奋、躁动和痫性发作等。

五、治疗

脑性瘫痪尚无有效的病因治疗,目前主要采取物理疗法、康复训练和药物治疗等适当措施帮助患儿获得最大限度的功能改善。对痉挛、运动过多、手足徐动、肌张力障碍及共济失调等可采用康复训练配合药物治疗,必要时手术治疗。

(一)物理疗法及康复训练

(1)提供完善的护理、充足的营养和良好的卫生条件。

(2)长期坚持科学的智能、语言和技能训练。

(3)采取物理疗法、体疗和按摩等促使肌肉松弛,改善下肢运动功能、步态和姿势。

(4)手指作业治疗有利于进食、穿衣、写字等与生活自理有关的动作训练。

(5)支具和矫正器可帮助控制无目的动作,改善姿势和防止畸形。

(二)药物治疗

1.下肢痉挛影响活动者

可以试用巴氯芬,自小量开始,成人每次 5 mg,每天 2 次,口服,5 d 后改为每天 3 次,以后每隔3～5 d 增加 5 mg,可用 20～30 mg/d 维持;儿童初始剂量为 0.75～1.5 mg/(kg·d),此药也可鞘内注射;不良反应有嗜睡、恶心、眩晕、呼吸抑制,偶尔有尿潴留;或用苯海索,其有中枢抗胆碱能作用,每次 2～4 mg,口服,每天 3 次;或用氯硝西泮,成人首次剂量为 3 mg,静脉注射,数分钟奏效,半清除期为 22～32 h,有呼吸及心脏抑制作用。

2.震颤治疗

可试用苯海拉明。

3.运动过多

可试用氟哌啶醇、安定和丙戊酸钠。

4.伴发癫痫者

应给予抗癫痫药。

5.核黄疸的治疗

重症病例出生即出现黄疸、呕吐、昏睡、总胆红素水平迅速上升及血红蛋白水平下降等,应交换输血,必要时多次输血,降低血清非结合胆红素水平,保护神经系统;血清蛋白可促进胆红素结合,紫外线照射可促进间接胆红素转化。

（三）手术治疗

1.选择性脊神经后根切断术（SPR）

SPR是显微外科技术与电生理技术结合,选择性切断脊神经后根部分与肌牵张反射有关的Ⅰa类肌梭传入纤维,减少调节肌张力与姿势反射的γ环路中周围兴奋性传入,纠正皮质病变,抑制受损导致的肢体痉挛状态;脑性瘫痪痉挛型如无严重系统疾病、脊柱畸形及尿便障碍,可首选SPR加康复训练,3～10岁时施行为宜;患儿术前应有一定的行走能力,智力接近正常水平,术后坚持系统的康复训练也是治疗成功的基本条件。

2.矫形外科手术

其适用于内收痉挛、肌腱挛缩和内翻马蹄足等,可松解痉挛软组织,恢复肌力平衡及稳定关节。

（路言品）

第六节　肌张力障碍

肌张力障碍是主动肌和拮抗肌收缩不协调或过度收缩引起的以肌张力异常动作和姿势为特征的运动障碍疾病,在锥体外系疾病中较为多见,多见性仅次于帕金森病。根据病因可分为特发性和继发性;按肌张力障碍的发生部位可分为局限性、节段性、偏身性和全身性;依起病年龄可分为儿童型、少年型和成年型。

一、病因及发病机制

特发性扭转性肌张力障碍病因迄今不明,可能与遗传有关,可为常染色体显性（30％～40％外显率）、常染色体隐性或X连锁隐性遗传,显性遗传的缺损基因DYT_1已定位于9号常染色体长臂9q32-34,编码一种ATP结合蛋白扭转蛋白A,有些病例可发生在散发基础上。环境因素（如创伤或过劳）可诱发特发性肌张力障碍基因携带者发病,例如,口-下颌肌张力障碍患者病前有面部或牙损伤史,一侧肢体过劳可诱发肌张力障碍,包括书写痉挛、乐器演奏家痉挛、打字员痉挛和运动员肢体痉挛等。

继发性肌张力障碍是纹状体、丘脑、蓝斑、脑干网状结构等病变所致,如肝豆状核变性、核黄痉、神经节苷脂沉积症、苍白球黑质红核色素变性、进行性核上性麻痹、特发性基底节钙化、甲状旁腺功能低下、中毒、脑血管病变、脑外伤、脑炎、药物(左旋多巴、吩噻嗪类、丁酰苯类、甲氧氯普胺)诱发。

二、病理

特发性扭转痉挛可见非特异性病理改变,包括壳核、丘脑及尾状核小神经元变性,基底节脂质及脂色素增多。继发性扭转痉挛病理学特征随原发病不同而异;痉挛性斜颈、Meige 综合征、书写痉挛和职业性痉挛等局限性肌张力障碍病理上无特异性改变。

三、临床类型及表现

(一)扭转痉挛

扭转痉挛是全身性扭转性肌张力障碍,以四肢、躯干或全身剧烈而不随意的扭转动作和姿势异常为特征。发作时肌张力增大。扭转痉挛中止后肌张力正常或减小,故也称变形性肌张力障碍。按病因可分为特发性和继发性。

1.特发性扭转性肌张力障碍

有儿童期起病的肌张力障碍,通常有家族史,出生及发育史正常,多为特发性。症状常自一侧或两侧下肢开始,逐渐进展至广泛不自主扭转运动和姿势异常,导致严重功能障碍。

2.继发性扭转性肌张力障碍

成年期起病的肌张力障碍多为散发,可查到病因。症状常自上肢或躯干开始,约 20% 的患者最终发展为全身性肌张力障碍,一般不发生严重致残。体检可见异常运动、姿势,如手臂过度旋前、屈腕、指伸直、腿伸直和足跖屈内翻、躯干过屈或过伸,以躯干为轴扭转最具有特征性;可出现扮鬼脸、痉挛性斜颈、睑痉挛、口-下颌肌张力障碍等,缺乏其他神经系统体征。

(二)局限性扭转性肌张力障碍

特发性扭转性肌张力障碍的某些特点可孤立出现,如痉挛性斜颈、睑痉挛、口-下颌肌张力障碍、痉挛性发音困难(声带)和书写痉挛。有家族史的患者可作为特发性扭转性肌张力障碍顿挫型,无家族史可代表成年发病型的局部表现,但成人发病的局限性肌张力障碍也可有家族性基础。为常染色体显性遗传,与 18p31 基因(DYT_7)突变有关。

1.痉挛性斜颈

痉挛性斜颈是胸锁乳突肌等颈部肌群阵发性不自主收缩引起颈部向一侧扭转或阵发性倾斜,是锥体外系器质性疾病之一。少数痉挛性斜颈属于精神性(心因性、癔症性)斜颈。

(1)该病可见于任何年龄组,但多见于中年人群,女性患者多于男性患者。早期常为发作性,最终颈部持续地偏向一侧,一旦发病常持续终生,起病 18 个月内偶尔有自发缓解。药物治疗常不满意。

(2)起病多缓慢(癔症性斜颈例外),颈部深、浅肌群均可受累,但以一侧胸锁乳突肌和斜方肌受损症状较突出。患肌因痉挛收缩触诊有坚硬感,久之可发生肥大。

(3)一侧胸锁乳突肌受累,头颈偏转向健侧;双侧胸锁乳突肌病变,则头颈前屈;双侧斜方肌病变,则头后仰。症状可因情绪激动而加重,头部得到支持时症状可减轻,睡眠时消失。

(4)癔症性斜颈常在受精神刺激后突然起病,症状多变,经暗示治疗后可迅速好转。

2.Meige 综合征

主要累及眼肌和口、下颌肌肉,表现睑痉挛和口-下颌肌张力障碍,两者都可作为孤立的局限性肌张力障碍出现,为 Meige 综合征不完全型,如两者合并出现为完全型。

(1)睑痉挛表现不自主眼睑闭合,痉挛持续数秒至数分钟。多为双眼起病,少数由单眼起病,逐渐波及双眼,精神紧张、阅读、注视时加重,讲话、唱歌、张口、咀嚼和笑时减轻,睡眠时消失。

(2)口-下颌肌张力障碍表现不自主张口闭口、撇嘴、咧嘴、噘嘴和缩拢口唇、伸舌、扭舌等。严重者可使下颌脱臼、牙齿磨损以至脱落、撕裂牙龈、咬掉舌和下唇、影响发声和吞咽等,讲话、咀嚼可触发痉挛,触摸下颌或压迫颏下部可减轻,睡眠时消失。

3.书写痉挛

执笔书写时手和前臂出现肌张力障碍姿势,表现握笔如握匕首、手臂僵硬、手腕屈曲、肘部不自主地向外弓形抬起、手掌面向侧面等,但做其他动作正常。该病也包括其他职业性痉挛,如弹钢琴、打字以及使用螺丝刀或餐刀时痉挛。药物治疗通常无效,让患者学会用另一只手完成这些任务是必要的。

4.手足徐动症

手足徐动症也称指痉症,指以肢体远端为主的缓慢、弯曲、蠕动样不自主运动,极缓慢的手足徐动也可导致姿势异常,需与扭转痉挛区别。前者不自主运动主要位于肢体远端,后者主要侵犯颈肌、躯干肌及四肢的近端肌,以躯干为轴的扭转或螺旋样运动是其特征。该病症可见于多种疾病引起的脑损害,如基底节大理石样变性、脑炎、产后窒息、早产、核黄疸、肝豆状核变性。

四、诊断及鉴别诊断

(一)诊断

首先应确定患者是否为肌张力障碍,然后区分是特发性还是继发性肌张力障碍。通常,前者的发病年龄较小,可有遗传家族史,除肌张力障碍外,常无其他锥体系或锥体外系受损的症状和体征。从病史的详细询问和体格检查、相关的辅助检查(如脑脊液检查、尿化验、神经影像及电生理学检查)中未找到继发性脑和/或脊髓损害的证据,基因分析有助于确定诊断。而继发性肌张力障碍除发病年龄较大外,以局限性肌张力障碍多见,体格检查、辅助检查可发现许多继发的原因及脑、脊髓病理损害的证据。常见肌张力障碍疾病临床特征见表 10-3。

表 10-3　常见肌张力障碍疾病临床特征鉴别要点

	扭转痉挛	Miege 综合征	痉挛性斜颈	迟发性运动障碍
发病年龄及性别	可见于儿童,多见于成年男性	50 岁以后,女性患者多于男性患者	青年、中年	服氟哌啶醇、氯丙嗪数年后,多见于老年女性
临床特征	面肌、颈肩肌、呼吸肌快速抽动,短促而频繁,具有刻板性	面肌眼睑肌、唇肌、舌肌、颈阔肌强直性痉挛	颈部肌肉痉挛抽动、偏斜及伸屈	面肌、口肌、体轴肌、肢体肌强直性痉挛
	紧张时加剧,安静时轻,入睡后消失	用手指触摸下颌减轻,行走、遇强光、阅读时加重,睡眠时消失	行动时加剧,平卧时减轻,入睡后消失,患肌坚硬、肥大	随意运动,情绪紧张、激动时加重,睡眠中消失
	伴秽语者为秽语抽动症			

续表

	扭转痉挛	Miege综合征	痉挛性斜颈	迟发性运动障碍
治疗方法	用地西泮、氯硝西泮、小剂量氟哌啶醇，心理治疗	用氟哌啶醇、苯海索、左旋多巴，局部注射肉毒毒素	用苯海索、左旋多巴、氟哌啶醇，局部注射肉毒毒素，手术治疗	停服抗精神病药应缓慢，用利血平、氟硝西泮、氯氮平

(二)鉴别诊断

(1)面肌痉挛：常为一侧眼睑或面肌的短暂抽动，不伴口-下颌不自主运动，可与睑痉挛或口-下颌肌张力障碍区别。

(2)僵人综合征：需与肌张力障碍区别，前者表现为发作性躯干肌(颈脊旁肌和腹肌)和四肢近端肌僵硬和强直，明显限制患者的主动运动，且常伴疼痛，在自然睡眠后肌僵硬完全消失，休息和肌肉放松时肌电图检查均出现持续运动单位电活动，不累及面肌和肢体远端肌。

(3)颈部骨骼肌先天性异常所致先天性斜颈(患者年龄较小，系由颈椎先天缺如或融合、胸锁乳突肌血肿、炎性纤维化所致)，局部疼痛刺激引起的症状性斜颈及癔症性斜颈：需与痉挛性斜颈区别。但前组都存在明确原因，同时能检出引致斜颈的异常体征，可资鉴别。

五、治疗

(一)特发性扭转性肌张力障碍
药物治疗可部分改善异常运动。

1.左旋多巴

对一种多巴反应性肌张力障碍有明显的效果，对其他类型的肌张力障碍也有一定的效果。

2.抗胆碱能药

口服苯海索 20 mg，每天 3 次，可控制症状。

3.镇静剂

镇静剂能有效地缓解扭转痉挛，并能降低肌张力，对部分患者有效。地西泮 5～10 mg 或硝西泮5～7.5 mg，或氯硝西泮 2～4 mg，口服，每天 3 次。

4.多巴胺受体阻滞剂

该药能有效地控制扭转痉挛和其他多动症状，但不能降低肌张力。氟哌啶醇 2～4 mg，硫必利0.1～0.2 g，口服，每天 3 次。若有继发性肌张力障碍，需同时治疗原发病。

(二)局限性肌张力障碍
药物治疗基本与特发性扭转痉挛的药物治疗相同。局部注射肉毒毒素 A 是目前可行的最有效的疗法，产生数月的疗效，可重复注射。选择痉挛最严重的肌肉或肌电图显示明显异常放电的肌群为注射部位，对痉挛性斜颈可选择胸锁乳突肌、颈夹肌、斜方肌等三对肌肉中的四块多点注射；对睑痉挛和口-下颌肌张力障碍分别选择眼裂周围皮下和口轮匝肌多点注射；对书写痉挛在受累肌肉注射有时会有帮助。剂量应个体化，通常在注射后 1 周开始显效，每疗程不超过8 周，疗效可维持 3～6 个月，3～4 个月可以重复注射。每疗程总量为 200 U 左右。其最常见的不良反应为下咽困难、颈部无力和注射点的局部疼痛。

(三)手术治疗

对重症病例和药物治疗无效的患者可采用手术治疗。主要手术方式包括副神经和上颈段神经根切断术,部分病例可缓解症状,但可复发;也可用立体定向丘脑腹外侧核损毁术或丘脑切除术,对偏侧肢体肌张力障碍可能有效。有些患者用苍白球脑深部电刺激术(DBS)有效。

六、预后

约 1/3 的患者最终会发生严重残疾而被限制在轮椅或床上,儿童期起病者更可能出现这种情况,有 1/3 的患者轻度受累。

(路言品)

第十一章

感染性疾病

第一节　脑蛛网膜炎

脑蛛网膜炎又称浆液性脑膜炎、局灶性粘连性蛛网膜炎,是脑的蛛网膜发生炎症。慢性者可粘连或形成囊肿,可引起脑组织损害及脑脊液循环障碍。

该病多数继发于急性或慢性软脑膜感染(以结核最为常见),可由颅脑外伤、蛛网膜下腔异物刺激、颅外感染引起,以蛛网膜急慢性炎症性损害为病理基础。

一、病因

引起该病的主要原因大致包括三方面。

(1)特发性蛛网膜炎:部分患者的病因尚不明确。

(2)继发性蛛网膜炎:既可继发于颅内疾病,又可继发于颅外的疾病,颅内见于蛛网膜下腔出血、急性或慢性脑膜感染、颅脑外伤、脑寄生虫病等;颅外分为局灶性和全身性感染,前者如中耳炎、鼻及鼻窦炎、乳突炎、龋齿、咽喉部感染;后者如结核、流行性感冒、梅毒、流行性腮腺炎、风湿热、伤寒、百日咳、白喉、败血症、疟疾,以结核、流行性感冒常见。

(3)医源性蛛网膜炎:见于诊疗操作过程中所引起的蛛网膜炎,如脑室或髓鞘内药物注射、脑池造影检查、颅脑手术及介入治疗等。

二、病理

蛛网膜呈弥漫性或局限性增厚,常与硬脑膜、软脑膜甚至脑组织、脑神经发生粘连。有的形成囊肿,其中含脑脊液。脑蛛网膜炎粘连可以影响脑脊液循环及吸收,从而引起脑室扩大,形成脑积水。镜下见大量的炎性细胞浸润,网状结构层呈现纤维增殖型变化。脑部病变部位主要侵犯大脑半球凸面、脑底部、小脑半球凸面及脑桥小脑角。

三、临床表现

任何年龄均可发病,多见于中年期,大多数患者以慢性或亚急性起病,少部分急性发病。根据起病的形式和病变部位不同,临床表现可以分为下列5型。

(一)急性弥漫型

主要为急性脑膜炎综合征的表现,但程度较轻,局灶性神经系统体征不明显。症状数天或数周内可改善,或呈波动性发病。

(二)慢性弥漫型

慢性起病,除脑膜炎综合征的表现外,常伴有颅内压增高和脑神经损害的症状。

(三)半球凸面型

常有局限性癫痫、单瘫、偏瘫、失语、感觉障碍、精神及行为异常,临床表现与脑肿瘤相似。此外,还可伴有颅内压增高的症状。

(四)幕上脑底型

病变主要累及视交叉与第二脑室底部。视交叉损害表现为头痛、视力减退或失明、视野缺损,视神经检查可见一侧或两侧视力下降,单侧或双颞侧偏盲,中心暗点、旁中心暗点或向心性周边视野缩小,眼底可见视神经盘水肿或视神经萎缩。第三脑室底部损害表现为烦渴、尿崩、肥胖、嗜睡、糖代谢异常等。

(五)颅后窝型

病变堵塞第四脑室出口可造成阻塞性脑积水,常表现为颅内高压症、眼球震颤、共济失调及外展神经麻痹。病变累及脑桥小脑角常出现第V、VI、VII、VIII对脑神经损害及小脑体征等。

四、辅助检查

(一)实验室检查

脑脊液:压力正常或升高,细胞数及蛋白含量轻度升高,多数患者完全正常。

(二)影像学检查

CT 和 MRI 显示颅底部脑池闭塞及脑室扩大。脑 MRI 在 T_2 加权像上可见脑表面局部脑脊液贮积与囊肿形成。

(三)放射性核素脑显像

放射性核素脑池扫描可见核素在脑池及蛛网膜颗粒内淤积,吸收延迟。

五、诊断

根据发病前有蛛网膜下腔出血、头部外伤、颅内或颅外感染,有脑室内介入治疗史,起病的形式,症状缓解与复发的特点,结合颅脑 CT 或 MRI 影像学改变,可以做出诊断。病因方面在排除继发性和医源性的蛛网膜炎外,应考虑特发性的可能。

六、治疗

(一)病因治疗

对已明确的细菌或结核分枝杆菌感染者必须应用抗生素或抗结核药物治疗。

(二)抗感染治疗

对弥漫性蛛网膜炎患者可应用肾上腺皮质激素治疗,例如,地塞米松 5～10 mg/d,静脉滴注,连用7～14 d。

(三)抗粘连治疗

解除粘连可用糜蛋白酶 5 mg 或胰蛋白酶 5～10 mg,肌内注射,每天 1 次。对严重粘连的患者可鞘内注射糜蛋白酶或地塞米松,每周一次。对药物治疗无效者可根据病情进行蛛网膜粘连松解术。

(四)颅内高压处理

有颅内高压者应给予高渗性脱水剂,如20％的甘露醇、甘油果糖。经药物治疗无效、脑积水进行性加重或颅内压增高而脑疝形成的早期患者,可施行脑脊液分流术。

(五)手术治疗

造成明显压迫症状的蛛网膜囊肿,可考虑手术摘除。

(栾兆芳)

第二节　结核性脑膜炎

结核性脑膜炎(tuberculous meningitis,TBM)是由结核分枝杆菌侵入蛛网膜下腔引起的软脑膜、蛛网膜非化脓性慢性炎症病变。在肺外结核中有5％～15％的患者累及神经系统,其中以结核性脑膜炎最为常见,约占神经系统结核的70％。TBM的临床表现主要有低热、头痛、呕吐、脑膜刺激征。TBM在任何年龄均可发病,多见于青少年。艾滋病患者、营养不良者、接触结核病传染源者、精神病患者,老人、酒精中毒者是患病的高危人群。自20世纪60年代推广卡介苗接种后,该病的发病率显著降低。近年来,因结核分枝杆菌的基因突变、抗结核药物的研制相对滞后等,结核病的发病率及死亡率逐渐升高。

一、病因与发病机制

TBM是由结核分枝杆菌感染所致。结核分枝杆菌可分为4型:人型、牛型、鸟型、鼠型。前两型对人类有致病能力,其他两型致病者甚少。结核分枝杆菌的原发感染灶的90％发生于肺部。当机体防御功能发生障碍时;或结核分枝杆菌数量多,毒力大,机体不能控制其生长繁殖时,则可通过淋巴系统、血行播散进入脑膜、脑实质等部位。

TBM的发病通常有以下两个途径。

(一)原发性扩散

结核分枝杆菌由肺部、泌尿生殖系、消化道等原发结核灶随血流播散到脑膜及软脑膜下种植,形成结核结节,在机体免疫力降低等因素诱发下,病灶破裂蔓延到软脑膜、蛛网膜到脑室,形成粟粒性结核或结核瘤病灶,最终导致TBM。

(二)继发性扩散

结核分枝杆菌从颅骨或脊椎骨结核病灶直接进入颅内或椎管内。

TBM的早期引起脑室管膜炎、脉络丛炎,导致脑脊液分泌增多,可并发交通性脑积水;由于结核性动脉内膜炎或全动脉炎,可发展成类纤维性坏死或完全干酪样化导致血栓形成,发生脑梗死而偏瘫等。

二、临床表现

该病可发生于任何年龄,约80％的病例在40岁以前发病,儿童约占全部病例的20％。

TBM 的临床表现与年龄有关，年龄越小者的早期症状越不典型，儿童可以呈急性发病，发热、头痛、呕吐明显，酷似化脓性脑膜炎；艾滋病或特发性 CD_4^+ 细胞减少者合并 TBM 时无反应或有低反应的改变，临床症状很不典型；老年 TBM 患者的头痛及呕吐症状、颅内高压征和脑脊液改变不典型，但结核性动脉内膜炎引起脑梗死的较多。一般起病隐匿，症状轻重不一，早期表现多为所谓"结核中毒症状"，随病情进展，脑膜刺激征及脑实质受损症状明显。

(一)症状与体征

1.结核中毒症状

低热或高热，头痛，盗汗，食欲缺乏，全身倦怠无力，精神萎靡不振，情绪淡漠或激动不安等。

2.颅内高压征和脑膜刺激征

发热、头痛、呕吐及脑膜刺激征是 TBM 早期常见的临床表现，常持续 1～2 周。早期由于脑膜、脉络丛和室管膜炎症反应，脑脊液生成增多，蛛网膜颗粒吸收下降，形成交通性脑积水，颅内压轻至中度升高；晚期蛛网膜、脉络丛和室管膜粘连，脑脊液循环不畅，形成完全或不完全梗阻性脑积水，颅内压明显升高，出现头痛、呕吐、视盘水肿，脉搏和呼吸减慢，血压升高。神经系统检查有颈强直，Kernig 征阳性，Brudzinski 征阳性，但婴儿和老人的脑膜刺激征可不明显；颅内压明显升高者可出现视盘水肿、意识障碍甚至发生脑疝。

3.脑实质损害症状

该症状常在发病 4～8 周出现，可由脑实质炎症或血管炎引起脑梗死；或结核瘤、结核结节等致抽搐、瘫痪、精神障碍及意识障碍等。偏瘫多为结核性动脉炎使动脉管腔狭窄、闭塞引起脑梗死所致，四肢瘫可能由基底部浓稠的渗出物广泛地浸润了中脑的动脉，引起缺血、双侧大脑中动脉或双侧颈内动脉梗死所致。不自主运动常由丘脑下部或纹状体血管炎症所致，但较少见。急性期可表现为轻度谵妄状态，定向力减退，甚至出现妄想、幻觉、焦虑、恐怖或木僵状态，严重者可致深昏迷。晚期可有智力减退，行为异常。部分患者临床好转后，尚可遗留情感不稳、发作性抑郁等。

4.脑神经损害症状

20%～31.3% 的 TBM 因渗出物刺激及挤压、粘连等引起脑神经损害，多见于单侧或双侧视神经、动眼神经、展神经，引起复视、斜视、眼睑下垂、眼外肌麻痹、一侧瞳孔散大、视力障碍等；也可引起面神经瘫痪、吞咽及构音障碍等。

(二)临床分期

1.前驱期

多为发病后 1～2 周。开始常有低热、盗汗、头痛、恶心、呕吐、情绪不稳、易激动、便秘、体重下降等。儿童患者常有性格的改变，例如，以往活泼愉快的儿童变得精神萎靡、易怒、好哭、睡眠不安等。

2.脑膜炎期

多为发病后 2～4 周。颅内压增高使头痛加重，呕吐变为喷射状，部分患者有恶寒、高热、严重头痛、轻度意识障碍，可见脑神经麻痹（多为轻瘫，按出现的概率由高至低依次为展神经、动眼神经、三叉神经、滑车神经、面神经、舌咽神经、迷走神经、副神经、舌下神经麻痹），脑膜刺激征与颈项强直明显，深反射活跃。Kernig 征与 Brudzinski 征阳性，嗜睡与烦躁不安相交替，可有癫痫发作。婴儿可前囟饱满或膨隆，眼底检查可发现脉络膜上血管附近有圆形或长圆形灰白色、外围黄色的结核结节及视盘水肿。随病程进展，颅内压增高日渐严重，脑脊液循环、吸收出现障碍，发生脑积水。脑血管炎症所致脑梗死累及大脑动脉导致偏瘫及失语等。

3.晚期

多为发病后 4 周以上。以上症状加重,脑功能障碍日渐严重,昏迷加重,可有较频繁的去大脑强直或去皮质强直性发作,大小便失禁,常有弛张高热、呼吸不规则或潮式呼吸,血压下降,四肢肌肉松弛,反射消失,严重者可因呼吸中枢及血管运动中枢麻痹而死亡。

(三)临床分型

1.浆液型

该型即浆液性结核性脑膜炎,是由邻近结核病灶引起但未发展成具有明显症状的原发性自限性脑膜反应。主要病变是脑白质水肿。可出现轻度头痛、嗜睡和脑膜刺激征,脑脊液淋巴细胞数轻度增多,蛋白含量正常或稍高,糖含量正常。有时脑脊液完全正常。呈自限性病程,一般 1 个月左右即自然恢复。该型只见于儿童。

2.颅底脑膜炎型

该型局限于颅底,常有多脑神经损害,部分病例呈慢性硬脑膜炎表现。

3.脑膜脑炎型

早期未及时抗结核治疗,患者脑实质损害,出现精神症状、意识障碍、颅压升高、肢体瘫痪等。

三、辅助检查

(一)血液检查

1.血常规检查

血常规检查大多正常,在发病初期部分病例的白细胞轻至中度增加,中性粒细胞增多,血沉增快。

2.血液电解质

部分患者伴有血管升压素异常分泌综合征,可出现低钠血症和低氯血症。

(二)免疫检查

约半数患者皮肤结核分枝杆菌素试验为阳性。小儿的阳性率可达 93％,但晚期病例、使用激素后则多为阴性;前者往往揭示病情严重,机体免疫反应受到抑制,预后不良,故阴性不能排除结核。卡介苗皮肤试验(皮内注射 0.1 mL 冻干的卡介苗新鲜液)24～48 h 出现直径 5 mm 以上硬丘疹为阳性,其阳性率可达 85％。

(三)脑脊液检查

1.常规检查

(1)性状:疾病早期脑脊液不一定有明显改变,当病程进展时脑脊液压力升高,可达 3.9 kPa (400 mmH₂O)以上,晚期可因炎症粘连、椎管梗阻而压力偏低,甚至出现"干性穿刺";脑脊液外观无色、透明,或呈毛玻璃样的混浊,静置 24 h 后约 65％出现白色网状薄膜。后期有的可呈黄变;偶尔因渗血或出血而呈橙黄色。

(2)细胞数:脑脊液白细胞数呈轻到中度升高,为(50～500)×10⁶/L,86％以淋巴细胞为主。

2.生化检查

(1)蛋白质:脑脊液蛋白含量中度升高,通常达 1～5 g/L,晚期患者有椎管阻塞时可高达 10～15 g/L,脑脊液呈黄色,一般病情越重,蛋白含量越高。

(2)葡萄糖:脑脊液中葡萄糖含量多明显降低,常在 1.65 mmol/L 以下。在抽取脑脊液前 1 h

应在采血的同时测定血糖,脑脊液中的葡萄糖含量为血糖含量的 $1/2\sim2/3$(脑脊液中葡萄糖含量正常值为 $45\sim60$ mmol/L),如果 TBM 患者经过治疗后脑脊液糖含量仍低于 1.1 mmol/L,提示预后不良。

(3)氯化物:正常 CSF 氯化物含量 $120\sim130$ mmol/L,较血氯水平高,为血中的 $1.2\sim1.3$ 倍。脑脊液中的氯化物容易受到血氯含量波动的影响,氯化物含量降低常见于结核性脑膜炎、细菌性脑膜炎等,尤以 TBM 最为明显。

值得注意的是,TBM 时 CSF 的常规和生化改变与机体的免疫反应性有关,对无反应或低反应者,往往 TBM 的病理改变明显,而 CSF 的改变并不明显,例如艾滋病患者伴 TBM 时即可如此。

3.脑脊液涂片检查细菌

常用脑脊液 5 mL 经 3 000 转/分钟离心 30 min,沉淀涂片找结核分枝杆菌。方法简便、可靠,但敏感性较差,镜检阳性率较低($20\%\sim30\%$),薄膜涂片反复检查阳性率稍高($57.9\%\sim64.6\%$)。

4.脑脊液结核分枝杆菌培养

脑脊液结核分枝杆菌培养是诊断结核感染的"金标准",但耗时长且阳性率低(10%左右)。结核分枝杆菌涂片加培养阳性率可达 80%,但需时 $2\sim5$ 周;涂片加培养再加豚鼠接种的阳性率可达 $80\%\sim90\%$。

5.脑脊液酶联免疫吸附试验

可检测脑脊液中的结核分枝杆菌可溶性抗原和抗体,敏感性和特异性较强,但病程早期阳性率仅为 16.7%;如用 ABC-ELISA 测定脑脊液的抗结核抗体,阳性率可达 $70\%\sim80\%$;ELISA 测定中性粒细胞集落因子的阳性率也可达 90% 左右。随着病程延长,阳性率增加,也存在假阳性的可能。

6.脑脊液聚合酶链反应(PCR)检查

早期诊断率高达 80%,应用针对结核分枝杆菌 DNA 的特异性探针可检测出痰液和脑脊液中的小量结核分枝杆菌,用分子探针可在 1 h 查出结核分枝杆菌。本法操作方便,敏感性高,但特异性不强,假阳性率高。

7.脑脊液腺苷脱氨酶(ADA)的检测

TBM 患者的脑脊液中 ADA 显著增加,多超过 10 U/L,提示细胞介导的免疫反应增强,区别于其他性质的感染,特别是对成人的价值更大。

8.脑脊液免疫球蛋白测定

TBM 患者脑脊液的免疫球蛋白含量多升高,一般以 IgG、IgA 含量升高为主,IgM 含量也可升高。病毒性脑膜炎患者仅 IgG 含量升高,化脓性脑膜炎患者的 IgG 及 IgM 含量升高,故有助于鉴别几种脑膜炎。

9.脑脊液淋巴细胞转化试验

该试验即 ^{3}H 标记胸腺嘧啶放射自显影法。在结核分枝杆菌素精制蛋白衍化物刺激下,淋巴细胞转化率明显升高,具有特异性,有早期诊断意义。

10.脑脊液乳酸测定

正常人脑脊液乳酸(CSF-LA)测定为 $10\sim20$ mg/dL,TBM 患者的该数据明显升高,抗结核治疗数周后才降至正常值。此项测定有助于 TBM 的鉴别诊断。

11.脑脊液色氨酸试验

阳性率可达 95%～100%。方法:取脑脊液 2～3 mL,加浓盐酸 5 mL 及 2% 的甲醛溶液 2 滴,混匀后静置 4～5 min,再慢慢沿管壁加入 0.06% 的亚硝酸钠溶液 1 mL,静置 2～3 min,如两种液体的接触面出现紫色环,则为阳性。

12.脑脊液溴化试验

即测定血清与脑脊液中溴化物含量的比值。正常比值为 3：1,结核性脑膜炎时比值明显下降,接近1：1。

13.脑脊液荧光素钠试验

用 10% 的荧光素钠溶液 0.3 mL/kg 肌内注射,2 h 后采集脑脊液标本,在自然光线下与标准液比色,如含量＞0.000 03% 为阳性,阳性率较高。

(四)影像学检查

1.X 线检查

胸部 X 线检查如发现肺活动性结核病灶有助于该病的诊断。头颅 X 线片可见颅内高压的现象,有时可见蝶鞍附近的基底部和侧裂处有细小的散在性钙化灶。

2.脑血管造影

其特征性改变为脑底部中小动脉的狭窄或闭塞。血管狭窄与闭塞的好发部位为颈内动脉虹吸部和大脑前动脉、大脑中动脉的近端,还可出现继发性侧支循环建立。脑血管造影异常率占半数以上。

3.CT 检查

可发现脑膜钙化、脑膜强化、脑梗死、脑积水、软化灶、脑实质粟粒性结节和结核瘤、脑室扩大、脑池改变及脑脓肿等改变。

4.MRI 检查

可显示脑膜强化,以及坏死、结节状强化物、脑室系统扩大、积水、视交叉池及环池信号异常;脑梗死主要发生在大脑中动脉皮质区与基底节;结核瘤呈大小不等的圆形信号,T_2WI 上中心部钙化呈低信号,中心部为干酪样改变,则呈较低信号,其包膜呈低信号,周围水肿呈高信号,化脓性呈高信号,T1WI 显示低信号或略低信号。

(五)脑电图检查

TBM 脑电图异常率为 11%～73%。成人 TBM 脑电图早期多为轻度慢波化,小儿 TBM 脑电图可为高波幅慢波,严重者显示特异性、广泛性 0.5～3 c/s 慢波。炎症性瘢痕可出现发作性棘波、尖波或棘(尖)慢综合波或局限性改变。随治疗后症状好转,脑电图亦有改善,且脑电图一般先于临床症状改善。

四、诊断与鉴别诊断

(一)诊断

根据结核病史或接触史,呈亚急性或慢性起病,常有发热、头痛、呕吐、颈项强直和脑膜刺激征,脑脊液淋巴细胞数增多,糖含量降低;颅脑 CT 或 MRI 有脑膜强化,就要考虑到 TBM 的可能性。根据脑脊液的抗酸杆菌涂片、结核分枝杆菌培养和 PCR 检测结果可做出 TBM 的诊断。

(二)鉴别诊断

婴幼儿、老年人、艾滋病患者、特发性 CD_4^+ 降低者的 TBM 临床表现往往不典型,若抗结核治疗效果不好,需要与下列疾病鉴别。

1.新型隐球菌性脑膜炎

呈亚急性或慢性起病,脑脊液改变与 TBM 类似。新型隐球菌性脑膜炎患者的颅内高压特别明显,脑神经损害出现得比 TBM 晚,脑脊液糖含量降低特别明显。临床表现及脑脊液改变酷似结核性脑膜炎,但新型隐球菌性脑膜炎起病更缓,病程长,可能有长期使用免疫抑制药及抗肿瘤药史,精神症状比结核性脑膜炎重,尤其是视力下降最为常见。新型隐球菌性脑膜炎多无结核中毒症状,脑脊液涂片墨汁染色可找到隐球菌。临床上可与结核性脑膜炎并存,应注意。

2.化脓性脑膜炎

重症 TBM 的临床表现与化脓性脑膜炎相似,脑脊液细胞数大于 $1\,000\times10^6/L$,分类以中性粒细胞为主,需要鉴别其与化脓性脑膜炎。脑脊液中乳酸含量大于 300 mg/L 有助于化脓性脑膜炎的诊断;反复腰椎穿刺、细菌培养、治疗试验可进一步明确诊断。

3.病毒性脑膜炎

发病急,早期脑膜刺激征明显,高热者可伴意识障碍,1/3 的患者的首发症状为精神症状。脑脊液无色、透明,无薄膜形成,糖及氯化物含量正常。虽然 TBM 早期或轻型病例脑脊液改变与病毒性脑膜炎相似,但后者 4 周左右明显好转或痊愈,病程较 TBM 短,可资鉴别。

4.脑膜癌

脑脊液可以出现细胞数及蛋白含量升高、糖含量降低,容易与 TBM 混淆。但多数患者颅内高压的症状明显,以头痛、呕吐、视盘水肿为主要表现,病程进行性加重,脑脊液细胞检查可发现肿瘤细胞,颅脑 CT/MRI 检查或脑膜活检有助于明确诊断。

五、治疗

TBM 的抗结核治疗应遵循早期、适量、联合、全程和规范治疗的原则,并积极处理颅内高压、脑水肿、脑积水等并发症。

(一)一般对症处理

应嘱患者严格卧床休息,精心护理,加强营养支持疗法,注意水、电解质平衡。对意识障碍或瘫痪患者注意变换体位,防止肺部感染及压疮的发生。

(二)抗结核治疗

治疗原则是早期、适量、联合、全程和规范用药。遵循治疗原则进行治疗是提高疗效、防止复发和减少后遗症的关键。只要患者的临床症状、体征及辅助检查结果高度提示该病,即使抗酸染色阴性也应立即开始抗结核治疗。选择容易通过血-脑屏障、血脑脊液屏障的药物以及杀菌作用强、毒性低的药物联合应用。在症状、体征消失后,仍应维持用药 1.5～2 年。

常用抗结核药物:主要的一线抗结核药物的用量(儿童和成人)、用药途径及用药时间见表 11-1。

表 11-1　主要的一线抗结核药物

药物	儿童日用量	成人日用量	用药途径	用药时间
异烟肼	10～20 mg/kg	600 mg,1 次/天	静脉注射,口服	1～2 年
利福平	10～20 mg/kg	450～600 mg,1 次/天	口服	6～12 个月
吡嗪酰胺	20～30 mg/kg	1 500 mg/d,500 mg,3 次/天	口服	2～3 个月

续表

药物	儿童日用量	成人日用量	用药途径	用药时间
乙胺丁醇	15～20 mg/kg	750 mg,1 次/天	口服	2～3 个月
链霉素	20～30 mg/kg	750 mg,1 次/天	肌内注射	3～6 个月

1.异烟肼(isoniazid,INH)

可抑制结核分枝杆菌 DNA 合成,破坏菌体内酶活性,干扰分枝菌酸合成,对细胞内、外结核分枝杆菌均有杀灭作用,易通过血-脑屏障,为首选药。主要不良反应有周围神经病、肝损害、精神异常和癫痫发作。为了预防发生周围神经病,用药期间加用维生素 B₆。

2.利福平(rifampicin,RFP)

杀菌作用与异烟肼相似,较链霉素强,主要在肝脏代谢,经胆汁排泄。RFP 与细菌的 RNA 聚合酶结合,干扰 mRNA 的合成,对细胞内、外的结核分枝杆菌均有杀灭作用,其不能透过正常的脑膜,只部分通过炎症性脑膜,是治疗结核性脑膜炎的常用药物。维持 6～12 个月,与异烟肼合用时,对肝脏有较大的毒性作用,故在服药期间,注意肝功能情况,有损害迹象即应减少剂量。利福喷汀是一种长效的利福平衍生物,不良反应较利福平少,成人口服 600 mg,1 次/天。

3.吡嗪酰胺(pyrazinamide,PZA)

本品为烟酰胺的衍生物,具有抑菌和杀菌作用,PZA 对吞噬细胞内结核分枝杆菌的杀灭作用较强,作用机制是干扰细菌内的脱氢酶,产生细菌对氧利用的障碍。酸性环境有利于发挥抗菌作用,pH5.5 时杀菌作用最强,与异烟肼或利福平合用,可防止耐药性产生,并可增强疗效。能够自由通过正常和炎症性脑膜,是治疗 TBM 的重要抗结核药物,与其他抗结核药无交叉耐药性。主要用于对其他抗结核药产生耐药的病例。常见不良反应有肝损害、关节炎(高尿酸所致,表现为肿胀、强直、活动受限)、眼和皮肤黄染等。

4.乙胺丁醇(ethambutol,EMB)

乙胺丁醇是一种有效的口服抗结核药,通过与结核分枝杆菌内的二价锌离子络合,干扰多胺和金属离子的功能,影响戊糖代谢和脱氧核糖核酸、核苷酸合成,抑制结核分枝杆菌生长,杀菌作用较吡嗪酰胺强,经肾脏排泄。其对生长繁殖状态的结核分枝杆菌有杀灭作用,对静止状态的细菌几乎无影响。其在治疗中的主要作用是"防止结核分枝杆菌发生抗药性"。因此,该药不宜单独使用,应与其他抗结核药合用。主要不良反应有视神经损害、末梢神经炎、变态反应等。

5.链霉素(streptomycin,SM)

链霉素为氨基糖苷类抗生素,仅对吞噬细胞外的结核分枝杆菌有杀灭作用,为半效杀菌药。该药主要通过干扰氨酰基-tRNA 和核蛋白体 30S 亚单位结合,抑制 70S 复合物形成,抑制肽链延长、蛋白质合成,致细菌死亡。该药虽不易透过血-脑屏障,但易透过炎症性脑膜,故适用于 TBM 的急性炎症反应时期。用药期间密切观察链霉素的毒性反应(第Ⅷ对脑神经损害如耳聋、眩晕、共济失调及肾脏损害),一旦发现,及时停药。

抗结核治疗选用药物的注意事项:①药物的抗结核作用是杀菌还是抑菌作用;②作用于细胞内还是细胞外;③能否通过血-脑屏障;④对神经系统及肝、肾的毒性反应;⑤治疗 TBM 的配伍。

药物配伍的常用方案:以往的标准结核化学治疗(以下简称化疗)方案是在 12～18 个月的疗程中每天用药。而目前多主张采用两阶段疗法(强化阶段和巩固阶段)和短程疗法(6～9 个月)。

WHO 建议应至少选择 3 种抗结核药物联合治疗,常用异烟肼、利福平和吡嗪酰胺,对耐药菌株需加用第 4 种药,如链霉素或乙胺丁醇。对利福平不耐药菌株,总疗程 9 个月已足够;对利福平耐药菌株需连续治疗 18～24 个月。目前常选用的方案有 4HRZS/14HRE(即在强化阶段的 4 个月联用异烟肼、利福平、吡嗪酰胺及链霉素,在巩固阶段的 14 个月联用异烟肼、利福平及乙胺丁醇),病情严重尤其是伴有全身血行结核时可选用 6 HRZS/18HRE(即在强化阶段的 6 个月联用异烟肼、利福平、吡嗪酰胺及链霉素,在巩固阶段的 18 个月联用异烟肼、利福平及乙胺丁醇)进行化疗。由于中国人为异烟肼快速代谢型,成年患者 1 d 剂量可加至 900～1 200 mg,但应注意保肝治疗,防止肝损害,并同时给予维生素 B_6 以预防该药导致的周围神经病。因乙胺丁醇对儿童有视神经毒性作用,链霉素对孕妇有听神经的影响,应尽量不选用。因抗结核药物常有肝、肾功能损害,用药期间应定期复查肝、肾功能。

近年来,国内外关于耐药结核分枝杆菌的报道逐年增加,贫困、健康水平低下、抗结核治疗不规则或不合理、疾病监测和公共卫生监督力度削弱是导致结核分枝杆菌耐药的主要原因。目前全世界有 2/3 的结核病患者处于发生耐多药结核病(MDR-TB)的危险之中。如病程提示有原发耐药或通过治疗发生继发耐药,应及时改用其他抗结核药物。WHO 耐多药结核病治疗指南规定:根据既往用药史及耐药性测定结果,最好选用 4～5 种药物,其中至少选用 3 种从未用过的药物,如卷曲霉素(CPM)、氟喹诺酮类药(如左氧氟沙星)、帕司烟肼(Pa)、利福喷汀、卡那霉素。可在有效的抗结核治疗基础上,加用各种免疫制剂(如干扰素、白介素-2)进行治疗,以提高疗效。

(三)辅助治疗

1.糖皮质激素

在有效抗结核治疗中,肾上腺皮质激素具有抗炎、抗中毒、抗纤维化、抗过敏及减轻脑水肿作用,与抗结核药物合用可提高对 TBM 的疗效和改善预后。随机双盲临床对照结果显示,诊断明确的 TBM 患者,在抗结核药物联合应用的治疗过程中宜早期合用肾上腺皮质激素药物,以小剂量、短疗程、递减的方法使用。常用药物有地塞米松,静脉滴注,成人剂量为 10～20 mg/d,情况好转后改为口服泼尼松 30～60 mg/d,临床症状和脑脊液检查结果明显好转,病情稳定时开始减量,一般每周减量 1 次,每次减量2.5～5 mg,治疗 6～8 周,总疗程不宜超过 3 个月。

2.维生素 B_6

为减轻异烟肼的毒性反应,一般加用维生素 B_6 30～90 mg/d,口服,或 100～200 mg/d,静脉滴注。

3.降低脑水肿和控制抽搐

颅内压增高者应及早应用甘露醇、呋塞米或甘油果糖治疗,以免发生脑疝;对抽搐者,止痉可用地西泮、苯妥英钠等抗癫痫药。

4.鞘内注射

对重症患者在全身用药时可加用鞘内注射,提高疗效。多采用小剂量的异烟肼与地塞米松联合应用。药物鞘内注射的方法:异烟肼 50～100 mg,地塞米松 5～10 mg,一次注入,2～3 次/周。待病情好转,脑脊液正常,则逐渐停用。为减少蛛网膜粘连,可用糜蛋白酶 4 000 U、透明质酸酶1 500 U,鞘内注射。但脑脊液压力较高者慎用。抗结核药物的鞘内注射有加重脑和脊髓的蛛网膜炎的可能性,不宜常规应用,应从严掌握。

（四）后遗症的治疗

对蛛网膜粘连所致脑积水，可行脑脊液分流术。脑神经麻痹、肢体瘫痪者可针灸、理疗，加强肢体功能锻炼。

（栾兆芳）

第三节 急性细菌性脑膜炎

急性细菌性脑膜炎引起脑膜、脊髓膜和脑脊液化脓性炎性改变，又称急性化脓性脑膜炎，多种细菌（如流感嗜血杆菌、肺炎链球菌、脑膜炎双球菌或脑膜炎奈瑟菌）为常见的引起急性脑膜炎者。

一、临床表现

（一）一般症状和体征

呈急性或暴发性发病，病前常有上呼吸道感染、肺炎和中耳炎等其他系统感染。患者的症状、体征可因具体情况表现不同，成人多见发热、剧烈头痛、恶心、呕吐和畏光、颈强直、Kernig 征和 Brudzinski 征等，严重时出现不同程度的意识障碍，如嗜睡、精神错乱或昏迷。患者出现脑膜炎症状前，如患有其他系统较严重的感染性疾病，并已使用抗生素，但所用抗生素剂量不足或不敏感，患者可能只以亚急性起病的意识水平下降作为脑膜炎的唯一症状。

婴幼儿和老年人患细菌性脑膜炎时脑膜刺激征可表现不明显或完全缺如，婴幼儿临床只表现发热、易激惹、昏睡和喂养不良等非特异性感染症状，老年人可因其他系统疾病掩盖脑膜炎的临床表现，应高度警惕，须腰椎穿刺方可确诊。

脑膜炎双球菌感染可出现暴发型脑膜脑炎，是因脑部微血管先痉挛后扩张，大量血液聚积和炎性细胞渗出，导致严重脑水肿和颅内压增高。暴发型脑膜炎的病情进展极为迅速，患者于发病数小时内死亡。华-佛综合征发生于 10%～20% 的患者，表现为融合成片的皮肤瘀斑、休克及肾上腺皮质出血，多合并弥散性血管内凝血（DIC），皮肤瘀斑首先见于手掌和脚掌，可能是免疫复合体沉积的结果。

（二）非脑膜炎体征

非脑膜炎体征如可发现紫癜和瘀斑，其被认为是脑膜炎双球菌感染疾病的典型体征。发现心脏杂音应考虑心内膜炎的可能，应进一步检查，特别是血培养发现肺炎球菌和金黄色葡萄球菌时更应注意蜂窝织炎、鼻窦炎、肺炎、中耳炎和化脓性关节炎的可能。

（三）神经系统并发症

细菌性脑膜炎病程中可出现局限性神经系统症状和体征。

1.神经麻痹

炎性渗出物在颅底积聚和药物毒性反应可造成多数颅神经麻痹，特别是前庭耳蜗损害。神经麻痹多见于展神经和面神经。

2.脑皮质血管炎性改变和闭塞

表现为轻偏瘫、失语和偏盲。该症状可于病程早期或晚期脑膜炎性病变过程结束时发生。

3.癫痫发作

局限和全身性发作皆可见。局限性脑损伤、发热、低血糖、电解质紊乱（如低血钠）、脑水肿、药物（如青霉素和亚胺培南）的神经毒性均可能为其原因。癫痫发作在疾病后期脑膜炎经处理已控制的情况下出现，则意味着患者存有继发性并发症。

4.急性脑水肿

细菌性脑膜炎可出现脑水肿和颅内压增高，严重时可导致脑疝。必须积极处理颅内压增高，如给予高渗脱水剂，抬高头部，过度换气和必要时脑室外引流。

5.其他

脑血栓形成和颅内静脉窦血栓形成，硬膜下积脓和硬膜下积液，脑脓肿形成甚或破裂。长期的后遗症除神经系统功能异常外，还可出现精神和行为障碍（10%～20%的患者）以及认知功能障碍。少数儿童患者还可遗留有发育障碍。

二、诊断要点

（一）诊断

根据患者呈急性或暴发性发病，表现为高热、寒战、头痛、呕吐、皮肤瘀点或瘀斑等全身性感染中毒症状，颈强直及出现 Kernig 征等，可伴动眼神经、展神经和面神经麻痹，严重病例出现嗜睡、昏迷等不同程度的意识障碍，脑脊液培养发现致病菌方能确诊。

（二）辅助检查

1.外周血常规

白细胞增多和核左移，红细胞沉降率升高。

2.血培养

血培养应作为常规检查，常见病原菌感染的阳性率可达75%，若在使用抗生素2 h内腰椎穿刺，脑脊液培养不受影响。

3.腰椎穿刺和脑脊液检查

本检查是细菌性脑膜炎诊断的"金标准"，可判断严重程度、预后及观察疗效，腰椎穿刺对细菌性脑膜炎几乎无禁忌证，相对禁忌证包括严重颅内压增高、意识障碍等；典型 CSF 为脓性或混浊外观，细胞数（1 000～10 000）×10^6/L，早期中性粒细胞占 85%～95%，后期以淋巴细胞及浆细胞为主；蛋白水平升高，可达1～5 g/L，糖含量降低，氯化物含量常降低，致病菌培养阳性，革兰氏染色的阳性率达 60%～90%，有些病例的早期脑脊液离心沉淀物中可发现大量细菌，特别是流感杆菌和肺炎球菌。

4.头颅 CT 或 MRI 等影像学检查

早期可与其他疾病鉴别，后期可发现脑积水（多为交通性）、静脉窦血栓形成、硬膜下积液或积脓、脑脓肿等。

三、治疗方案及原则

（一）一般处理

一般处理包括降温、控制癫痫发作、维持水及电解质平衡等，低钠可加重脑水肿，处理颅内压增高和抗休克治疗，出现 DIC 时应及时给予肝素化治疗。应立即采取血化验和培养，保留输液通路，头颅 CT 检查排除颅内占位病变，立即行诊断性腰椎穿刺。当 CSF 结果支持化脓性脑膜炎的诊断时,应立即将患者转入感染科或内科,并立即开始适当的抗生素治疗,等待血培养化验结果才开始治疗是不恰当的。

(二)抗生素选择

表 11-2 中的治疗方案可供临床医师选择,具体方案应由感染科医师决定。

表 11-2　细菌性脑膜炎治疗的抗生素选择

人　群	常见致病菌	首选方案	备选方案
新生儿小于 1 个月	B 或 D 组链球菌、肠杆菌、李斯特菌	氨苄西林+庆大霉素	氨苄西林+头孢噻肟或头孢曲松
婴儿 1～3 个月	肺炎链球菌、脑膜炎球菌、流感杆菌、新生儿致病菌	氨苄西林+头孢噻肟或头孢曲松±地塞米松	氯霉素+庆大霉素
3 个月以上婴儿,小于 7 岁的儿童	肺炎链球菌、脑膜炎球菌、流感杆菌	头孢噻肟或头孢曲松±地塞米松±万古霉素	氯霉素+万古霉素或头孢吡肟替代头孢噻肟
儿童(7～17 岁)和成人	肺炎链球菌、脑膜炎球菌、李斯特菌、肠杆菌	头孢噻肟或头孢曲松+氨苄西林±万古霉素	青霉素过敏者用氯霉素+TMP/SMZ
儿童 7～17 岁和成人(对肺炎链球菌抗药发生率高组)		万古霉素+三代头孢+利福平	氯霉素(非杀菌)
HIV 感染人群	肺炎链球菌、脑膜炎球菌、李斯特菌、肠杆菌、梅毒、隐球菌、结核分枝杆菌	病原不清时用头孢噻肟或头孢曲松+氨苄西林±万古霉素+抗隐球菌治疗	
有外伤或做过神经外科手术的人群	金黄色葡萄球菌、革兰氏阴性菌、肺炎链球菌	万古霉素+头孢他啶(假单胞菌属加用静脉±鞘内庆大霉素),甲硝唑(厌氧菌)	万古霉素+美罗培南

(三)脑室内用药

脑室内使用抗生素的利弊尚未肯定,一般情况下不推荐使用,某些特殊情况下(如脑室外引流、脑脊液短路术或脑积水时),药代动力学及药物分布改变可考虑脑室内给药。表 11-3 供参考。

表 11-3　脑室内应用抗生素的剂量

抗生素	指　征	每天剂量
万古霉素	对苯甲异噁唑青霉素抗药	5～20 mg(或 5～10 mg/48 h)
庆大霉素	革兰氏阴性菌严重感染	2～8 mg(典型剂量 8 mg/d)
氨基丁卡霉素	对庆大霉素抗药	5～50 mg(典型剂量 12 mg/d)

(四)皮质类固醇的应用

为预防神经系统后遗症(如耳聋),可在应用抗生素前或同时应用类固醇激素治疗。治疗小儿流感杆菌脑膜炎前可给予地塞米松,0.15 mg/kg,每 6 h 一次,共 4 d;或 0.4 mg/kg,每 12 h 一次,共 2 d。

(栾兆芳)

第四节 新型隐球菌性脑膜炎

一、概述

新型隐球菌性脑膜炎是由新型隐球菌感染所致,是中枢神经系统最常见的真菌感染。该病的发病率虽很低,但病情重,病死率高,且临床表现与结核性脑膜炎颇为相似,常易误诊。

隐球菌是机会致病菌,接触鸽子排泄物是发生新型隐球菌病的主要原因,但只有当宿主免疫力低下时才会致病,该病常见于全身性免疫缺陷性疾病、慢性衰竭性疾病,如获得性免疫缺陷综合征(AIDS)、淋巴肉瘤、网状细胞肉瘤、白血病、霍奇金病、多发性骨髓瘤、结节病、结核病、糖尿病、肾病及红斑狼疮。

二、临床表现

该病通常起病隐袭,多呈亚急性或慢性起病,急性起病仅占10％,进展缓慢。该病多见于30～60岁,男性患者较多,鸽子饲养者的患病率较一般人群高,免疫功能低下或缺陷患者多见,5％～10％的AIDS患者可发生隐球菌性脑膜炎。几乎所有的患者有肺部感染,但由于症状短暂、轻微,临床易被忽略。

该病的典型表现为间歇性头痛、呕吐及不规则低热,常见脑膜刺激征如颈强直、Kernig征,可见意识障碍、痫性发作及精神障碍等。发热仅见于半数病例,头痛可为持续性或进行性加重,大多数患者可出现脑内压增高、视盘水肿和小脑受累的症状、体征。由于脑底部蛛网膜下腔渗出明显,蛛网膜粘连常引起多数颅神经受损,如听神经、面神经及动眼神经受损,可因脑室系统梗阻出现脑积水。少数患者以精神症状(如烦躁不安、人格改变、记忆减退及意识模糊)为主,偶尔可因大脑、小脑或脑干的较大肉芽肿引起偏瘫、失语和共济失调等局灶性神经体征,少见症状有视力模糊、眼球后疼痛、复视和畏光等。约15％的患者无脑膜炎症状、体征。

新型隐球菌感染也可引起遍及全脑的隐球菌结节,可大至肉眼见到,小至显微镜下方可见,炎性反应较轻。隐球菌结节聚积于视神经可引起视神经萎缩,较大的隐球菌结节可出现颅内占位病变症状,隐球菌结节偶尔见于脑室内、脊髓、脊髓硬膜外或硬膜下等。

该病通常呈进行性加重,平均病程为6个月,偶尔见几年内病情反复缓解和加重者。该病预后不良,无合并症的新型隐球菌性脑膜炎的病死率为40％,未经抗真菌治疗的患者病死率高达87％,但极个别患者也可自愈。

三、诊断要点

(一)诊断

根据患者隐袭起病,慢性病程,具有真菌感染的条件(如为鸽子饲养者、免疫缺陷患者);以间歇性头痛、呕吐及不规则低热等起病,出现脑膜刺激征、颅内压增高、精神障碍、意识障碍、痫性发作、脑神经损害和局灶性神经体征等;CSF压力升高,淋巴细胞数增多,蛋白含量升高和糖含量降低,脑脊液墨汁染色检出隐球菌可确诊。

（二）辅助检查

1.脑脊液检查

脑脊液压力升高,高于 1.96 kPa(200 mmH$_2$O),淋巴细胞增多,为(10～500)×10^6/L,蛋白含量升高,糖含量降低。

2.脑脊液隐球菌检查

脑脊液中检出隐球菌是确诊的关键,脑脊液经离心沉淀后沉渣涂片,做印度墨汁染色,隐球菌的检出率可达 30%～50%。Sabouraud 琼脂培养基培养或动物接种发现隐球菌也具有确诊价值。

3.影像学检查

头颅 CT 或 MRI 检查可发现脑膜炎和脑膜脑炎的各种原发和继发的影像学表现,较有特征的是见到扩张的 Virchow-Robin 腔、凝胶状假性囊肿和脉络丛肉芽肿;还有非特异性表现,如弥漫性脑水肿、弥漫性脑膜强化、脑实质低密度灶、交通性或梗阻性脑积水、脑实质或室管膜钙化。偶尔可见到脑实质内低密度病灶,有增强现象,是隐球菌性肉芽肿的表现。25%～50%的隐球菌性脑膜炎患者的头颅 CT 可无任何变化。

四、治疗方案及原则

（一）抗真菌治疗

1.单独用两性霉素 B 治疗

两性霉素 B 目前仍是治疗中枢神经系统隐球菌感染最有效的药物。两性霉素无口服制剂,只能静脉给药。也可经小脑延髓池、侧脑室或椎管内给药,或经 Ommaya 储液鼓做侧脑室或鞘内注射。

单独应用时多从小剂量开始,突然给予大剂量或有效剂量可使病情恶化,成人开始用药,一般每天静脉给 0.3～0.75 mg/kg,逐渐增加至每天 1.0～1.5 mg/kg,按患者寒战、发热和恶心的反应大小决定增长的量和速度。当达到支持剂量时,因其半衰期较长可改为隔天给药 1 次。其间应按临床反应和有无毒副作用,特别是肾的毒性反应来调节剂量。血清肌酐含量升高至 221 μmol/L(2.5 mg/dL)时应减量或停药,直至肝功能改善。治疗 1 个疗程的用药总剂量远比每次用药的单剂量大小重要,前者是治疗成败的决定因素。治疗中枢神经系统感染,成人用药总剂量为 2～3 g。两性霉素的毒副作用较多。该药的不良反应多且严重,最常见的是肾脏毒性、低血钾和血栓形成性静脉炎,此外还可引起高热、寒战、头痛、呕吐、血压下降、氮质血症等,偶尔可出现心律失常、惊厥、血尿素氮水平升高、白细胞或血小板计数减少等。用阿司匹林、抗组胺药物,输血和暂时降低给药剂量是控制不良反应的有效手段。

2.合并用药

从两性霉素 B 0.3 mg/(kg·d)开始,逐渐增量,总剂量 2～3 g。口服氟胞嘧啶 100 mg/(kg·d)。合并使用这两种药是较理想的治疗方案,比起单纯使用一种药物治疗,有效率和改善率皆高,复发病例较少,不良反应减少。疗效观察要依赖 CSF 的改变,合并治疗 2～4 周,当 CSF 转变为正常后,可改为用氟康唑治疗,剂量为 400～800 mg/d,或 10 mg/(kg·d),口服或静脉滴注,疗程为 1～3 个月。若同时服用苯妥英钠,应检测肝功能。

（二）手术治疗

脑和脊髓肉芽肿压迫脑室系统导致梗阻性脑积水和颅内压增高,药物治疗常难奏效,可行骨片减压术,对脑积水者可行侧脑室穿刺引流术或侧脑室分流减压术。

(三)对症及全身支持疗法

对颅内压增高者可用脱水剂(如 20%的甘露醇、甘油果糖和呋塞米)降颅压治疗,预防脑疝,保护视神经。因病程长,病情重,机体慢性消耗很大,须注意患者的全身营养,防治肺部感染及泌尿系统感染等,应注意水、电解质平衡,进行全面护理。

(栾兆芳)

第五节 单纯疱疹病毒性脑炎

神经系统病毒感染性疾病的临床分类较多,依据发病及病情进展速度可分为急性和慢性病毒感染,根据病原学中病毒核酸特点可分为 DNA 病毒感染和 RNA 病毒感染,具有代表性的人类常见的神经系统病毒有单纯疱疹病毒、巨细胞病毒、柯萨奇病毒等。单纯疱疹病毒性脑炎(HSE)也称急性出血坏死性脑炎,是由Ⅰ型单纯疱疹病毒(HSV-Ⅰ)感染引起的急性脑部炎症,是最常见的一种非流行性中枢神经系统感染性疾病,是成年人群中散发性、致命性脑炎的最常见病因。病毒通常潜伏于三叉神经半月节内,当机体免疫功能降低时,潜伏的病毒被激活,沿轴突入脑而发生脑炎。病变主要侵犯颞叶内侧面、扣带回、海马回、岛叶和额叶眶面。

一、诊断

(一)临床表现

无明显季节性和地区性,无性别差异。

(1)急性起病,部分患者可有口唇疱疹病史。

(2)前驱症状有卡他、咳嗽等上呼吸道感染症状及头痛、高热等,体温可达 40 ℃。

(3)神经系统症状多种多样,常有人格改变、记忆力下降、定向力障碍、幻觉或妄想等精神症状,重症病例可有不同程度意识障碍,如嗜睡、昏睡、昏迷,且意识障碍多呈进行性加重。

(4)局灶性神经功能受损症状多两侧明显不对称,如偏瘫、偏盲,常有不同形式的癫痫发作,严重者呈癫痫持续状态,全身强直阵挛性发作;也可有扭转、手足徐动或舞蹈样多动等多种形式锥体外系表现。肌张力增大,腱反射亢进,可有轻度的脑膜刺激征,重者还可表现为去脑强直发作或去皮质状态。

(5)有脑膜刺激征,重症者可见去大脑强直。

(6)颅内压增高甚至脑疝形成。

(二)辅助检查

(1)血中白细胞和中性粒细胞计数增多,血沉加快。

(2)脑脊液压力升高,细胞数增加,最多可达 $1\ 000\times10^6/L$,以淋巴细胞和单核细胞占优势;蛋白质轻、中度增多,一般低于 1.5 g/L;糖和氯化物一般正常。

(3)脑组织活检或脑脊液中检出单纯疱疹病毒颗粒或抗原,或者血清、脑脊液中抗体滴度升高到原来的 4 倍以上,可确诊该病。

(4)EEG 早期即出现异常,有与病灶部位一致的异常波,如呈弥漫性高波幅慢波,最有诊断价值的为左右不对称、以颞叶为中心的周期 2～3 Hz 同步性放电。

（5）影像学改变：CT 多在起病后 6～7 d 显示颞叶、额叶边界不清的低密度区，有占位效应，其中可有不规则的高密度点、片状出血影，增强后可见不规则线状影。MRI 早期在 T_2 加权像上可见颞叶和额叶底面周围边界清楚的高信号区。

（三）诊断依据

（1）急性起病，有发热、脑膜刺激征、脑实质局灶性损害症状。

（2）以意识障碍、精神紊乱等颞叶综合征为主。

（3）脑脊液压力增大，细胞数轻中度增加，最多可达 $1\ 000\times10^6/L$，以淋巴细胞和单核细胞占优势；蛋白质轻、中度增多，一般低于 1.5 g/L；糖和氯化物一般正常。EEG 出现以颞叶为中心的、左右不对称、2～3 Hz 周期同步性弥漫性高波幅慢波，最有诊断价值。头颅 CT 扫描可在颞叶、额叶出现边界不清的低密度区，有占位效应，其中可有不规则的高密度点、片状出血影，增强后可见不规则线状影。MRI 扫描早期在 T_2 加权像上可见颞叶和额叶底面周围边界清楚的高信号区。

（4）确诊需做血和脑脊液的病毒学及免疫学检查。

（四）鉴别诊断

1.结核性脑膜炎

亚急性起病，中毒症状重，脑膜刺激症状明显，有特异性脑脊液改变：外观无色、透明或混浊、呈毛玻璃状，放置数小时后可见白色纤维薄膜形成，直接涂片可找到结核分枝杆菌。脑脊液压力正常或升高，细胞数增至 $(11\sim500)\times10^6/L$，以淋巴细胞为主，糖和氯化物含量降低，氯化物含量低于109.2 mmol/L，葡萄糖含量低于2.2 mmol/L，蛋白含量多中度升高，抗结核治疗有效。

2.化脓性脑膜炎

起病急，感染症状重，好发于婴幼儿、儿童和老年人。常有颅内压增高、脑膜刺激症状、脑实质受累表现，血常规显示白细胞增多，中性粒细胞增多，脑电图表现为弥漫性慢波。脑脊液白细胞增多，常为 $(1.0\sim10)\times10^9/L$，蛋白含量升高，糖和氯化物含量降低，脑脊液细菌培养和细菌涂片可检出病原菌。

3.新型隐球菌性脑膜炎

以头痛剧烈、视力下降为主要临床表现，无低热、盗汗等结核毒血症状，脑脊液墨汁染色阳性和真菌培养可资鉴别。

4.其他病毒引起的中枢神经系统感染

例如，巨细胞病毒性脑炎，亚急性或慢性起病，出现意识模糊、记忆力减退、情感障碍、头痛等症状和体征，血清、脑脊液的病毒学和免疫学检查可明确具体的病毒型别。

二、治疗

（一）治疗原则

及早、足量、足程应用抗病毒药物治疗，抑制炎症，降颅压，积极对症和全身支持治疗，防止并发症等。

（二）治疗方案

（1）抗病毒治疗：应选用广谱、高效、低毒药物。常选用阿昔洛韦，30 mg/（kg·d），分 3 次静脉滴注，连用 14～21 d；或选用更昔洛韦，5～10 mg/（kg·d），静脉滴注，连用 10～14 d。当临床表现提示单纯疱疹病毒性脑炎时,即应给予阿昔洛韦治疗,不必等待病毒学结果而延误治疗。

(2)免疫治疗:能控制炎症反应和减轻水肿,可早期、大量和短程给予糖皮质激素,临床上多用地塞米松 10~20 mg/d,1 次/天,静脉滴注,连用 10~14 d,而后改为口服泼尼松 30~50 mg,晨起顿服,病情稳定后每 3 d 减量 5~10 mg,直至停止。病情严重时可采用甲泼尼龙冲击疗法,用量为 500~1 000 mg,静脉滴注,每天 1 次,连续 3 d,而后改为泼尼松 30~50 mg,口服,每天上午 1 次,以后每 3~5 d 减量 5~10 mg,直至停止。还可选用干扰素或转移因子等。

(3)针对高热、抽搐、精神错乱、躁动不安、颅内压增高等症状可分别给予降温、抗癫痫、镇静和脱水降颅压等相应处理。

(4)应注意保持营养、水和电解质平衡、呼吸道通畅等全身支持治疗,并防治各种并发症。

(5)恢复期可采用理疗、按摩、针灸等促进肢体功能恢复。

(栾兆芳)

第六节　流行性脑脊髓膜炎

流行性脑脊髓膜炎简称流行性脑膜炎或"流脑",是由脑膜炎双球菌引起的急性化脓性脑脊髓膜炎,具有发病急、变化多、传播快、流行广、危害大、死亡率高等特点。该病在临床上以突起发热、头痛、呕吐、有皮肤黏膜瘀点、脑膜刺激征阳性以及脑脊液呈化脓性改变为主要特征。严重者可出现感染性中毒性休克及脑实质损害,并危及生命。脑膜炎的主要病变部位在软脑膜和蛛网膜,表现为脑膜血管充血、炎症、水肿,可引起颅内压升高。暴发型脑膜脑炎的病变主要在脑实质,引起脑组织充血、坏死、出血及水肿,颅内压显著升高,严重者发生脑疝而死亡。

流行病学调查表明,该病可见于世界各国,呈散发或大流行、小流行,儿童的发病率高。各大洲年发病率为 1/10 万~10/10 万,全世界年新发流脑病例 30 万~35 万人,病死率为 5%~10%。从流脑的发病趋势看,发展中国家的发病率高于发达国家,非洲撒哈拉以南的地区有"流脑流行带"之称,在流行年度发病率可高达400/10 万~800/10 万。我国的发病率低于 1/10 万,病死率在 6%以下,呈周期性流行,一般3~5 年为小流行,7~10 年为大流行。近年来,我国流动人口增加,导致城镇发病年龄组发生变化,流行年发病人群在向高龄组转移。

一、病因与发病机制

(一)病因

脑膜炎双球菌自鼻咽部侵入人体后,其发展过程取决于人体与病原菌之间的相互作用。如果人体健康且免疫力正常,则可迅速将病菌消灭或成为带菌者;如果机体缺乏特异性杀菌抗体,或者细菌的毒力强,病菌则从鼻咽部侵入血流,形成菌血症或败血症,随血液循环再侵入脑脊髓膜,形成化脓性脑脊髓膜炎。目前学者认为先天性或获得性 IgM 缺乏或减少,补体 C_3 或 C_3~C_9 缺乏易引起发病,甚至反复发作或呈暴发型。此外,有人认为特异性 IgA 增多及其与病菌形成的免疫复合物亦是引起发病的因素。

脑膜炎双球菌属于奈瑟菌属,为革兰氏染色阴性双球菌,菌体呈肾形或豆形,多成对排列,或4 个相连。该菌对营养要求较高,用血液琼脂或巧克力培养基,在 35 ℃~37 ℃、含 5%~10%

CO_2、pH 7.4～7.6 环境中易生长。低于 32 ℃或高于 41 ℃不能生长。传代 16～18 h,细菌生长旺盛,抗原性最强。该菌含自溶酶,如不及时接种易溶解死亡。该菌对外界环境抵抗力弱,不耐热,温度高于56 ℃及在干燥环境中极易死亡。其对寒冷有一定的耐受力,对一般消毒剂敏感,被漂白粉、乳酸处理,1 min 死亡,被紫外线照射,15 min 死亡。

本菌的荚膜多糖是分群的依据,分为 A、B、C、D、X、Y、Z、29E、W135、H、I、K、L 菌群。此外,尚有部分菌株不能被上述菌群抗血清所凝集,称为未定群,在带菌者分离的脑膜炎双球菌中占20％～50％,一般无致病能力。根据细菌壁脂蛋白多糖成分不同,还可进一步分成不同血清亚群。其中以 A、B、C 群常见,占 90％以上,C 群的致病力最强,B 群的致病力次之,A 群的致病力最弱。国内调查显示,流行期间 A 群带菌率与流脑发病呈平行关系,A 群是主要流行菌株。但近年来流脑流行菌群的变迁研究结果显示,中国流脑患者及健康人群携带菌株中,C 群流脑菌株的比例呈上升趋势,流脑流行菌群正在发生从 A 群到 C 群的变化,C 群流脑在中国已经成为流行的优势菌群。

(二)发病机制

脑膜炎双球菌从鼻咽部进入人体后,如人体健康或有免疫力,大多数情况下只在鼻咽部生长繁殖,而无临床症状(带菌状态)。部分患者可出现上呼吸道轻度炎症,出现流涕、咽痛、咳嗽等症状,而获得免疫力。人体免疫力低下、一时性下降或病菌毒力强时,细菌可经鼻咽部黏膜进入毛细血管和小动脉,侵入血液循环,部分感染者表现为暂时性菌血症,出现皮肤黏膜出血点,仅极少数患者缺乏特异性抗体,细菌通过自身荚膜多糖所具有的抗吞噬屏障作用避免自身被宿主清除,发展为败血症并出现迁徙性病灶(如脑膜炎、关节炎、心肌炎、心包炎、肺炎),其中以脑膜炎最多见。

引起脑膜炎和暴发型脑膜炎的主要物质是细菌释放的内毒素和肽聚糖,而不是病菌的整体作用。内毒素导致血管内皮细胞、巨噬细胞、星形细胞和胶质细胞损伤,使其产生大量的细胞因子、血管脂类和自由基等炎症介质,使血-脑屏障的通透性增大,引起脑膜的炎症反应。同时,这些炎症介质可引起脑血管循环障碍,导致脑血管痉挛、缺血及出血。内毒素还可以引起休克和DIC,还可因皮肤、内脏广泛出血,造成多器官衰竭。严重脑水肿时,脑组织向小脑幕及枕骨大孔突出,形成脑疝,出现昏迷加深、瞳孔变化及呼吸衰竭。

二、临床表现

该病可发生于任何年龄,5 岁以下儿童容易罹患,2 岁左右的婴幼儿的患病率比较高,但近年来青年发病的也不少见,因此,应高度警惕,加强防范。发病季节一般从冬末春初开始,4 月份达到高峰,5 月下旬逐步减少,冬、春季节为流行高峰期,急性或暴发性发病,病前常有上呼吸道感染史,潜伏期多为 2～3 d。临床上病情常复杂多变,轻重不一。

(一)症状与体征

1.症状

有发热、头痛、肌肉酸痛、食欲缺乏、精神萎靡等毒血症症状;幼儿啼哭吵闹、烦躁不安。重者有剧烈头痛、恶心,呕吐呈喷射样等高颅压征,意识障碍表现为谵妄、昏迷等。

2.体征

主要表现有脑膜刺激征,如颈项强直,或角弓反张,Kernig 征和 Brudzinski 征阳性。

（二）临床分型与分期

根据临床表现分为普通型、暴发型、轻型和慢性败血症型。

1.普通型

普通型占 90% 左右。病程经过分为 4 期。

（1）前驱期：大多数患者可无任何症状，部分患者有低热、咽喉疼痛、鼻咽黏膜充血、分泌物增多及咳嗽，少数患者的唇周及其他部位常出现单纯疱疹。此期采取鼻咽拭子做培养，可以发现脑膜炎双球菌阳性，前驱期可持续 1～2 d。

（2）败血症期：患者常无明显前驱症状，突然出现寒战、高热，伴头痛、肌肉酸痛、食欲减退及精神萎靡等毒血症症状；幼儿啼哭吵闹、烦躁不安、皮肤感觉过敏及惊厥等。半数以上患者皮肤黏膜可见瘀点或瘀斑，严重者瘀点或瘀斑成片，散在于全身皮肤。危重患者的瘀斑迅速扩大，中央坏死或形成大疱，多数患者于 1～2 d 发展为脑膜炎期。

（3）脑膜炎期：症状多与败血症期症状同时出现，除持续高热和毒血症症状外，以中枢神经系统症状为主；大多数患者于发病后 24 h 左右出现脑膜刺激征，如颈后疼痛、颈项强直、角弓反张、Kernig 征和Brudzinski征阳性，1 d 后患者进入昏迷状态。此期持续高热，头痛剧烈，呕吐频繁，皮肤感觉过敏，怕光，狂躁及惊厥，还可能昏迷。

婴幼儿发病常不典型，有高热、拒乳、烦躁及啼哭不安，脑膜刺激征可缺如，但惊厥、腹泻及咳嗽较成人多见，由于颅内压增高，可有前囟突出，但有时往往因呕吐频繁、高热失水而见前囟下陷，给临床诊断带来一定困难，应加以鉴别。多数患者通常在 2～5 d 进入恢复期。

（4）恢复期：经治疗后体温逐渐降至正常，皮疹开始消退，症状逐渐好转，神经系统检查正常，约 10% 的患者出现口唇疱疹，患者一般在 1～3 周痊愈。

2.暴发型

少数患者起病急骤，病情凶险，如不及时抢救，常于 24 h 之内死亡。病死率高达 50%，婴幼儿的病死率可达 80%。

（1）休克型：该型多见于儿童。突起高热、头痛、呕吐，精神极度萎靡。常在短期内全身出现广泛瘀点、瘀斑，且迅速融合成大片，皮下出血，或继以大片坏死。面色苍灰，唇周及指端发绀，四肢厥冷，皮肤呈花纹样，脉搏细速，血压明显下降。脑膜刺激征大都缺如，易并发 DIC。脑脊液大多清亮，细胞数正常或轻度增加，血液及瘀点培养常为阳性。若不及时抢救患者多在 24 h 内死亡。

（2）脑膜脑炎型：该型亦多见于儿童。除具有严重的中毒症状外，患者频繁惊厥，迅速陷入昏迷；有阳性锥体束征及两侧反射不等；血压持续升高，部分患者出现脑疝，例如，小脑扁桃体疝入枕骨大孔内，压迫延髓，此时患者昏迷加深，瞳孔先缩小，很快散大；双侧肌张力增大或强直，上肢多内旋，下肢伸展，呈去大脑强直状态；呼吸不规则，快慢深浅不一，或为抽泣样，或为点头样，或为潮式，此类呼吸常提示呼吸有突然停止的可能。

（3）混合型：是该病最严重的一种类型，病死率常高达 80%，兼有两种暴发型的临床表现，常同时或先后出现。

3.轻型

轻型多发生于流行性脑脊髓膜炎流行后期，起病较缓，病变轻微，临床表现为低热、轻微头痛及咽痛等上呼吸道症状，皮肤可有少数细小出血点和脑膜刺激征，脑脊液多无明显变化，咽拭子培养可有病原菌。

4.慢性败血症型

本型不多见,多见于成人,病程迁延数周或数月。临床表现为间歇性发热,反复出现寒战、高热,皮肤有瘀点、瘀斑,少数患者脾大,关节疼痛亦多见,发热时关节疼痛加重,呈游走性。也可发生化脓性脑膜炎、心内膜炎或肾炎,导致病情恶化。

三、辅助检查

(一)血常规

白细胞总数明显增多,一般在 $20 \times 10^9/L$ 左右,高者可达$40 \times 10^9/L$或以上。以中性粒细胞增多为主,有时高达 90% 以上,核左移,有时出现类白血病反应。并发 DIC 者的血小板减少。

(二)脑脊液检查

脑脊液检查是诊断流脑的重要依据。对颅内压增高患者,腰椎穿刺时要慎重,穿刺时不宜将针芯全部拔出,而应缓慢放出少量脑脊液以做检查。穿刺后患者应平卧 $6 \sim 8$ h,以防引起脑疝。必要时先给予脱水剂。

在病程初期可见脑脊液压力升高,外观仍清亮,稍后则混浊似脓样,细胞数、蛋白质含量和葡萄糖含量尚无变化,白细胞数常达 $1\,000 \times 10^6/L$ 以上,以中性粒细胞为主。在典型的脑膜炎期,压力明显升高,外观呈混浊米汤样或脓样,白细胞数常明显升高,绝大多数为中性粒细胞。蛋白质含量显著升高,葡萄糖含量明显降低,有时甚或测不出,氯化物含量降低。如临床上表现为脑膜炎而病程早期脑脊液检查正常,则应于 $12 \sim 24$ h 复查脑脊液,以免漏诊。

(三)细菌学检查

1.涂片检查

涂片检查包括皮肤瘀点和脑脊液沉淀涂片检查。做皮肤瘀点检查时,用针尖刺破瘀点上的皮肤,挤出少量血液和组织液,涂于载玻片上,革兰氏染色后镜检,阳性率为 60%～80%。此法简便易行,是早期诊断的重要方法之一;脑脊液沉淀涂片染色,有脑膜炎症状的患者的阳性率为50%,无症状患者的阳性率小于 25%。

2.细菌培养

抽取 5 mL 患者的静脉血进行血培养,做皮肤瘀点刺出液或脑脊液培养,阳性率约为 30%。应在使用抗菌药物前进行检测,阳性结果可确诊。还可进行分群鉴定,应同时做药物敏感试验。

(四)血清免疫学检查

1.抗原测定

测定细菌抗原的免疫学试验有对流免疫电泳、乳胶凝集试验、金黄色葡萄球菌 A 蛋白协同凝集试验、酶联免疫吸附试验、反向被动血凝试验等,其用以检测血液、脑脊液或尿液中的荚膜多糖抗原。一般在病程 $1 \sim 3$ d 可出现阳性。抗原测定的阳性率较细菌培养的阳性率高,方法简便、快速、敏感、特异性强,有助于早期诊断。

2.抗体测定

测定抗体的免疫学试验有间接血凝试验(indirect hemagglutination test,IHT)、杀菌抗体试验及放射免疫分析法(radioimmunoassay,RIA)检测,阳性率约在 70%。固相放射免疫分析法(SPRIA)可定量检测 A 群脑膜炎双球菌特异性抗体,阳性率高达 90%,明显高于其他方法,但因抗体升高较晚,故不能作为早期诊断指标。如恢复期血清效价为急性期的 4 倍以上,则有诊断价值。

（五）其他实验室检查

1.奈瑟菌属鉴定

用专有酶快速鉴定 APINH 系统，鉴定奈瑟菌属细菌的时间已由 48 h 缩短到 4 h。这种方法是比较快速的一种鉴定方法。

2.放射免疫分析法（RIA）检测脑脊液微球蛋白

此项检测更敏感，早期脑脊液检查尚正常时此项检测结果中脑脊液微球蛋白含量即可升高，恢复期可正常，故有助于早期诊断、鉴别诊断、病情检测及预后判断。

3.核酸检测

应用 PCR 检测患者急性期血清或脑脊液中脑膜炎双球菌的 DNA 特异片段是更敏感的方法，且不受早期抗生素治疗的影响。常规 PCR 的特异性为 95％，敏感性为 100％，可用于可疑性流脑病例的快速诊断，但该方法仍有许多局限性；而荧光定量 PCR 具有常规 PCR 无法比拟的优点。

（六）影像学检查

1.颅脑 CT 扫描

早期或轻型脑膜炎患者的 CT 可无异常表现。若持续感染，CT 平扫可显示基底池、纵裂池和蛛网膜下腔密度轻度升高，原因是脑膜血管增生，炎症渗出。脑室变小，蛛网膜下腔消失，可能是因为脑皮质充血和白质水肿引起弥漫性脑肿胀。由于脑膜血管充血和血-脑屏障破坏，脑膜和脑皮质在静脉注射造影剂后可以有异常的带状或脑回样强化。CT 检查还有助于发现化脓性脑膜炎的并发症和后遗症。

2.颅脑 MRI 扫描

其对脑膜炎的早期非常敏感。早期炎症表现为病灶边界不清、范围较大的 T_1WI 低信号、T_2WI 高信号。同时可见斑片状不均匀轻度强化。脑膜炎早期表面的炎症波及脑膜，局部脑膜有强化；后期呈 T_1WI 稍高信号、T_2WI 稍低信号。

（七）脑电图检查

以弥漫性或局限性异常慢波化背景活动为特征，少数患者的脑电图有棘波、棘慢综合波，某些患者的脑电图正常。

四、诊断与鉴别诊断

（一）诊断

（1）该病在冬、春季节流行，多见于儿童，大流行时在成人中不少见。

（2）突起高热、头痛、呕吐，有皮肤黏膜瘀点、瘀斑（在病程中增多并迅速扩大），脑膜刺激征阳性，患者迅速出现脑实质损害或感染性休克临床症状提示为暴发型，应引起重视。

（3）周围血常规中白细胞计数明显升高，脑脊液检查及细菌学检查阳性即可确诊，免疫学检查的阳性率较高，有利于早期诊断。

（二）鉴别诊断

1.流行性乙型脑炎

该病在夏、秋季流行，发病多集中于 7 月、8 月、9 月，有蚊虫叮咬史，起病后脑实质损害严重，惊厥、昏迷较多见，皮肤一般无瘀点。脑脊液早期清亮，晚期微混浊，细胞数多在（100～500）×10^6/L，很少超过 1 000×10^6/L，中性多核细胞占多数，以后淋巴细胞占多数；蛋白质含量稍增加,糖含量正常或略高,氯化物含量正常。确诊有赖于双份血清补体结合试验、血凝抑制试验以及脑组织中分离出病毒。

2.虚性脑膜炎

某些急性严重感染(如伤寒、大叶性肺炎以及其他细菌所致的败血症)患者有显著毒血症时,可产生神经系统症状及脑膜刺激征,脑脊液除压力升高外,一般无其他变化。

3.病毒性脑膜炎

多种病毒可引起脑膜炎,多于 2 周内恢复。脑脊液检查,外观正常,白细胞数多在 $1\,000\times10^6/L$ 以内,一般在 $50\times10^6/L\sim200\times10^6/L$,淋巴细胞达 $90\%\sim100\%$。糖及氯化物含量正常,蛋白含量稍增加。涂片及细菌培养检查没有发现细菌。外周血白细胞计数不高。

4.中毒性痢疾

发病更急,一开始即有高热,抽搐发生得较早,有些患者有脓血便。如无大便,可用生理盐水灌肠后,留取粪便标本镜检,可发现脓细胞。

5.结核性脑膜炎

患者多有结核史,可能发现肺部结核病灶,起病缓慢,伴有低热、盗汗、消瘦等症状,无瘀点和疱疹。结核分枝杆菌素试验阳性,脑脊液的细胞数为数十至数百个,以淋巴细胞为主。脑脊液在试管内放置12~24 h形成薄膜,薄膜和脑脊液沉淀涂片抗酸染色可检出结核分枝杆菌。

6.其他化脓性脑膜炎

患者身体的其他部位可同时存在化脓性病灶或出血点。脑脊液混浊或为脓性,白细胞数多在 $2\,000\times10^6/L$ 以上,有大量脓细胞,涂片或细菌培养检查可发现致病菌。确切的诊断需有赖于脑脊液、血液细菌学和免疫学检查。

7.流行性腮腺炎脑膜脑炎

患者多有接触腮腺炎患者的病史。该病多发生在冬、春季节。注意检查腮腺是否肿胀。临床上有先发生脑膜脑炎后出现腮腺肿大者,如腮腺肿胀不明显,可做血和尿淀粉酶测定。

五、治疗

流行性脑脊髓膜炎的西医治疗以大剂量磺胺嘧啶、青霉素、头孢菌素类、氯霉素等抗菌治疗为主,并注意抗休克、纠正血压、纠正酸中毒、减轻脑水肿、止痉等对症治疗。

(一)一般治疗

必须强调早期诊断,就地住院,隔离治疗。保持病室环境安静,室内空气流通,让患者卧床休息,饮食以高热量、富于营养的流质或半流质为宜。对昏迷不能进食的患者,可适当静脉输入液体,注意纠正水、电解质及酸碱平衡紊乱,使每天尿量保持在 $1\,000$ mL 以上。对昏迷者应加强口腔和皮肤黏膜的清洁护理,防止压疮、呼吸道感染、泌尿道感染及角膜溃疡发生。密切观察血压、脉搏、体温、意识、瞳孔、呼吸等生命体征的变化。

(二)抗生素

一旦高度怀疑脑膜炎双球菌感染,应在 30 min 内给予抗生素治疗,做到早期、足量应用抗生素,对病情严重者可联合应用两种以上抗菌药物。

1.青霉素

青霉素在脑脊液中的浓度为血液浓度的 $10\%\sim30\%$,大剂量静脉滴注使其在脑脊液内迅速达到有效杀菌浓度。维持时间长达 4 h 以上。迄今未发现耐青霉素菌株。青霉素剂量:儿童每天$(2\sim4)\times10^5$ U/kg,成人每天 2×10^5 U/kg,分次静脉滴注,可用$(3.2\sim4.0)\times10^5$ U/次,静脉滴注,每 8 h1 次;疗程 $5\sim7$ d。不宜鞘内注射青霉素,因这样可引起发热、肌肉颤搐、惊厥、脑膜刺激征、呼吸困难、循环衰竭等严重不良反应。

2.磺胺药

磺胺嘧啶易透过血-脑屏障,在脑脊液中的浓度较高,是治疗普通型的常用药物。但该药对败血症期患者的疗效欠佳,有较大的不良反应,一般用于对青霉素过敏者、轻症患者或流行期间大面积治疗者。常用量为成人 $6\sim8$ g/d,儿童 $75\sim100$ mg/(kg·d),分 4 次口服,首次剂量加倍。由于原药在偏酸性的尿液中易析出结晶,可损伤肾小管而引起结晶尿、血尿、腰痛、少尿、尿闭甚至尿毒症,故应用时给予等量碳酸氢钠及足量水分(使成人每天尿量保持在 1 200 mL 以上)。注意血尿、粒细胞减少、药物疹及其他毒性反应。对病情较重或频繁呕吐、不能口服的患者,可用 20%的磺胺嘧啶钠注射液 50 mg/kg,稀释后静脉滴注或静脉推注,病情好转后改为口服。疗程为 $5\sim7$ d。其次,也可选用磺胺甲基嘧啶、磺胺二甲基嘧啶或磺胺甲噁唑,疗程 $5\sim7$ d,重症患者的疗程可适当延长。停药以临床症状消失为指标,不必重复腰椎穿刺。如菌株对磺胺药敏感,患者的体温于用药后 $1\sim2$ d下降,神志转为清醒,脑膜刺激征于 $2\sim3$ d减轻而逐渐消失。若用药后一般情况及脑膜刺激征在 $1\sim2$ d无好转或加重,可能为耐磺胺药菌株引起,改用其他抗生素,必要时重复腰椎穿刺及再次做脑脊液常规培养、药物敏感试验。近年来,脑膜炎双球菌耐磺胺药菌株不断增加,故提倡改以青霉素为首选药物。

3.氯霉素

氯霉素易透过血-脑屏障,在脑脊液中的浓度为血液浓度的 30%～50%,适用于青霉素过敏和不宜用磺胺药的患者,或病情危重需要用两种抗菌药物以及原因未明的化脓性脑膜炎患者。脑膜炎双球菌对其非常敏感,成人剂量为 $2\sim3$ g/d,儿童剂量为 $40\sim50$ mg/(kg·d),分次口服或肌内注射,疗程 $5\sim7$ d。重症患者可联合应用青霉素、氯霉素。使用氯霉素应密切注意其不良反应,尤其是对骨髓的抑制,新生儿、老人慎用。

4.氨苄西林

氨苄西林对脑膜炎双球菌、流感嗜血杆菌和肺炎链球菌均有较强的抗菌作用,故适用于病原菌尚未明确的 5 岁以下的流脑患儿。肌内注射,每天按体重 $50\sim100$ mg/kg,分 4 次给药;静脉滴注或静脉注射,每天按体重 $100\sim200$ mg/kg,分 2～4 次给药,疗程$5\sim7$ d。该药的不良反应与青霉素相仿,以变态反应较常见,大剂量氨苄西林静脉给药可发生抽搐等神经系统毒性症状,应注意。

5.第三代头孢菌素

此类药物对脑膜炎双球菌的抗菌活性强,易透过血-脑屏障,不良反应少,适用于病情危重且又不能使用青霉素 G 或氯霉素的患者。①头孢曲松钠:抗菌活性强,重症患者、对青霉素过敏或耐药者可选用。成人和 12 岁以上儿童 $2\sim4$ g/d,12 岁以下儿童 $75\sim100$ mg/(kg·d),分 1～2 次静脉滴注或静脉注射,疗程 $5\sim7$ d。②头孢噻肟钠:成人常用量为 $2\sim6$ g/d,儿童常用量为 $50\sim100$ mg/(kg·d),分 2～3 次静脉滴注或静脉注射。成人严重感染者每 6～8 h2～3 g,1 d最高剂量不超过12 g,疗程$5\sim7$ d。

(三)控制脑水肿

给头部降温以防治脑水肿。及时减轻脑水肿的关键是早期发现颅压增高,及时脱水治疗,防止脑疝。

1.甘露醇

20％的甘露醇 125 mL 静脉滴注,4～6 次/天。对于有脑疝先兆者,用甘露醇 250 mL,快速静脉滴注或静脉推注,可同时交替合用呋塞米,每次 20～40 mg,直到颅内高压症状好转。

2.甘油果糖

10％的甘油果糖 250 mL,1～2 次/天,静脉滴注。

3.七叶皂苷钠

把 20～25 mg 七叶皂苷钠加入 250 mL 5％的葡萄糖注射液中,静脉滴注,每天 1 次。七叶皂苷钠有抗感染、抗渗出、增加静脉张力、降低水肿以及改善微循环的作用。在用药过程中,应注意循环血容量的补充,可使患者保持轻度脱水状态。为减轻毒血症,降低颅内压,加强脱水疗效,可同时应用糖皮质激素。

4.人血清蛋白

5～10 g,1～2 次/天,静脉滴注。

(四)呼吸衰竭治疗

吸氧,吸痰,给予洛贝林、尼可刹米、二甲弗林、哌甲酯等呼吸中枢兴奋剂。呼吸停止时应立即行气管插管或气管切开,进行间歇正压呼吸。

(五)抗休克治疗

休克患者的病情变化十分迅速。抗休克治疗必须抢时间,抓关键,全力以赴地采用各种措施,力求改善微循环功能,恢复正常代谢。患者面色青灰、皮肤湿冷、有花斑、发绀、眼底动脉痉挛、血压下降,呈休克状态时,可应用微循环改善剂。大量反复应用有颜面潮红、躁动不安、心率增快、尿潴留等不良反应。

1.补充血容量

有效血容量不足是感染性休克的突出问题,只有及时补足血容量,改善微循环和每搏输出量,才能力争短时期内改善微循环,逆转休克。静脉快速滴注低分子右旋糖酐,每天 500～1 000 mL。然后根据休克纠正程度、血压、尿量、中心静脉压等,加用平衡液、葡萄糖氯化钠注射液。可根据先盐后糖、先快后慢的原则,见尿补钾,适时补充血浆、清蛋白等胶体溶液。

2.扩容改善微循环

(1)山莨菪碱(654-2):每次 10～20 mg,静脉注射;儿童每次0.5～1 mg/kg,每 15～30 min 注射 1 次。直至血压上升、面色红润、四肢转暖、眼底动脉痉挛缓解,可延长至 0.5～1 h 注射 1 次;待血压稳定,病情好转后改为 1～4 h 注射 1 次。

(2)东莨菪碱:成人每次用量为 1 mg,儿童用量为每次 0.01～0.02 mg/kg,静脉注射,10～30 min注射 1 次,减量方法同上。

(3)阿托品:每次 0.03～0.05 mg/kg,以 0.9％氯化钠注射液稀释静脉注射,每 10～30 min 注射 1 次,减量方法同上。

在经上述处理后,如休克仍未纠正,可应用血管活性药物,一般首选多巴胺,剂量为每分钟 2～6 μg/kg,根据血压情况调整速度和浓度。还可用酚妥拉明 5～10 mg 或酚苄明每次 0.5～1.0 mg/kg,加入液体内缓慢静脉滴注。

应用上述药物后,若动脉痉挛有所缓解,而血压仍有波动或不稳定,可给予间羟胺 20～30 mg,静脉滴注或与多巴胺联合应用。

3.抗凝治疗

经积极抗休克治疗,病情未见好转,临床疑 DIC,皮肤黏膜出血点即使未见增加,也应考虑 DIC 存在,应做有关凝血及纤溶的检查,并开始肝素治疗;若皮肤瘀点不断增多,且有融合成瘀斑的趋势,不论有无休克,均可应用肝素治疗,每次剂量为 0.5～1 mg/kg,静脉推注或将肝素加于 100 mL 溶液内,缓慢静脉滴注,以后每 4～6 h 可重复 1 次,一般 1～2 次即可。用肝素时应做试管法凝血时间测定,使凝血时间控制在正常值的 2 倍左右(15～30 min)。用肝素后可输新鲜血液以补充被消耗的凝血因子。如果有继发纤溶征象,可试用6-氨基己酸 4～6 g,将其加入 100 mL 10％的葡萄糖注射液内,静脉滴注,或氨甲苯酸 0.1～0.2 g,加入 10％的葡萄糖注射液内,静脉滴注或静脉注射。低凝、消耗伴纤溶亢进,则应输新鲜全血、血浆、维生素 K 等,以补充被消耗的凝血因子。

(六)糖皮质激素

糖皮质激素有抗炎、抗过敏、抗休克、减轻脑水肿、降颅压等作用,对重症流脑患者可大剂量、短疗程、冲击应用。该类药可增强心肌收缩力,解除细菌内毒素造成的血管痉挛,从而减轻外周血管阻力,稳定细胞的溶酶体膜和减轻毒血症,并可抑制血小板凝集,对感染中毒性休克合并 DIC 者也有一定作用。常用量:地塞米松,成人 10～20 mg,儿童按 0.2～0.5 mg/(kg·d),分 1～2 次静脉滴注;氢化可的松100～500 mg/d,静脉滴注。病情控制后迅速减量停药。用药不得超过 3 d。

(七)对症治疗

1.镇静止痛

对高热、头痛明显者,可用解热镇痛药如阿司匹林或吲哚美辛。给予痫性发作者地西泮、氯硝西泮、苯妥英钠、卡马西平及丙戊酸钠治疗等。

2.纠正酸中毒

感染中毒性休克往往伴有严重酸中毒,如不及时纠正,病情可能恶化和加重,可用 5％的碳酸氢钠注射液(儿童每次 3 mL/kg,成人轻症 200～500 mL/d,危重者可用 500～800 mL/d),静脉滴注。也可先给总量的 1/3～1/2,以后根据病情及实验室检查结果酌情补充。

3.强心药物

对心功能不全或心力衰竭者应及时给予洋地黄类强心药物,例如,将 0.2～0.4 mg 毛花苷 C 加入 20 mL 0.9％的氯化钠注射液中,缓慢静脉注射。

(栾兆芳)

第十二章

变 性 疾 病

第一节 额颞叶痴呆

额颞叶痴呆（frontotemporal dementia，FTD）是始于中年的进行性痴呆，特点是缓慢发展的性格改变及社会性衰退（包括社会品行极度改变、失抑制行为），随后出现智能、记忆和言语功能的损害，（偶然）伴有淡漠、欣快和锥体外系症状。神经病理学表现是选择性额叶或颞叶萎缩，而神经炎斑及神经纤维缠结的数量未超出正常的老龄化进程，社交及行为异常的表现出现在明显的记忆损害之前。目前学者认为FTD是仅次于阿尔茨海默病和路易体痴呆的一种常见中枢神经系统退行性疾病，FTD患者约占老年期痴呆人群的20%。对该病的认识不足，诊断上多将其划归在阿尔茨海默病或其他痴呆症群，加上流行病调查资料有限，因此其诊断率可能远低于实际发病率。各国痴呆的尸检提示FTD的患病率为1%～12%。

FTD的发病年龄低于阿尔茨海默病，好发于老年前期，以45～65岁为多发年龄段。文献报道中有30岁以前和80岁发病的患者，甚至有1例于21岁发病的FTD。Neary等（2005年）调查了英国和荷兰的资料，发现资料显示45～64岁人群的患病率为1.5%，50～59岁人群的患病率为3.6%，60～69岁人群的患病率为9.4%，70～79岁人群的患病率下降至3.8%。40%～50%的患者有家族史，男、女患者的比例为1∶1。平均存活期限6～8年，最短2年，最长20年。部分合并运动神经元障碍（MND）的FTD患者病死率高，平均生存年限为3年，主要与吞咽困难及吸入性肺炎有关。

有关FTD的描述要早于阿尔茨海默病。1892年，Arnold Pick最早报道进行性精神衰退和语言功能障碍病例，依据脑的尸检资料，描述了与局灶性额颞叶萎缩有关的痴呆症群，他注意到在正常和萎缩的脑组织之间有明显的分界。Aloies Alzheimer后来报道了该类患者脑内神经元的空泡性变化和细胞内包涵体（后称为皮克小体）。20世纪20年代以后许多学者依据本痴呆症群出现皮克小体和细胞空泡化的特点，将该病命名为皮克病，以有别于阿尔茨海默病。

1982年，Mesulam报道6例进行性失语，在数年内逐渐加重，表现出痴呆征象，但非全面性痴呆，称为原发性进行性失语（primary progres sive aphasia，PPA）。随后又有学者报道了单独右侧额或颞区变性病例，表现为不能认识家人、不能记住地形间联系等。Neary等（1998年）以及Snowden等（2002年）总结多数病例后提出额叶性行为异常概念，即失抑制、冲动、惰性、社交意识丧失、忽视个人卫生、精神僵化、刻板行为及"利用行为"(即捡起和使用环境中任何物体),还包括语言功能异常,如说话减少、缄默、模仿语言及重复语言。

最近几年,学者发现部分患者在出现与额颞叶萎缩有关的痴呆症群的同时,伴有进行性的运动神经元病,或伴有帕金森病综合征。1987 年,Gustafson 首先提出额颞叶痴呆这一概念,包括皮克病、额颞叶变性、进行性失语、语义性痴呆。

FTD 可合并运动神经元病(motor neural disease,MND)或帕金森综合征。尽管与额颞叶变性有关的综合征很多,而且组织病理改变也不尽相同,但近年来,已倾向采用 FTD 这一诊断来概括这一临床综合征。

随着临床研究的进展,学者在 1994 年就提出了额颞叶退行性病变(frontotemporal lobar degeneration,FTLD)这一概念,包括额颞叶痴呆、语义性痴呆和进行性非流畅性失语。

一、病因和发病机制

FTD 的病因及发病机制尚不清楚。研究显示额颞叶痴呆患者与皮克病患者的额叶及颞叶皮质 5-HT 能递质减少,推测额颞叶功能减退可能与 5-HT 系统改变有关。脑组织及脑脊液中 DA 释放也减少,而未发现胆碱能系统异常。但 Odawara(2003 年)发现在不具有皮克小体的 FTD 患者的颞叶中,毒蕈碱样乙酰胆碱受体的数量明显减少,尤其是 M1 型受体。与突触前胆碱能神经元受损不同,这种胆碱受体神经元损害更为严重,并且胆碱酯酶抑制剂治疗无效。40%~50%的患者有阳性家族史。在常染色体显性遗传家族的患者中,发现 FTD 与 17 号染色体长臂 17q6-22 有关。

(一)病因和发病机制

在皮克型和微空泡化型中观察到 tau 基因突变,提示这两种病理类型有共同的基因基础。在临床表现为单纯额颞叶痴呆的患者中,观察到与 3 号染色体的突变有关,而额颞叶痴呆伴发运动神经元病的患者与 9 号染色体突变有关。其他的危险因素有电抽搐治疗和酒精中毒。

正常成年人脑表达有 6 种 tau 的异构体,这 6 种异构体是由单一基因编码,通过对外显子 2、3 和 10 的可变剪接(alternative splicing)而产生的。外显子 10 的编码决定了 tau 蛋白是含有 3 个还是 4 个微管结合重复片段(three or four microtubule binding repeats,3R-tau 或 4R-tau)。4R-tau 比 3R-tau 具有更强的刺激微管组装的能力,但也更容易被磷酸化而聚集形成双螺旋纤维细丝。在正常人脑中,3R-tau 和 4R-tau 的表达比例大约是 1,但在某些 17 号染色体连锁性额颞叶痴呆合并帕金森综合征(frontotemporal dementia with Parkinsonismlinked to chromosome17,FTDP-17)的患者,至少发现有 15 种发生在 tau 基因上的突变引起 tau 外显子 10 的可变剪接失调,导致患者脑中 3R-tau 和 4R-tau 的比例失衡。此外,3R-tau 与 4R-tau 的比例失调不仅见于 FTD(3R-tau 多于 4R-tau),还见于进行性核上性麻痹(progressive supranuclear palsy,PSP)(3R-tau 少于 4R-tau),基底节退行性病(corticobasal degeneration,3R-tau 少于 4R-tau)以及 Down 综合征(Down's syndrome,3R-tau 多于 4R-tau)。

常染色体显性遗传家族史的 FTD 患者中有 25%~40%可检测到微管相关蛋白 tau(MAPT)基因突变,包括第 9、10、11、12、13 外显子等位点突变。这种 tau 蛋白异常所致疾病现又被命名为 tau 蛋白病(tauopa thies),它包括 FTD 和 PSP。但仍有 60%有阳性家族史的 FTD 患者不能发现 MAPT 基因突变。

Morris(2001 年)对 22 个常染色体显性遗传的 FTD 的家族进行了 tau 突变基因分析,结果表明有半数的家族存在着位于 17q6-22 的 tau 基因突变,目前已发现 30 余个突变位点。病理上发现在神经元或胶质细胞有 tau 蛋白沉积的病例中,全部观察到 tau 基因突变。而另两个病理上分别表现为泛素沉积和细胞丢失伴空泡化的家族均未观察到 tau 基因突变。由于来源于不同研究小组的报告提示 FTD 的基因突变有多相性,目前在 FTD 的基因突变类型、病理类型和临床类型之间还找不出一致性。

有关 FTD 精神症状神经生物学机制的研究甚少,影像学研究发现,有语言障碍的 FTD 患者的左额-颞叶萎缩显著,而那些有行为综合征的 FTD 患者表现为双侧或右侧左额-颞叶病理改变。还有证据表明,攻击行为与 FTD 患者的左侧眶额部皮质灌流减少有关。

(二)病理

FTD 患者脑部的大体病理表现为双侧额叶、颞叶前端的局限性萎缩。有时可见纹状体、基底节、桥核、脑神经核和黑质改变,杏仁核与海马的 CA1 区有明显萎缩,而 Meynert 基底核相对完好。光镜下可见萎缩脑叶皮质神经元缺失、微空泡形成、胶质增生和海绵样变,皮质Ⅱ层的这种改变明显。神经元和胶质可见 tau 的沉积,部分神经元胞质内含有均匀的界限清楚的嗜银皮克小体,约 15% 的患者病理出现皮克小体。此外还有其他病理改变,如出现老年斑、神经原纤维缠结或路易体。FTD 分为 3 种主要类型。

1.组织微空泡变类型

该型最常见,占全部病例的 60%,主要以皮层神经元的丢失和海绵样变性或表层神经毡的微空泡化为特征,胶质增生轻微,无肿胀的神经元,残留细胞内无皮克小体。边缘系统和纹状体可受累,但轻微。

2.皮克型

该型约占 25%,表现为皮层神经元丢失,伴广泛和明显的胶质细胞增生,细胞微空泡化,残留细胞内可出现皮克小体,大多数病例中 tau 蛋白及泛素免疫组化染色阳性,边缘系统和纹状体受累可能比较严重。

3.混合型

该型约占 15%,患者临床表现为 FTD 伴运动神经元病变,病理上多表现为微空泡化型,极少情况下为皮克型,同时伴有运动神经元病的组织病理改变。许多免疫组织化学方法有助于 FTD 的诊断和排除诊断,tau 蛋白抗体免疫组化染色是诊断 FTD 的最基本方法,泛素免疫组化染色也作为常规检查的重要手段,因部分 tau 染色阴性的组织可能会呈现泛素阳性。有些病例泛素染色可显示路易体,此时采用α-共核蛋白(α-synuclein)免疫组化染色可排除路易体痴呆。

由于目前对 FTD 的退行性病变发生及进展的机制并不清楚,对 FTD 的病理诊断有一定的局限性。而且 FTD 的临床症群并不全部具有相应的病理改变。病理诊断的手段主要是用于确定病理改变的部位、累及的范围及程度,排除已知的某些疾病,并试图确立与某些症群相关的病理基础,如 FTD 的去抑制症状与眶额和颞叶前端受累有关。情感淡漠提示病变累及额极及后外侧额叶皮层,刻板性动作的出现与纹状体及颞叶的累及有关,颞叶新皮层(尤其是颞叶中下回)的损害与语义性痴呆有关。另外有些研究表明半球病变的非对称性受累可影响其行为学表现,右半球病变与患者的社会性行为异常改变相关。

17-染色体关联的 FTD 即连锁于 17 号染色体伴帕金森综合征的额颞叶痴呆(hereditary frontotemporal dementia with Parkinsonismlinked to chromosome),简称 FTDP-17。最近研究发现,FTD 呈常染色体显性遗传,在第 17 号染色体上已发现 tau 基因编码区和内含子的多个错义和缺失突变,导致 tau 蛋白功能改变、过度磷酸化,形成 FTDP-17 病理性 tau 蛋白,引起了额颞叶痴呆和帕金森综合征表现。FTDP-17病理性tau蛋白等位基因的发现强烈表明病理性tau蛋白是神经退行性病变的一个主要原因，或者至少与一些病理心理学表现形式有关。

二、临床表现

(一)症状

行为改变可能是由前额皮层和皮层下边缘系统连接变化所致，这些区域是产生和调节人类行为的脑部重要结构。行为改变是FTD的主要症状，称为行为型FTD综合征，包括行为脱抑制、冲动和粗鲁的社会行为。在行为型FTD综合征中，还有多种不同的症状。①脱抑制综合征：脱抑制、随境转移和无目的的活动过多，这些症状与扣带前回额叶和颞极萎缩有关联。②淡漠综合征：情感淡漠、缺乏活力和意志丧失，因额叶广泛萎缩并延续到额颞叶皮质而发生。

由于FTD隐袭性起病，渐进性发展，且早期记忆力和空间定向力保留，故早期难以辨认。FTD最早、最常见的症状是人格和行为的变化。至中晚期，主要临床特征为有明显的性格和行为异常、明显的语言障碍。

1.FTD早期的临床表现

(1)社会人际交往能力下降：表现为不遵循社会行为道德规范，脱抑制，有放纵自身行为。

(2)个人行为障碍：表现为明显偏离日常行为表现，消极，懒惰，或者有时表现为活动过度，如徘徊。

(3)表达能力下降：表现为不能描述个人的症状，在遇上困难时不能表达自己的要求；而记忆和空间定向力早期相对保留。

2.FTD中晚期的临床表现

(1)情感障碍：情感迟钝，表现为丧失表达感情的能力，如不能表达个人的喜怒哀乐，社会情感障碍表现为局促不安，缺乏同情心。

(2)言语障碍：较为明显，表现为表达困难，而模仿能力相对保留。刻板性使用单句、词甚至是某个音节，最后患者多出现缄默状态。

(3)行为障碍：可有刻板性的动作，如不自主搓手、踮脚。使用物品的行为异常表现为"利用行为"，即患者仅去抓、拿、使用出现在他们视野中的物品，而不管该物品是否合适，例如，患者可能去端眼前的空杯子喝酒。

(4)饮食紊乱：饮食习惯常改变，表现为食欲增加，爱吃甜食。

(5)控制能力削弱：思维僵化，固执，注意力涣散，有冲动行为。

(6)Kluve-Buay综合征：即表现为额叶损害症状，常见摸索行为、抓握反射、口探索症，强迫探索周围物体(抓、摸眼前物体)。

(7)幻觉：与其他痴呆相比，FTD的幻觉比较少见。

(8)人格改变：表现为不修边幅，不讲卫生。

由于FTD患者的认知状态相对正常，空间和时间准确定位可维持很长时间，患者经常惹是生非，家属因难以忍受患者这种异常行为而带其就诊者较多。这类患者在晚期可出现运动障碍，加之以前与家属成员积怨较多，缺乏照料，生活质量往往不好。

(二)分型

目前的临床分型主要根据早期临床表现，也有根据影像学资料和病理变化分型的。

1.行为型 FTD(behavioral FTD)

行为型 FTD 占 FTD 的 40%～60%。该型以进行性人格特征和行为改变为标记,空间技能和记忆相对保留。患者内省力缺失,不能意识到自己疾病的发展,对自身的人格改变不关心、不苦恼。临床表现为性兴趣明显增加或减退,失抑制性,如有愚蠢样、无目的活动过度、使用物品的行为异常、不恰当的诙谐以及修饰能力下降。不过,偶尔有患者能够获得或利用艺术或音乐技能,特别是 FTD 的"颞叶变异者"。部分患者表现为刻板、仪式样行为。40%～65%有冲动行为,情感淡漠、兴趣减退、人际疏远以及缺乏同情心也较常见,而抑郁症状相对少见。

失抑制性的 FTD 病理改变主要限于额眶中和颞前区;而淡漠性的病理改变多半在右侧额叶,也遍及额叶并向额皮质背外侧延伸;刻板性行为的 FTD 主要病理改变为纹状体变化以及皮质(以颞叶为主而非额叶)受累。

2.语义性痴呆(semantic dementia,SD)

有关 SD 的患病比例报道颇不一致,为 6%～40%。SD 以言语障碍为特征,即言语缺乏流畅性,词义丧失,找词时停顿或语义性言语错乱,知觉障碍主要表现为家庭成员脸面再认或物体命名损害。而知觉对比、模仿画图、单词的重复应用、根据音标调整单词的听写能力均保持。SD 总伴有颞叶萎缩,但颞叶萎缩并不是 SD 的唯一病理解释。SD 的病理表现多种多样,有时可合并阿尔茨海默病。

3.原发性进行性失语(primary progressive aphasia,PPA)

PPA 在 FTD 中的比例为 2%～20%,其主要临床症状为慢性、进行性语言功能衰退,找词困难,说话的流利性降低(非流利性失语)或踌躇不定,语言理解困难,有构音障碍,痴呆发展得比较晚。这种发病形式提示为左侧半球语言皮质存在局灶性病损(即左侧额颞叶),但影像学通常并不能发现脑萎缩。这种仅出现语言功能障碍而无明显认知功能衰退证据的病程可长达 10～12 年。PPA 患者的痴呆发生率可能在数年后达到 50%。

需要说明的是,在疾病后期,额颞叶变性,原发性进行性失语,语义性痴呆等,症状多重叠,不易分型。例如,约 16%的 FTD 是 SD 与 PPA 的混合型。

三、检查

(一)临床检查

神经系统查体一般无局灶性阳性体征,或仅存在病理反射。可出现原始反射,如吸吮反射与强握反射、大小便失禁、低血压及血压不稳。部分患者合并帕金森病,可有肌强直及运动减少。部分患者合并有肌萎缩性侧索硬化症,可有该疾病的典型表现。

(二)神经心理学

FTD 的神经心理学特征是执行功能受损、持续言语、排序功能障碍、反馈使用不当和额叶测试功能缺陷。表现为额叶相关的功能(如抽象、计划和自我调控行为)严重异常,不能良好地完成顺序动作。与阿尔茨海默病患者相比,FTD 患者早期即出现判断力、解决问题能力、社会和家庭事务处理能力及自理能力明显降低,建构和计算能力优于阿尔茨海默病患者,概念、空间和运用能力保留完好。所以日常生活能力量表评定(ADL)较阿尔茨海默病患者差,而记忆和计算能力优于阿尔茨海默病患者。在散发型、有家族史无 tau 基因突变和有 tau 基因突变的 FTD 中,淡漠在散发型与 tau 阴性组多见,tau 阴性组的执行运用障碍更为多见,而抑郁、偏执、妄想等精神症状只见于散发型。

尽管 FTD 与阿尔茨海默病在症状上有差异，但对于绝大多数常见的痴呆或其他痴呆性疾病来说，要把它们区别开来可能是困难的。那种生前被诊断为阿尔茨海默病，死后在病理学上诊断为 FTD 的情况并不少见。原因是那些符合 FTD 诊断的患者也可能符合 NI NCDS-ADRDA 中阿尔茨海默病的诊断。认知变化指明额叶功能受损，患者表现为注意缺陷，抽象思维贫乏，精神活动转移困难，这些现象可反映在额叶功能损害的神经心理测验中，如威斯康星卡片分类测试（WCST）、伦敦塔测试（tower of London test）或 Hanoi 塔测试（tower of Hanoi test）、线索标记测试（trail making test）和 Stroop 测试。

FTD 各类亚型的认知损害也有差异，颞叶萎缩严重的 FTD 患者显示严重的语义记忆损害，而额叶萎缩明显的 FTD 患者表现为注意和执行功能的缺陷。虽然 FTD 的记忆障碍的发生率较高，但患者通常能保留定向，甚至到了疾病晚期还能够良好地追踪最近某人所发生的事情，在顺行性记忆的测定上损害没有阿尔茨海默病明显。不过，顺行性记忆测试的具体操作有较多的变数，与认知功能测试不同，患者常不能根据"自由回忆"完成测试。在疾病晚期，伴随远期记忆的严重丧失，可发生明显的遗忘。因此，虽然严重遗忘是阿尔茨海默病最初的特征，但是由于 FTD 的疾病早期阶段就很有可能累及海马和内嗅区，遗忘也存在于许多 FTD 患者。FTD 患者在音素流畅性任务（给出一个特殊的字，然后让受试者在有限的时间内尽可能说出更多词。如给出一个"公"字，可以有公正、公证、公信、公平等）和分类流畅性任务（在有限的时间内，说出归属于某种语义分类的词汇，例如，让患者说出动物的名称，狮、虎、豹等）中的执行能力较差，甚至差于阿尔茨海默病患者，但他们能够较好地进行图片命名、词-图匹配和其他一些语言测验。FTD 与阿尔茨海默病最显著的差异是神经心理学结果显示 FTD 患者通常保持视觉空间能力。不过，神经心理学测试的操作可能会受到注意缺损、无效的补救策略、不良的组织能力、自我监督的缺乏和兴趣缺乏等因素干扰。

FTD 常常会受到优势半球不对称的影响，左脑受损的 FTD 患者显示词汇测定的操作能力较差，右侧 FTD 患者显示 IQ 测试和非词汇评定（如设计流畅性、图片排列）的操作能力较差，WCST 的持续反应数增加和概括力水平数下降。

对于 FTD，简易精神状态检查（MMSE）不是有用的筛检工具，因为严重受损的 FTD 患者（甚至在需要护理的时候）会显示正常的 26～30 的 MMSE 分值。有的研究发现 FTD 与阿尔茨海默病之间仅有词汇性顺行性记忆方面的差异。多数研究发现，在应用 MMSE 评定痴呆的严重性时，阿尔茨海默病患者仅存在非语言性测验（如视觉结构、非词汇性记忆和计算）的操作缺陷。总体上，FTD 患者在执行功能和语言功能上的损害比记忆操作更严重。患者具有较好的编码功能，可以通过提示回忆，其记忆下降的速度要慢于阿尔茨海默病患者。可以根据 WAIS-R 的词汇、积木图案亚测试配对联想学习评定鉴别 FTD 与阿尔茨海默病，其精确率达 84%。

（三）神经影像学

Lund 和 Manchester 标准的效度一直以神经影像学为"金标准"来评定，其中与"口部活动过度、社交意识丧失、持续和刻板行为、进行性言语减少以及空间定向和行为能力保持"有关的标准能够成功地区别 FTD 和阿尔茨海默病，但"抑郁/焦虑、疑病、心理僵化、模仿言语、隐袭起病以及晚期缄默症"标准则对 FTD 和阿尔茨海默病的鉴别诊断无帮助。

1.CT/常规 MRI

CT 发现 FTD 患者有对称或不对称性额颞叶萎缩，而半球后部相对正常，侧脑室可扩大，尾状核头部可见萎缩。根据病程不同，受累区域显示不同程度的萎缩，最终显示"刀片"样改变。不同亚型显示不同的区域萎缩：行为改变者显示右侧额叶萎缩，进行性失语者显示优势半球外侧裂周围区域的萎缩。

MRI 在测定脑体积方面比 CT 优越，MRI 对局部脑萎缩的研究具有较好的空间解决能力，几乎没有颅骨伪影以及在 FTD 受累的眶额区和颞区更能提供证据，并可用于与阿尔茨海默病的鉴别。MRI 可发现 FTD 患者额叶、颞叶的显著萎缩。受累皮质下白质 T_2WI 呈现显著增强的信号。FTD 和阿尔茨海默病患者虽然都有多部位的萎缩，但 FTD 患者额中部和颞前区的萎缩较阿尔茨海默病患者明显。

虽然颞中叶萎缩与阿尔茨海默病有关，但 FTD 也能出现颞叶改变。行为型 FTD 在 MRI 的特征是右侧额叶萎缩，或者说 FTD 的行为表现可能与右侧额叶萎缩相关。阿尔茨海默病患者则显示两侧额叶萎缩。

PPA 最常见的结构特征是在 CT 或 MRI 上被描述为左外侧裂周围区域萎缩，更典型的表现是在前外侧裂周围区域。SD 的脑萎缩与之相反，更多地表现在后外侧裂周围区域。或者是颞中叶、颞内侧和颞的两极萎缩，萎缩在颞前叶最明显，在颞后叶较轻。左侧颞叶萎缩比右侧颞叶或两侧颞叶更多见。

FTD 海马萎缩的类型和阿尔茨海默病不同，阿尔茨海默病表现为海马均匀性萎缩，而 FTD 表现为前端萎缩。

2.磁共振波谱法

鉴别 FTD 与阿尔茨海默病的另一种有效手段是磁共振波谱法（MRS），MRS 为研究活体人脑内大量精神药物及代谢物提供了有用的方法，使用锂-7MRS 和氟-19MRS 已经获取精神药物对于靶器官（如大脑）作用的药代动力学和药效动力学特点资料。质子和磷-31MRS 可测量几种重要脑代谢物的脑内浓度，明显提高了学者对大量精神障碍病理生理学的认识。

MRS 对鉴别诊断可提供有价值的资料，MRS 显示 FTD 患者额叶中乙酰天冬氨酸、谷氨酸和谷氨酰胺浓度下降比阿尔茨海默病患者显著，而肌醇浓度上升程度明显高于阿尔茨海默病患者，提示神经元丧失和胶质增生。MRS 对 FTD 与阿尔茨海默病鉴别诊断的准确率高达 92％。FTD 与阿尔茨海默病相比，FTD 患者额叶中乙酰天冬氨酸浓度下降 28％，谷氨酸和谷氨酰胺浓度下降 16％，肌醇浓度上升 19％。

3.PET/SPECT

功能性影像学显示左侧 Sylvian 区低灌流是 PPA 或 SD 的特征，而行为型 FTD 则表现为右侧或双侧额叶低灌流。PET 检测发现，FTD 患者脑部代谢率降低主要见于额前皮质的背外侧和腹侧、额极、扣带回前部区域，亦可见于双侧额叶前部、右侧顶叶下部和双侧纹状体。

SPECT 扫描可发现双侧对称性额颞叶的局限性异常。采用突触后多巴胺 D_2 受体的配体 ^{123}I-苯甲酰胺（^{123}I-benzamide，^{123}I-BZM）SPECT 检查 FTD 和阿尔茨海默病，并与 ^{99m}Tc-HMPAO SPECT 结果比较，^{99m}Tc-HMPAO SPECT 提示阿尔茨海默病和 FTD 患者均呈额叶低灌注，而 ^{123}I-BZM SPECT 提示 FTD 患者额叶上部区域配体吸收率明显低于阿尔茨海默病患者，表明在 FTD 患者额叶皮质 DA 系统受损比阿尔茨海默病患者明显严重。

以显示灌流特性的 HMPAO-SPECT 和显示代谢特征的 FDG-PET 研究典型的 FTD 患者，显示额颞叶区功能下降，这些缺陷在 FTD 的早期就能看到，而在阿尔茨海默病病例中，要到较晚时期才能看到（颞顶叶缺陷）。

（四）实验室检查

1.CSF

文献报道中有关 CSF 中 tau 蛋白浓度的结果大相径庭，或明显高于正常人群，明显低于健康对照者。而 Aβ-42 水平虽显著低于对照者，但又显著高于阿尔茨海默病患者。CSF 中 tau 蛋白浓度与 MMSE 评分无关。CSF 中 tau 蛋白和 Aβ-42 水平与 FTD 病情无相关性。CSF 星形细胞中的 S2100β 是一种钙结合蛋白，其浓度的升高可能反映 FTD 有明显的星形胶质细胞增生。但 S2100β 水平与 FTD 发病年龄、病情及病程等均无关，因此也不作为 FTD 的常规检查。

2.组织病理学

FTD 的萎缩皮质处，神经元数量明显减少，残存神经元呈现不同程度的变性、萎缩，其中胞体呈梨形膨大的变性细胞，称为皮克细胞，而其胞质内存在与细胞核大小相似、嗜银性球形的包涵体，称为皮克小体。检测皮克小体的最佳标志为 tau 染色抗体，泛素也存在于皮克小体内，但泛素标志与 tau 并不一致。电镜研究皮克小体主要由大量 tau 原纤维杂乱排列形成，对泛素、α-共核蛋白和 ApoE 等抗体也可着色。这些 tau 免疫反应、分散的微丝样物，呈狭窄、不规则卷曲的带状，宽度约 15 nm，交叉空间大于 150 nm，且周围并无包膜。部分神经胶质细胞内也可发现皮克小体样包涵物。

（五）电生理

疾病早期脑电图检查常表现为正常，在中晚期可见单侧或双侧额区或颞区局灶性电活动减慢，但无特异性诊断价值。P300 和 N400 均显示有认知功能缺损现象。

四、诊断和鉴别诊断

（一）诊断

由于该病的临床、病理改变和基因类型之间缺乏一致性，在诊断上有难度。青壮年发病者有时被误诊为精神分裂症或心境障碍，而中老年发病者容易与其他的变性疾病和系统疾病相混淆。其在症状学上突出的特点为隐袭起病、进展性发展的行为异常和语言障碍。需排除中枢神经系统导致认知和行为异常的其他进行性疾病，如脑血管病性痴呆、帕金森病、进行性舞蹈病。导致痴呆的系统疾病（如甲状腺功能减退、人类免疫缺陷病毒感染）亦需排除。

既往诊断经典型皮克病必须在脑组织的神经元内观察到皮克小体，但大多数 FTD 患者并无皮克小体，而且皮克小体也可见于其他神经变性病（如皮质基底节变性及进行性核上性瘫痪）。所以是否存在皮克小体对于 FTD 的诊断并无肯定价值。

有关 FTD 的诊断标准尚不统一，DSM-Ⅳ 没有单独的额颞叶痴呆诊断。ICD-10 和我国的 CCMD-3 虽然没有额颞叶痴呆诊断名称，但标出的皮克病性痴呆的性质与额颞叶痴呆相似，可供参考。

1.ICD-10 的皮克病性痴呆诊断标准

（1）进行性痴呆。

（2）有突出的额叶症状，伴欣快、情感迟钝、粗鲁的社交行为、脱抑制以及淡漠或不能静止。

（3）异常的行为表现常在明显的记忆损害之前出现。

2.CCMD-3 的皮克病所致精神障碍诊断标准

起始于中年（常在 50～60 岁）的脑变性病导致的精神障碍，先有缓慢发展的行为异常、性格改变，或社会功能衰退，随后出现智能、记忆及言语功能损害，偶尔伴有淡漠、欣快及锥体外系症状。神经病理学改变为选择性额叶或颞叶萎缩,而老年斑及神经原纤维缠结的数量未超出正常老龄化进程。

(1)符合脑变性病所致精神障碍的诊断标准,在疾病早期记忆和顶叶功能相对完整。

(2)以额叶受损为主,至少有下列3项中的2项:①情感迟钝或欣快;②社交行为粗鲁、不能安静,或自控能力差;③失语。

(3)缓慢起病,逐步衰退。

(4)排除阿尔茨海默病、脑血管病所致精神障碍或继发于其他脑部疾病的智能损害。

3.Chow 标准

(1)50～60 岁时发病(平均 56 岁)。

(2)以失抑制或犯罪行为起病。

(3)社交意识丧失。

(4)有强迫行为。

(5)精神错乱或冲动(此症也可见于阿尔茨海默病,但多见于 FTD)。

(6)心境异常(常为忧郁,有时欣快)。

(7)刻板重复语言。

4.Lund 和 Manchester 标准

(1)核心诊断:①隐袭起病,进行性发展;②早期的社会人际行为下降或社交意识丧失;③早期的人际协调行为损害;④早期的情感平淡;⑤早期的内省力丧失。

(2)支持诊断:①行为障碍,个人卫生不佳,修饰能力下降,心理僵化,缺乏灵活性,注意力分散并且不能持久,口部活动过度和进食改变,有持续和刻板行为、利用行为(使用出现在他们视野中的物品);②言语障碍:言语表达改变(非自发地、节约地讲话),有刻板言语、模仿言语、持续言语、晚期缄默症;③生理体征:有原始反射,失禁,运动不能,僵直,木僵,血压下降或不稳定;④检查:神经心理学检查提示在没有严重遗忘、失语或空间知觉障碍的情况下额叶明显损害,脑电图检查提示尽管有痴呆证据但常规脑电图正常,结构性或功能性脑影像学检查提示优势半球的前额和颞前回异常。

(3)排除诊断:①突发事件后急性起病;②起病与颅脑外伤有关;③早期出现严重的健忘;④空间定向障碍;⑤讲话呈痉挛性,慌张,缺乏逻辑;⑥肌阵挛;⑦皮层脊髓衰弱;⑧有小脑性共济失调症;⑨有手足徐动症。

(4)相对排除诊断:①有典型慢性酗酒史;②有持续高血压;③有血管性疾病史(如心绞痛、间歇性跛行);④有全身性疾病(如甲状腺功能减退)或物质诱导性疾病等。

此标准可 100% 鉴别 FTD 与阿尔茨海默病。早期以个人和社交意识丧失、口部活动过度以及刻板、重复行为鉴别两种疾病的敏感度为 63%～73%,特异度可高达 97%～100%。

5.Work Group 标准

(1)出现行为或认知缺陷,表现为早期进行性人格改变,以行为调整困难为特征,常导致不合适的反应或活动;表现为早期进行性语言功能改变,以对语言理解异常或严重命名困难及词义异常为特征。

(2)社交或职业功能明显异常,或以往功能水平的明显降低。

(3)病程以渐进性发病、持续性进展为特征。

(4)第 1 条症状排除由其他神经系统疾病(如脑血管病)、全身性疾病(如甲状腺功能减退)或物质诱导性疾病引起。

（5）这些缺陷症状在谵妄状态时不发生。

（6）这些异常不能以精神疾病诊断解释（如忧郁）。

6.Mckhann 标准

（1）行为和认知功能的异常表现：①早期进行性人格改变，突出表现为难以调整行为规范，导致经常出现不适当的反应或行为。②早期进行性语言功能改变，其特点是语言表达困难、赘述或者严重的命名困难以及词义理解困难。

（2）标准（1）中①或②列举的异常可以导致社会或者职业功能的严重损害。

（3）逐渐起病，功能持续性下降。

（4）标准（1）中①或②列举的功能障碍不是由其他神经系统疾病（如脑血管病）、系统性原因（如甲状腺功能减退）或者某种物质引起的。

（5）此类功能障碍不是由谵妄或精神疾病引起的。

（二）鉴别诊断

FTD 早期有各种行为异常，易被误诊为阿尔茨海默病、血管性痴呆、精神分裂症、麻痹性神经梅毒、正常压力脑积水、心境障碍以及路易体痴呆等。

1.阿尔茨海默病

要鉴别 FTD 和阿尔茨海默病。尽管 FTD 和阿尔茨海默病均可在老年前期发病，但阿尔茨海默病的发病率往往随年龄的增加升高，而 FTD 很少在 75 岁以上发病。在疾病的早期 FTD 患者常出现行为异常，而阿尔茨海默病患者则很少出现。与 FTD 不同，阿尔茨海默病患者早期可保留正常的社会行为，尽管存在记忆障碍，但患者还能通过主观努力克服其记忆缺陷，并保留其在社会的体面。

FTD 行为改变的特点是刻板、饮食行为以及社会意识丧失，这些症状只发生于 FTD 患者，而不发生于阿尔茨海默病患者。FTD 患者比阿尔茨海默病患者表现出更多的情感淡漠、脱抑制、欣快和异常的动作行为。

随着阿尔茨海默病病情的发展，可出现对某些情况的判断缺陷，比如借了钱不还，但这常因与他们的记忆障碍有关，而不像 FTD 患者带有某种主动性。阿尔茨海默病患者的情感淡漠多发生在个别情况下，而不像 FTD 患者，其情感淡漠是贯穿性的，表现出对他人和社会的漠不关心。另外阿尔茨海默病患者早期可出现明显的学习和记忆障碍，随着病情的发展，远、近记忆都会丧失。但大多数 FTD 患者早期记忆损害轻微，比如存在记忆损害的 FTD 患者可回忆近期的某些事件，但当进行记忆测试的时候却不一定得到好的成绩，因为虽然在早期 FTD 患者的记忆和空间定向力相对保留，但因患者的注意力高度涣散，常缺乏主动性，可影响到该项检查的结果。另外，FTD 患者比阿尔茨海默病患者更有可能出现运动神经元病。

神经影像学方面，SPECT 提示阿尔茨海默病患者和 FTD 患者均呈额叶低灌注，而采用突触后多巴胺 D_2 受体的配体 SPECT 检查提示 FTD 患者额叶上部区域配体的吸收率明显低于阿尔茨海默病患者，表明在 FTD 患者额叶中皮质 DA 系统受损比阿尔茨海默病患者明显严重。这无疑是鉴别这两种痴呆的有效手段。与阿尔茨海默病鉴别的另一种有效手段是 MRS，其对 FTD 与阿尔茨海默病的鉴别诊断的准确率高达 92%。FTD 患者额叶乙酰天冬氨酸、谷氨酸和谷氨酰胺浓度下降比阿尔茨海默病患者显著，而肌醇浓度上升程度明显高于阿尔茨海默病患者。

神经心理学方面，可应用 MMSE、CDR 测试，FTD 患者的 CDR 分值明显低于阿尔茨海默病患者,在早期判断力、解决问题能力、社会和家庭事务处理能力及自理能力即明显降低,而阿尔茨海默病患者的记忆损害最重。

2.血管性痴呆

血管性痴呆病程呈阶梯样进展或波动,生活和工作能力下降,但个人卫生、修饰和人际交往等能力保持完整。认知损害分布不均匀,如记忆损害明显,而判断、推理及信息处理能力的损害轻微,自知力可保持得较好。而 FTD 隐袭性起病,渐进性发展,且早期记忆力和空间定向力保留。社会人际交往能力下降,表达能力下降,情感迟钝,可有刻板性的动作。

3.精神分裂症

FTD 的情感迟钝,有刻板性的动作,刻板性使用单句,可处于缄默状态,不修边幅,不讲卫生,思维僵化,固执,注意力涣散等,可能与精神分裂症相似。但中老年期出现的精神分裂症多以听幻觉、被害或嫉妒妄想症状突出,且生活自理能力基本正常,更无运动神经功能障碍。随着病程的进展,FTD 患者的智力下降更能作为鉴别要点。

4.抑郁症

中老年期抑郁症患者多思考困难,反应迟缓,音调低沉,动作笨拙,易与 FTD 早期伴有忧郁者相混。但抑郁症仅表现为词语学习能力、逻辑记忆以及语义流畅的损害。而 FTD 表现为刻板性使用单句、词甚至是某个音节。抑郁症患者可通过鼓励,在短时间内表现出良好的记忆力、注意力和计算力,一般无智能障碍和自我放纵的人格改变。

5.路易体痴呆

研究发现 FTD 与路易体痴呆在 17 号染色体存在基因连锁关系,甚至有人称之为 17 号染色体连锁的额颞叶痴呆和帕金森病(frontotemporal dementia and parkinsonismlinked to chromo-some17,FTDP-17)。FTD 至中晚期与路易体痴呆表现相似,有运动功能障碍,加之应用金刚烷胺和左旋多巴/卡比多巴治疗均有一定效果,故有学者认为两组疾病可能系同一组疾病。路易体痴呆患者的皮克小体中 α-共核蛋白呈阳性,FTD 患者的皮克小体中 α-共核蛋白呈阴性,两者可以区别。海马的齿状颗粒细胞,额叶、颞叶皮层的中小细胞存在嗜银球形小体,这种嗜银小体同时表达 tau 和泛素。这不仅有利于皮克小体与路易体的鉴别,也有利于与运动神经元型额颞叶痴呆的泛素阳性、tau 阴性的神经细胞包涵物区别。

6.麻痹性神经梅毒

麻痹性神经梅毒(paretic neurosyphilis,PN)又名麻痹性痴呆,是由梅毒螺旋体侵犯大脑引起的一种晚期梅毒的临床表现,5%～10%的梅毒患者可发展成为麻痹性痴呆。该病隐袭起病,发展缓慢。以神经麻痹、进行性痴呆及人格障碍为特点。随后出现进行性痴呆,常有欣快、夸大、抑郁或偏执等精神病色彩。有不洁性交史、梅毒螺旋体感染可疑史、阿-罗瞳孔,都可考虑麻痹性痴呆。麻痹性神经梅毒患者血清康华反应为强阳性,进行螺旋体荧光抗体吸附(fluorescent treponema antibody absorption,FTA-ABS)试验,几乎所有神经梅毒患者都呈阳性,可与 FTD 鉴别。

7.正常压力脑积水

正常压力脑积水是脑膜或蛛网膜增厚和粘连,阻碍了脑脊液正常循环,特别是在脑基底池或大脑凸面处阻止脑脊液正常流向上矢状窦所引起的。表现为步态共济失调、皮质下痴呆和排尿中断临床三联症。正常压力脑积水患者虽然有意志缺失、记忆力减退和情感淡漠症状,但早期没有社会人际行为下降或人际协调行为损害。此外,健忘、注意力下降、思维缓慢伴有记忆力缺陷的皮质下痴呆特征、脑室扩张、CSF 压力正常而无视盘水肿是正常压力脑积水的特征。

五、预防和治疗

该病目前尚缺乏特异性治疗方法。由于此类疾病并不出现阿尔茨海默病的胆碱能递质改变的神经生化学异常,所以用于治疗阿尔茨海默病的胆碱酯酶抑制剂并不能改善 FTD 的症状。尸解和 PET 的神经生物化学研究表明该病有 5-HT 代谢异常,因此,使用某些选择性 5-羟色胺再摄取抑制剂(SSRIs)对 FTD 的症状可能有效,氟伏沙明、舍曲林、氟西汀、帕罗西汀可改善患者的脱抑制、抑郁、强迫动作、摄食过量等症状。

DA 受体激动剂的应用尚有争议,因为有诱发精神症状的危险。溴隐亭可能改善部分额叶症状,如执行能力和双重任务操作能力。溴隐亭的使用剂量开始为 $1.25\sim2.5$ mg,每天 2 次,以后在 $2\sim4$ 周每隔 $3\sim5$ d 增加 $2.5\sim5$ mg,找到疗效最佳的最小剂量。

对于攻击性行为,推荐使用 $5\text{-}HT_2$ 与 D_2 受体比值较高的第二代抗精神病药物,如奥氮平与利培酮。

卡马西平对于 Klver-Bucy 综合征有效。如出现明显的反应性神经胶质增生,可用抗感染剂治疗。有运动功能障碍者,应用金刚烷胺和左旋多巴/卡比多巴治疗均有一定效果。

神经生长因子可能促进受累神经元的生长、存活和分化,神经肽的作用尚未确定。基因治疗可能有一定前景,干细胞的效果尚需进一步探讨。

FTD 患者的管理主要是通过社会、精神病专家和志愿者构建支持网络,向患者提供日间的、临时休息以及最基本的居民护理的设施,以减轻患者家庭的负担。最好是由为老年患者提供服务的精神病机构来收治这类患者(包括早期发作的痴呆患者或行为损害者还未达到老年期的患者)。

(崔　丹)

第二节　路易体痴呆

路易体痴呆(dementia with Lewy Bodies,DLB)是一种神经系统变性疾病,临床主要表现为波动性认知障碍、帕金森综合征和以视幻觉为突出代表的精神症状。20 世纪 80 年代前,路易体痴呆的病例报道并不多,直至后来细胞免疫组化方法的诞生使之诊出率大幅度提高。目前在老年人神经变性性痴呆中,它的发病率仅次于阿尔茨海默病。

一、流行病学

一项系统性综述显示,65 岁以上老年人中 DLB 的患病率为 $3.6\%\sim7.1\%$,仅次于阿尔茨海默病和血管性痴呆,男性患者较女性患者略多,发病年龄在 $60\sim80$ 岁。来自欧洲和日本的研究资料也有相似结果。我国尚无完整流行病学资料。

二、病因与发病机制

路易体痴呆的病因和危险因素尚未明确。该病多为散发,虽然偶尔有家族性发病,但是并没有明确的遗传倾向。

路易体痴呆的发病机制不明确。病理提示路易体中的物质为 α-突触核蛋白和泛素等,异常蛋白的沉积可能导致神经元功能紊乱和凋亡。但是,α-突触核蛋白和泛素的沉积机制仍有疑问。其可能发病机制有以下两种假设。

（一）α-突触核蛋白基因突变

α-突触核蛋白是一种由 140 个氨基酸组成的前突触蛋白,新皮质、海马、嗅球、纹状体和丘脑含量较高,基因在第 4 号染色体上。正常情况下 α-突触核蛋白二级结构为 α 螺旋。研究证明,α-突触核蛋白基因突变可导致蛋白折叠错误和排列混乱。纤维状呈凝团状态的 α-突触核蛋白积聚物,与其他蛋白质一起形成了某种包涵物,即通常所说的路易体。α-突触核蛋白基因有 4 个外显子,如 209 位的鸟嘌呤变成了腺嘌呤,即导致氨基酸序列 53 位的丙氨酸被苏氨酸替代,破坏蛋白的 α 螺旋,而易于形成 β 片层结构,后者参与了蛋白质的自身聚集并形成淀粉样结构。Feany等采用转基因方法在果蝇身上表达野生型和突变型 α-突触核蛋白,可观察到发育至成年后,表达突变型基因的果蝇表现出运动功能障碍,脑干多巴胺能神经元丢失,神经元内出现路易体等。

（二）*Parkin* 基因突变

泛素-蛋白水解酶系统存在于真核细胞的内质网和细胞质内,主要包括泛素和蛋白水解酶,它们能高效、高选择性地降解细胞内受损伤的蛋白,避免异常蛋白的沉积,因此发挥重要的蛋白质质量控制作用。在此过程中,受损蛋白必须和泛素结合才能被蛋白水解酶识别,该过程称为泛素化。泛素化需要多种酶的参与,其中有一种酶称为底物识别蛋白(Parkin 蛋白或E3 酶),该酶由 *Parkin* 基因编码。如果 *Parkin* 基因突变导致底物识别蛋白功能损害或丧失,则上述变异的α-突触核蛋白不能被泛素化降解而在细胞内聚集,最终引起细胞死亡。

三、病理

1912 年,德国病理学家 Lewy 首先发现路易体。这是一种见于神经元内圆形嗜酸性(HE 染色)的包涵体,它们弥漫分布于大脑皮质,并深入边缘系统(海马和杏仁核等)、黑质或脑干其他核团。20 世纪80 年代通过细胞免疫染色方法发现路易体内含有泛素蛋白,以后又用抗 α-突触核蛋白抗体进行免疫标记,使诊断率进一步提高。

路易体并不为路易体痴呆所特有,帕金森病等神经退行性疾病均可出现;另外路易体痴呆神经元中可能还有以下非特异性变化:神经炎性斑、神经原纤维缠结、局部神经元丢失、微空泡变、突触消失、神经递质枯竭等,这些变化在帕金森病和阿尔茨海默病患者中也可见到,但分布和严重程度不一,因此可以鉴别。

四、临床表现

路易体痴呆兼具阿尔茨海默病的认知功能障碍和帕金森病的运动功能障碍,但又有其特点。路易体痴呆的临床表现可归结为 3 个核心症状(波动性认知障碍、视幻觉、帕金森综合征)。

（一）波动性认知障碍

认知功能损害常表现为执行功能和视空间功能障碍,而近事记忆功能早期受损较轻。视空间功能障碍常表现得比较突出,患者很可能在一个熟悉的环境中迷路,比如,在吃饭的间隙去洗手间,出来后可能无法找到回自己餐桌的路。

相对于阿尔茨海默病渐进性恶化的病程,路易体痴呆的临床表现具有波动性。患者常出现突发而又短暂的认知障碍,可持续几分钟、几小时或几天,之后又戏剧般地恢复。比如,一个患者在和别人正常对话,突然就沉默不语,两眼发直,几小时后突然好转。患者本人对此可有特征性的主观描述"忽然什么都不知道了,如同坠入云里雾里",在此期间患者的认知功能、定向能力、语言能力、视空间能力、注意力和判断能力都有下降。

(二)视幻觉

50％～80％的患者在疾病早期就有视幻觉。视幻觉的内容活灵活现,但不一定是痛苦、恐怖的印象,有时甚至是愉快的幻觉,以至患者乐意接受。早期患者可以分辨出幻觉和实物,比较常见的描述包括在屋子内走动的侏儒和宠物等。视幻觉常在夜间出现。听幻觉、嗅幻觉也可存在,出现听幻觉时患者可能拿着未连线的电话筒畅聊,或者拿着亲友的照片窃窃私语。后期患者无法辨别幻觉,对于旁人的否定会表现得很激惹。

(三)帕金森综合征

帕金森综合征主要包括运动迟缓、肌张力增大和静止性震颤。与经典的帕金森病相比,路易体痴呆的静止性震颤常常不太明显。

(四)其他症状

有睡眠障碍、自主神经功能紊乱和性格改变等。快速动眼期睡眠行为障碍被认为是路易体痴呆最早出现的症状。在快速动眼期的睡眠中会出现肢体运动和梦呓。常见的自主神经功能紊乱有直立性低血压、性功能障碍、便秘、尿潴留、多汗、少汗、晕厥、眼干、口干等。自主神经紊乱可能由脊髓侧角细胞损伤所致。常见的性格改变有攻击性增强、抑郁等。

五、辅助检查

(一)实验室检查

对路易体痴呆没有特异性的实验室检查方法,因此检查的目的是鉴别诊断。需要进行的检查有血常规、甲状腺功能、维生素 B_{12} 浓度、梅毒抗体、莱姆病抗体、HIV 抗体检查等。

(二)影像学检查

影像学检查可分为结构影像和功能影像。前者包括 MRI 和 CT,后者包括 SPECT 和 PET。

路易体痴呆在 MRI 和 CT 上没有典型的表现,检查的目的是鉴别其他疾病。MRI 和 CT 可明确皮层萎缩的部位,对于额颞叶痴呆的诊断有一定意义,阿尔茨海默病患者内侧颞叶皮层萎缩的情况较路易体痴呆常见。MRI 和 CT 尚能反映脑白质情况,出现脑白质病变时应注意鉴别血管性痴呆。

SPECT 和 PET 检查手段可分为多巴胺能示踪显像(^{123}I-FP-CIT,^{18}F-dopa),脑血流灌注显像(^{99m}Tc-HMPAO/^{99m}Tc-ECD/^{123}I-IMP)和脑代谢显像(^{18}F-FDG PET)等,但这些检查尚在研究中,不能临床推广应用。有研究表明,路易体痴呆患者纹状体的多巴胺能活性降低,而阿尔茨海默病患者的这种活性没有变化,故有助于鉴别。还有研究表明,路易体痴呆患者枕叶皮层的代谢率比较低,阿尔茨海默病患者的这种代谢率正常,故有一定意义。

(三)神经心理学检查

认知功能障碍主要表现在视空间功能障碍。比如,让患者画钟面,虽然钟面上的数字、时针、分针和秒针一应俱全,但是相互间关系完全是混乱的,数字可能集中在一侧钟面,而时针、分针的长短不成比例;又如,画一幢立体的小屋,虽然各个部件齐全,但是空间关系错误,患者完全不顾及透视关系(图 12-1)。

六、诊断

路易体痴呆的诊断比较困难,主要依靠病史,没有特异性的辅助检查手段。而且部分患者兼有阿尔茨海默病或帕金森病,因此很难鉴别。

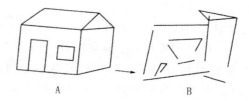

注:A—正确的小屋图形;B—路易体痴呆患者临摹的图形。

图 12-1 路易体痴呆患者临摹的小屋

McKeith 等报道了一个国际研究小组根据既往标准修改的诊断标准,该标准的主要内容如下。

(一)很可能路易体痴呆和可能的路易体痴呆必须具备的症状

(1)进行性认知功能下降,以致明显影响社会或职业功能。

(2)认知功能以注意、执行功能和视空间功能损害最明显。

(3)疾病早期可以没有记忆损害,但随着病程发展,记忆障碍越来越明显。

(二)3 个核心症状

如果同时具备以下 3 个特点之二则诊断为很可能的路易体痴呆,如只具备一个,则诊断为可能的路易体痴呆。

(1)波动性认知功能障碍,患者的注意和警觉性变化明显。

(2)反复发作的详细成形的视幻觉。

(3)自发的帕金森综合征症状。

(三)提示性症状

具备一个或一个以上的以下症状,并且具有一个或一个以上的核心症状,则诊断为很可能的路易体痴呆;无核心症状,但具备一个或一个以上的以下症状可诊断为可能的路易体痴呆;只有以下提示性症状不能诊断很可能的路易体痴呆。

(1)有快速动眼期睡眠障碍。

(2)对抗精神病类药物过度敏感。

(3)SPECT 或 PET 提示基底节多巴胺能活性降低。

(四)支持证据(路易体痴呆患者经常出现,但是不具有诊断特异性的症状)

(1)反复跌倒、晕厥或短暂意识丧失。

(2)自主神经功能紊乱(如直立性低血压、尿失禁)。

(3)有其他感官的幻觉、错觉。

(4)系统性妄想。

(5)抑郁。

(6)CT 或 MRI 扫描提示颞叶结构完好。

(7)SPECT/PET 提示枕叶皮质的代谢率降低。

(8)心肌造影提示间碘苄胍(MIBG)的摄取率降低。

(9)脑电图提示慢波,颞叶出现短阵尖波。

(五)不支持路易体痴呆诊断的条件

(1)有脑卒中的局灶性神经系统体征或神经影像学证据。

（2）检查提示其他可导致类似临床症状的躯体疾病或脑部疾病。

（3）痴呆严重时才出现帕金森综合征的症状。

（六）对症状发生顺序的要求

对于路易体痴呆，痴呆症状一般早于或与帕金森综合征同时出现。对于明确的帕金森病患者合并的痴呆，应诊断为帕金森病痴呆（PDD）。如果需要区别 PDD 和路易体痴呆，则应参照"1 年原则"，即帕金森症候出现后 1 年内发生痴呆，可考虑路易体痴呆，而 1 年后出现的痴呆应诊断为 PDD。

该标准的敏感度为 75%，特异度为 79%，可见，路易体痴呆的临床诊断的准确性不是很高。

七、治疗

对路易体痴呆尚无治疗方法，目前的用药主要是对症治疗。路易体痴呆的精神行为症状和锥体外系症状比较突出，针对这两类症状的治疗药物在药理机制上常有矛盾，有时会给治疗带来一定困难。

对于改善认知，目前疗效比较肯定的是胆碱酯酶抑制剂，其可作为首选药物。多奈哌齐对改善视幻觉有一定作用，利斯的明对改善淡漠、焦虑、幻觉和错觉有效。当胆碱酯酶抑制剂无效时，可选用新型非典型抗精神病药物，如阿立哌唑、氯氮平、喹硫平、舍吲哚，这些药物比较安全。选择性 5-HT 受体再摄取抑制剂对改善情绪有一定作用。

经典抗精神病药物（如氟哌利多醇和硫利达嗪）可用于阿尔茨海默病，但禁忌用于路易体痴呆。这类药物会加重运动障碍，导致全身肌张力增大，重者可出现抗精神药物恶性综合征而危及生命。左旋多巴可加重视幻觉，并且对帕金森症状改善不明显，故应当慎用。

八、预后

该病预后不佳。寿命预期为 5～7 年，较阿尔茨海默病短。患者最终死因为营养不良、肺炎、摔伤、压疮等。

（崔　丹）

第三节　血管性痴呆

血管性痴呆（vascular dementia，VD）是指由脑血管病变引起的认知功能障碍综合征。血管性痴呆是老年期痴呆常见的类型之一，仅次于阿尔茨海默病。临床上通常表现为波动性病程及阶梯式进展，早期认知功能缺损呈"斑块"状分布。

一、流行病学

65 岁以上人群痴呆患病率约为 5%，血管性痴呆患病率为 2%～3%。随年龄增长，血管性痴呆的发病率呈指数增长。卒中后痴呆患病率为 12%～31%。欧美老年期痴呆中血管性痴呆占 20%～30%。目前，血管性痴呆是我国老年期痴呆的主要组成部分。

二、危险因素

血管性痴呆的危险因素包括年龄、吸烟、酗酒、文化程度低、高血压病、动脉粥样硬化、糖尿病、心肌梗死、心房颤动、白质损害、脂代谢紊乱、高同型半胱氨酸血症等。负性生活事件、脑卒中家族史、高脂饮食等是血管性痴呆发病相关因素。apoEε4 会增加血管性痴呆的危险性。

高血压病是血管性痴呆最重要的危险因素。有效控制高血压，尤其是收缩压，可明显降低血管性痴呆的发生率。年龄是比较明确的危险因素。吸烟及酗酒能增加脑卒中和痴呆的危险性。文化程度与血管性痴呆的发病率成负相关。文化程度愈高，血管性痴呆的发病率愈低。

三、病因

病因包括全身性疾病（如动脉粥样硬化、高血压病、低血压、心脏疾病、血液系统疾病）、炎性血管病、颅内病变（如腔隙性脑梗死、Binswanger 病、白质疏松、皮质下层状梗死、多发性梗死、出血、颅内动脉病）。

四、发病机制

（一）分子机制

神经递质功能异常。

1.胆碱能通路受损

胆碱能神经元对缺血不耐受。基底前脑胆碱能神经元接受穿通动脉供血，而后者易受高血压影响而发生动脉硬化。缺血性卒中容易损伤胆碱能纤维投射，导致脑内胆碱不足。

2.兴奋性氨基酸的神经毒性作用

细胞内过量谷氨酸受体被激活，继发钙超载，导致大量氧自由基产生，造成线粒体与 DNA 损伤。

3.局部脑血流改变

慢性脑内低灌注引起海马 CAI 区锥体细胞凋亡及神经元丧失，导致记忆功能障碍。血管性痴呆与脑缺血关系密切：缺血半暗带细胞内钙超载、缺血后的基因表达、细胞凋亡、迟发性神经元坏死等变化与血管性痴呆关系密切。

（二）遗传机制

伴皮质下梗死和白质脑病的常染色体显性遗传性脑动脉病缺陷基因 Notch3 定位于 19q12。apoE 基因多态性与血管性痴呆关系密切。apoEε4 等位基因增加了血管性痴呆的患病危险。

五、病理

血管性痴呆的主要病理改变为脑微血管病变，包括脑卒中后严重的筛状变及白质病变。主要累及皮质、海马、丘脑、下丘脑、纹状体、脑白质等，导致纹状体-苍白球-丘脑-皮质通路破坏。

六、临床表现

临床表现与卒中发生的部位、大小及次数有关。

（一）认知功能损害

突然起病，病情呈阶梯性进展。早期表现为斑片状认知功能损害，最后出现全面性认知功能障碍。病变部位不同,引起的认知功能障碍领域不同,可出现在皮质、皮质下或同时出现于皮质和皮质下,或仅表现为某一重要部位的功能缺失。左侧大脑半球(优势半球)病变可能出现失语、失用、失读、失写及失算等症状;右侧大脑半球皮质病变可能有视空间障碍。皮质下神经核团及其传导束病变可能出现强哭、强笑等症。有时还可出现幻觉、自言自语、木僵、缄默、淡漠等精神行为学异常。通常首先累及言语回忆和与视空间技能损害有关的执行功能,记忆障碍较轻。因此,血管性痴呆筛查量表不应以记忆障碍作为筛查和评估的主要标准,应改为存在两种以上认知领域损害,可以包括或不包括记忆损害。

(二)精神行为学异常

病程不同阶段出现精神行为学异常,如表情呆滞、强哭、强笑、抑郁、焦虑、情绪不稳和人格改变。典型的抑郁发作更为常见。

(三)局灶性神经功能缺损症状和体征

多数患者有卒中史或短暂脑缺血发作史,有局灶性神经功能缺损的症状、体征以及相应的神经影像学异常。优势半球病变可出现失语、失用、失读、失算等症;大脑右半球皮质病变可出现视空间技能障碍;皮质下神经核团及传导束病变可出现运动、感觉及锥体外系症状,也可出现强哭、强笑等假性延髓性麻痹症状。影像学检查可见多发腔隙性软化灶或大面积脑软化灶,可伴有脑萎缩、脑室扩大及白质脱髓鞘改变。

(四)辅助检查

血液流变学异常、颅内多普勒超声检查可见颅内外动脉狭窄或闭塞。事件相关电位(P300)可辅助判断某些器质性或功能性认知功能障碍。脑电图可见脑血栓形成区域局限性异常。头颅CT 或 MRI 可见新旧不等的脑室旁、半卵圆中心、底节区低密度病灶并存的特点。

七、临床类型

(一)多发梗死性痴呆

多发梗死性痴呆为最常见的类型,常有一次或多次卒中史,病变可累及皮质、皮质下白质及基底节区。当梗死脑组织容量累积达 80～150 mL 时即可出现痴呆。常有高血压、动脉硬化和反复发作的卒中史。典型病程为突然发作、阶梯式进展和波动性认知功能障碍。每次发作遗留不同程度的认知功能损害和精神行为学异常,最终发展为全面性认知功能减退。临床上主要表现为局灶性神经功能缺损症状和体征(如偏瘫、失语、偏盲、假性延髓性麻痹)和突发的认知功能损害。神经影像学可见脑内多发低密度影和脑萎缩。

(二)大面积脑梗死性痴呆

大面积脑梗死性痴呆为单次脑动脉主干闭塞引起的痴呆。大面积脑梗死患者常死于急性期,少数存活者遗留不同程度的认知功能障碍。

(三)关键部位梗死性痴呆

关键部位梗死性痴呆是指与脑高级皮质功能相关的特殊部位梗死所致的痴呆,部位为皮质(海马与角回)或皮质下(丘脑、尾状核、壳核及苍白球)。

(四)皮质下血管性痴呆

皮质下血管性痴呆包括多发腔隙性梗死性痴呆、腔隙状态、Binswanger 病、伴皮质下梗死和白质脑病的常染色体显性遗传性脑动脉病、脑淀粉样血管病导致的痴呆,与小血管病变有关。主要表现为皮质下痴呆综合征,即以执行功能障碍为主,记忆损害较轻,早期出现精神行为学异常。

（五）分水岭区梗死性痴呆或低灌注性痴呆

分水岭区梗死性痴呆或低灌注性痴呆为急性脑血流动力学改变（如心搏骤停、脱水、低血压）后分水岭梗死所致痴呆。

（六）出血性痴呆

出血性痴呆指脑出血及慢性硬膜下血肿造成的痴呆。蛛网膜下腔出血以及正常颅压脑积水导致的痴呆是否包括在内尚有争议。

（七）其他病因引起的痴呆

其他病因引起的痴呆包括原因不明和罕见的脑血管病引起的痴呆，如烟雾病和先天性血管异常合并的痴呆。

八、诊断标准

美国国立神经系统疾病与卒中研究所和瑞士国际神经科学研究协会（National Institute of Neurological Disorders and Stroke and the Association International epour la Researcheetl Enseigmenten Neurosciences，NINDS-AIREN）诊断标准如下。

（一）临床很可能血管性痴呆

（1）痴呆符合美国《精神障碍诊断与统计手册》第4版诊断标准：临床主要表现为认知功能明显下降。神经心理学检查证实有两个以上认知领域的功能障碍（如记忆、定向、注意、计算、言语、视空间技能以及执行功能），其严重程度已干扰日常生活，并经神经心理学测验证实。同时排除意识障碍、神经症、严重失语以及脑变性疾病（额颞叶痴呆、路易体痴呆以及帕金森痴呆等）或全身性疾病所引起的痴呆。

（2）脑血管疾病的诊断：符合1995年全国第四届脑血管病专题会议制定的相关标准。临床表现有脑血管疾病引起的局灶性神经功能缺损症状和体征，如偏瘫、中枢性面舌瘫、感觉障碍、偏盲及言语障碍，符合头颅CT或MRI上相应病灶，可有或无卒中史。Hachinski 缺血评分≥7分。影像学检查（头颅CT或MRI）有相应的脑血管病证据，如多发脑梗死、多个腔隙性脑梗死、大血管梗死、重要部位单个梗死（如丘脑、基底前脑）或广泛的脑室周围白质病变。

（3）痴呆与脑血管疾病密切相关：卒中前无认知功能障碍。痴呆发生在脑卒中后的3个月内，并持续3个月以上。或认知功能障碍突然加重、波动或呈阶梯样逐渐进展。支持血管性痴呆诊断：早期认知功能损害不均匀（斑块状分布）；人格相对完整；病程波动，有多次脑卒中史；可呈现步态障碍、假性延髓性麻痹等体征；存在脑血管病的危险因素；Hachinski 缺血量表评分≥7分。

（二）可能为血管性痴呆

（1）符合痴呆诊断。

（2）有脑血管病和局灶性神经系统体征。

（3）痴呆可能和脑血管病有关，但在时间或影像学方面的证据不足。

（三）确诊血管性痴呆

（1）临床诊断为很可能或可能的血管性痴呆。

（2）尸检或活检证实不含超过年龄相关的神经元纤维缠结（NFTS）和老年斑（SP）数以及其他变性疾病组织学特征。

当血管性痴呆合并其他原因所致的痴呆时，建议用并列诊断，而不用"混合性痴呆"的诊断。

九、鉴别诊断

(一)阿尔茨海默病

阿尔茨海默病患者的认知功能障碍以记忆障碍为主,呈进行性下降。血管性痴呆患者早期表现为斑片状认知功能损害,主要表现为执行功能受损。病程呈波动性进展或阶梯样加重。脑血管病史、神经影像学改变以及 Hachinski 缺血量表有助于鉴别血管性痴呆与阿尔茨海默病。评分≥7 分者为血管性痴呆;评分为5~6分者为混合性痴呆;评分≤4 分者为阿尔茨海默病。

(二)谵妄

谵妄是以意识障碍为特征的急性脑功能障碍综合征。除意识障碍外,还有丰富的视幻觉及听幻觉,症状在短时间(数小时或数天)内出现,并且 1 d 中有波动趋势(表 12-1)。

表 12-1　谵妄与痴呆的鉴别诊断

鉴别点	谵妄	痴呆
发病形式	急	不恒定
进展情况	快	缓慢
自诉能力减退	不经常	经常
注意力	佳	差
定向力	完全丧失	选择性失定向
记忆力	完全性记忆障碍	远期的记忆力比近期的记忆力好
语言	持续而不连贯	单调或失语
睡眠障碍	有	不定

(三)正常颅压性脑积水

当血管性痴呆患者出现脑萎缩或脑室扩大时,需要与该病区别。后者主要表现为进行性认知功能损害、共济失调步态和尿失禁这三大主征。隐匿起病,无明确的脑卒中史,影像学无脑梗死的证据。

(四)某些精神症状

卒中累及额叶、颞叶可能出现某些精神症状,如淡漠、欣快、易激惹,甚至出现幻觉。优势半球顶叶损害可出现 Gerstmann 综合征(失写、失算、左右分辨障碍及手指失认)及体象障碍等,容易被误诊为痴呆。但上述症状与脑血管病同时发生,随病情加重而加重,随病情好转而好转,甚至消失。症状单一,持续时间短暂,不能认为是痴呆。

(五)去皮质状态

去皮质状态多由严重卒中或多次卒中导致的双侧大脑半球广泛的损害所致。患者无思维能力,但保留脑干的生理功能,视、听反射正常。肢体可出现无意识动作。可以进食,但不能理解语言,不能执行简单的命令。而痴呆患者能听懂别人的叙述,执行简单的命令,保留一定的劳动与生活能力。

(六)各型失语

患者不能言语或者不能理解他人的言语,但患者一般能有条不紊地处理自己的日常生活和工作。行为合理,情绪正常。也可以借助某种表情或动作与他人进行简单的信息交流。痴呆患者早期一般无明显言语障碍。有自发言语,也能听懂别人的语言。

（七）麻痹性痴呆

麻痹性痴呆属于三期脑实质性梅毒。主要表现为进行性认知功能损害，常合并某些神经系统体征，如瞳孔异常、腱反射减低及共济失调步态，有特异性血清学及脑脊液免疫学阳性结果。

（八）皮质-纹状体-脊髓变性

皮质-纹状体-脊髓变性通常表现为迅速进展的痴呆，伴小脑性共济失调、肌阵挛。

十、血管性痴呆与血管性认知功能障碍

血管性痴呆传统的诊断标准要求患者有记忆力下降和其他认知领域功能损害，其严重程度达到痴呆标准，该诊断标准具有明显的局限性。首先，血管性痴呆诊断标准建立在阿尔茨海默病的概念上，但记忆障碍并非血管性痴呆的典型症状。其次，血管性痴呆的诊断需要认知功能损害程度达到痴呆诊断标准，客观上阻止了识别早期血管性痴呆患者，使其失去有效治疗和防止认知功能损害持续进展的最佳时机。为此，一些学者建议用血管性认知功能障碍（vascular cognitive impairment，VCI）取代血管性痴呆。

血管性认知功能障碍是指由脑血管病引起的或与脑血管病及其危险因素密切相关的各种程度的认知功能损害，包括非痴呆血管性认知功能障碍、血管性痴呆和伴有血管因素的阿尔茨海默病（即混合性痴呆）。血管性认知功能障碍所包括的范围比血管性痴呆更为广泛，包括血管因素引起的所有认知功能障碍。血管危险因素或脑卒中史是诊断血管性认知功能障碍所必需的，局灶性神经功能缺损体征，突发性、阶梯样进展的病程特点不是血管性认知功能障碍诊断所必需的。Hachinski 缺血量表对血管性认知功能障碍诊断非常有用。血管性认知功能障碍概念的提出为血管病所致认知功能损害的早期预防和干预提供了理论依据。

十一、混合性痴呆

混合性痴呆是指既具有阿尔茨海默病典型的临床表现，同时又具备血管性危险因素的痴呆。脑血管性损害和原发退行性改变同时存在。至少 1/3 的阿尔茨海默病患者存在血管性损害，而 1/3 的血管性痴呆患者存在阿尔茨海默病样病理学改变。阿尔茨海默病患者的血管性损害促进临床症状的发展，存在 1 次或 2 次腔隙性卒中时，表现出临床症状的风险为原来的 20 倍。最常见的混合性痴呆类型是具有典型阿尔茨海默病临床特征的患者在卒中后症状突然恶化。这种混合性痴呆类型称为"卒中前痴呆"。一个常见的现象是有"单纯性"阿尔茨海默病症状的痴呆患者存在血管损害，这种"无症状"血管损害只有在神经影像学检查或组织活检时才能被发现。目前很可能低估了在临床诊断为阿尔茨海默病的患者中血管损害对痴呆的促成作用。高龄个体中，并非所有单纯性阿尔茨海默病患者都出现临床痴呆症状。腔隙性卒中促成了许多阿尔茨海默病患者痴呆的临床表现。血管损害很可能在晚发性阿尔茨海默病患者中起非常重要的作用。为了描述痴呆的不同类型，Kalaria 和 Ballard 提出了一种连续统一体，其中一端是单纯性阿尔茨海默病，另一端是单纯性血管性痴呆，在两者之间出现了不同的组合。单纯性血管性痴呆和单纯性阿尔茨海默病的诊断通常采用各自的标准（NINDS-AIREN 和 NINCDS-ADRDA），而阿尔茨海默病伴 CVD 或混合性痴呆的诊断则有困难。询问照料者以确定先前是否存在 MCI 症状有助于识别卒中导致症状加重的早期阿尔茨海默病患者。在某些患者中，缺血评分也可能提供倾向于血管性病因的证据。

十二、治疗

血管性痴呆的治疗分为预防性治疗和对症治疗。预防性治疗着眼于血管性危险因素的控制,即卒中的一级和二级预防。对症治疗即三级预防,主要包括痴呆的治疗。

(一)一级预防

一级预防主要是控制血管性痴呆危险因素,如高血压病、糖尿病、脂代谢紊乱、肥胖、高盐高脂饮食、高凝状态、脑卒中复发、心脏病、吸烟、睡眠呼吸暂停综合征及高同型半胱氨酸血症。积极治疗卒中急性期的心律失常、充血性心力衰竭、癫痫及肺部感染有助于血管性痴呆预防。对颅内外血管狭窄者进行介入治疗、球囊扩张术、颈动脉支架成形术以改善脑血供。对有高血压病、脑动脉硬化及卒中史者,定期进行认知功能测查。一旦发现认知功能减退,应积极给予治疗。重点预防卒中复发。对低灌注引起者应增加脑灌注,禁用降压治疗。

(二)二级预防

二级预防主要是指脑血管病的处理,包括脑卒中急性期与康复期治疗及脑卒中复发的防治。积极改善脑循环、脑细胞供氧,预防新血栓与再梗死等。在脑卒中急性期积极治疗脑卒中,防治各种并发症,改善脑功能,避免缺血脑细胞受到进一步损害。

(三)支持治疗

维持良好的心肺功能,保持水、电解质和酸碱平衡;警惕心律失常、心肌梗死和心力衰竭的发生;保证营养摄入,必要时可采取鼻饲或静脉营养。

(四)血压的管理

合理、缓慢地降压对防治脑卒中极为重要。卒中急性期除非血压过高,一般不主张降压治疗,以免血压过低导致脑灌注锐减而使梗死加重。治疗收缩型高血压,使收缩压高于 21.3 kPa (160 mmHg),舒张压低于12.7 kPa(95 mmHg)。治疗收缩-舒张型高血压,使收缩压高于21.3 kPa(160 mmHg),舒张压高于12.7 kPa(95 mmHg),但前者比后者更为重要。可口服卡托普利,或静脉注射拉贝洛尔;对血压降低后血容量不足者可给予多巴胺等升压药物。

(五)溶栓及抗凝药物的使用

溶栓及抗凝药物的使用早期识别急性脑血管病,防止缺血半暗区进一步扩大并促使其恢复;预防脑卒中复发;消除或控制卒中后痴呆的危险因素;积极治疗并发症均可预防血管性痴呆的发生与发展。

(六)高压氧治疗

高压氧可增加血氧含量,提高血氧分压,加大血氧弥散距离,改善脑组织病变部位血液供应,保护缺血半影区,促进神经组织的恢复与再生,减轻缺血再灌流脑损伤,减少自由基损伤,以改善血管性痴呆患者的认知功能及精神行为学异常。

(七)三级预防

三级预防主要指对认知功能障碍的处理,主要包括使用胆碱酯酶抑制药、神经营养和神经保护药、N-甲基-D-天冬氨酸(NMDA)受体拮抗剂、抗氧化药、改善微循环药、益智药、激素替代治疗和抗生素治疗等。目前,血管性痴呆的治疗分为作用于胆碱能及非胆碱能系统。

1.作用于胆碱能的药物

胆碱酯酶抑制剂(如乙酰胆碱酯酶抑制剂)已开始用于轻中度血管性痴呆的治疗。代表药物有盐酸多奈哌齐、重酒石酸卡巴拉汀和加兰他敏等。

（1）多奈哌齐（donepezil，安理申）：每天 5～10 mg，口服，能改善轻中度血管性痴呆和混合性痴呆患者的认知功能。不良反应有恶心、呕吐、腹泻、疲劳和肌肉痉挛，但在继续治疗中会消失。无肝毒性。

（2）重酒石酸卡巴拉汀（rivastigmine，艾斯能）：为丁酰胆碱酯酶和乙酰胆碱酯酶双重抑制剂。口服吸收好，易通过血-脑屏障，对中枢神经系统的胆碱酯酶具有高度选择性，改善皮质下血管性痴呆患者的注意力、执行功能、日常生活能力和精神行为学异常。

（3）加兰他敏：具有抑制胆碱酯酶和调节烟碱型胆碱受体（nAChR）而增加胆碱能神经传导的双重调节作用。能明显改善血管性痴呆及轻中度阿尔茨海默病伴 CVD 患者的认知功能、整体功能、日常生活活动能力和精神行为学异常。

（4）石杉碱甲（huperzia A）：是我国科技人员从植物药千层塔中分离得到的一种选择性、可逆性乙酰胆碱酯酶抑制剂，可选择性降解中枢神经系统的乙酰胆碱，增加神经细胞突触间隙乙酰胆碱浓度，适用于轻中度血管性痴呆患者。

2.非胆碱能药物

（1）脑代谢活化剂：代表药物有吡拉西坦（脑复康）、奥拉西坦、胞磷胆碱、双氢麦角碱、都可喜、脑活素、双氢麦角碱等。吡拉西坦诱导钙内流，改善再记忆过程，还可提高脑葡萄糖的利用率和能量储备，促进磷脂吸收以及 RNA 与蛋白质合成，具有激活、保护和修复神经细胞的作用。都可喜为阿米三嗪和萝巴新的复方制剂，可加强肺泡气体交换，增加动脉血氧分压和血氧饱和度，有抗缺氧及改善脑代谢和微循环的作用，尚可通过其本身的神经递质作用促进脑组织新陈代谢。双氢麦角碱能改善脑循环，促进脑代谢，直接作用于中枢神经系多巴胺和 5-羟色胺受体，有增强突触前神经末梢释放递质与刺激突触后受体的作用；改善神经传递功能；抑制 ATP 酶、腺苷酸环化酶的活性，减少 ATP 分解，从而改善细胞能量平衡，使神经元电活动增加。甲氯芬酯（氯酯醒）可抑制体内某些氧化酶，促进神经元氧化还原作用，增加葡萄糖的利用，兴奋中枢神经系统，改善学习和记忆。另外，胞磷胆碱、脑活素、细胞色素 C、ATP、辅酶 A 等亦可增强脑代谢。

（2）脑循环促进剂：减少脑血管阻力，增加脑血流量或改善血液黏滞度，提高氧利用度，但不影响正常血压。常用的有麦角衍生物，代表药物双氢麦角碱和尼麦角林，能阻断 α 受体，扩张脑血管，改善脑细胞代谢。

（3）脑血管扩张药：代表药物钙通道阻滞剂尼莫地平，属于二氢吡啶类钙通道阻滞剂，作用于 L 型钙通道，具有良好的扩张血管平滑肌的作用，增加容量依赖性脑血流量，减轻缺血半暗带钙超载。每天口服 90 mg，连续 12 周，可改善卒中后皮质下血管性痴呆的认知功能障碍。对小血管病特别有效，对皮质下血管性痴呆有一定益处。

（4）自由基清除剂：如维生素 E、维生素 C 以及银杏叶制剂。早期给予银杏叶制剂可以改善脑血液循环、清除自由基，保护脑细胞，起到改善痴呆症状及延缓痴呆进展的作用。

（5）丙戊茶碱：抑制神经元腺苷重摄取、CAMP 分解酶，还可通过抑制过度活跃的小胶质细胞和降低氧自由基水平而具有神经保护作用，能改善血管性痴呆患者的认知功能和整体功能。

（6）N-甲基-D-天冬氢酸（NMDA）受体阻断剂：代表药物有美金刚，其被认为是治疗血管性痴呆最有前途的神经保护剂，能与 AChEI 联合应用。

（7）精神行为学异常的治疗：抑郁状态宜采用毒性较小的药物，如选择性 5-羟色胺再摄取抑制剂和 NE 再摄取抑制剂。还可配合应用情绪稳定剂，如丙戊酸钠。

（刘仰镇）

第四节　阿尔茨海默病

痴呆是由脑功能障碍所致获得性、持续性认知功能障碍综合征。痴呆患者具有以下认知领域损害中至少三项：记忆、计算、定向力、注意力、语言、运用、视空间技能、执行功能及精神行为异常，并且其严重程度已影响到患者的日常生活、社会交往和工作能力。

一、老年期痴呆常见的病因

(一)神经系统变性性疾病

其包括阿尔茨海默病、额颞叶痴呆、亨廷顿病、帕金森痴呆、进行性核上性麻痹、关岛-帕金森痴呆综合征、脊髓小脑变性、自发性基底节钙化、纹状体黑质变性、异染性脑白质营养不良和肾上腺脑白质营养不良等。

(二)血管性疾病

其包括脑梗死、脑动脉硬化(包括腔隙状态和 Binswanger 病)、脑栓塞、脑出血、血管炎症(如系统性红斑狼疮与 Behcet 综合征)、脑低灌注。

(三)外伤

其包括外伤后脑病、拳击家痴呆。

(四)颅内占位

其包括脑瘤(原发性、继发性)、脑脓肿及硬膜下血肿。

(五)脑积水

其包括交通性脑积水(正常颅压脑积水)及非交通性脑积水。

(六)内分泌和营养代谢障碍性疾病

其包括甲状腺、肾上腺、垂体和甲状旁腺功能障碍引起的痴呆，低血糖反应、糖尿病、肝性脑病、非 Wilson 肝脑变性、Wilson 病、尿毒症性脑病、透析性痴呆、脂代谢紊乱、卟啉血症、严重贫血、缺氧(心脏病、呼吸衰竭)、慢性电解质紊乱和肿瘤，维生素 B_{12}、维生素 B_6 及叶酸缺乏。

(七)感染

其包括艾滋病、真菌性脑膜脑炎、寄生虫性脑膜脑炎、麻痹性痴呆、其他各种脑炎后遗症、亚急性海绵状脑病、Gerstmann-Strausler 综合征和进行性多灶性白质脑病引起的感染。

(八)中毒

其包括乙醇、某些药物(抗高血压药、肾上腺皮质激素类、非固醇类抗感染药、抗抑郁药、锂、抗胆碱制剂、巴比妥类和其他镇静安眠药、抗惊厥药、洋地黄制剂、抗心律失常药物、阿片类药物)及多种药物滥用引起的中毒。

(九)工业毒物和金属

其包括铝、砷、铅、金、铋、锌、一氧化碳、有机溶剂、锰、甲醇、有机磷、汞、二硫化碳、四氯化碳、甲苯类、三氯甲烷。

阿尔茨海默病(Alzheimer's disease，AD)是一种以认知功能障碍、日常生活能力下降以及精神行为异常为特征的神经系统退行性疾病，是老年期痴呆常见的原因之一。其特征性病理改变为老年斑、神经原纤维缠结和选择性神经元与突触丢失。临床特征为隐袭起病及进行性认知功能损害。记忆障碍突出,可有视空间技能障碍、失语、失算、失用、失认及人格改变等,并导致社交、生活或职业功能损害。病程通常为4～12年。绝大多数阿尔茨海默病为散发性,约5%的患者有家族史。

二、流行病学

阿尔茨海默病的发病率随年龄增长而逐步上升。欧美国家65岁以上老人阿尔茨海默病的患病率为5%～8%,85岁以上老人的患病率高达47%～50%。我国60岁以上人群阿尔茨海默病的患病率为3%～5%。预计到2025年全球将有2 200万阿尔茨海默病患者,到2050年阿尔茨海默病患者将增加到4 500万。在发达国家阿尔茨海默病已成为位列心血管病、肿瘤和卒中之后的(第4位)死亡原因。

三、病因学

(一)遗传学因素——基因突变学说

迄今已筛选出3个阿尔茨海默病相关致病基因和1个易感基因,即第21号染色体的淀粉样前体蛋白(β amyloid precursor protein,APP)基因,第14号染色体的早老素1(presenilin1,PS-1)基因,第1号染色体的早老素2(presenilin2,PS-2)基因和第19号染色体的载脂蛋白E(apolipoprotein E,apoE)ε4等位基因。前三者与早发型家族性阿尔茨海默病有关,apoEε4等位基因是晚发性家族性阿尔茨海默病的易感基因。

(二)非遗传因素

脑外伤、感染、铝中毒、吸烟、高热量饮食、叶酸不足、受教育水平低下及一级亲属中有唐氏综合征等会增加阿尔茨海默病的患病风险。

四、发病机制

目前针对阿尔茨海默病的病因及发病机制有多种学说,如淀粉样变级联假说、tau蛋白过度磷酸化学说、神经递质功能障碍学说、自由基损伤学说、钙平衡失调学说。任何一种学说都不能完全解释阿尔茨海默病所有的临床表现。

(一)淀粉样变级联假说

脑内β淀粉样蛋白(β amyloid,Aβ)产生与清除失衡所致神经毒性Aβ(可溶性Aβ寡聚体)聚集和沉积启动阿尔茨海默病病理级联反应,并最终导致神经元纤维缠结和神经元丢失。Aβ的神经毒性作用包括破坏细胞内Ca^{2+}稳态、促进自由基生成、降低K^+通道功能、增加炎症性细胞因子引起的炎症反应,并激活补体系统、增加脑内兴奋性氨基酸(主要是谷氨酸)的含量等。

(二)tau蛋白过度磷酸化学说

神经原纤维缠结的核心成分为异常磷酸化的tau蛋白。阿尔茨海默病患者脑内细胞信号转导通路失控,引起微管相关蛋白——tau蛋白过度磷酸化、异常糖基化以及泛素蛋白化,使其失去微管结合能力,自身聚集形成神经原纤维缠结。

(三)神经递质功能障碍

脑内神经递质活性下降是重要的病理特征。可累及乙酰胆碱(ACh)系统、兴奋性氨基酸、5-羟色胺、多巴胺和神经肽类等,基底前脑胆碱能神经元减少,海马突触间隙ACh合成、储存和释放减少,谷氨酸的毒性作用增加。

(四)自由基损伤学说

阿尔茨海默病患者的脑内超氧化物歧化酶活性增强,脑葡萄糖-6-磷酸脱氢酶增多,脂质过氧化,造成自由基堆积。自由基损伤生物膜,造成细胞内环境紊乱,最终导致细胞凋亡;损伤线粒体造成氧化磷酸化障碍,加剧氧化应激;改变淀粉样蛋白代谢过程。

(五)钙稳态失调学说

阿尔茨海默病患者的神经元内质网钙稳态失衡,使神经元对凋亡和神经毒性作用的敏感性增强;改变 APP 剪切过程;导致钙依赖性生理生化反应超常运转,耗竭 ATP,产生自由基,造成氧化损伤。

(六)内分泌失调学说

流行病学研究结果表明,雌激素替代疗法能降低绝经妇女患阿尔茨海默病的危险性,提示雌激素缺乏可能增加阿尔茨海默病的发病率。

(七)炎症反应

神经毒性 Aβ 通过与特异性受体(如糖基化蛋白终产物受体、清除剂受体和丝氨酸蛋白酶抑制剂酶复合物受体)结合,活化胶质细胞。胶质细胞分泌补体、细胞因子及氧自由基,启动炎症反应,形成由 Aβ、胶质细胞以及补体或细胞因子等共同构成的一个复杂的炎性损伤网络,促使神经元变性。

五、病理特征

该病的病理特征大体上呈弥散性皮质萎缩,尤以颞叶、顶叶、前额区及海马萎缩明显。脑回变窄,脑沟增宽,脑室扩大。镜下改变包括出现老年斑(senile plaque,SP),神经原纤维缠结(neural fibrillar ytangles,NFT),神经元与突触丢失,反应性星形胶质细胞增生,小胶质细胞活化以及血管淀粉样变。老年斑主要存在于新皮质、海马、视丘、杏仁核、尾状核、豆状核、Meynert 基底核与中脑。镜下表现为退变的神经轴突围绕淀粉样物质组成细胞外沉积物,形成直径 50~200 μm 的球形结构。主要成分为 Aβ、早老素 1、早老素 2、$α_1$ 抗糜蛋白酶、apoE 和泛素等。神经原纤维缠结的主要成分为神经元胞质中过度磷酸化的 tau 蛋白和泛素的沉积物,在海马和内嗅区皮质常见。其他病理特征包括海马锥体细胞颗粒空泡变性,轴索、突触异常断裂和皮质动脉及小动脉淀粉样变等。

六、临床表现

该病通常发生于老年或老年前期,隐匿起病,缓慢进展。以近记忆力减退为首发症状,逐渐累及其他认知领域,并影响日常生活与工作能力。早期对生活丧失主动性,对工作及日常生活缺乏热情。病程中可出现精神行为异常,如有幻觉、妄想、焦虑、抑郁、攻击、收藏、偏执、易激惹、人格改变。最常见的是偏执性质的妄想,如被窃妄想、认为配偶不忠有意抛弃其的妄想。随痴呆进展,精神症状逐渐消失,而行为学异常进一步加剧,如大小便失禁、不知饥饱,最终出现运动功能障碍,如肢体僵硬、卧床不起。1996 年国际老年精神病学会制定了一个新的疾病现象术语,即"痴呆的行为和精神症状"(the behavioral and psychological symptoms of dementia,BPSD),来描述痴呆过程中经常出现的知觉、思维内容、心境或行为紊乱综合征。这是精神生物学、心理学和社会因素综合作用的结果。

七、辅助检查

(一)神经影像学检查

头颅 MRI:早期表现为内嗅区和海马萎缩。质子磁共振频谱(¹H-megnetic resonance spectroscoper,¹H-MRS):对阿尔茨海默病早期诊断具有重要意义,表现为扣带回后部皮质肌醇(myo-inositol,mI)浓度升高。额叶、颞叶、顶叶和扣带回后部 N-乙酰门冬氨酸(N-acetylaspartate,NAA)水平下降。SPECT 及 PET:SPECT 显像发现额颞叶烟碱型 AChR 缺失以及额叶、扣带回、顶叶及枕叶皮质 5-HT 受体密度下降。PET 显像提示此区葡萄糖利用率下降。功能性磁共振成像(functional MRI,fMRI):早期阿尔茨海默病患者在接受认知功能检查时相应脑区激活强度下降或激活区范围缩小和远处部位有代偿反应。

(二)脑脊液蛋白质组学

脑脊液存在一些异常蛋白(如 apoE、tau 蛋白、APP 及 AChE)的表达。

(三)神经心理学特点

通常表现为多种认知领域功能障碍和精神行为异常,以记忆障碍为突出表现,并且日常生活活动能力受损。临床常用的痴呆筛查量表有简明智能精神状态检查量表(mini-mental state examination,MMSE)和日常生活能力量表等。痴呆诊断常用量表有记忆测查(逻辑记忆量表或听觉词语记忆测验)、注意力测查(数字广度测验)、言语流畅性测验、执行功能测查(stroop 色词-干扰测验或威斯康星卡片分类测验)和神经精神科问卷。痴呆严重程度评定量表有临床痴呆评定量表(clinical dementia rating,CDR)和总体衰退量表(global deterioration scale,GDS)。总体功能评估常用临床医师访谈时对病情变化的印象补充量表(CIBIC-Plus)。额叶执行功能检查内容包括启动(词语流畅性测验)、抽象(谚语解释、相似性测验)、反应-抑制和状态转换(交替次序、执行-不执行、运动排序测验、连线测验和威斯康星卡片分类测验)。痴呆鉴别常用量表有 Hachinski 缺血量表评分(HIS)及汉密尔顿焦虑、抑郁量表。

1.记忆障碍

记忆障碍是阿尔茨海默病典型的首发症状,早期以近记忆力减退为主。随病情进展累及远记忆力。情景记忆障碍是筛选早期阿尔茨海默病的敏感指标。

2.其他认知领域功能障碍

其他认知领域功能障碍表现为定向力、判断与思维、计划与组织能力、熟练运用及社交能力下降。

3.失用

失用包括结构性失用(画立方体)、观念-运动性失用(对姿势的模仿)和失认、视觉性失认(对复杂图形的辨认)、自体部位辨认不能(手指失认)。

4.语言障碍

阿尔茨海默病早期即存在不同程度的语言障碍。核心症状是语义记忆障碍,包括语义启动障碍、语义记忆的属性概念和语义/词类范畴特异性损害。阿尔茨海默病患者对特定的词类(功能词、内容词、名词、动词等)表现出认知失常,即词类范畴特异性受损。可表现为找词困难、命名障碍和错语等。

5.精神行为异常

阿尔茨海默病病程中常常出现精神行为异常,如有幻觉、妄想、焦虑、易激惹及攻击。疾病早期往往有较严重的抑郁倾向,随后出现人格障碍、幻觉和妄想,虚构不明显。

6.日常生活活动能力受累

阿尔茨海默病患者由于失语、失用、失认、计算不能,通常不能继续原来的工作,不能继续理财。疾病晚期出现锥体系和锥体外系病变,如肌张力增大、运动迟缓及姿势异常。最终患者可呈强直性或屈曲性四肢瘫痪。

(四)脑电图检查

早期 α 节律丧失,电位降低,常见弥散性慢波,且脑电节律减慢的程度与痴呆严重程度相关。

八、诊断标准

(一)美国《精神障碍诊断与统计手册》第 4 版制定的痴呆诊断标准

(1)有多个认知领域功能障碍。①记忆障碍:学习新知识或回忆以前学到的知识的能力受损。②有以下认知领域受损的至少 1 项:失语、失用、失认、执行功能损害。

(2)认知功能障碍导致社交或职业功能显著损害,或者较原有水平显著减退。

(3)隐匿起病,认知功能障碍逐渐进展。

(4)同时排除意识障碍、神经症、严重失语以及脑变性疾病(额颞叶痴呆、路易体痴呆以及帕金森痴呆等)或全身性疾病所引起的痴呆。

(二)临床常用的阿尔茨海默病诊断标准

临床常用的阿尔茨海默病诊断标准有 DSM-Ⅳ-R、ICD-10 和 1984 年 Mckhann 等制定的美国国立神经病语言障碍卒中研究所和 AD 及相关疾病协会研究用诊断标准(NINCDS-ADRDA),将阿尔茨海默病分为肯定、很可能、可能等等级。

1.临床很可能阿尔茨海默病

(1)痴呆:老年或老年前期起病,主要表现为记忆障碍和一个以上其他认知领域功能障碍(失语、失用和执行功能损害),造成明显的社会或职业功能障碍。认知功能或非认知功能障碍进行性加重。认知功能损害不是发生在谵妄状态,也不是由其他引起进行性认知功能障碍的神经系统或全身性疾病所致。

(2)支持诊断:有单一认知领域功能(如言语、运动技能、知觉)的进行性损害;日常生活能力损害或精神行为学异常;有家族史,尤其是有神经病理学或实验室证据;非特异性 EEG 改变,如慢波活动增多;头颅 CT 显示有脑萎缩。

(3)排除性特征:突然起病或卒中后起病。病程早期出现局灶性神经功能缺损体征,如偏瘫、感觉缺失、视野缺损、共济失调。起病时或疾病早期出现抽搐发作或步态障碍。

2.临床可能阿尔茨海默病

临床可能阿尔茨海默病有痴呆症状,但没有发现足以引起痴呆的神经、精神或躯体疾病;在起病或病程中出现变异;继发于足以导致痴呆的躯体或脑部疾病,但这些疾病并不是痴呆的病因;在缺乏可识别病因的情况下出现单一的、进行性加重的认知功能障碍。

3.肯定阿尔茨海默病

符合临床很可能痴呆诊断标准,并且有病理结果支持。

根据临床痴呆评定量表、韦氏成人智力量表(全智商)可把痴呆分为轻度、中度和重度痴呆。具体标准有以下几点。

(1)轻度痴呆:虽然患者的工作和社会活动有明显障碍,但仍保持独立生活能力,并且个人卫生情况良好,判断能力几乎完好无损。全智商 55～70。

（2）中度痴呆:独立生活能力受到影响(独立生活有潜在危险),对社会和社会交往的判断力有损害,不能独立进行室外活动,需要他人的某些扶持。全智商 40～54。

（3）重度痴呆:日常生活严重受影响,随时需要他人照料,即不能维持最低的个人卫生,患者已变得语无伦次或缄默不语,不能做判断或不能解决问题。全智商 40 以下。

九、鉴别诊断

（一）血管性痴呆

血管性痴呆可突然起病或逐渐发病,病程呈波动性进展或阶梯样恶化。可有多次卒中史,既往有高血压、动脉粥样硬化、糖尿病、心脏疾病、吸烟等血管性危险因素。通常有神经功能缺损症状和体征,影像学上可见多发脑缺血软化灶。每次脑卒中都会加重认知功能障碍。早期记忆功能多正常或仅受轻微影响,但常伴有严重的执行功能障碍,表现为思考、启动、计划和组织功能障碍,抽象思维和情感也受影响;步态异常常见,如步态不稳、拖曳步态或碎步。

（二）皮克病

注意临床症状出现的时间顺序。皮克病早期出现人格改变、言语障碍和精神行为学异常,遗忘出现得较晚。影像学上以额叶、颞叶萎缩为特征。约 1/4 的患者脑内存在皮克小体。阿尔茨海默病患者早期出现记忆力、定向力、计算力、视空间技能和执行功能障碍。人格与行为早期相对正常。影像学上表现为广泛性皮质萎缩。

（三）路易体痴呆

路易体痴呆主要表现为波动性持续(1～2 d)认知功能障碍、鲜明的视幻觉和帕金森综合征。视空间技能、近事记忆及注意力的受损程度较阿尔茨海默病患者严重。以颞叶、海马、扣带回、新皮质、黑质及皮质下区域广泛的路易体为特征性病理改变。病程 3～8 年。患者一般对镇静剂异常敏感。

（四）增龄性记忆减退

50 岁以上的社区人群中约 50% 存在记忆障碍。此类老年人可有记忆减退的主诉,主要影响记忆的速度与灵活性,但自知力保存,对过去的知识和经验仍保持良好。很少出现计算、命名、判断、思维、语言与视空间技能障碍,且不影响日常生活活动能力。神经心理学测查证实其记忆力正常,无精神行为学异常。

（五）抑郁性神经症

抑郁性神经症是老年期常见的情感障碍性疾病,属于假性痴呆。假性痴呆与真性痴呆的鉴别如表 12-2。

表 12-2　真性痴呆与假性痴呆的鉴别

鉴别点	假性痴呆	真性痴呆
起病	较快	较缓慢
认知障碍主诉	详细、具体	不明确
痛苦感	强烈	无
近事记忆与远事记忆	丧失同样严重	近事记忆损害比远事记忆严重
界限性遗忘	有	无

鉴别点	假性痴呆	真性痴呆
注意力	保存	受损
典型回答	不知道	近似性错误
对能力丧失的处理	加以夸张	隐瞒
简单任务	没有竭力完成	竭力完成
对认知障碍的补偿	不设法补偿	依靠日记、日历设法补偿
同样困难的任务	完成有明显的障碍	普遍完成得差
情感	受累	不稳定,浮浅
社会技能	丧失较早,且突出	早期常能保存
定向力检查	常答"不知道"	定向障碍不常见
行为与认知障碍严重程度	不相称	相称
认知障碍夜间加重	不常见	常见
睡眠障碍	有	不常有
既往精神疾病史	常有	不常有

抑郁性神经症诊断标准(《中国精神疾病分类方案与诊断标准》第 2 版)有以下几点。

1.症状

心境低落每天出现,晨重夜轻,持续 2 周以上,至少有下述症状中的 4 项。①对日常活动丧失兴趣,无愉快感;精力明显减退,无原因的持续疲乏感。②精神运动性迟滞或激越。伴发精神症状,如焦虑、易激惹、淡漠、疑病症、强迫症状或情感解体(有情感却泪流满面地说我对家人无感情)。③自我评价过低,自责,有内疚感,可达妄想程度。④思维能力下降,意志行为减退,联想困难。⑤反复出现想死的念头或有自杀行为。⑥失眠,早醒,睡眠过多。⑦食欲缺乏,体重明显减轻。⑧性欲减退。

2.严重程度

社会功能受损,给本人造成痛苦和不良后果。

3.排除标准

不符合脑器质性精神障碍、躯体疾病、精神活性物质和非依赖性物质所致精神障碍;可存在某些分裂性症状,但不符合精神分裂症诊断标准。

(六)轻度认知功能损害(mild cognitive impairment,MCI)

过去学者多认为 MCI 是介于正常老化与痴呆的一种过渡阶段,目前认为 MCI 是一种独立的疾病,患者可有记忆障碍或其他认知领域损害,但不影响日常生活。

(七)帕金森痴呆疾病

帕金森痴呆疾病早期主要有帕金森病的典型表现,多巴类药物治疗有效。疾病晚期出现痴呆及精神行为学异常(错觉、幻觉、妄想及抑郁等)。帕金森痴呆属于皮质下痴呆,多属于轻中度痴呆。

(八)正常颅压性脑积水

正常颅压性脑积水常见于中老年患者,隐匿性起病。临床上表现为痴呆、步态不稳及尿失禁三联征。无头痛、呕吐及视盘水肿等症。腰穿结果显示脑脊液压力不高。神经影像学检查有脑室扩大的证据。

（九）亚急性海绵状脑病

亚急性海绵状脑病急性或亚急性起病，迅速出现智能损害，伴肌阵挛，脑电图在慢波背景上出现特征性三相波。

十、治疗

由于该病的病因未明，至今尚无有效的治疗方法。目前仍以对症治疗为主。

（一）神经递质治疗药物

1.拟胆碱能药物

拟胆碱能药物主要通过抑制 AChE 活性，阻止 ACh 降解，提高胆碱能神经元功能。有 3 种途径加强胆碱能效应：使用 ACh 前体药物、胆碱酯酶抑制剂（acetylcholinesterase inhibitor，AChEI）及胆碱能受体激动剂。

（1）补充 ACh 前体：包括胆碱及卵磷脂。动物实验表明，胆碱和卵磷脂能增加脑内 ACh 生成，但在阿尔茨海默病患者身上未得到证实。

（2）胆碱酯酶抑制剂（AChEI）为最常用和最有效的药物。通过抑制乙酰胆碱酯酶而抑制乙酰胆碱降解，增加突触间隙乙酰胆碱浓度。第一代 AChEI 他克林由于有肝脏毒性和胃肠道反应而临床应用受限。第二代 AChEI 有盐酸多奈哌齐、重酒石酸卡巴拉丁、石杉碱甲、毒扁豆碱、加兰他敏、美曲磷脂等，具有选择性好、作用时间长等优点，是目前治疗阿尔茨海默病的首选药物。

盐酸多奈哌齐：商品名为安理申、思博海，是治疗轻中度阿尔茨海默病的首选药物。开始服用剂量为 5 mg/d，睡前服用。如无不良反应，4～6 周剂量增加到 10 mg/d。不良反应主要与胆碱能作用有关，包括恶心、呕吐、腹泻、肌肉痉挛、胃肠不适、头晕等，大多在起始剂量时出现，症状较轻，无肝毒性。

重酒石酸卡巴拉丁：商品名为艾斯能（Exelon），用于治疗轻中度阿尔茨海默病。该药选择性抑制皮质和海马 AChE 优势亚型-G1，同时抑制丁酰胆碱酯酶，外周胆碱能不良反应少。开始剂量为 1.5 mg，每天 2 次或 3 次。如能耐受，2 周后增至 6 mg/d。逐渐加量，最大剂量为 12 mg/d。不良反应包括恶心、呕吐、消化不良和食欲缺乏等，随着治疗的延续，不良反应的发生率降低。

石杉碱甲：商品名为双益平。这是我国学者从石杉科石杉属植物蛇足石杉（千层塔）中提取出来的新生物碱，不良反应小，无肝毒性。适用于良性记忆障碍、阿尔茨海默病和脑器质性疾病引起的记忆障碍。0.2～0.4 mg/d，分 2 次口服。

加兰他敏：由石蒜科植物沃氏雪莲花和水仙属植物中提取的生物碱，用于治疗轻中度阿尔茨海默病。推荐剂量为 15～30 mg/d，1 个疗程为 8～10 周。不良反应有恶心、呕吐及腹泻等。缓慢加大剂量可增强加兰他敏的耐受性。无肝毒性。

美曲磷脂：属于长效 AChEI，不可逆性抑制中枢神经系统乙酰胆碱酯酶。胆碱能不良反应小，主要是胃肠道反应。

庚基毒扁豆碱：是毒扁豆碱亲脂性衍生物，属于长效 AChEI。毒性仅为毒扁豆碱的 1/50，胆碱能不良反应小。推荐剂量为 40～60 mg/d。

（3）胆碱能受体（烟碱受体或毒蕈碱受体）激动剂：以往研究过的非选择性胆碱能受体激动剂（包括毛果芸香碱及槟榔碱等）因缺乏疗效或兴奋外周 M 受体而产生不良反应，现已被弃用。选择性作用于 M_1 受体的新药正处于临床试验中。

2.N-甲基-D-天冬氨酸(NMDA)受体拮抗剂

此型代表药物有盐酸美金刚,用于中重度阿尔茨海默病的治疗。

(二)以 Aβ 为治疗靶标

未来药物干预的目标是以 Aβ 为靶点,减少脑内 Aβ 聚集和沉积。减少 Aβ 产生,加快清除,阻止其聚集,或对抗 Aβ 的毒性和抑制它所引起的免疫炎症反应与凋亡的方法都成为合理的阿尔茨海默病治疗策略。

此类药物目前尚处于研究阶段。α 分泌酶激动剂不是首选的分泌酶靶点。APPβ 位点 APP 内切酶(beta site amyloid precursor protein cleavage enzyme,BACE)1 和高度选择性 γ 分泌酶抑制剂可能是较好的靶途径。

(1)Aβ 免疫治疗:1999 年动物实验发现,Aβ42 主动免疫阿尔茨海默病小鼠模型能清除脑内斑块,并改善认知功能。Aβ 免疫治疗的可能机制:抗体 FC 段受体介导小胶质细胞吞噬 Aβ 斑块、抗体介导的淀粉样蛋白纤维解聚和外周 Aβ 沉积。2001 年,轻中度阿尔茨海默病患者 Aβ42 主动免疫 I 期临床试验显示人体有较好的耐受性。II 期临床试验结果提示,Aβ42 主动免疫后患者的血清和脑脊液中出现抗 Aβ 抗体。II A 期临床试验中部分受试者出现血-脑屏障损伤及中枢神经系统非细菌性炎症。炎症的出现可能与脑血管淀粉样变有关。为了减少不良反应,可采取其他措施将潜在的危险性降到最低,如降低免疫剂量、诱发较为温和的免疫反应、降低免疫原的可能毒性、表位疫苗诱发特异性体液免疫反应,或使用特异性被动免疫而不激发细胞免疫反应。通过设计由免疫原诱导的 T 细胞免疫反应,就不会直接对 Aβ 发生反应,因此不可能引起传统的 T 细胞介导的自身免疫反应。比起单纯注射完整的 Aβ 片段,这种方法会产生更多结构一致的 Aβ 抗体,并增强抗体反应。这一假设已经得到 APP 转基因鼠和其他种的动物实验的证实。将 Aβ 的第 16～33 位氨基酸进行部分突变后,也可以提高疫苗的安全性。通过选择性地激活针对 β 淀粉样蛋白的特异性体液免疫反应、改进免疫原等方法,避免免疫过程中所涉及的细胞免疫反应,可能是成功研制阿尔茨海默病疫苗的新方法。另外,人源化 Aβ 抗体的被动免疫治疗可以完全避免针对 Aβ 细胞反应。如出现不良反应,可以停止给药,治疗药物会迅速从身体内被清除。虽然主动免疫能够改善阿尔茨海默病动物的精神症状,但那毕竟只是由淀粉样蛋白沉积引起行为学损伤的模型。Aβ42 免疫不能对神经元纤维缠结有任何影响。神经元纤维缠结与认知功能损伤密切相关。

(2)金属螯合剂的治疗:Aβ 积聚在一定程度上依赖于 Cu^{2+}/Zn^{2+} 的参与。活体内螯合这些金属离子可以阻止 Aβ 聚集和沉积。抗生素氯碘羟喹具有 Cu^{2+}/Zn^{2+} 螯合剂的功能,治疗 APP 转基因小鼠数月后 Aβ 沉积大大减少。相关药物已进入 II 期临床试验。

(三)神经干细胞(nerve stem cell,NSC)移植

神经干细胞移植临床应用最关键的问题是如何在损伤部位定向诱导分化为胆碱能神经元。目前,体内外 NSC 的定向诱导分化尚未很好地解决,尚处于实验阶段。

(四)Tau 蛋白与阿尔茨海默病治疗

以 Tau 蛋白为位点的药物研究和开发也成为国内、国外学者关注的焦点。

(五)非胆碱能药物

长期大剂量吡拉西坦(脑复康)、茴拉西坦或奥拉西坦能促进神经元 ATP 合成,延缓阿尔茨海默病病程进展,改善命名和记忆功能。银杏叶制剂可改善神经元代谢,减缓阿尔茨海默病进展。双氢麦角碱(喜德镇):为 3 种麦角碱双氢衍生物的等量混合物,有较强的 α 受体阻断作用,能改善神经元对葡萄糖的利用。可与多种生物胺受体结合,改善神经递质传递功能。每次 1～2 mg,每天 3 次,口服。长期使用非甾体抗炎药能降低阿尔茨海默病的发病风险。选择性 COX-2抑制剂被提倡用于阿尔茨海默病的治疗。辅酶 Q 和单胺氧化酶抑制剂司来吉林能减轻神经元细胞膜脂质过氧化导致的线粒体 DNA 损伤。他汀类药物能够降低阿尔茨海默病的危险性。钙通道阻滞剂尼莫地平可通过调节阿尔茨海默病患者脑内钙稳态失调而改善学习和记忆功能。神经生长因子和脑源性神经营养因子能够改善学习、记忆功能和促进海马突触重建,减慢残存胆碱能神经元变性,现已成为治疗阿尔茨海默病的候选药物之一。

(六)精神行为异常的治疗

一般选择安全系数高、不良反应少的新型抗精神病药物,小剂量开始,缓慢加量。常用的抗精神病药物有奥氮平(5 mg)、维斯通(1 mg)或思瑞康(50～100 mg),每晚一次服用,视病情而增/减剂量。阿尔茨海默病患者伴发抑郁时首先应加强心理治疗,必要时可考虑给予小剂量抗抑郁药。

十一、预后

目前的治疗方法都不能有效遏制阿尔茨海默病的进展。即使治疗病情仍会逐渐进展,通常病程为 4～12 年。患者多死于并发症,如肺部感染、压疮和深静脉血栓形成。加强护理对阿尔茨海默病患者的治疗尤为重要。

(刘仰镇)

第五节　运动神经元病

运动神经元病(motor neuron disease,MND)是一组主要侵犯上、下运动神经元的慢性变性疾病。病变范围包括脊髓前角细胞、脑干运动神经元、大脑皮质锥体细胞、皮质脊髓束、皮质核束(皮质延髓束)。临床表现为下运动神经元损害所引起的肌萎缩、肢体无力和上运动神经元损害的体征,其中上、下运动神经元合并受损者常见。一般无感觉缺损。这类患者俗称"渐冻人",大多数患者发病于 30～50 岁,90％～95％的患者为散发性,5％～10％为家族性,通常呈常染色体显性遗传。年患病率为(0.13～1.4)/10 万,男、女患者的患病率之比为(1.2～2.5)∶1。起病隐袭,进展缓慢。患者常常伴有并发症。

MND 在世界各地的发病率无多大差别,但是在关岛和日本纪伊半岛例外,当地 MND 的发病率高。MND 的病死率为(0.7～1)/10 万。种族、居住环境和纬度与发病无关。

一、病因

该病病因至今尚未明了,学者提出了多种可能的病因学说,涉及病毒感染、环境因素、免疫因素、兴奋性氨基酸(EAA)、细胞凋亡及遗传因素等,但均未被证实。

(一)病毒感染学说

慢病毒感染学说很早就被提出,但由于始终无确切证据证明肌萎缩侧索硬化(ALS)患者神经系统内存在慢病毒而几乎被放弃,1985 年后该理论再度被提出。脊髓灰质炎病毒对运动神经元有特殊的选择性,似提示 ALS 可能是一种非典型的脊髓灰质炎病毒感染所致,但至今尚无从患者脑脊髓组织及脑脊液中分离出脊髓灰质炎病毒包涵体的报道。有人提出人类免疫缺陷病毒(HIV)可能损害脊髓运动神经元及周围神经引起运动神经元病。在动物实验中,把 ALS 患者的脑脊液组织接种至灵长类动物,经长期观察,未能复制出人类 ALS 的病理改变,未能证明 ALS 是慢病毒感染所致。

(二)环境学说

某些金属(如铅、铝、铜)对神经元有一定的毒性。在某些 ALS 的高发地区,水及土壤中的铅含量升高。以铅等金属进行动物中毒实验,发现这些动物可出现类似人类 ALS 的临床及病理改变,只是除有运动神经元损害外,尚有感觉神经等的损害。此外,在有铜/锌超氧化物歧化酶(Cu/Zn-SOD 即 SOD-1)基因突变的家族性 ALS(FALS)患者中,由于 SOD 酶含量稳定性下降,体内可能产生过多的 Cu 和 Zn,这些贮积的金属成分可能对神经元有毒性作用。而总的来说,目前尚无足够的证据说明人类 ALS 是由这些金属中毒所致的。

(三)免疫学说

学者早在 20 世纪 60 年代就发现 ALS 患者的血及脑脊液中免疫球蛋白含量的异常升高,注意到 ALS 与免疫异常间的关系。近期 Duarte 等还发现患者的血清单克隆免疫球蛋白含量较正常人明显升高。Zavalishin 等也证实 ALS 患者的血清及脑脊液中有抗神经元结构成分的抗体,且脑脊液中的这类抗体含量高于血清。目前研究较多的是 ALS 与抗神经节苷脂抗体间的关系,神经节苷脂为嗜酸性糖脂,是神经细胞的一种成分,对神经元的新陈代谢和电活性起调节作用。据报道,10%～15% 的 ALS 患者有此抗体,这些患者多为下运动神经元受损明显的患者,研究显示,此抗体滴度似乎与病情严重程度有关,但不能证实 ALS 与抗体的关系。

近年来学者还发现 ALS 患者血清中尚存在抗钙通道抗体。Smith 等在动物实验中发现,75% 的 ALS 患者的血清 IgG 能与兔 L-型通道蛋白起抗原抗体反应,其强度与 ALS 病程进程呈正相关。Kimura 等发现 ALS 患者的 IgG 能特异性地与电压依赖性钙通道亚单位结合。以上实验都证实了 ALS 患者血清中存在抗电压依赖性钙通道的抗体,此抗体不仅能影响电压依赖性钙通道,还能改变激动药依赖性钙通道及钙依赖性神经递质的释放。

在细胞免疫方面,有关于 ALS 患者 CD3、CD8 数量异常及 CD4 与 CD8 数量之比异常的报道,但对此方面尚无统一的结论。

(四)兴奋性氨基酸(EAA)学说

兴奋性氨基酸包括谷氨酸、天冬氨酸及其衍生物红藻氨酸(KA)、使君子氨酸(QA)、鹅膏氨酸(IA)和 N-甲基 D-天冬氨酸(NMDA)。兴奋性氨基酸的兴奋毒性可能参与 ALS 的发病过程。谷氨酸与 NMDA 受体结合可致钙内流,激活一系列蛋白酶和蛋白激酶,使蛋白质的分解和自由基的生成增加,脂质过氧化过程加强,神经元自行溶解。此外,过量钙还可激活核内切酶,使 DNA 裂解及核崩解。ALS 的病变主要局限在运动神经系统,可能与谷氨酸的摄取系统有关。

(五)细胞凋亡学说

Tews 等在 ALS 患者肌肉组织中发现了大量 DNA 片段,大量凋亡促进因子 bax、ICE 及抗凋亡因子 bcl-2 的表达,推断程序性细胞死亡在 MND 发病机制中起重要作用,并为以后抗凋亡治疗提供了理论依据。

(六)遗传学说

Siddiqe 等以微卫星 DNA 标记对 6 个 FALS 家系进行遗传连锁分析,将 FALS 基因定位于

21 号染色体长臂。已确认此区主要包括 SOD-1、谷氨酸受体亚单位 GluR5、甘氨酰胺核苷酸合成酶、甘氨酰胺核苷酸甲酰转移酶这四种催化酶基因，现今认为 FALS 的发病与 SOD-1 基因突变关系密切，20％～50％的 FALS 是由 SOD-1 基因突变所致。1993 年，美国的 Rosen 等从18 个 ALS 家系检测出 SOD-1 突变。迄今为止，已经发现 5 种遗传方式、139 种突变类型，其中，大多数是错义突变，少数是无义、插入和缺失突变。非神经元（包括小胶质细胞）的突变在 ALS 发病过程中的作用越来越受到重视。

SOD-1 基因突变所致的细胞毒性作用可能与 SOD-1 酶的不稳定性有关，可加速体内毒性物质的聚积，并可能产生对神经细胞的高亲和力，从而加重对神经细胞的损害。但尚不足以解释运动神经元损害以及中年后发病等现象。有人提出 SOD-1 基因突变致基因产物的结构改变，使之产生新的蛋白功能，即所谓的"功能的获得"理论，但对这种具有"新"功能的蛋白质的作用尚有待进一步研究。

另外，近年来对神经微丝与 ALS 发病过程的研究逐渐受到重视。Hirano 等曾指出，无论是散发性 ALS 还是家族性 ALS 患者的神经元胞体及轴索内均有神经微丝的蓄积。Lee 等通过动物实验表明神经微丝轻链基因点突变时，可复制出人类 ALS 的临床病理特征。运动神经元较一级神经元大，且轴突极长，所以此细胞内的细胞骨架蛋白对维持运动神经元的正常生存较重要，此骨架蛋白功能异常，似可致运动神经元易损性增加。

Sreedharan 及其在英国和澳大利亚的同事对英国的一个遗传性 ALS 的大家族进行了分析。他们在一个叫作 TAR DNA binding protein（TDP-43）的基因中发现了一种变异，而该变异看来与该疾病有关。学者在受 ALS 影响的神经元中发现了团簇状泛素化包涵体，其主要成分就是TDP-43 蛋白，这些结果进一步加强了 TDP-43 与该疾病之间的关联性。研究显示，TDP-43 蛋白的生长不仅是这种基因导致的不良反应，还可能是运动神经元最终死亡的原因。

综上所述，虽然 ALS 的病因有多种学说，但任何一种都不能很好地解释 ALS 的发病特点，ALS 可能是几种因素的综合作用，亦不能排除还有其他作用因素。新近研究揭示出 SOD-1、TDP-43 基因突变与 FALS 间的联系，为最终揭示 ALS 的病因提供了线索。

二、病理

脊髓前角和脑干神经运动核的神经细胞明显减少和变性，脊髓中以颈、腰膨大受损严重，延髓部位的舌下神经核和疑核也易受波及，大脑皮质运动区的巨大锥体细胞（即 Betz 细胞）也可有类似改变，但一般较轻。大脑皮质脊髓束和大脑皮质脑干束髓鞘脱失和变性。脊神经前根萎缩、变性。应用脂肪染色可追踪至脑干和内囊后肢甚至辐射冠，并可见髓鞘退变后反应性巨噬细胞的集结。动眼神经核很少被累及。肌肉表现出神经源性萎缩的典型表现。在亚急性与慢性病例中可看到肌肉内有神经纤维的萌芽，可能是神经再生的证据。

三、临床表现

根据病变部位和临床症状，可分为下运动神经元型（包括进行性脊肌萎缩症和进行性延髓麻痹）、上运动神经元型（原发性侧索硬化症）和混合型（肌萎缩侧索硬化症）。关于它们之间的关系尚未完全清楚，部分患者有这一单元疾病在不同发展阶段的表现，如早期只表现为肌萎缩，以后才出现锥体束症状而呈现为典型的肌萎缩侧索硬化，但也有的患者病程中只有肌萎缩，极少数患者在病程中只表现出缓慢进展的锥体束损害症状。

(一)肌萎缩侧索硬化症(amyotrophic lateral sclerosis,ALS)

该病起病隐袭,缓慢进展,临床表现为进行性发展的上、下肢肌萎缩、无力、锥体束损害以及延髓性麻痹,一般无感觉缺损。大多数 ALS 发生于 30～50 岁,男性患者的发病率为女性患者的发病率的 2～3 倍。多从一侧肢体开始,继而发展为双侧。首发症状为手指活动不灵,精细操作不准确,握力减退,继而手部肌肉萎缩,表现为"爪形手",然后向前臂、上臂和肩胛带肌发展,肌萎缩加重,肢体无力,直至瘫痪。肌萎缩区有肌肉跳动感。与此同时患肢的腱反射亢进,并出现病理反射。上肢受累后不久或同时出现下肢症状,两下肢多同时发病,肌萎缩一般不明显,但腱反射亢进与病理反射较显著,即下肢主要表现为上运动神经元受累的特征。感觉系统客观检查无异常,患者主观上有麻木、发凉感。随着病程延长,无力症状扩展到躯干及颈部,最后累及面部及延髓支配肌肉,表现延髓麻痹的临床表现。至疾病晚期,双侧胸锁乳突肌萎缩,患者无力转颈和抬头,多数病例还出现皮质延髓束、皮质脑桥束受累的脑干上运动神经元损害症状,如下颌反射、吸吮反射等亢进。病初一般无膀胱括约肌功能障碍,后期可出现排尿功能异常。呼吸肌受累,导致呼吸困难、胸闷、咳嗽无力,患者多死于肺部感染。

少数不典型病例的首发症状可从下肢远端开始,以后累及上肢和躯干肌。关岛的 Chamorro 族及日本纪伊半岛当地人群的肌萎缩侧索硬化常合并帕金森病和痴呆,称帕金森痴呆和肌萎缩侧索硬化复合征。

(二)进行性脊肌萎缩症

运动神经元变性仅限于脊髓前角细胞,而不累及上运动神经元,表现为下运动神经元损害的症状和体征。发病年龄在 20～50 岁,男性患者较多,隐袭起病,缓慢进展,50 岁以后发病极少见。临床主要表现为上肢远端的肌肉萎缩和无力,严重者出现爪形手。再发展至前臂、上臂和肩部肌群的肌萎缩。肌萎缩区可见肌束震颤。肌张力低,腱反射减弱或消失,感觉正常,锥体束征为阴性。首发于下肢者少见,该病预后较肌萎缩侧索硬化症好。

(三)原发性侧索硬化

该病仅限于上运动神经元变性而不累及下运动神经元。该病少见,男性患者居多。临床表现为锥体束受损。病变多侵犯下胸段,主要表现为缓慢进行性痉挛性截瘫或四肢瘫,双下肢或四肢无力,肌张力高,呈剪刀步态,腱反射亢进,病理征阳性,无感觉障碍。上肢症状出现得晚,一般不波及颈髓和骶髓,故无膀胱直肠功能障碍。

(四)进行性延髓麻痹

该病多发病于老年前期,仅表现为延髓支配的下运动神经元受累,大多数患者迟早会发展为肌萎缩侧索硬化症。临床特征表现为构音不良、声音嘶哑、鼻音、饮水呛咳、吞咽困难及流涎等。检查时可见软腭活动和咽喉肌无力,咽反射消失,舌肌明显萎缩,舌肌束颤似蚯蚓蠕动。下部面肌受累可表现为表情淡漠、呆板。如果双侧皮质延髓束受累,可出现假性延髓性麻痹综合征。该病发展迅速,通常 1～2 年,患者因呼吸肌麻痹或继发肺部感染而死亡。

四、诊断和鉴别诊断

根据发病缓慢隐袭,逐渐进展加重,具有双侧基本对称的上或下运动神经元损害或上、下运动神经元混合损害症状,而无客观感觉障碍等临床特征,肌电图呈神经源性损害表现,肌肉活检为失神经性肌萎缩的典型病理改变,排除了有关疾病后,一般诊断并不困难。

该病患者脑脊液的压力、成分和动力学检查均属于正常,少数患者的蛋白量可有轻度升高。

虽有肌萎缩但血清酶学检查(磷酸肌酸激酶、乳酸脱氢酶等)多正常。部分 MND 患者的脑脊液及血中谷氨酸盐水平升高,这可能是谷氨酸盐转运异常所致。这一发现有助于临床对抗谷氨酸盐治疗效果的评价。脑脊液中神经递质相关因子含量降低,细胞色素 C 含量降低,谷氨酸转氨酶含量降低,而胶原纤维酸性蛋白(GFAP)片段含量升高。这些生化改变往往先于临床症状而出现。

患肌的肌电图(EMG)可见纤颤、正尖和束颤等自发电位,运动单位电位的时限宽,波幅高,可见巨大电位,重收缩时运动单位电位的募集明显减少。肌电图检查时应多选择几块肌肉(包括肌萎缩不明显的肌肉)进行检测,胸锁乳突肌、胸段脊肌和舌肌 EMG 对诊断非常重要。腹直肌 EMG 检查该病胸段脊髓的临床下运动神经元损害,可提高临床早期诊断率。建立三叉神经颈反射(TCR)检测方法并用于检测 ALS 最早累及的上颈段及延髓区脑干的临床下运动神经元损害,可提高亚临床的检出率。应用运动单位计数的方法和技术对 ALS 的病情变化进行动态评估和研究,可客观监测疾病发展的自然过程,定量评估病情进展与治疗的效果。应用单纤维 EMG 技术对早期 ALS 与颈椎病进行鉴别。

脊髓磁共振检查可显示脊髓萎缩。应用弥散张力磁共振显像(difusion tensor imaging, DTI)技术能早期发现 ALS 上运动神经元损害。

五、主要诊断依据

(1)中年后发病,进行性加重。

(2)表现为上、下运动神经元损害的症状和体征。

(3)无感觉障碍。

(4)脑脊液检查无异常。

(5)肌电图呈神经源性损害表现。神经传导速度往往正常。

(6)肌肉活检为失神经性肌萎缩的典型病理改变。

(7)已排除颈椎病、颈髓肿瘤、脊髓空洞症、脑干肿瘤等。

六、诊断标准

Rowland 提出以下诊断标准。

(一)ALS 必须具备的条件

(1)20 岁以后起病。

(2)有进展性,无明显的缓解期和平台期。

(3)所有患者均有肌萎缩和肌无力,多数有束颤。

(4)肌电图显示广泛失神经。

(二)支持脊髓性肌萎缩(SMA)的条件

(1)有上述的下运动神经元体征。

(2)腱反射消失。

(3)无 Hoffmann 和 Babinski 征。

(4)神经传导速度正常。

(三)支持 ALS 的条件

(1)具备支持脊髓性肌萎缩诊断的下运动神经元体征。

（2）Hoffmann 或 Babinski 征阳性或必须有膝、踝震挛。

（3）可有假性延髓性麻痹和情感不稳定或强哭、强笑。

（4）多为消瘦体型。

（四）有可疑上运动神经元体征的 ALS（即 ALS-PUMNS）

（1）有上述下运动神经元受累体征。

（2）肢体有肌无力和肌萎缩但腱反射保留，有肌肉抽动。

（3）无 Hoffmann 或 Babinski 征或膝、踝震挛。

（五）原发性侧索硬化的诊断标准

（1）必要条件：①成年起病；②无卒中史或支持多发性硬化的缓解-复发病史；③家族中无类似病史；④痉挛性截瘫；⑤下肢腱反射亢进；⑥Babinski 征阳性或有踝震挛；⑦无局限性肌无力、肌萎缩及肢体或舌肌束颤；⑧无持续性的感觉异常或肯定的感觉缺失；⑨无痴呆；⑩肌电图无失神经的证据。

（2）符合和支持诊断的条件：①假性延髓性麻痹（吞咽困难、构音障碍）；②有上肢的上运动神经元体征（手活动不灵活、轮替动作缓慢笨拙、双臂腱反射活跃、Hoffmann 征阳性）；③有痉挛性膀胱症状；④MRI 显示运动皮质萎缩及皮质脊髓束高信号；⑤磁共振光谱（magnetic resonance spectroscope，MRS）有皮质乙酰天门冬氨酸缺失的证据；⑥运动皮质磁刺激显示中枢运动传导损害。

（3）诊断原发性侧索硬化还应注意排除下列疾病：①MRI 排除多发性硬化、后脑畸形、枕骨大孔区压迫性损害、颈椎病性脊髓病、脊髓空洞和多发性脑梗死；②血液检查排除维生素 B_{12} 缺乏、人类嗜 T 淋巴球病毒（HTLV-1）感染、肾上腺脑白质营养不良、Lyme 病、梅毒、副蛋白血症；③脑脊液检查排除多发性硬化、HTLV-1 感染和神经梅毒。原发性侧索硬化的临床为排除性诊断，确诊要靠尸体解剖。

七、鉴别诊断

（一）颈椎病

颈椎病为中老年人普遍存在的脊椎退行性变，当引起上肢肌萎缩，伴下肢痉挛性肌力弱，且无感觉障碍时，与运动神经元病表现相似，有时鉴别甚为困难。但颈椎病的病程十分缓慢，再根据颈椎 X 线片或颈椎 CT 扫描或脊髓 MRI 上的阳性发现，并与临床症状仔细对比分析，可做出正确判断。

（二）颅颈区畸形

颅底凹陷症等颅颈区畸形可引起后 4 对脑神经损害，上肢肌萎缩，下肢痉挛性瘫痪，但多早年起病，病程缓慢，常有颈项短、小脑损害症状及感觉障碍，X 线片有相应阳性发现，可做鉴别。

（三）脊髓和枕骨大孔附近肿瘤

颈髓肿瘤可引起一侧或两侧上肢肌萎缩伴痉挛性截瘫，后者还有后 4 对脑神经损害症状，但肿瘤有神经根性刺激症状和感觉障碍，膀胱排尿功能障碍常见，双侧症状往往不对称，脑脊液蛋白含量升高，可有椎管梗阻表现，脊髓造影和磁共振检查可提供较确切的诊断依据。

（四）脊髓蛛网膜炎

颈髓蛛网膜炎也可引起上肢肌萎缩和下肢痉挛性瘫痪，但多呈亚急性起病，病情常有反复，双侧症状不对称，感觉障碍弥散而零乱，脑脊液常有异常。

（五）继发于其他疾病的肌萎缩侧索硬化综合征

某些代谢障碍（低血糖等）、中毒（汞中毒等）以及恶性肿瘤有时也可引起类似肌萎缩侧索硬化症的临床表现，此时，须注意查找原发疾病。

八、治疗

（一）处理原则

MND 为一种神经系统慢性致死性变性疾病，目前尚无将其治愈的方法。在考虑 MND 治疗的具体方案时，可参考美国神经病学会发布的运动神经元病处理原则。

（1）要高度重视患者的决定和自主性，要充分考虑患者及其家属的社会文化心理背景。

（2）给予患者及其家属充分的信息和时间以便做出对各种处理方案的选择，而且这些选择会随病情变化而改变。

（3）医务人员应给予患者连续和完整的医疗和护理。

（二）主要治疗方法

当前的主要治疗包括病因治疗、对症治疗和多种非药物的支持治疗。现阶段治疗研究的发展方向包括神经保护药、抗兴奋毒性药物、神经营养因子、抗氧化和自由基清除剂、干细胞和基因治疗等方面。

（1）口服维生素 E 和 B 族维生素。

（2）三磷腺苷（ATP）100 mg，肌内注射，每天 1 次；辅酶 Ⅰ 100 U，肌内注射，每天 1 次；胞磷胆碱250 mg，肌内注射，每天 1 次，可间歇应用。

（3）针对肌肉痉挛可用地西泮 2.5～5.0 mg，口服，每天 2～3 次；巴氯芬 50～100 mg/d，分次服。

（4）利鲁唑（力如太）：能延长 MND 患者的存活期，但不能推迟发病时间。它通过 3 种机制发挥抑制作用，即抑制兴奋性氨基酸的释放、抑制兴奋性氨基酸受体受刺激后的反应及维持电压门控钠离子通道的非活动状态。用药方法为每次 50 mg，每天 2 次，口服，疗程为 1～1.5 年。该药耐受性好，常见不良反应有恶心、乏力和谷丙转氨酶水平升高。

（5）按摩患肢，被动活动。

（6）对吞咽困难者，以鼻饲维持营养和水分的摄入。

（7）呼吸肌麻痹者，以呼吸机辅助呼吸。

（8）防治肺部感染。

（9）干细胞移植：干细胞作为一种具有较强自我更新能力和多向分化潜能的细胞，近年来在神经系统疾病治疗方面引起了医学界的普遍关注。研究发现，把神经干细胞直接移植到成年鼠脊髓损伤部位，可明显减轻脊髓损伤所导致的神经功能缺损。但治疗 MND 是否有效，仍处于试验阶段。

（10）神经营养因子：常用的神经生长因子有碱性成纤维细胞生长因子（bFGF）。bFGF 是一种广谱的神经元保护剂，动物实验表明它可以延缓 MND 的进程，防止肌肉萎缩和运动神经元变性。还有胰岛样生长因子-1（IGF-1）、睫状神经营养因子（CNTF）、脑源性神经营养因子（BDNF）、胶质细胞源性神经营养因子（GDNF）、非肽类神经营养因子、神经营养因子-3（NT-3）等。由于神经营养因子的半衰期短，体内生物利用度低，降解快，故应用到人体还受很多因素的限制。

（11）基因工程治疗：Finiels 等研究发现，特异高产的生长因子基因可以通过肌内注射重组腺病毒转染而到达运动神经元,然后经轴突逆向传输至神经元胞体,并通过注射肌肉的选择来决定基因转至脊髓的特定部位。此方法在动物实验中已取得成功。

(12)过氧化物歧化酶(SOD):磷脂酰胆碱铜/锌过氧化物歧化酶(PC-SOD)通过清除自由基,而达到延缓 MND 的进程,防止肌肉萎缩和运动神经元变性的作用。

(13)神经一氧化氮合酶抑制药:MND 患者脑脊液中一氧化氮含量升高,SOD 活性下降,因此神经一氧化氮合酶抑制药能推迟发病时间及延缓脊髓运动神经元变性。

(14)免疫治疗:静脉注射免疫球蛋白(IVIG)治疗抗 GM1 抗体阳性的运动神经元综合征。IVIG 含有抗 GM1 独特型抗体,能阻止抗 GM1 与相应抗原的结合,从而达到治疗目的。但也有报道认为其作用机制与此无关。

(15)免疫抑制药治疗:MND 患者存在免疫功能异常,存在自身抗体,MND 属于一种自身免疫性疾病,故免疫抑制药治疗理论上有效,实践中效果并不令人满意。IL-6 及可溶性 IL-6 受体复合物可激发信号传导成分 gp130 形成同源二聚体,具有神经保护作用。

(16)其他治疗:钙通道阻滞剂、中医中药、莨菪类药物(主要作用机制是改善患者的脊髓微循环)、变构蛇神经毒素、拟促甲状腺释放激素 JT-2942 等均可治疗 MND。

九、病程及预后

该病为一种进行性疾病,但不同类型的患者的病程有所不同,即使患者为同一类型,其病程进展快慢亦有差异。肌萎缩侧索硬化症的平均病程为 3 年,进展快的甚至起病后 1 年内即可死亡,进展慢的病程有时可达 10 年以上。成人型脊肌萎缩症一般发展较慢,病程长达 10 年以上。原发性侧索硬化症临床罕见,一般发展较为缓慢。死亡多因延髓性麻痹、呼吸肌麻痹、合并肺部感染或全身衰竭所致。

(刘仰镇)

第六节　多系统萎缩

多系统萎缩(multiple systematrophy,MSA)是一种少见的散发性、进行性的神经系统变性疾病。起病隐匿,症状多样,表现复杂。主要临床表现为锥体外系、小脑、自主神经和锥体系的损害,并可形成多种组合的临床表现。在患者生前该病有时难以与帕金森病或单纯性自主神经功能衰竭(pure autonomic failure,PAF)区别。MSA 的概念于 1969 年首先提出,主要涵盖橄榄脑桥小脑萎缩(olivopontocerebellar atrophy,OPCA),Shy-Drager 综合征(Shy-Drager syndrome,SDS)和纹状体黑质变性(striatonigral degeneration,SND)这 3 种主要临床病理综合征。1989 年,学者发现少突胶质细胞包涵体(glial cytoplasmic inclusions,GCIs)是 MSA 的共同标志。1998 年,学者发现 GCIs 主要是由 α-突触核蛋白(α-synuclein)构成的,因此认定该病为一种有共同临床病理基础的单一疾病。

一、病因和病理

病因仍不明确。病理上发现中枢神经系统多部位进行性的神经元和少突胶质细胞丢失。脊髓内中间外侧柱的节前细胞丧失,可引起直立性低血压、尿失禁和尿潴留。小脑皮层、脑桥核、下橄榄核的细胞丧失,可引起共济失调。壳核和苍白球的细胞丧失可致帕金森综合征表现。除细胞丧失外,还有严重的髓鞘变性和脱失。过去学者认为灰质神经元破坏是导致 MSA 的原因,自从发现了 GCIs 以来,目前认为 MSA 更主要的是累及白质,GCIs 是原发病损还是继发的细胞损害标志仍不清楚。少突胶质细胞中存在大量的 GCIs 是 MSA 的标志之一,可用 Gallyas 银染识别,并且是泛素(ubiquitin)和 α-突触核蛋白染色阳性,可呈戒指状、火焰状和球形。电镜下,GCIs 由直径 20～30 nm 的纤维丝松散聚集而成,包绕细胞器。另外,部分神经元中也有泛素和 α-突触核蛋白染色阳性的包涵体。

二、临床表现

MSA 多于中年起病,多见于男性,常以自主神经功能障碍首发。据报道,美国、英国和法国的发病率分别为(1.9～4.9)/10 万、(0.9～8.4)/10 万、(0.8～2.7)/10 万,国内尚无有关调查报告。MSA 进展较快,发病后平均存活 6～9 年。其临床表现可归纳如下。

(一)自主神经功能障碍

半数以上 MSA 患者以自主神经症状起病,最终 97% 的患者有此类症状。有的患者以 SDS 为主要表现,直立性低血压是其主要临床表现,即站立 3 min 内收缩压至少下降 2.7 kPa(20 mmHg)或舒张压至少下降 1.3 kPa(10 mmHg),而心率不增加。患者主诉头晕、眼花、注意力不集中、疲乏、口齿不清、晕厥,严重者只能长期卧床。进食 10 min 后出现低血压也是表现之一,这是静脉容量改变和压力感受反射障碍所致。60% 的 MSA 患者可同时有直立性低血压和平卧位高血压,血压高于25.3/14.7 kPa(190/110 mmHg)。其他自主神经症状有尿失禁、尿潴留、出汗减少、勃起功能障碍和射精困难,可有大便失禁。此类患者早期还常有声音嘶哑、睡眠鼾声、喘鸣。晚期患者常可出现周期性呼吸暂停。

(二)帕金森综合征

46% 的 MSA 患者以帕金森综合征起病,最终 91% 的患者有此类症状。运动迟缓和强直多见,震颤少见,但帕金森病特征性的搓丸样静止性震颤极少见。左旋多巴对部分年轻患者早期有效,对多数患者无效。

(三)小脑功能障碍

5% 的患者以此为首发症状,但最终约半数患者出现共济失调。主要表现为步态不稳、宽基步态、肢体的共济失调以及共济失调性言语。

(四)其他

半数患者有锥体束受损表现,如腱反射亢进,巴宾斯基征阳性。神经源性和阻塞性的睡眠呼吸暂停也可发生。

MSA 患者的临床表现多样,但仍有规律可循,可以按不同综合征进行区分。在临床上,以帕金森症状为主者称为 MSA-P,以共济失调为主者称为 MSA-C,以直立性低血压为主者可称为 Shy-Drager 综合征。不管何种类型,随疾病发展,各个系统均可累及,患者最终卧床不起,直至死亡。

三、辅助检查

MSA 患者的脑脊液检查正常。肌电图检查(特别是肛周和尿道括约肌的检查)可见部分失神经支配。头颅 MRI 可见脑干、小脑有不同程度的萎缩，T$_2$ 加权序列可见脑桥出现"十"字征，以帕金森症样表现的 MSA 患者中，部分可见壳核外侧缘屏状核出现条状高信号。

四、诊断与鉴别诊断

根据缓慢起病，晕厥和直立性低血压、行动缓慢、步态不稳等表现，头颅 MRI 显示脑干、小脑萎缩和脑桥"十"字征，可考虑该病。但是应与脊髓小脑性共济失调、帕金森病、进行性核上性麻痹以及 PAF 等区别。临床上，该病强直多、震颤少，对多巴反应差，可与帕金森病区别。MSA 患者眼球运动上、下视不受限，早期不摔倒，有明显的自主神经功能障碍等，与进行性核上性麻痹区别。MSA 患者无明确家族史，中年后起病，常伴头昏、喘鸣等，可与脊髓小脑性共济失调区别。MSA 和 PAF 的鉴别主要依靠临床表现，即随病程延长是否出现中枢神经系统表现。PAF 较为少见，不累及中枢神经系统，仅累及周围的交感和副交感神经，病情进展缓慢，预后较好。

五、治疗

MSA 的病因不明确，其治疗只能是对症处理。对帕金森综合征可给予左旋多巴、多巴胺受体激动剂和抗胆碱能药，但效果不如帕金森病的治疗效果。对于自主神经功能障碍以缓解症状和提高生活质量为目的。

（一）一般治疗

体位改变要慢，切忌突然坐起或站立。避免诱发血压降低，慎用影响血压的药物。多采用交叉双腿、蹲位、压迫腹部、前倾等体位可能预防直立性低血压的发作。穿束腹紧身裤和弹力袜能增加回心血量。在床上头部和躯干较腿部抬高 15°～20°，这种体位可促进肾素释放和刺激压力感受器。增加水和盐分的摄入。进食后低血压者可少食多餐，饭前喝水或咖啡。

（二）药物治疗

多种药物可治疗直立性低血压，但没有一种是理想的。

（1）口服类固醇皮质激素氟氢可的松，0.1～0.4 mg/d，可增加水、钠潴留，升高血容量和血压，但应避免过度使用，防止心力衰竭。对平卧位高血压要慎用。

（2）米多君（midodrine）是选择性 α 受体激动剂，每次 2.5 mg，2 次/天开始，逐步增加至每次 10 mg，2～3 次/天。

（3）促红细胞生成素 25～50 U/kg，皮下注射，3 次/周，防治贫血，增加红细胞容积，使收缩压升高。

（4）其他药物有去氨加压素、麻黄碱、吲哚美辛等，效果有限。

（5）对平卧位高血压，应选用短效钙通道阻滞剂、硝酸酯类或可乐定等。患者应避免平躺时喝水、穿弹力袜，取头高位多可避免平卧位高血压。

（6）对排尿功能障碍和性功能障碍，可做相应处理。对有睡眠呼吸暂停者，可用夜间正压通气。对吸气性喘鸣可能需行气管切开。

（刘仰镇）

第十三章

神经-肌肉接头和肌肉疾病

第一节　重症肌无力

一、概述

重症肌无力（myasthenia gravis，MG）是主要由抗体介导、细胞免疫依赖、补体参与、主要累及神经肌肉接头突触后膜，表现为骨骼肌波动性疲劳的自身免疫性疾病。该病约 85％由乙酰胆碱受体（AChR）抗体致病，约 15％的 AChR 抗体阴性病例中，20％～50％由骨骼肌特异性受体酪氨酸激酶（MuSK）抗体致病，其余由低密度脂蛋白受体相关蛋白 4（LRP4）抗体或其他尚未清楚的致病抗体引起的神经肌肉接头传递障碍所致。该病的自发缓解率低，治疗主要以免疫抑制及清除抗体为主。全球范围的患病率为(1.7～10.4)/100 000。国外报道女性发病率较男性多。国内男、女发病比例基本相同，早发型中女性较多，晚发型中男性较多。男、女性发病均呈双峰现象。国外报道女性发病高峰年龄段为 20～24 岁和 70～75 岁，男性发病高峰为 30～34 岁和 70～74 岁。约 85％的 MG 患者合并胸腺异常，其中 70％伴生发中心形成胸腺增生或 15％有胸腺瘤。

二、临床特点

MG 呈慢性缓解-复发病程，主要表现为波动性骨骼肌无力（主要因乙酰胆碱耗竭），即休息后可缓解的病态疲劳，典型患者表现为晨轻暮重。多数患者在起病 1～3 年达到病情高峰。发病可从一组肌肉无力开始，在数年内逐步累及其他肌群。累及眼外肌可表现为眼睑下垂、视物模糊或视物成双，眼球各向运动受限（各眼外肌不一定均累及），重者眼球固定。交替性眼睑下垂有诊断意义。50％～70％的眼肌型 MG（OMG）在 2 年内会进展至全身型 MG（GMG），也有 10％～16％的 OMG 一直限定在眼肌，不继续进展。累及延髓肌可表现为吞咽困难、构音障碍。近端肢体骨骼肌累及较远端常见，但部分患者也可出现远端为主或无明显倾向性的表现。累及颈伸肌还可出现抬头困难。累及膈肌及呼吸肌可出现呼吸费力，重者呼吸衰竭。MuSK-MG 更常引起肌萎缩，AChR-MG 晚期可出现肌萎缩。儿童首次发病多仅累及眼肌，约 25％的患儿有望在 2 年内自发缓解。

上述为 MG 的共性，而了解 MG 的"个性"（即各种分型及组合）对制定治疗策略也至关重要。不同的个体 MG 特定的分期、分型特点对各种治疗的反应及预后往往不一。MG 分型的主要表现如下。①早发型 MG：发病年龄≤50 岁（也有文献以 40 岁或 60 岁作为临界点），多见于女性，多合并胸腺增生，血清 AChR 抗体阳性常见。②晚发型 MG：发病年龄＞50 岁，多见于男性，一般无胸腺增生或胸腺瘤，血清 AChR 抗体阳性常见。③伴胸腺瘤 MG：发病年龄多＞50 岁，儿童患者较少，多见于抗 AChR 抗体阳性患者，可能同时合并其他副肿瘤综合征表现。该型常合并其他自身免疫性疾病，约 25％的患者可出现各种非运动症状，如单纯红细胞再生障碍性贫血、斑秃、免疫缺陷症、视神经脊髓炎、边缘性脑炎、心肌炎、味觉障碍。部分患者的肌联蛋白抗体及兰尼定碱受体抗体呈阳性。病情多呈中到重度，预后相对差。④AChR-MG：此型的临床表现多样，可包括早发、晚发、有/无胸腺瘤、眼肌型或全身型等。⑤MuSK-MG：患者多为年轻女性（年龄＜40 岁），部分患者可急性起病并迅速进展。几乎无胸腺异常，目前国际上仅报道发现了 1 例 MuSK-MG 合并胸腺瘤的个例；好累及的神经肌肉接头部位与 AChR-MG 不太一样，常累及面部、延髓、颈部、呼吸肌，易（早期）出现呼吸肌无力，四肢力量相对较轻，且不够对称。很少伴眼肌受累。⑥血清学双阴性（AChR 抗体和 MuSK 抗体均阴性）MG：发病年龄无特异性，可有胸腺增生，该类患者可能有低亲和性 AChR 抗体而不能被现有技术检测到。⑦OMG：我国最常见的发病类型，其中约 50％的眼肌型 MG 患者血清中 AChR 抗体阳性，极少检测到抗 MuSK 抗体。⑧LRP4-MG：可见于血清血双阴性 MG 中，近几年才被发现，报道有限，部分病例可合并胸腺异常。

三、诊断

正确的诊断是合理治疗的前提，因为一旦确诊即需长期治疗，且某些药物可能带来多种不良反应风险，部分患者还需切除胸腺。诊断 MG 应在典型的临床表现（如受累骨骼肌病态疲劳、症状波动、晨轻暮重）基础上结合药物诊断试验和神经电生理结果综合分析。诊断价值较高的检测包括疲劳试验（Jolly 试验）、血清抗体检测、神经电生理检测、抗乙酰胆碱酯酶抑制剂药物诊断试验。①疲劳试验（Jolly 试验）阳性。②用乙酰胆碱受体抗体（AChR-Ab），敏感度：约 85％的全身型 MG 阳性，50％～60％的眼肌型 MG 阳性；特异度：如 AChR 抗体阳性，无论是 GMG 还是 OMG，均有 99％可能罹患 MG。③MuSK 抗体：约 40％的 AChR 抗体阴性 MG 可检测出 MuSK 抗体阳性。④重复神经刺激减幅范围＞10％（诊断 GMG 的重要依据）。⑤单纤维肌电图异常。⑥新斯的明试验或依酚氯铵试验阳性。应注意，MG 的诊断需基于临床，凭单独的实验室结果不能诊断。虽然 AChR 抗体特异度较高，但如果检测使用酶联免疫吸附法，可信度不如非放射免疫法，甚至可出现假阳性。AChR 抗体阳性或 MuSK 抗体阳性偶尔见于 MG 以外的其他疾病，尤其以后者稍多见。对不典型的 MG 进行活检，需注意兼顾 MuSK-MG 好累及的部位取材，对这部分患者四肢取材的阳性率往往不如 AChR-MG。近几年还报道了部分 AChR 抗体及 MuSK 抗体均阴性的患者可检测出 LRP4 抗体，有望将来在临床开展。

四、治疗

（一）治疗目标

虽然 MG 病情变化多，波动性大，且病程较长，但是 MG 是一种可治性的慢性病，如治疗得当，许多患者的症状可以减轻，甚至可以达到临床或药物缓解。应鼓励患者，树立信心，以更好的长期治疗。治疗目标：缓解症状，恢复或保持日常生活能力，减少和预防复发，早期延缓进展至全身型,避免或减少不良反应。

MG 的治疗思路大致可分下面几方面:①治疗前评估(诊断、分型、量表评分);②选取治疗方案;③避免加重 MG 的用药;④该病非常讲究个体化治疗,应根据不同的分型、病程、药物不良反应、治疗意愿、经济状况制订治疗策略。

(二)治疗策略

MG 的治疗主要分以下几部分:①增加乙酰胆碱传导;②短期免疫调节治疗,用 PE 或 IVIG;③免疫抑制治疗;④非药物治疗;⑤用胸腺切除术;⑥治疗并发症;⑦治疗其他类型(包括难治性 MG、MG 危象等);⑧药物相互作用;⑨未来分子靶向治疗。

MG 的治疗按阶段可分短期、中期、长期治疗,可联合在患者的不同阶段使用。短期治疗可弥补中、长期治疗起效慢的缺点。免疫抑制剂长期联用往往可产生协同或序贯作用,不但效果更佳,而且有助于减少单药的用量和不良反应。①短期治疗:MG 往往易进展加重,需尽快诱导缓解。可选择的药物:抗乙酰胆碱酯酶药(溴吡斯的明)、PE、IVIG。②中期治疗:此法数周至数月后改善,数月至数年才可能达到最佳疗效。使用各种免疫抑制剂,如激素及磷酸酶抑制剂(如环孢素 A 和他克莫司)。③长期治疗:数月甚至几年才起效,但可明显改善病情最终转归,且不良反应较少。包括行胸腺切除术及使用另一些免疫抑制剂,如硫唑嘌呤、霉酚酸酯。

1.增加乙酰胆碱传导

胆碱酯酶抑制剂为 MG 的一线治疗用药,通过抑制乙酰胆碱酯酶的功能,抑制乙酰胆碱在神经肌肉接头处的分解,进而改善神经肌肉传导。该药主要用于 AChR-MG,尤其是对新发的 MG 反应较好,也可用于病情较轻的 MG(如 OMG、儿童及青少年 MG),作为单药治疗。该药可减轻多数患者的症状,但不能改变 MG 的病理过程,且仅少数患者单用该药症状可完全消失。故多数患者需在此基础上加用免疫抑制剂。MuSK-MG 对其反应较差,可能与此型患者抗体聚集的部位不同有关,部分 MuSKMG 病例呈 ACh 高反应性,标准剂量下即可出现肌肉痉挛甚至胆碱能危象。

最常用的药物为溴吡斯的明,通常 15~30 min 起效,药效持续 3~6 h,存在个体差异。起始用量:30~60 mg,间隔 4~6 h 1 次,4~6 次/天,可逐渐增至 60~90 mg,间隔 3 h 1 次。通常白天剂量不会超过 120 mg,每 3 h。如剂量过大,或超过 120 mg,反而可能引起肌无力加重。夜间或晨起无力可在夜间或起床前服长效溴吡斯的明 180 mg。长效溴吡斯的明不能用于白天的常规治疗,因药物吸收及反应可能相差较大。可能的不良反应:机体过多的乙酰胆碱积聚,终板膜电位发生长期去极化,复极化过程受损,造成胆碱神经先兴奋后抑制,产生一系列毒蕈碱样、烟碱样症状。其中以毒蕈碱样症状常见:消化道高反应性,如胃痛、腹泻、口腔及上呼吸道分泌液增加,偶尔有心动过缓。可以抗胆碱药对抗上述反应,可用阿托品(避免长期使用),也可选用洛哌丁胺或格隆溴铵。烟碱样中毒症状包括肌肉震颤、痉挛和紧缩感等。

注射剂有新斯的明、溴新斯的明,应用于诊断试验、吞咽或呼吸困难及 MG 危象(急需改善肌无力时)。新斯的明每次 1~1.5 mg,与 0.5 mg 阿托品共同使用,肌内注射。

注意事项:①使用乙酰胆碱酯酶抑制剂后多数 MG 患者的病情可获得部分改善,但数周至数月效果逐渐减弱。②该药主要用于轻、中度患者,病情严重的患者对该药反应欠佳。③症状前治疗,如吞咽困难,可饭前 30 min 服用。④长期应用,患者对此类药物的敏感性降低,药量增加,不良反应更为明显。⑤如单用溴吡斯的明,病情逐渐好转,则可逐渐撤药,如效果不佳,则加用免疫抑制剂(一般先试用激素)联合治疗;如溴吡斯的明联合激素治疗的疗效较好,撤药时应先停用溴吡斯的明,随后激素逐渐减量。溴吡斯的明联合其他药物使用的方法同理。⑥女性月经期病情加重者可增加剂量。⑦其他的此类替代药可考虑麻黄碱(25 mg,2 次/天),与溴吡斯的明作用于突触后膜不同,该药可改善突触前膜乙酰胆碱的释放,但应注意避免过量使用或滥用。该药有诱发猝死和心肌梗死的报道。⑧3,4-二氨基吡啶仅对部分先天性 MG 有效,不建议用于自身免疫性 MG。

2.短期免疫调节治疗

(1)PE:PE 可清除 MG 体内的致病抗体,起效快,用于治疗病情较重、急剧加重或出现 MG 危象,或胸腺切除术前有中度及以上无力的患者。此外,国外报道就治疗 MG 危象而言,PE 可能较 IVIG 稍好。

用法:每次交换 2～3 L 血浆,隔天 1 次(或每周 3 次),直至症状明显改善(通常需要 5～6 次血浆置换治疗)。通常治疗后第 1 周症状即开始改善,并持续 1～3 个月。

缺点:①疗效持续时间短,治疗后 1 周抗体可开始反弹,故还需加用免疫抑制治疗;②通常需深静脉置管,从而增加感染风险(可致 MG 加重)。血浆置换不应用于 MG 的长期治疗。

(2)丙种球蛋白:IVIG 的疗效与血浆置换大致相当。可能的机制:MG 的特异抗体结合(但无法持续作用)加速已存在的抗体凋亡,抑制补体结合等。可同样适用于治疗病情较重或出现 MG 危象的患者,或胸腺切除术前有中度无力的患者;还适用于病情不算重但迫切想尽快改善病情的患者;还可用于激素治疗早期以弥补激素起效较慢的缺点。但与常规用药相比,对病情较轻(如 OMG)或病情较平稳的患者无显著效果,目前国外指南不推荐用于该人群。用法:单疗程总剂量 2 g/kg,可连用 5 d,即 400 mg/(kg·d)。间隔数周或 1 个月可重复使用,至少使用 3 个月。通常治疗数天后病情开始改善,并持续数周至数月。对部分病情较重的病例,可考虑每周治疗。可能的不良反应:感冒症状最常见,如头痛、肌痛、发热、恶性、呕吐,还可引起皮疹,有报道称极少数可引起无菌性脑炎。可检测 IgA,如 IgA 含量偏低,提示用药后过敏风险较高。此外合并肾功能不全的患者接受 IVIG 治疗过程中有一定发展为肾衰竭的可能,故需注意监测肾功能。IVIG 还可能引起脑卒中,有高凝状态或明显动脉粥样硬化的患者应避免使用。可通过治疗前激素治疗(如静脉注射 5 mg 地塞米松)减少不良反应,如治疗过程中出现不适,可适当减慢输液速度(通常在治疗前 30 min 减速,如无不适可增速),如无法耐受需停用。

上述两种药均较昂贵,各有利弊,可综合个体病例情况选用。

3.免疫抑制剂

如免疫抑制剂方案选取得当,大多数患者可获得较佳的改善效果,许多患者治疗后可恢复日常工作、生活。AChR-MG 与 MuSKMG 都对免疫抑制剂反应较好。目前常用的有激素、硫唑嘌呤、环孢霉素、他克莫司、霉酚酸酯、甲氨蝶呤、环磷酰胺等。选用何种药物或如何联用,需根据患者的个体情况、疾病分型、病程阶段、可能的不良反应等全盘考虑。在服用激素基础上添加免疫抑制剂还有助于激素减量。

(1)肾上腺皮质激素:肾上腺皮质激素对多数患者的疗效较佳,但长期使用可能出现一系列不良反应,现多主张联合使用其他免疫抑制剂,长期治疗的最低剂量需兼顾疗效及不良反应。可能的机制:改变淋巴细胞的迁移,抑制细胞因子和白介素生成,通过各种途径减少抗体生成。大致可分两种治疗方案:①小剂量递增维持疗法,较安全,常用于门诊患者。国外指南通常将该激素方案作为主要推荐方案,还主张在对住院患者短期免疫调节治疗,迅速诱导缓解的基础上联合使用该疗法,但该法费用较高。最初剂量 15～20 mg/d,每 2～3 d 逐渐增量 5～10 mg,直至

60 mg/d。对老年体弱者或并发症较多的患者，逐渐增量的速度可减慢，可每 1～2 周增加 10 mg。达到最佳剂量后，可连用 1～3 个月或直到观察到患者的症状有明显改善。然后逐渐减量至隔天服用，以减少不良反应，同时可减弱内源性肾上腺功能抑制。此疗程从小剂量递增至最后隔天服用，可能耗时数月。用该法时需注意：起效较慢，可能对病情较轻的患者更适用，如使用其他免疫抑制剂效果欠佳的 OMG 或轻度 GMG；在隔天服用的间隔天，可添加剂量更小的激素（通常每月不超过10 mg），以预防症状波动。②中剂量冲击，逐渐减量维持疗法被国外文献称为"大剂量冲击法"。该法可更快地诱发缓解。1.5 mg/(kg·d)，治疗 2 周，随后转换成隔天疗法（如隔天 100 mg），维持上述剂量直至肌力恢复正常或症状明显改善，出现一个平台期。随后逐渐减量，每 2～3 周减 5 mg，一直减至隔天 20 mg。此后，每 4 周减量 2 mg，至维持无明显症状反复的最低剂量。该法的缺点是部分患者冲击 4～10 d（多数在第 1 周内）可发生症状加重（常见于原有延髓肌和呼吸肌受累的患者），甚至可进展至 MG 危象，故推荐在开始阶段住院治疗。③大剂量冲击：该法使肌无力加重的概率更高，国内使用得较多。起始阶段应在 ICU 病房或有辅助呼吸器条件下进行。国内指南建议：甲泼尼龙 1 000 mg/d，静脉注射 3 d，然后改为 500 mg/d，静脉注射 2 d；或地塞米松10～20 mg/d，静脉注射 1 周；随后改为泼尼松龙 1 mg/(kg·d^{-1})，早晨顿服。症状缓解后，维持 4～16 周逐渐减量，每 2～4 周减 5～10 mg，至 20 mg 后每 4～8 周减 5 mg，直至隔天服用最低有效剂量。糖皮质激素剂量的换算关系为：氢化可的松 20 mg＝可的松 25 mg＝醋酸泼尼松龙 5 mg＝甲泼尼龙 4 mg＝地塞米松 0.75 mg。

可能的不良反应有糖尿病、高血压病、肥胖、水及钠潴留、白内障、青光眼、胃肠道症状、精神症状、骨质疏松、无菌性股骨头坏死、抑制垂体促肾上腺皮质激素分泌、伤口愈合延迟等。长期服用尤其易合并严重的不良反应，应定期复诊，故对不能定期复诊或依从性不佳的患者，不推荐激素治疗。服用激素应注意管理以下方面：血压、血糖、体重、心及肺功能、眼底检查、骨密度等。建议治疗期间低盐饮食，补充钙剂、维生素 D、二膦酸盐类以预防骨质疏松。一些患者在合并肺结核、消化道溃疡或糖尿病时，应积极治疗原发病，可考虑使用其他不影响此类并发症的免疫抑制剂。激素治疗 MG 出现肌力加重，除了上述早期出现的一过性加重外，还可能出现以下情况：①低钾血症；②类固醇疾病，多见于长期服用且缺乏锻炼后，应结合临床症状及肌电图鉴别，激素减量及物理治疗可改善。如果此前做激素治疗，计划行胸腺切除术，可术前口服维生素 A（25 000 U，2 次/天），可促进术后伤口愈合。

（2）硫唑嘌呤：长期应用硫唑嘌呤（依木兰），安全度较高，该药已成为除激素以外最常用于治疗 MG 的免疫抑制剂。硫唑嘌呤可将 6-巯基嘌呤转化后干扰淋巴细胞的嘌呤合成，同时抑制 B 细胞和 T 细胞增殖。该药通常作为激素治疗基础上的联合用药，有助于激素减量，两者联用药效相加，而不良反应不相加。对成年患者可首先试用每次 25 mg，2 次/天，以了解对药物的反应，有无明显不良反应，随后逐渐增量，通常有效剂量为 2～3 mg/kg。该药一般 4～6 个月起效，对部分患者可能 1 年后才起效。可能的不良反应有感冒样症状、骨髓抑制、肝功能损伤，长期服用增加肿瘤发生的风险。合并痛风的患者需谨慎使用该药，因别嘌醇可干扰硫唑嘌呤体内代谢，可造成严重的骨髓抑制。需检测血常规、肝及肾功能。血常规监测最初 4 周内每周 1 次，以后每月 1 次，1 年后每 3 月 1 次。如白细胞降至 4 000/μL 则需减量，降至 3 000/μL，需停药。

激素可增加白细胞数，与硫唑嘌呤合用时，把白细胞数作为观察指标难以鉴别。可选用其他指标，如淋巴细胞数＜1 000/μL 和/或平均红细胞容积（MCV）增加均可作为替代。对少数患者给予标准剂量的嘌呤类药物治疗时，可能会发生严重的造血系统毒性反应，这种对药物的不耐受现象提示可能存在硫嘌呤甲基转移酶（TPMT）活性缺陷。TPMT 是嘌呤类药物代谢过程中决定硫鸟嘌呤核苷酸（TGNs）浓度的关键酶。早期检测 *TPMT* 基因分型，可以避免治疗早期出现的可预防的严重骨髓抑制并指导个体化用药。

（3）环孢霉素：即环孢素 A，为霉菌类产生的一种循环多肽，在移植后的免疫抑制及自身免疫性疾病中广泛使用，可抑制磷酸酶，进而抑制 T 细胞活化。该药对 MG 起效较硫唑嘌呤更快，可单用，但通常联合激素使用，从而减少激素用量。用法：$4\sim5$ mg/（kg·d），每天 $2\sim3$ 次。可能的不良反应有高血压、肾毒性、多毛症、牙龈增生及胃肠道反应。主要需监测血压及肾功能。应监测血药浓度（维持至 $75\sim150$ ng/mL），如进行服药后 2 h 浓度（C_2）监测，前瞻性研究表明，2 h 浓度与浓度-时间曲线下面积（AUC）具有高度的相关性，与谷浓度相比，2 h 浓度能更好地反映环孢素的吸收情况。该药可与多种药物相互作用，如新加入其他类型的长期用药物，需注意监测 C_2 值。

（4）他克莫司：即 FK506，或普乐可复，已逐渐成为 MG 治疗的主要药物之一。药理机制与环孢素 A 相似，但免疫抑制作用比环孢素 A 更强。虽然他克莫司结合的受体（FKBP）与环孢素 A 不同，但两者与磷酸酶反应的机制实质上是一样的。该药起初在器官移植（尤其是肝移植）领域使用，近年开始用于 MG。较多的研究显示，该药治疗 MG 的效果可能优于其他的免疫抑制剂。用法：$0.075\sim0.1$ mg/kg，2 次/天，需监测血药浓度（维持至 $7\sim10$ ng/mL）。不良反应：肾毒性及高血压的不良反应与环孢素 A 相似，但多毛症及牙龈增生相对少见。需监测血常规、肾功能、血糖、电解质。该药价格较高。

（5）霉酚酸酯：即 MMF，或吗替麦考酚酯（骁悉）。霉酚酸酯通过抑制嘌呤合成的从头合成途径，抑制 T 细胞及 B 细胞增殖，而其他的细胞增殖不受影响。还可抑制 B 细胞生成抗体。缺点是不能清除或减少之前已存在的自身反应性淋巴细胞，需等到这些细胞凋亡后疗效才开始逐渐明显。此凋亡阶段可能耗时数月至 1 年。用法：起始 500 mg/d，逐渐加至 1 g 或 1.5 g/d，2 次/天。不良反应：相对少见，偶尔有腹泻、白细胞计数降低、贫血或血小板计数减少，且服药后发生肿瘤的风险相对其他免疫抑制剂更低。缺点是起效时间太长，价格较高。

（6）其他免疫抑制剂：甲氨蝶呤和环磷酰胺用于 MG 的报道有限，仅推荐在上述免疫抑制剂治疗无效时试用。环磷酰胺的应用限制主要在于易出现各种毒副作用，如肾毒性、出血性膀胱炎、严重的骨髓抑制、不孕不育、新发肿瘤。

4.非药物治疗

轻度 MG 患者可行呼吸肌和力量训练，对肌力有一定改善。建议患者控制体重，注射季节性流感疫苗。

5.胸腺切除术

胸腺切除术已成为治疗 MG 的重要手段之一，许多 MG 患者切除胸腺后可最终达到药物或临床缓解。切除胸腺的依据：胸腺为 MG 始发的主要部位之一，可保持持续的自身免疫反应，胸腺中含有 3 种致病细胞：上皮样细胞、产生致病抗体的 B 细胞、辅助此类 B 细胞产生致病抗体的辅助性 T 细胞。胸腺切除术一般只有两个目的：切除本身合并的胸腺瘤或治疗 MG。该手术治疗 MG 目前虽还缺乏足够的循证医学证据，主要问题在于设计实施随机双盲对照研究的难度较大。但国内外专家均对该治疗的效果比较认可。最近我们对近 30 年发表的相关文献进行系统评价，显示对于全身型 MG 的成年患者，越早治疗，效果（以临床缓解为观察指标）往往就越好。

合并胸腺瘤的 MG 通常需手术切除，肿瘤虽多为良性，但其可侵犯局部并累及胸廓内重要组织。对非侵袭性的胸腺瘤，术后还可结合放射治疗。但放射治疗仅是针对胸腺瘤，并非针对MG，故放射治疗后 MG 症状可能好转，也可能加重。少数学者还主张进行化学治疗。切除胸腺瘤还可增加 MG 对激素反应的敏感度，以利于激素减量。

如不合并胸腺瘤，手术指征为自青春期开始至 60 岁年龄段范围内的全身型 MG 患者（尤其是 AChR-MG）。这部分病例术后约 85％最终可获得改善。其中 35％可达到无须依赖药物的临床缓解。手术切除的优点是可能获得长期病情改善。但胸腺切除后通常需数月至 1 年才显示获益，最大疗效可能在 2 年后。部分病例术后亦利用激素减量，少数患者可成功撤药。应尽可能安排有围术期重症肌无力管理经验的医师做该手术。

对于不合并胸腺瘤的全身型 MG 患者，如何限定手术指征的年龄段仍有争议，通常建议为12～60 岁年龄段。因为通常直至青春期开始后，胸腺才发育完毕，故青春期前不太主张切除胸腺；胸腺萎缩通常在 55～65 岁，故萎缩后再手术已无必要。目前的争议：①对未达青春期的儿童进行胸腺切除，对其生长发育可能无明显损害，不少医院已开始尝试对这部分患者进行手术，将来有希望将适应证扩大到这个群体，但需注意筛选合适的儿童 MG 病例。②AChR抗体阴性MG 是否应行手术仍有争议。③对 MuSK 抗体阳性患者通常不主张手术，此类患者的胸腺生发中心无异常改变，切除胸腺后病理显示改变较轻，已有的研究显示手术治疗无效。④AChR 和MuSK 抗体双阴性患者可合并胸腺异常，已有的文献显示患者可从手术中获益，尤其是这部分早期 GMG。目前欧洲神经病协会指南亦推荐对此型患者可考虑进行胸腺切除术。⑤对 OMG通常不建议手术。

其他应注意的地方包括：①胸腺切除术不应作为紧急手术实施；②术前应先给予免疫抑制剂治疗，可减少术后感染的风险，并促进伤口愈合；③如病情较重，或累及吞咽肌或呼吸肌，应先行PE、IVIG 或免疫抑制剂治疗；④术后给予 PE 或 IVIG，可促进病情的恢复及减少肌无力危象；⑤因胸腺切除后起效时间较长，术后应继续术前免疫抑制剂治疗方案，而不应立即开始减量。

手术方式如下：①经颈胸腺切除术（标准和扩大）。分别称为 T-1a 和 T-1b。②经胸腔镜胸腺切除术（标准和扩大）：分别称为 T-2a 和 T-2b。③胸骨正中劈开胸腺切除术（标准和扩大）：分别称为 T-3a 和 T-3b。④经颈-胸骨联合胸腺切除术：称为 T-4，该手术方式被认为是治疗 MG 的标准手术方式。其他的手术方式包括达·芬奇机器人胸腺切除术等。究竟何种手术效果更佳，目前尚无定论。

手术可能的并发症：麻醉意外、伤口延迟愈合、胸骨失稳、胸腔积液、肺不张、肺炎、肺栓塞、膈神经或喉返神经损伤，甚至肌无力加重。胸腺切除后肌无力加重的可能机制：胸腺瘤内有两种相互对立的作用，一种是产生自身免疫反应的细胞并可在其他部位继续浸润，另一种作为自身抗体，能抑制自身免疫反应，这两种作用有各种各样的组合。当手术切除了产生自身免疫反应的胸腺瘤时，有助于治疗 MG。当切除了抑制自身免疫反应的胸腺瘤时，则产生 MG 甚至加重 MG。此外，术后容易出现呼吸系统并发症，应加强护理、保持呼吸道通畅，避免感染加重病情。鉴于此，应尤其注意加强围术期重症肌无力的管理和评估。近年陆续报道了胸腺切除后易合并视神经脊髓炎疾病谱的研究，例如，为病理征阳性的患者检查脊髓 MRI 可能观察到亚临床病灶，伴或不伴视神经受累/视觉诱发电位异常。此时应排除合并多发性硬化，并选用治疗 MG 和视神经脊髓炎时可共用的药物。

术前用药：如麻醉后患者不能口服药物，应静脉给药。如不能口服 60 mg 溴吡斯的明，可静脉推注 1 mg 新斯的明。术后重点观察呼吸功能。有报道称采用硬膜外麻醉有利于减轻术后疼痛,以减少对呼吸肌的影响。术前应用 PE 或 IVIG 使 MG 得到缓解或进入相对静止状态,避免在病情进展期手术,可降低术后发生肌无力危象的风险。术后用 PE 或 IVIG,并合理应用呼吸肌辅助呼吸亦可避免或改善术后肌无力危象。此外,术后短时间内如给予乙酰胆碱酯酶抑制剂,可使其处于高敏状态,此时即使药量与术前相同,也可能诱发胆碱能危象。故应从小剂量开始服用,一般为平时的 1/3 至 1/2,再逐渐增加。

五、其他类型

(一)眼肌型 MG

目前尚较难预测 OMG 进展至 GMG 的危险因素。国外最新的指南推荐首选乙酰胆碱酯酶抑制剂治疗,如效果欠佳,可加用糖皮质激素隔天治疗。乙酰胆碱酯酶抑制剂可改善眼睑下垂,但对复视效果欠佳。免疫抑制剂可改善复视,但需权衡病情需要及不良反应风险。胸腺切除术目前尚不作为 OMG 的常规推荐治疗,但如 OMG 合并胸腺瘤,可考虑手术。

(二)MuSK-MG

此型患者的症状相对更重,此型可呈进展病程,应选用能尽快诱导缓解的治疗方案。MuSK-MG 对免疫抑制剂、PE 反应较好,但总体而言效果不如 AChR-MG。许多病情轻-中度患者单用激素(如 50 mg/d)即可控制得较好,但减量时易复发,即使加用其他免疫抑制剂也较为依赖激素。霉酚酸酯的效果尚可,但该型对硫唑嘌呤和环孢素 A 反应欠佳,对乙酰胆碱酯酶抑制剂反应不佳。该型对 IVIG 治疗不如 AChR-MG 反应好,如 PE 效果不佳可考虑选用 IVIG 治疗。一部分患者即使经长期免疫抑制剂治疗仍表现为持续性肌无力和肌萎缩。

(三)儿童型 MG

儿童型 MG 多为眼肌型,且部分患者可自发缓解,还有一部分经适当治疗后亦可完全治愈。激素治疗有发育迟缓等可能的不良反应,因此用药上应更为审慎。多首先尝试溴吡斯的明单药治疗,如(3~6 个月)疗效不满意可考虑短期糖皮质激素治疗。一些免疫抑制剂具有骨髓抑制等不良反应,故一般不建议使用这些免疫抑制剂。既往对于儿童型 MG 多不主张胸腺切除,但近年相关的研究越来越多,有一些可喜的发现,或许将来手术指征会放宽。常规治疗效果欠佳时,筛选合适的儿童型 MG 进行胸腺切除术,或许是可行的。

(四)MG 患者处于孕期及新生儿 MG

妊娠对 MG 的病情影响因人而异,个体差异较大,可无变化,也可出现加重或改善。目前尚不知具备哪些病情特点的 MG 母亲的病情会加重。因此,孕期应加强神经科及产科的复诊。产褥期部分病例的 MG 会加重,可能的原因有缺乏睡眠、疲劳、对婴儿过度担心。该阶段的治疗原则:稳定病情,避免使用可能影响胎儿的药物。目前学者认为胆碱酯酶抑制剂、激素、IVIG 对胎儿是安全的,硫唑嘌呤可能安全,他克莫司相对安全,霉酚酸酯的安全性较有争议。通常建议孕期仅使用绝对有必要的 MG 治疗药物,如仅使用溴吡斯的明及激素,必要时才使用 IVIG。

一过性新生儿 MG 的发生率为 12%~20%,表现为肌张力下降、吸吮无力、哭闹。目前还难以从母亲的 MG 分型特点预测新生儿的 MG。该病为自限性疾病,病程持续数周至数月(通常不超过 4 个月)缓解。可口服胆碱酯酶抑制剂,剂量为 4~10 mg/4 h;或静脉用新斯的明,剂量为 0.05~0.1 mg/3~4 h。用药时间以哺乳前半小时为佳。应把部分病情较重的新生儿应转至新生儿 ICU,必要时辅以机械通气。

(五)难治性 MG

上述治疗无效,或无法耐受上述药物的不良反应,称为难治性 MG。在诊断难治性 MG 时,首先应再次审视诊断,避免误诊。可考虑的方案如下。①大剂量环磷酰胺冲击,可破坏并重构已成熟的免疫系统,从而可能诱导自身免疫性疾病的缓解,对难治性 AChR-MG 和 MuSK-MG 均适用。该药可引起膀胱刺激,通常建议插尿管。用法:静脉注射,50 mg/(kg·d),连续 4 d。连续检测中性粒细胞,直至其升至 $1×10^9$/L。该疗程结束后 6 d,加用粒细胞集落刺激因子,以改善干细胞增殖及促进免疫系统重构。治疗期间预防性使用抗生素,注意液体管理,必要时输血。国外报道此法治疗 12 例难治性 MG,其中11 例获得了明显改善,其中 5 例对药物无反应的患者重新对免疫抑制剂敏感。这 11 例中,8 例为 AChR 抗体阳性,1 例为 MuSK 抗体阳性,3 例为双阴性(AChR 抗体及 MuSK 抗体均为阴性)。治疗后复查,抗体滴度均不同程度下降,但未能完全清除,故建议后续仍应继续免疫抑制剂长期治疗。②近年报道了一种针对 B 细胞的单克隆抗体 anti-CD20(利妥昔单抗,rituximab),它可改善难治性 MG 的症状。③干细胞治疗,其移植治疗以自体造血干细胞移植为主,亦有异基因造血干细胞及间充质干细胞移植的报道。④多次 PE 联合免疫抑制剂治疗难治性 AChR-MG 的效果可能欠佳,该方法对难治性 MuSK-MG 有一定疗效,但有效持续时间较短。

(六)MG 危象

MG 危象为肌无力恶化,膈肌和肋间肌无力导致的呼吸衰竭,以致威胁生命。国内 MG 危象患者的年龄较国外年龄低。该病的病情变化快。最常见的病因为感染。如果此前免疫抑制治疗不足,合并感染时发生危象的风险更高。其他的诱因包括感冒、情绪压力波动、快速的大剂量激素冲击、手术应激。少部分患者的诱因不明显,需警惕某些少见的合并感染,如憩室炎、牙龈脓肿、条件致病真菌或病毒感染。部分患者可能无明显诱因。治疗策略如下:①立即改善通气是关键。多数患者需气管插管及机械通气。对病情较重的患者气管插管,一般很难短期内拔管,应及早气管切开。少数患者仅需无创通气治疗。②按急重症疾病进入 ICU 管理模式(心、肺、脑支持)。③选用起效较快的治疗方案,如 PE 或 IVIG 治疗,但后者的耐受度更好,治疗方式更简便易行;中-大剂量激素冲击因有加重病情的风险,需在重症监护条件的医院才能开展,不应作为 MG 危象期的首选。④注意鉴别易误诊为 MG 危象的几种情况(如胆碱能危象)。较多数据显示乙酰胆碱酯酶抑制剂对重度 MG 的疗效往往欠佳,应暂时减少或停药。MG 危象也可与胆碱能危象相互转化,如加用乙酰胆碱酯酶抑制剂过量,可诱发胆碱酯能危象。对难以鉴别上述两种疾病的患者,应在改善通气的前提下,暂停乙酰胆碱酯酶抑制剂,待观察数天明确 MG 危象后,再考虑是否加用。⑤尽快控制感染。⑥胸腺切除术起效慢,非治疗 MG 危象的措施,且手术应激还可进一步加重病情。

六、并发症

(一)感染

感染是引起 MG 加重甚至危象的常见因素,一旦发现,应尽早控制。首先应据经验选择抗生素,待获取药敏培养结果后进一步调整治疗方案。一些少见的感染(如憩室炎、肝炎、牙龈脓肿)好发于免疫缺陷的患者,如 MG 免疫抑制治疗反应欠佳,应注意筛查。因免疫抑制剂可引起病毒增殖,如合并乙型病毒性肝炎,应尽可能控制原发病。

(二)肥胖

肥胖是激素治疗的相对禁忌证,激素治疗亦可引起肥胖。激素治疗的患者尤其应注意进行体重控制和营养摄入管理。应指导患者选低糖、低盐、低糖及高蛋白饮食。减量或隔天服用对控制体重有一定作用。此外,因硫唑嘌呤药量是根据体重计算的,对于服用该药的肥胖或体重增长的患者,需相应调整药量。

(三)糖尿病

激素治疗可引起血糖水平升高。但换用隔天疗法也可引起血糖水平波动,且不同患者的反应不一,需尽可能个体化降糖。他克莫司可引起血糖升高。

(四)高血压病

激素、磷酸酶抑制剂、环孢素 A、他克莫司均可引起血压升高,需定期监测血压。

(五)甲状腺疾病

常见的合并甲状腺疾病为自身免疫性甲状腺疾病,为 MG 最常见的合并疾病,占 MG 合并症的5%~8%,包括桥本氏甲状腺炎和 Graves 病。甲状腺功能亢进或减退可加重或恶化 MG 的病情,故需积极治疗。

(六)肾病

环孢素 A、他克莫司具有肾毒性,不主张肾功能不全的患者使用。IVIG 治疗可能对肾功能有影响,应注意监测。有报道称极少数患者在免疫抑制剂治疗后可发生急性肾衰竭。

(七)骨质疏松

长期激素治疗可引起骨质疏松,甚至股骨头坏死,应定期复查股骨头 X 线片、骨密度。可选择的预防性药物,如钙剂,维生素 D(5 000 U,2 次/周),二膦酸盐类药物。

七、药物相互作用

尽可能避免或谨慎使用可能加重 MG 病情的药物。我们结合了最近国内专家的共识,将 MG 患者慎用的药物归纳如下:部分激素类药物(如甲状腺素)、部分抗生素(如氨基糖苷类、喹诺酮类、大环内酯类)、部分心血管药物(如利多卡因、奎尼丁、β 受体阻滞剂、维拉帕米)、部分抗癫痫药物(如苯妥英钠、乙琥胺)、部分抗精神病药物(如氯丙嗪、碳酸锂、地西泮、氯硝西泮)、部分麻醉药物(如吗啡、哌替啶、普鲁卡因)、部分抗风湿药物(如青霉胺、氯喹)、肌松药(特别是非去极化肌松药)。注意事项包括禁用肥皂水灌肠。一些中药(如六神丸、喉症丸、牛黄解毒丸、蝉蜕)也可能引起 MG 加重。用于治疗 MG 的一些免疫抑制剂可能与其他药物发生作用。例如,服用硫唑嘌呤的患者使用别嘌醇,可引起可逆但严重的骨髓抑制。环磷酰胺可与多种药物作用,在该药联合其他新药进行治疗时,应注意定期查血药浓度。还有一类药物可引起 MG,称药物性 MG,如青霉胺,但该病呈药物依赖性,停药后数月可逐步好转。

八、未来分子靶向治疗

近年随着临床和实验研究的深入,学者认为病毒持续感染、遗传因素和免疫应答异常与 MG 的发生密切相关。针对发病机制的治疗方面,T 细胞、B 细胞及补体等研究可能为生物治疗提供新的靶点,这些药物有的还处于动物试验阶段,有的已进入临床试验,有望将来应用到 MG 的治疗中。归纳如下:①激活 T 细胞的细胞内信号传导通路,如针对 CD52、IL-2R、共刺激分子的单克隆抗体治疗,应用 Janus 蛋白酪氨酸激酶抑制剂(如抗 IL-2R 单抗,处于实验阶段)。②B 细胞:主要是清除 B 细胞表面分子、B 细胞活化、增殖诱导配体（APRIL），如利妥昔单抗，处于Ⅱ期临床试验阶段。③补体：阻断 C_3、C_5 攻膜复合体形成，如依库珠单抗，处于Ⅱ期临床试验阶段。④细胞因子及细胞因子受体：包括 IL-6、IL-17、集落刺激因子，如托珠单抗，处于实验阶段。⑤淋巴细胞迁移分子：如芬戈莫德（实验阶段）。⑥抗体：再造 AChR 抗体（又称分子诱饵）从而竞争阻断致病抗体与补体结合，处于实验阶段。⑦病毒学说：注射疫苗预防 MG 发生，对 EBV-MG 进行抗 EBV 治疗（实验阶段）。

（董　帅）

第二节　周期性瘫痪与非营养不良性肌强直

一、定义

周期性瘫痪与非营养不良性肌强直为一组遗传性或散发性、异质性疾病，因调节肌膜兴奋性的肌肉离子通道基因突变，肌膜兴奋性升高或下降，出现发作性肌肉力弱（周期性瘫痪）、肌肉收缩后不能松弛（肌强直）或持续性肌病等不同疾病谱型。

二、概述

（一）分类

周期性瘫痪与非营养不良性肌强直可分为周期性瘫痪及非营养不良性肌强直，临床表现为纯肌肉麻痹、纯肌肉强直、肌肉麻痹及强直共存。

周期性瘫痪又可分为原发性周期麻痹、继发性周期性瘫痪。原发性周期性瘫痪包括低钾型周期性瘫痪、正常血钾型周期性瘫痪、高钾型周期性瘫痪、毛细血管扩张性共济失调综合征；继发性周期性瘫痪包括甲状腺毒性周期性瘫痪、肾小管酸中毒性周期性瘫痪、原发性醛固酮增多症、嗜铬细胞瘤、远端型肾小管酸中毒、Batter 综合征、胃肠道消耗性周期性瘫痪、药物性失钾、中毒性低钾型周期性瘫痪等。

非营养不良性肌强直包括先天性肌强直、先天性副肌强直、软骨营养不良性肌强直、钾加重性肌强直。先天性肌强直有两种类型：常染色体显性遗传的 Thomsen 型和常染色体隐性遗传的 Becker 型。钾加重性肌强直即钠通道相关性肌强直，可分为波动性肌强直、持续性肌强直、乙酰唑胺敏感性肌强直。

（二）发病机制

肌纤维收缩是通过神经冲动使肌膜去极化产生的动作电位在肌纤维传导、横管膜去极化、肌质网钙离子运动完成的。K^+、Na^+、Cl^-、Ca^{2+} 对维系肌细胞膜静息电位、启动动作电位、肌膜除极及复极起着关键作用。

钠离子通道蛋白参与发生动作电位，启动激活门、快失活通道、慢失活通道，调控细胞内 Na^+ 浓度。静息时激活门关闭、失活门开放；肌膜去极化时钠离子通道激活门开放、失活门关闭，Na^+ 进入细胞内，产生动作电位；Na^+ 到达停泊位点后，耦联的慢失活通道开放，出现复极化；如持续去极化，慢失活门关闭，快失活门开放，导致通道在快失活状态，阻滞钠离子进入细胞内，防止重复放电,产生复极化,回到激活门关闭、失活门开放的静息状态。因此,慢失活门控制兴奋性钠离子通道数量,而快失活门发生在动作电位结束后复极化时,去极化延长、出现肌强直见于高钾型周期性瘫痪;而基因突变导致快失活门、慢失活门功能增强,导致钠通道功能丧失,出现周期性瘫痪;存在野生型及突变型通道,相应肌膜去极化程度不同也可表现为不同类型,因此钠离子通道病包括SCN4A突变所致的高钾型周期性瘫痪、低钾型周期性瘫痪、先天性副肌强直和钾加重性肌强直。

氯离子通道蛋白在正常肌膜具有高电导,Cl^-为细胞内主要的阴离子,维持静息电位,保证动作电位发生后快速复极。如氯离子通道蛋白基因CLCN-1突变,Cl^-电导在生理范围内下降,膜稳定性降低,易对T管腔内动作电位后累积的K^+反应敏感,如Cl^-不能够缓冲K^+,细胞内处于超极化状态,肌肉过度兴奋,肌膜出现重复放电,即出现肌强直,见于先天性肌强直。

钾离子通道蛋白的内向整流通道蛋白Kir2.1的功能为控制K^+流动,使K^+流出减少,过极化过程中解除阻滞,打开极孔使K^+流入,从而稳定膜电位及调节动作电位时间。KCNJ2基因突变导致通道功能丧失、K^+电导下降,抑制外向K^+电流,增强内向电流,引起膜处于过度去极化状态,钠通道转向失活,导致周期性瘫痪,见于Andersen-Tawil综合征及部分甲状腺毒性低钾型周期性瘫痪。

钙离子通道蛋白CAv1.1的功能为肌膜去极化后T管去极化,启动兴奋-收缩耦联,使Ca^{2+}进入肌纤维内激发肌丝滑动,钙通道基因CACNL1A3,v1.1突变,导致位于通道蛋白功能区Ⅱ、Ⅲ、Ⅳ-S4片段电压传感器失能,通道门损伤,兴奋-收缩耦联失调,Ca^{2+}释放减少,直接或间接影响钠通道电压调控(失活),出现低钾型周期性瘫痪。

(三)突变基因及电生理改变类型

周期性瘫痪及非营养不良性肌强直具有不同的基因突变类型,且有一定的电生理学表型的差异性,对临床诊断有实用价值。

低钾型周期性瘫痪的致病基因有钙通道基因CACNA1S、钠离子通道α亚单位SCN4A基因、钾通道辅助基因KCNE3。10%的患者的致病基因尚未明确。国内多为散发病例,突变基因不明。

高钾型周期性瘫痪的致病基因为钠离子通道SCN4A基因,T704M或M1592V突变常见。

Andersen-Tawil综合征的致病基因为钾离子通道α亚单位KCNJ2基因(Kir2.1)。

1/3的西方白种人甲状腺毒性周期性瘫痪的致病基因为KCNJ18基因(Kir2.6),国内甲状腺毒性周期性瘫痪患者的白细胞抗原A2BW22基因突变较为常见。

先天性肌强直的致病基因为氯离子通道CLCN1。

先天性副肌强直的致病基因为钠离子通道基因SCN4A。

钾加重性肌强直的致病基因为SCN4A,突变位点多为A3478G。

应用运动后重复电刺激肌肉复合动作电位幅度的改变(短时程及长时程运动试验)及低温激发试验可以区别不同类型的周期性瘫痪及非营养不良性肌强直。正常人运动后肌肉复合动作电位稳定,低钾型周期性瘫痪复合肌肉动作电位(CMAP)的波幅短时运动试验后无变化,长时运动试验下降;高钾型周期性瘫痪CMAP的波幅在短时、长时运动试验中均升高,数小时恢复基线;Thomsen型低温刺激肌强直时间延长,出现正锐波和纤颤电位,低频刺激CMAP波幅递减,短时运动试验波幅下降,低温刺激后加重;Becker型长时运动试验CMAP波幅轻微下降,短时运动试验CMAP波幅下降明显,很快恢复而后又下降;先天性副肌强直低频刺激CMAP波幅递减,低温激发加重;钠通道肌强直运动后肌肉复合动作电位幅度轻度下降。

三、临床表现及辅助检查

(一)周期性瘫痪

1.低钾型周期性瘫痪

常染色体显性遗传或散发,20 岁前发病,15～35 岁多发,40 岁以后发作减少,男性患者多于女性患者,饱食、剧烈运动、感染、创伤、情绪激动、月经、寒冷等诱发该病。该病多于夜间入睡或清晨转醒时出现,以四肢受累为主,近端重于远端,呼吸肌及脑神经支配的肌肉一般不受累,少数重型出现呼吸肌麻痹。发作经数小时至数天恢复,发作间期肌力正常,发作间期部分患者的肌力仍不能完全恢复至正常,而发展为持久性肌无力或肌萎缩,以近端肌病的形式存在。发作期血清钾水平降低,肌酸激酶(CK)水平升高,心电图可见 U 波。

2.高钾型周期性瘫痪

常染色体显性遗传,多在 10 岁前发病,青年时期多发,老年后发作减少,多见于男性,饥饿、紧张、寒冷、高钾饮食、服用使血钾水平升高的药物(如保钾利尿剂)均可诱发。晨起后早餐前发作,肌肉麻痹可累及局部肌肉或逐渐至四肢及躯干肌,呼吸肌受累少见,常累及下肢近端、肩胛带肌及运动强度大的肌肉(如手、足肌群),还可出现手部肌肉及舌肌强直发作,持续时间数分钟至1 h,3/4 的患者用力抓握后出现肌强直或叩击性肌强直。发作间期肌力正常,约 50% 的患者可进展为持久性近端肌无力。血清钾水平升高,CK 水平正常或轻度升高,心电图可见 T 波高尖、Q-T 间期延长、QRS 增宽等高钾改变。

3.毛细血管扩张性共济失调综合征

其为常染色体显性遗传,为周期性瘫痪的特殊类型,占周期性瘫痪的 10%,患病率约为1/1 000 000,青少年起病,诱发因素与低钾型周期性瘫痪相同,以周期性瘫痪、室性心律失常和发育畸形三联征为主要临床表现。发育畸形主要累及面部、骨骼肌,面部表现为眼窝凹陷,眼裂短小、眼距宽,阔鼻、薄上唇,上、下颌骨发育不全,高颚弓等。骨骼畸形包括小头、脊柱侧弯、身材矮小、小脚、小手、先天性指趾弯曲、并趾等。不伴肌强直。血清钾水平可降低、正常、升高,降低常见,CK 水平升高,心脏受累以室性心律失常较常见,室性期前收缩,突出的 U 波,多起源的快速心律失常,心电图可见长 Q-T 间期。

4.甲状腺毒性周期性瘫痪

甲状腺毒性周期性瘫痪为常见的继发性低钾型周期性瘫痪,我国及亚裔人群散发常见,可能与不同人种的基因特性相关,故在此概述。甲状腺毒性周期性瘫痪为家族性或散发性,发病年龄为 20～40 岁,男、女患者的比例约为 20:1。我国的发病率为 1.8%,而北美的发病率仅为0.1%～0.2%。甲状腺毒性周期性瘫痪以甲状腺功能亢进、低钾血症及突发性肌无力为主要表现,以四肢近端肌无力为主,常见于双下肢,呼吸肌受累少见,严重可累及延髓肌群。甲状腺毒性周期性瘫痪多于清晨或夜间发病,周期性瘫痪的发作与甲状腺功能亢进病程和严重程度无关。实验室检查可见尿钾水平低、低磷酸盐血症、尿磷酸降低、血钙正常或升高、低肌酐血症等,血清钾水平降低显著,心电图可见窦性心动过速或窦性心律失常,房室传导阻滞,左房肥大。

(二)非营养不良性肌强直

1.先天性肌强直

Thomsen 型先天性肌强直在婴幼儿期或儿童期起病,强直累及全身骨骼肌,肌肉僵硬,动作笨拙,叩击肌肉可见肌丘或局部用力收缩后出现持久性凹陷,称为叩击性肌强直。强直存在热身现象,用力收缩后放松困难,成人期趋于稳定,全身骨骼肌普遍肥大,酷似运动员。静止、强烈活动、紧张、妊娠、寒冷环境均可加重症状。部分患者可出现一过性肌力减弱,可伴肌痛、精神心理症状。CK 水平偶尔升高。Becker 型较 Thomsen 型更为常见,起病隐匿,首发症状出现得晚,男性患者多于女性患者,症状重,中至重度的肌强直可伴有短暂的肌无力,这种肌无力仅持续数秒至数分钟,可伴有肌痛。大部分患者的首发症状从下肢开始,因此该型也被称为上升性先天性肌强直。

2.先天性副肌强直

常染色体显性遗传,新生儿或少年期发病,临床表现为反常性肌强直,即运动诱发或连续运动后强直加重,寒冷诱发肌肉力弱、高血钾。肌强直可累及舌肌、面肌、颈肌及手部肌肉,部分患者伴双下肢轻度受累,持续数秒,可继发数小时至数天的肌无力,部分患者可有肌肥大。肌痛、肌肥大、肌萎缩少见。临床表现多样,部分患者可有心律失常、甲状腺功能异常等其他系统表现。CK 水平升高。

3.钾加重性肌强直

钾加重性肌强直为持久、严重的肌强直或波动性肌肉僵硬,寒冷及食用高钾食物可诱发强直。该病多于运动 20 min 后发作,少见肌无力。钾加重性肌强直包括波动性肌强直、持续性肌强直、乙酰唑胺敏感性肌强直。波动性肌强直的特点为青少年期发病,寒冷和运动诱发强直,有不同程度波动,运动或钾的摄入可加重肌强直,无发作性无力症状。肌电图见广泛强直电位、纤颤电位,传导速度正常,CK 水平轻度升高。持续性肌强直为常染色体显性遗传病,发作时间久,程度重,与波动性肌强直相似,10 岁前发病常见,有持续的肢体面部及呼吸肌强直,肩胛带肌、颈肌明显肥大。肌电图见连续强直电位,传导速度及运动电位正常,CK 水平升高。乙酰唑胺敏感性肌强直,10 岁以前发病,除强直肌肉疼痛外,表现型与 Thomsen 病相似,钾的摄入、运动、空腹及冷暴露可诱导出现广泛肌强直,服用糖类可缓解症状,碳酸酐酶抑制剂乙酰唑胺可迅速缓解症状。

四、诊断

周期性瘫痪的诊断依据为发作性弛缓性麻痹、数小时至数天恢复、存在诱发因素、有家族史、血清钾水平升高或降低、运动诱发试验 CMAP 升高或降低、基因突变类型。需排除继发性血钾异常的因素、急性吉兰-巴雷综合征、多发性肌炎等。血清钾水平升高伴轻度强直可考虑诊断高钾型周期性瘫痪;发作性肌肉麻痹合并室性心律失常及骨骼畸形,可考虑诊断毛细血管扩张性共济失调综合征;发作性肌肉麻痹,甲状腺功能亢进,血钾水平显著降低,有低磷酸血症,可考虑诊断甲状腺毒性周期性瘫痪。

对非营养不良性肌强直,根据儿童期或青年期起病,常染色体显性或隐性遗传,动作性或叩击性肌强直,伴或不伴肌肉疼痛及僵硬,寒冷诱发等临床特点,CK 水平正常或轻度升高,选择相应的基因检测可明确诊断。因无肌肉萎缩、白内障、秃发、内分泌及智能障碍等多系统受累,可与强直性肌营养不良区别。

五、治疗

(一)低钾型周期性瘫痪

急性发作期治疗首选口服钾盐纠正低钾,首次口服剂量为 0.5～1 mmol/kg,半小时后复测血钾,仍低于正常可给予 0.3 mmol/kg,依此反复直至总量为 100 mmol,一般最大量不超过 200 mmol,即 15 g。对口服困难的患者给予静脉补钾,把 10% 的氯化钾加至 5% 的甘露醇中,静脉滴注,外周静脉浓度<0.3%,静脉补钾的起始剂量为 0.05~0.1 mmol/kg,将其溶于 5% 的甘露醇,每 20~60 min 检测血钾,若仍低于正常,每次可加给 10 mmol。

静脉补钾时应监测心电图及血钾水平。发作频繁者可长期口服钾盐 2~3 g/d。对预防无效者给予碳酸酐酶抑制剂,乙酰唑胺 250 mg,每天 4 次,患者需大量饮水以防止肾结石。碳酸酐酶抑制剂无效可给予保钾利尿药物(如螺内酯)。新型药物(如氯通道阻滞剂布美他尼)尚在研究中。

预防性治疗主要是改变饮食结构和药物预防。低钾型患者应选低钠、低糖饮食,避免饮酒。

(二)高钾型周期性瘫痪

急性发作期治疗可用 10% 的葡萄糖酸钙,静脉推注或 10% 的葡萄糖 500 mL 加胰岛素 10~20 U,静脉滴注,也可使用呋塞米。可选择小剂量排钾利尿剂氢氯噻嗪,可给症状严重可适当加量,也可选用碳酸酐酶抑制剂乙酰唑胺或双氯非那胺,需大量饮水防止肾结石。高钾型患者避免高钾饮食,白天进食糖类可减少发作。高钾患者需预防恶性高热发生,长期服用药物者应严密监测血钾变化。

(三)甲状腺毒性周期性瘫痪

甲状腺毒性周期性瘫痪预后良好,应及时纠正低钾和控制甲状腺功能亢进,补钾的同时积极使用抗甲状腺药物(如甲巯咪唑)及 β 受体阻滞剂普萘洛尔(心得安)等,周期性瘫痪的临床症状消失后继续抗甲状腺治疗,可减少复发率。

(四)先天性肌强直

轻症患者无须治疗,避免寒冷、劳累等诱因,剧烈运动后先做放松运动再休息,避免进食冷食诱发咽部肌肉强直,避免在冷水中游泳而出现危险。美西律是唯一有证据可治疗骨骼肌强直的药物,但应注意美西律可增加无症状性室性心律失常患者的病死率。伴有心脏长 Q-T 间期综合征的患者避免使用美西律。部分患者可试用卡马西平。

（董　　帅）

第三节　肌营养不良

一、定义

肌营养不良是一组以肌纤维变性、坏死及再生为主要病理特征,临床上表现为进行性肌肉无力、萎缩的遗传性疾病。

二、概述

目前肌营养不良主要包括进行性假肥大性肌营养不良、贝克肌营养不良、先天性肌营养不良、强直性肌营养不良、埃默里-德赖弗斯肌营养不良、面肩肱型肌营养不良、眼咽型肌营养不良及肢带型肌营养不良等。各类肌营养不良症的疾病严重程度、起病年龄、遗传方式、受累肌群及其他受累器官的情况差异均较大。

主要临床症状包括肌肉无力和萎缩、关节僵硬及活动度减小、反复肺部感染、呼吸肌无力,心肌受累时可出现气短及踝关节肿胀,心脏传导系统受累时,可出现晕厥甚至猝死。部分肌营养不良类型也可伴有面肌无力、肌肉疼痛及吞咽困难等。

自1986年进行性假肥大性肌营养不良的致病基因Dystrophin基因被克隆以来,超过50种基因已被确定与各种肌营养不良相关,分子诊断快速进步的同时也给临床诊断带来一定的困惑。同一致病基因可以导致不同的疾病类型,如Dysferlin编码基因突变可导致LGMD2B及Miyoshi远端型肌病,而同一种临床类型疾病也可以存在多种不同致病基因,例如,埃默里-德赖弗斯肌营养不良可以有STA、LMNA、SYNE1、FHL1等致病基因。近年来研究还发现先天性肌病与肌营养不良也存在着一定的致病基因重叠,如MEGF10肌病可表现为肌营养不良及先天性肌病改变。总体而言,明确肌营养不良的致病基因对于研究发病机制、寻找治疗方案有着重要的价值和意义。

肌营养不良的临床诊断需要完整的病史、肌肉力弱的累及肌群、发病年龄、家族史、疾病的特殊特征。体检需要记录肌肉无力和萎缩的分布区域(面、远端、近端或特定的肌肉群),是否存在关节挛缩、肌强直等。基因诊断技术发展,尤其是目前二代测序技术的广泛应用,加快了肌营养不良的基因诊断。但基因诊断必须结合临床特征、血清肌酸激酶、肌电图、肌肉病理等,以便于正确解读测序结果。

虽然肌营养不良的治疗研究进展迅猛,有外显子跳跃治疗、通读治疗及细胞治疗等,但均未进入临床应用。目前治疗仍以改善症状、延缓进展、预防并发症的发生为主要目的。

三、临床表现

(一)进行性假肥大性肌营养不良

进行性假肥大性肌营养不良(Duchenne muscular dystrophy,DMD)是X染色体隐性遗传性疾病,X染色体短臂(Xp21)上的抗肌萎缩蛋白基因突变导致肌细胞膜下抗肌萎缩蛋白缺失,引起肌细胞膜脆弱。理论上仅发病于男性,女性基因携带者也可有不同程度的临床表现,称为症状性基因携带者或女性DMD。在各类肌营养不良疾病中,DMD的发病率最高,每3 000~4 000名出生存活的男童中有1名患者,每10万人口中有2~3名患者。

患者在胎儿期和新生儿期一般不出现临床症状,哺乳期和学步期的运动发育无明显异常,或仅表现为轻度发育延迟,大约50%的患者独立步行开始时间延迟到1岁6个月左右。幼儿期容易被发现小腿肌肉肥大。3~5岁时,大多易跌倒,不能跑跳,部分患儿仅仅表现为动作笨拙或运动能力较差。患者逐渐出现近端肌无力,进而出现Gowers征,步行时呈见鸭步。一般5~6岁到达运动功能的高峰,随后肌力逐渐下降,上、下楼梯和蹲起动作无法完成。如果未给予任何治疗,10~13岁时失去独立行走能力。

出现脊柱侧弯、呼吸肌和心肌损害的时间存在个体差异。以往患者的平均寿命为20岁,随着呼吸管理、心脏药物的使用,现在DMD患者的平均寿命可超过40岁。研究发现DMD患者的智能有个体差异,韦氏智能量表评分平均智能(IQ)水平在80~90分,1/3左右患者的IQ<70分。此外值得关注的是DMD患儿合并多种认知及精神心理疾病,如注意缺陷多动障碍(11%~20%)、孤独症(3%~4%)、强迫症(5%~60%)。

血清CK值显著升高,但疾病后期随着病情进展,运动量和肌容积减少而CK值逐渐降低。

肌电图呈肌源性损害。肌肉病理提示肌纤维变性、增生及坏死等肌营养不良改变。免疫组织化学染色提示 Dystrophin 蛋白缺失。骨骼肌 CT 和 MRI 可以观察到肌肉损伤部位、肌肉组织水肿及脂肪化的程度。哺乳期和幼儿期一般不会有影像学改变。小腿肌肉受损一般从腓肠肌开始，继而发展到比目鱼肌，大腿肌肉受损一般从大收肌开始。小腿的胫骨前肌和大腿的股薄肌、缝匠肌和半膜肌的功能一般得到保留，其他肌肉会出现脂肪化改变。

(二)贝克肌营养不良

贝克肌营养不良(Becker muscular dystrophy,BMD)为抗肌萎缩蛋白基因的突变所致,但患者肌肉中仍有不同程度的抗肌萎缩蛋白表达,临床症状比较轻,一般到 15 岁以后仍能保留步行能力。

BMD 的临床表现呈多样性,重症患者类似于 DMD,轻症病例的运动功能可能良好,仅有 CK 值升高。但大多 BMD 患者出现小腿肥大,运动后肌肉疼痛和肌阵挛,青年时期即出现进展性心肌损害,心律不齐和心功能不全是 BMD 患者的主要死因。所以需要从小儿期开始关注心功能变化。

(三)埃默里-德赖弗斯肌营养不良

埃默里-德赖弗斯肌营养不良由 STA 、LMNA 、SYNE1、FHL1 等致病基因突变所致,以骨骼肌、关节和心脏损害为临床特点。幼儿期以后发病,肌肉无力和肌萎缩缓慢进展,多关节挛缩。青春期后出现伴有心脏传导阻滞的心肌损害症状,容易诱发猝死。

(四)肢带型肌营养不良

肢带型肌营养不良是指一组主要侵害骨盆带肌和肩胛带肌的骨骼肌疾病。目前为止已经发现近 30 个分型,大致分为常染色体显性遗传的 LGMD1 和常染色体隐性遗传的 LGMD2,但仍有半数为散发病例。肢带型肌营养不良的首发症状一般是骨盆带及肩胛带肌肉萎缩,腰椎前凸,上楼困难,呈鸭步步态,下肢近端无力,继而出现抬臂困难、翼状肩胛,头面颈部肌肉一般不受累,有时可伴腓肠肌假性肥大。病情进展缓慢,一般在发病后 20 年左右丧失步行能力,肌电图和肌活检均显示肌源性损害,CK、LDH 等血清肌酶水平常显著升高,但通常低于 DMD 型的水平。

(五)先天性肌营养不良

先天性肌营养不良主要分为四大类型:福山型先天性肌营养不良、非福山型先天性肌营养不良、Ullrich 型肌营养不良、糖链修饰异常的先天性肌营养不良。临床主要表现为新生儿期或幼儿期起病,肌无力和肌张力低下为主要症状,可伴有不同程度中枢神经系统受累。

(六)远端型肌病

远端型肌病是以四肢远端肌肉无力和萎缩为临床特点一组肌肉疾病。其遗传形式、临床症状和肌肉病理改变显著不同。主要的远端型肌病的类型主要包括 Welander 型、Laing 型、Miyoshi 型等。

(七)面肩肱型肌营养不良

面肩肱型肌营养不良为常染色体显性遗传疾病,多为 4q35 基因片段缺失引起,但有 1/3 左右的患者为散发病例。面肩肱型肌营养不良多累及面部肌肉、前锯肌、腹直肌、椎旁肌,而三角肌和肩胛提肌相对回避,特殊的并发症有兔眼症和视网膜血管异常导致的眼底出血。

(八)强直性肌营养不良

强直性肌营养不良为一组以肌无力、肌萎缩和肌强直为特点的多系统受累的常染色体显性遗传疾病,依据不同的基因突变类型分为两型,即强直性肌营养不良 1 型(myotonic dystrophytype 1,DM1)和强直性肌营养不良 2 型(myotonic dystrophy type 2,DM2)。两型强直型肌营养不良的临床症状和体征极其相似,受累组织均为骨骼肌、平滑肌和心肌,临床表现以肌强直、肌无力及肌萎缩为主,同时累及眼部、皮肤、神经、心脏、消化道、呼吸道、性腺及内分泌系统。DM1 型肌无力及肌萎缩见于咀嚼肌、面肌、胸锁乳突肌及肢体远端肌肉,认知功能损害较重,呈斧状脸,早年脱发明显。而 DM2 以近端肌肉及肢带肌受累为主,发作性或波动性肌肉疼痛,肌无力较晚出现,萎缩程度轻,发生率低,且面肌、呼吸肌及肢体远端肌肉受累少见,心脏传导阻滞、白内障及胰岛素敏感性降低常见,DM2 一般不累及智能损害。

四、诊断

肌营养不良的临床诊断需要结合完整的病史、详细的临床查体及必要的辅助检查(肌酸激酶、肌电图、肌肉病理、肌肉影像学及基因检测)。目前分子生物学技术的发展,使得基因检测在疾病诊断中具有重要的价值,甚至在疾病早期,肌肉病理等检查之前即可完成基因诊断。但是不能忽视,特殊情况下肌电图、肌肉病理及肌肉影像学等对于解读基因检测结果有着极其重要的指导作用,应根据具体情况完善必要检查。此外,不同疾病的基因突变类型不同,选择的基因检测方法不同,例如,DMD 多为大片段缺失和重复突变,首选多重连接探针扩增技术检测方法,检查未能发现突变者可接受肌肉活检,免疫组织化学方法确定有无抗肌萎缩蛋白染色异常。如发现异常,可进一步选择一代或二代测序。对于强直性肌营养不良、眼咽型肌营养不良等动态突变疾病,根据具体情况可选用高压液相层析、一代测序检测。而面肩肱肌营养不良多选用 Southern 杂交方法。

五、治疗

肌营养不良患者的管理需要神经内科、呼吸科、康复科、心血管科、整形外科、营养科、护理等多学科合作管理。多学科管理需要贯穿患者生长发育和病情发展的各个阶段。目前的药物治疗主要集中于 DMD 患者。这些药物治疗并不一定适用于其他肌营养不良,但对于各系统并发症的处理及康复治疗基本一致。

(一)DMD 患者的激素治疗

既往多个随机对照临床试验表明,长期使用激素可以延长 6 个月到 2 年的步行能力,维持呼吸功能,预防脊柱侧弯,减少心脏并发症。

大多专家建议 5～6 岁开始治疗,此时运动功能达到顶峰。不建议 2 岁以下的处于生长发育期的幼儿口服激素。激素治疗前应该完成预防接种,尤其是水痘疫苗和麻疹疫苗。

关于泼尼松龙的剂量目前还没有统一的共识。临床试验发现少于 0.3 mg/(kg·d)的激素不能改善运动功能。美国神经科学会的临床指南建议激素量为 0.75 mg/(kg·d),但存在一定的肥胖等不良反应发生的风险。另外还有口服 10 d,休息 20 d 的治疗方法,部分患者在停药间隔出现肌力低下,有些专家认为不可取。荷兰的临床指南建议连续口服 10 d 后休息 10 d。有研究认为0.75 mg/(kg·d)的标准疗法及周末连续 2 d 口服 10 mg/kg(总量)的疗法收益相当,耐受性一致。建议每天早晨顿服,尽量避免晚饭后口服,防止出现失眠。

激素治疗开始后,需要定期评价生活质量、运动功能、心功能和呼吸功能。定期监测身高、体重、血钙浓度、血磷浓度、碱性磷酸酶浓度、骨代谢标志物、双羟维生素 D 浓度、尿肌酐浓度、尿钙浓度、尿糖浓度、骨密度、眼科检查等指标,监测可能出现的激素不良反应。

关于完全失去步行能力后是否还需要长期使用激素,暂时没有随机对照试验。但若干非随机对照试验已经证明激素可以维持呼吸功能,显著延迟无创正压辅助通气的使用时间,维持心功能,抑制脊柱侧弯的进展。有专家推荐此时期使用泼尼松龙 0.3～0.6 mg/(kg·d),连续使用。

(二)强直性肌营养不良的肌强直治疗

临床上用于治疗强直的药物有很多种类,但大多为病例报道或小样本研究,需要更多的临床研究来确定这些药物的有效性、安全性及患者的耐受性。

1.抗心律失常药

最近,美西律对于肌强直的治疗效果已获得广泛认可。一项随机双盲对照研究显示,美西律每次 150～200 mg,每天 3 次,可显著减少 DM1 型患者的强直发作,而并未导致 Q-T 间期、P-R 间期及 QRS 时限延长。所有用于治疗肌强直的药物中,美西律是证据最强的药物。其常见的不良反应为震颤、复视及胃肠道功能紊乱,血小板减少及肝功能损害少见,与食物同时服用可减少这些不良反应。

目前妥卡尼、氟卡尼治疗肌强直循证的证据不足。少量的数据支持氟卡尼可改善 *SCN4A* 突变的痛性先天性肌强直症状。

2.抗癫痫药

与安慰剂相比,苯妥英钠可显著减少用力握手后的松弛时间和主观的强直症状。研究发现其治疗强直的有效血药浓度为 20 μg/mL。主要的不良反应包括共济失调、牙龈肥大、肝炎和骨髓抑制等。

(三)康复管理

1.关节伸展训练

可以步行的早期阶段就开始接受关节伸展训练,以防止肌肉、关节和胸廓的挛缩变形。关节活动度伸展训练每天 1～2 次,每周 4～6 次,需要长期坚持。训练内容包括日常生活中保持良好姿势、夜间戴下肢支具、戴下肢支具的站立训练和徒手关节康复疗法等。

步行能力丧失后患者需要轮椅生活。为了避免肘关节等部位的关节活动度减少,指导患者进行上肢的关节可动空间训练。使用短下肢支具可以延缓踝关节挛缩。

2.运动疗法、支具、辅助具和环境改造

实际操作时应该把握"运动过程中和运动后第二天不出现肌肉疼痛和疲劳"的原则。目前普遍的做法是在不强迫运动的前提下,不刻意控制日常生活的运动量。丧失步行能力之后,只要没有心肺功能低下,不需要限制自主运动。

站立训练和步行训练时穿戴长下肢支具。短下肢支具可以防止踝关节背屈能力受限的进展。长距离步行困难时,应考虑使用轮椅。轮椅座位保持装置可以保证患者得到良好的坐姿。轮椅的前臂支撑装置可以让患者更方便地使用双手。需要改造桌子高度,配备便于电脑输入和电动轮椅的操作装置。减少家庭内部的地面落差、改造厕所和浴室、装配转移用吊车等措施都可以显著提高患者的生活质量。学校和工作单位的无障碍措施和信息技术的支持可以让患者更好地适应社会环境。

(四)呼吸管理

早期没有呼吸管理,急性和慢性呼吸功能不全几乎占了死亡原因的全部。随着有效的呼吸管理方法普及使用,DMD 患者的预后和生活质量得到了明显的改善。

1.呼吸康复训练

DMD患者的肺活量在9～14岁达到最高峰,而后逐渐下降。因为患者无法有效深呼吸,肺或胸廓活动度减弱。因无法用力咳嗽而排痰困难,导致呼吸道阻塞,引起窒息,所以通过呼吸康复保持肺和胸廓的活动度是非常关键的。患者应该通过反复训练舌咽呼吸,尽量维持最大用力吸气量,应通过呼吸肌肌力训练、徒手咳嗽辅助和机械咳嗽辅助等方法来保持呼吸道清洁、维持通气效率和有效咳痰。

2.无创正压及气管切开辅助呼吸

早期换气不足多表现为早晨很难叫醒或晨起后头痛等,当出现这些换气不足的症状时,应该评价肺活量。监测睡觉时和觉醒时的氧饱和度和二氧化碳分压,必要时给予人工呼吸机辅助呼吸。

辅助呼吸的首选是无创正压辅助通气。即使患者没有慢性换气不足的自觉症状,如果有反复呼吸道感染、体重显著减轻、睡觉时和觉醒时氧饱和度下降,二氧化碳分压升高等情况,说明存在通气不足,也应该考虑接受长期无创正压辅助通气。无创正压辅助通气可以预防和治疗上呼吸道感染引起的急性呼吸功能不全。

给予无创正压辅助通气之后呼吸功能仍不能改善,应该考虑气管插管或气管切开。气管切开后最严重的并发症是气管动脉瘘。

(五)心脏并发症的处理

目前DMD患者死因的60％为心功能不全,对心脏并发症的防治影响患者的预后。定期检查非常关键。DMD患者不管有没有症状,都要定期接受心功能评价。确诊时和6岁前接受首次心电图和心脏超声检查。而后在没有心功能异常的情况下,建议10岁之前至少每2年1次、10岁之后每年1次接受心功能评价。

1.血管紧张素转化酶抑制剂

心脏超声检查发现左室搏出率<55％或局部左室壁运动异常时,就应该开始血管紧张素转化酶抑制剂(口服)治疗,在没有特殊不良反应的情况下坚持疾病中全程使用。因咳嗽等不良反应无法继续口服ACEI时改用血管紧张素Ⅱ受体阻滞剂(ARB)。ACEI或ARB的起始用量一般为常用量的1/8～1/2,在注意自觉症状和血压的情况下逐渐增加药量。

2.β受体阻滞剂

β受体阻滞剂可以改善心功能,降低猝死的发生率。因不良反应而无法使用ACEI或ARB的患者也可以单独使用β受体阻滞剂。β受体阻滞剂的使用应该从低剂量开始。从卡维地洛1.25 mg以下,每天2次或比索洛尔0.625 mg以下,每天1次的剂量开始,根据患者的耐受性,每隔几天或2周左右阶段性增加剂量。在综合评价疗效和耐受性的基础上确定每位患者的维持剂量。服药期间需要注意心功能的变化、脉搏及血压的波动和是否诱发支气管哮喘。

3.强心剂、利尿剂

强心剂、利尿剂适用于心力衰竭加重患者,不建议轻症患者使用。当患者有体液潴留(水肿)和肺部淤血时应给予利尿剂。使用襻利尿剂和噻嗪类利尿剂时要注意低钾血症、低镁血症。定期检查电解质,需要时给予补充。抗醛固酮药物已经证实具有保护心肌和降低死亡率的作用。

有左室收缩功能障碍的心功能不全者可以使用地高辛,虽然地高辛可以改善心力衰竭症状并提高生活质量,但长期使用会导致心力衰竭,预后不好。地高辛可以减轻窦性心律的慢性心功能不全患者的心力衰竭症状,但不会改善预后,地高辛的血药浓度越高,死亡率增加越明显,建议血药浓度维持在 0.5～0.8 ng/mL。因地高辛通过肾脏排泄,肾功能低下患者慎用。骨骼肌损害严重的 DMD 患者因肌容积较少,无法用肌酐来评价肾功能,应选择胱抑素 C。

4.抗心律不齐药物

DMD 患者的心律不齐不需要特殊治疗,15 岁以下儿童慎用抗心律失常药物。抗心律失常药物可以抑制心功能,而且容易出现不良反应。只有在症状明显、出现严重的血流动力学问题,可能会引起生命危险的情况下才考虑使用。建议左室搏出率＜40％的中重度心功能不全患者使用美西律和胺碘酮。其他抗心律失常药物具有负性肌力作用,不建议心功能不全患者使用。目前还没有证据证明,抗心律失常药物可以改善长期预后。对于严重心功能不全的治疗方法还有左室成形术、人工心脏和心脏移植等。

（六）整形外科治疗

1.脊柱矫正固定手术

脊柱侧弯是呼吸功能低下的原因之一,并影响患者的生活质量和日常生活活动能力。脊柱矫正固定手术可以矫正脊柱侧弯,防止侧弯的进展,同时可以改善坐位和上肢功能,减轻腰背部疼痛,使护理更加容易,提高患者的生活质量。脊柱矫正固定术的围术期和术后的并发症非常多。最常见的并发症为呼吸功能不全,侧弯程度严重的患者更容易出现并发症。应该在术前充分向患者和家人说明手术的风险。

9～10 岁或失去步行能力之后,应该每隔半年到 1 年接受全脊柱 X 线检查。如果半年之内侧弯进展 10°以上,应在侧弯达到 30°之前接受手术。另外,丧失步行能力之后,应该在用力肺活量和肺活量小于 30％之前接受手术,以免呼吸功能严重低下而失去手术机会。

2.骨质疏松的处理

维生素 D 和钙片合用或维生素 D 和维生素 K 合用可以明显提高骨密度。正在口服激素的患者使用二碳磷酸盐化合物后可以维持或提高 1～2 年的骨密度,未发现有明显的不良反应。

（七）控制体重

肥胖在 DMD 患者中具有一定的发生率,其产生的原因多是活动量减少、基础代谢低下、激素治疗、能量摄取过多等。应该评价患者摄取的热量,纠正不良饮食习惯,改善膳食的营养平衡,尤其需要从幼儿期培养良好的饮食习惯。

部分 DMD 患儿表现为过瘦,产生原因多半是呼吸功能低下导致的代谢亢进、热量摄取减少和吞咽障碍等。改善口感和食物形态,通过增加辅食、增加进食次数等方法提高热量和蛋白质的摄取量。

对无法正常进食引起体重明显减轻或重度吞咽障碍的患者应该考虑经鼻胃管或胃部造瘘术。胃部造瘘术和经鼻胃管相比,虽然误吸的可能性没有明显差异,但使患者有更好的舒适感和满意度,而且不影响无创正压辅助通气的使用。为了减少并发症的发生,胃部造瘘应该在心肺功能较好时、骨骼严重变形之前完成。

（八）心理指导

确诊之后,应尽早向患者及家人提供咨询,内容包括基因遗传及在疾病各发展阶段需要注意的问题。肌营养不良家庭中的父母,尤其是母亲容易产生负罪感,可能会向患儿倾注过分的保护,影响患儿的智商和情商的发育,产生家庭内部的不公平。另外,父母过度的悲观会影响子女对未来的向往,减少学习的欲望。因此,确诊之后医务人员要提供充分的心理支持,尽量减轻父母的负罪感,要让父母了解到通过适当治疗可以延长寿命,教会他们如用辅助器具,确定阶段性目标。

向患儿告知病情的时间和方式需要认真考虑。很多父母不想让患儿知道诊断名称,但气管切开及脊柱侧弯矫正手术等问题都需要患儿本人的理解和同意,告知还是必要的。告知时间一般选择在小学高年级和中学时期,兼顾患者个人的心理特质。教育部门对罕见病的了解比较少,即使患儿有充分的活动能力,但也有可能会被学校拒绝,需要医务人员向学校提供相关的疾病信息。患儿在学校中应该得到和其他正常儿童相同的对待,但需要在活动区域中设置扶手,尽量减少班级间的移动。在兼顾康复锻炼方案的基础上,结合患儿的爱好安排适当的体育运动。对DMD患者来说游泳是比较合适的运动方式。医院和学校的信息互通可以解决很多就学遇到的问题。特别是到了青春期,患儿可能会有自身特殊的烦恼,需要教师的心理辅导。

(九)基因治疗

1.外显子跳跃

外显子跳跃作为一种基因治疗手段,已经显示出广阔的应用前景,理论上适用于90％的DMD患者。通过使用人工RNA-反义寡核苷酸跳跃缺失基因附近的外显子,可以将DMD患者的移码突变修改为BMD型的非移码突变。

2016年9月19日,美国FDA特殊渠道批准51号外显子跳跃药物Eteplirsen上市,给遗传性肌肉疾病的治疗带了一片曙光,具有里程碑式的意义。临床试验表明:Eteplirsen治疗可以使DMD患者骨骼肌表达抗肌萎缩蛋白,经3年治疗,与外部对照组相比延长6 min步行距离165 m,治疗组83％的患者仍保持行走能力,而外部对照组仅53％的患者保持行走能力,治疗组未发现严重的不良反应。

CRISPR-Cas9基因编辑技术"火爆",给肌营养不良的基因治疗注入更大的活力。CRISPRCas9通过非同源性末端连接以及同源重组修复途径来编辑基因。非同源性末端连接高效,可以用任意基因位置上的剪切,同源重组修复,效率较低,但是可以完成基因定点精确的修复。已经有许多报道应用CRISPR-Cas9技术可以在实验室完成DMD外显子跳跃治疗,还可以完成动态突变的编辑,治疗强直性肌营养不良1型以及C9orf72所致的肌萎缩侧索硬化或额颞叶痴呆等。全世界都对CRISPR-Cas9技术的临床应用充满期待。

2.通读疗法

DMD患者中大约10％是抗肌萎缩蛋白基因外显子的无义突变所致。氨基糖苷类药物庆大霉素可以在翻译过程中翻译终止密码子,完成翻译过程,合成不完全的抗肌萎缩蛋白,称为通读疗法。硫酸阿贝卡星、泰乐霉素和负霉素也被证明具有通读活性。但在实际的临床试验中,庆大霉素因肾毒性和耳毒性的问题无法增加剂量,疗效不满意。后期通过6个月的用药,发现庆大霉素可以使治疗组15％的患者表达抗肌萎缩蛋白。目前供口服治疗的通读药物PTC124的Ⅱ期临床试验正在进行。

(十)总结

虽然目前除了激素治疗有效以外,其他治疗仅仅处于对症和支持阶段,随着医学的进步和多学科沟通合作和社会保险的支持,DMD患者的寿命实际上已经比以前延长了10岁以上。对DMD患者的治疗不仅包括药物治疗,还应该注意如何提高生活质量,并帮助患者走入社会,以统筹生命的眼光去规划治疗目的和治疗措施。随着外显子跳跃等针对基因突变的根本性治疗的研发,在未来,这些患者能够得到更有效的治疗和社会-生活-医疗支持。

(董　帅)

第四节 特发性炎症性肌病

一、定义

特发性炎症性肌病为一组免疫介导的肌肉炎性疾病,临床表现为肌肉力弱、萎缩,血清肌酸肌酶水平升高,肌电图呈肌源性损害,肌肉病理表现为肌纤维变性、坏死、炎性细胞浸润(除免疫性坏死性肌病外)。

二、概述

(一)分类

根据临床表现、起病年龄、肌肉或皮肤病理特点的不同,特发性炎症性肌病可分为皮肌炎、多发性肌炎、包涵体肌炎、免疫介导的坏死性肌病。

(二)病因发病机制及肌肉病理特点

皮肌炎为抗体介导的肌纤维毛细血管炎性病变及肌肉缺血引起的肌纤维损伤,伴皮肤的炎性缺血病变,累及心脏、肺脏、消化道、肾脏等多个肌肉外器官、系统。肌肉病理表现为血管周围及束周 CD4$^+$ 淋巴细胞浸润,肌纤维变性、坏死、再生及束周萎缩。

多发性肌炎为抗原特异性的细胞免疫介导的肌肉炎性病变,激发因素不明,可能与病毒感染有关。临床表现与皮肌炎十分相似,但无皮肤损害。肌肉病理表现为肌内膜 CD8$^+$ 炎性细胞浸润、肌纤维坏死、再生。以前学者认为多发性肌炎是最常见的炎性肌病,Bohan 及 Peters 1975 年建立了明确的诊断标准。近年来的研究显示该病不是一个单一疾病实体,大部分为结缔组织病合并的重叠综合征及伴间质性肺病、心肌炎、癌症,故学者认为特发性多发性肌炎为一种少见疾病。

包涵体肌炎为一种慢性发病、多见于老年男性,具有炎性及变性的双重特点,肌肉病理表现为单核细胞浸润的非坏死性肌纤维、肌内膜炎性细胞浸润以肌肉变性为特点的镶边空泡、嗜酸性胞质内包涵体、β-淀粉样蛋白、p-Tau 蛋白、TDP-43 蛋白、P62/SQTSM 蛋白、α-突触核蛋白累积,可伴有线粒体异常,电镜可见 15~21 μm 管丝状核内或胞质内包涵体。

免疫介导性坏死性肌病为近年确定的自身免疫性肌病,在炎性肌病中十分常见,可特发或伴有结缔组织病、肿瘤等,常见的肿瘤为胃肠道腺癌、小细胞/非小细胞肺癌等。有学者将抗扰信号识别颗粒抗体肌炎(抗 SRP 抗体肌炎)也列入本类。他汀类、贝特类诱发的肌病虽为药物性肌病,但因存在 β-羟基-β 甲基戊二酰辅酶 A 还原酶 HMGCR 抗体,也被称为免疫介导性坏死性肌病。肌肉病理特征性表现为肌纤维坏死,但缺乏炎性细胞浸润。

(三)特发性肌炎抗体

特发性肌炎的肌炎特异性自身抗体及肌炎相关抗体是重要的生物学标志,肌炎特异性自身抗体的阳性率达 50%~60%。抗体多为抗细胞核和细胞质蛋白,常见为抗氨酰转移 RNA(tRNA)合成酶抗体、Jo-1 抗体、抗 Mi-2 抗体、抗 P155/140 抗体、抗-SRP 抗体、抗 NXP-2 抗体、抗 TIF-1r 抗体、抗黑色素瘤分化-相关 5 抗体和抗-CADM-140 抗体等。特发性炎症性肌病自身抗体有助于确定临床表型、预示治疗反应、了解肌肉外器官受累。抗 Jo-1 抗体与雷诺氏现象、间质性肺病和关节炎症状相关,抗 Mi-2 抗体提示急性发病、严重皮疹、治疗反应佳的皮肌炎,抗黑色素瘤分化-相关 5 抗体或称抗 CADM-140 抗体与侵袭性间质性肺病相关,抗 p155/140 靶向转录中间因子 I-γ(TIFI-γ)及抗 NXP-2 抗体与成人癌相关的皮肌炎相关,胞质-5-核苷酸酶抗体(NT5c1A)与包涵体肌炎相关,但皮肌炎、多发性肌炎阳性率很低,故有鉴别意义,抗 SRP 抗体与免疫介导的坏死性肌病相关,他汀类药物相关的肌病常可测出 β-羟-β-甲戊二酸单酰辅酶 A 还原酶(HMG-CoA 还原酶)抗体。

三、临床表现

(一)皮肌炎

皮肌炎可分为普通皮肌炎、少年型皮肌炎、无肌炎皮肌炎。皮肌炎的皮肤症状为皮肤水肿性红斑、有光敏疹、皮肤异色症、皮肤干燥、有鳞屑或轻度皮肤萎缩色素沉着;Gottron 丘疹可见于膝、肘、踝、指、趾,关节伸面出现水肿性红斑、丘疹;眶周水肿、睑周有淡紫色皮疹和甲周毛细血管扩张。皮肤血管炎、溃疡和钙质沉着常见于少年型皮肌炎。

肌肉症状为对称性近端肌肉无力,可伴有咽喉肌、颈肌及中轴肌肉力弱,无肌炎皮肌炎不伴有肌肉症状。肌肉外器官、系统的损害累及肺、消化道、心血管系统,肺部症状为肺动脉高压、肺心病、间质性肺病等;消化道表现为消化功能减退、蠕动减慢、胃溃疡及出血;心脏损害为无症状的心律不齐、舒张期功能障碍、也可出现急性心力衰竭。皮肌炎可与肿瘤相关,皮肌炎常见于肺部、胰腺、卵巢、膀胱癌、胃肠道肿瘤及霍奇金/非霍奇金淋巴瘤患者等。血清肌酸肌酶水平显著升高,肌电图表现肌源性改变。

(二)多发性肌炎

多发性肌炎表现为四肢对称性近端肌无力及咽喉肌、中轴肌无力,四肢肌肉无力以近端为主,不伴有皮疹,肌痛乏力常见。可有以咽喉肌、呼吸肌、心肌受累为首发者。肌肉外的器官受累与皮肌炎相似,合并间质性肺病时应进行肺功能、血气分析等常规检测。高分辨 CT 是诊断间质性肺炎的敏感检查,CT 可见毛玻璃样的改变,尚可合并周围神经病及肿瘤,发病率较皮肌炎低。血清肌酸肌酶水平显著升高,肌电图表现肌源性改变。

(三)包涵体肌炎

包涵体肌炎起病隐袭,多在 50 岁后起病,男、女患者的比例为 3∶1,表现为对称或不对称四肢近端、远端肌肉萎缩、无力,累及肌群常位于前臂屈肌、指屈肌、股四头肌、咽喉肌,累及咽喉肌时出现吞咽困难、声音嘶哑。CK 水平轻度升高。

(四)免疫介导性坏死性肌病

免疫介导性坏死性肌病急性、慢性或亚急性起病,多于 45 岁后发病,儿童发病偶见,女性患者多于男性患者,秋季发病多见,有严重的对称性四肢近端肌无力,也可累及中轴肌、咽喉肌,重症患者可见延髓性麻痹及呼吸肌麻痹症状,部分可伴肌痛,多由病毒感染、肿瘤、自身免疫性疾病等触发。常合并心肌病、肺间质纤维化、肝脏、肾脏、结缔组织病。其他表现如关节疼痛、肿胀、雷诺现象。CK 水平明显升高,可达正常值的 10 倍以上。

四、诊断

诊断根据急性或亚急性发病的四肢肌肉力弱、萎缩,可累及咽喉肌、中轴肌肉,伴关节及肌肉疼痛,血清肌酸肌酶水平升高,肌电图肌源性损害,肌肉磁共振呈水肿样表现,肌肉病理肌纤维变性、坏死、再生,可见炎性细胞浸润。多发性肌炎可见 CD8$^+$ 炎性细胞浸润、MHC-I 型上调,皮肌炎可见 CD4$^+$ 炎性细胞浸润。无皮肤损害可诊断为多发性肌炎,有皮肤损害或束周萎缩可诊断皮肌炎。鉴别诊断需排除肢带型肌营养不良、面肩肱肌营养不良、Pompes 病、脂肪累积性肌病、Lamber-Eaton 综合征、重症肌无力、急性吉兰-巴雷综合征、肌强直性营养不良 2 型、药物性肌病、内分泌性肌病、代谢及感染性肌病、风湿性多肌痛等。

根据老年发病,亚急性起病,肢体远端及近端力弱,选择性累及前臂屈肌肌群及股四头肌,肌酸激酶水平轻度升高,肌电图见肌源性或合并神经源性损害,肌肉核磁显示上肢前臂、下肢近端肌肉呈水肿样改变,肌肉病理显示镶边空泡、嗜酸性包涵体、单核细胞浸润非坏死性肌纤维、NT5c1A 抗体阳性,对激素及免疫抑制剂治疗反应差,可诊断包涵体肌炎。应与远端型肌病、眼咽型肌营养不良、脊柱强直综合征、肌原纤维肌病、包涵体肌病、其他类型的空泡型肌病、运动神经元病、周围神经病区别。

根据急性或亚急性发病,四肢、颈肌、中轴肌肉力弱,可伴有肌痛、痛性肌痉挛、关节疼痛、间质性肺炎、急性横纹肌溶解,肌酸激酶水平重度升高,抗 SRP 抗体或 HMGCR 抗体阳性,肌肉病理为坏死性改变、缺乏炎性细胞浸润,可诊断为免疫介导的坏死性肌病。应与肌纤维坏死为特点的肌营养不良、食物及药物中毒引起的急性横纹肌溶解、多发性肌炎区别。

五、治疗

免疫抑制剂或免疫调节剂治疗特发性炎症性肌病有效,对皮肌炎、多发性肌炎、坏死性肌病的疗效显著,对包涵体肌炎有一定疗效,但均缺乏一级证据,现将文献上及学者的经验治疗原则、方案介绍如下。

(一)糖皮质激素治疗

一般推荐对成人大剂量糖皮质激素起始治疗,泼尼松的剂量为 0.75～1.5 mg/(kg·d),通常用60～80 mg/d,达到肌力最大进步、CK 水平下降后减量,典型病程需要 2～3 个月,每 4 周减10 mg,达到 20 mg/d 后,每 4 周减 5 mg,达 10 mg/d,每 4 周减 2.5 mg,直到停药。有学者还应用静脉注射甲泼尼龙治疗,剂量为 80～250 mg/d,持续 2 周,酌情减量至停药,改为口服或用其他免疫抑制剂。

(二)免疫抑制剂治疗

1.硫唑嘌呤

硫唑嘌呤的成人目标剂量应为 2 mg/(kg·d),分 2 次给药,可从 50 mg/d 开始,1 周后增量至 50 mg,2 次/天,渐增至目标剂量。不良反应为胃肠道反应、白细胞计数降低、肝功能损害,应注意监测患者的甲基转移酶水平,以减少骨髓抑制的发生。

2.甲氨蝶呤

成人初始剂量为 5.0 mg,每周 1 次,每周增加 5.0 mg,目标剂量为 25 mg,每周 1 次,症状缓解后可改为口服。同时补充 1 mg/d 的叶酸。注意肝毒性、肾毒性、肺纤维化、白细胞计数下降、血小板计数减少、秃发、胃肠道反应、致畸毒性。对 Jo-1 抗体阳性或有间质性肺病者避用,常规进行血常规、肝功能、肾功能等的监测,连续进行 3 个月,一旦达到稳定剂量后需要每 2～3 个月检查 1 次。

3.吗替麦考酚酯

吗替麦考酚酯的成人初始剂量为 500 mg,每天 2 次,按每周增加 500 mg 至靶剂量 2～3 g/d。

吗替麦考酚酯的不良反应为骨髓抑制、肝功能损害、高血压、胃肠道反应、鼻窦炎、精神模糊、咳嗽、致畸、感染及肿瘤风险。

4.环孢素 A 和他克莫司

环孢素 A 和他克莫司为钙调神经磷酸酶抑制剂,抑制 T 细胞活化,应用于治疗特发性炎症性肌病有效。环孢素 A 的成人初始剂量为 4 mg/(kg·d),他克莫司的剂量为 0.05～0.1 mg/(kg·d),分 2 次口服。不良反应有骨髓抑制、高血压、肌酐及尿素氮升高、转氨酶水平升高、毛发增多、皮肤变黑、感染、震颤、牙龈增生、致畸、肿瘤风险等。

5.环磷酰胺

环磷酰胺治疗成人难治或重症特发性炎症性肌病有少数报道,每月 0.5 g/m² 到每月 1 g/m²,用 6～12 个月,也可口服,1.0～2.0 mg/(kg·d)。有的学者的应用方法为第 1 周每次 200 mg,每周 2 次,第 2 周为每次 400 mg,每周 2 次,第 3 周为每次 800 mg,每周 1 次,以后改为每月 1 次维持,每次 800 mg,直至症状减轻,总量可达 10 g。不良反应为骨髓抑制、出血性膀胱炎、有不孕不育风险、致畸、有肿瘤风险等。

(三)免疫球蛋白治疗

对症状严重、对激素或其他免疫抑制剂抵抗、药物联合应用者可静脉注射免疫球蛋白,成人总剂量为 0.4 g/(kg·d),连用 5 d;亦可间隔 3 月后重复,用相同剂量或下降至每月 1 g/kg,用 1～6 个月。不良反应有头痛、发热、心率增快、血压升高、肌酐及尿素氮水平升高等。

(四)利妥昔单抗

利妥昔单抗为人类 B 细胞表面 CD20 分子的单克隆抗体,减少循环中的 B 细胞。文献中报道成人治疗剂量为 350～750 mg/m²,静脉输注,1 次/周,连用 2 周,6～18 个月重复;或每次 1 000 mg,2 周后重复 1 次。有的学者的经验是每周 100 mg,连用 4 周,6 个月后依据 B 细胞数量及临床症状决定治疗。不良反应为输注反应及进行性多灶性白质脑病,但发生率甚低,治疗前需检测 CJ 病毒抗体,定期监测颅脑磁共振。

(五)糖皮质激素、免疫抑制剂、免疫调节剂的联合治疗

特发性炎症性肌病多数病程长,需要较长时间的治疗,长期应用一线治疗的糖皮质激素的不良反应大,二线药物免疫抑制剂起效慢,为避免糖皮质激素的不良反应可联合治疗,提高疗效,减少药物用量,减轻不良反应。组合应用成为经验性实用方案,但不同专家应用的组合模式或曾选择的药物先后顺序不同,有的学者的经验治疗为急性期应用甲泼尼龙,静脉注射或高剂量冲击治疗,同时合用免疫抑制剂,撤去激素后单用免疫抑制剂维持治疗,达到疗效高峰后逐渐减量,最后撤药。静脉注射免疫球蛋白应用于急性期激素抵抗、有肝和肾损害、骨髓抑制的患者。

(六)各类特发性炎性疾病的治疗原则

对多发性肌炎、皮肌炎、免疫介导的坏死性肌病可按上述原则进行药物治疗。对包涵体肌炎虽可选择上述药物治疗,但疗效差,目前尚无特效治疗,有些药物(如苯丁酸钠、锂盐、多酚类)的应用仍在研究中。

对皮肌炎的皮肤损害可用硫酸羟氯喹,200 mg,2 次/天(5 mg/kg),也有学者建议对无效者用氯喹、喹那克林治疗,应注意 Q-T 间期延长,尚应避免紫外线的照射,局部应用皮质激素和他克莫司治疗;对少年型皮肌炎的皮肤钙质沉着可试用地尔硫䓬、秋水仙碱、羟苯磺丙胺、华法林等,或可选择外科切除。早期进行物理康复治疗,预防关节挛缩。

(董 帅)

第十四章

神经内科疾病的康复治疗

第一节　脑　卒　中

　　脑卒中是一组急性脑血管病的总称,包括缺血性的脑血栓形成、脑栓塞、腔隙性脑梗死和脑出血和蛛网膜下腔出血。其常见的病因为高血压、动脉硬化、心脏病、血液成分及血液流变学改变、先天性血管病等。脑卒中是我国的多发病,死亡率和致残率高。幸存者中 70%～80% 残留不同程度的残疾,近一半患者生活不能自理,为此,开展脑卒中康复,改善患者的功能,提高其生活自理能力和生活质量,使其最大限度地回归社会具有重要的意义。虽然不同类型的脑卒中患者的临床特点、药物治疗等有所不同,但针对其各种障碍所进行的康复治疗措施大致相同,故通常把这些急性脑血管病的康复统称为脑卒中康复。

一、主要障碍

　　脑卒中患者可出现各种各样的障碍,包括以下几种。

(一)身体功能和结构方面

1.脑卒中直接引起的障碍

　　其包括运动障碍(如瘫痪、不随意运动、肌张力异常、协调运动异常、平衡功能障碍)、感觉障碍、言语障碍(失语症及构音障碍)、失认症和失用症、智力和精神障碍、大小便障碍、吞咽功能障碍、偏盲及意识障碍等。

2.病后处理不当而继发的障碍

　　废用综合征是患者较长时间卧床、活动量不足引起的,如局部活动减少引起的褥疮、肺部感染、关节挛缩、肌肉萎缩、肌力及肌耐力下降、骨质疏松、深静脉血栓;全身活动减少引起的心肺功能下降,易疲劳,食欲减退及便秘等;卧位低重心引起的直立性低血压、血液浓缩等;感觉运动刺激不足引起的智力下降、反应迟钝、自主神经不稳定、平衡及协调功能下降等。

　　误用及过用综合征是病后治疗或自主活动方法不当引起的,如肌肉及韧带损伤、骨折、异位骨化、肩痛及髋关节痛、肩关节半脱位、肩手综合征、膝过伸、痉挛加重、异常痉挛模式加重(优势肌和非优势肌的肌张力不平衡加剧)、异常步态及足内翻加重与习惯化等。

3.伴发障碍

其为营养不良、伴发病(如肌肉骨关节疾病、心肺疾病)引起的障碍。

(二)活动能力方面

上述功能障碍患者多不同程度地丧失了生活自理、交流等能力。

(三)社会参与方面

上述障碍限制或阻碍了患者参与家庭和社会活动,降低了生活质量。

二、康复评定

脑卒中康复评定的目的是确定患者的障碍类型及程度,以便拟定治疗目标、治疗方案,确定治疗效果及进行预后预测等。脑卒中急性期和恢复早期患者的病情变化得较快,应适当增加评定次数,恢复后期可适当减少。全面评定之间应视情况多次进行简便的针对性单项评定。

(一)功能评定

瘫痪评定常采用 Brunnstrom 评测法及 Fugl-Meyer 评测法,肌张力评定多采用改良的 Ashworth 评定法。失语症评定可采用波士顿诊断性失语检查(Boston diagnostic aphasia examination,BDAE),西方失语成套测验(western aphasia battery,WAB),汉语失语成套测验(aphasia battery of Chinese,ABC)。构音障碍评定可采用 Frenchay 构音障碍评定。吞咽障碍评定可采用饮水试验、咽唾液试验及视频荧光造影检查。失认症和失用症评定尚无成熟的成套测验方法,多采用单项评定,如 Albert 试验、线性二等分试验、空心十字试验。意识障碍评定多采用 Glasgow 昏迷评分。智力评定常采用简明精神状态检查(mini mental status examination,MMSE)。抑郁评定可采用美国流行病学调查中心的抑郁量表(center of epidemiological survey-depression scale,CES-D)。

(二)活动能力评定

多采用 Barthel 指数(Barthel index of ADL)和功能独立性评定(unctional independence measure,FIM)。

(三)社会参与评定

可采用生活满意度或生活质量评定,如简明健康调查量表(SF-36)。

(四)影响康复和预后的因素评定

其包括对伴发病、社会背景、环境及资源、脑卒中和冠心病危险因素的评定等。

三、康复措施

脑卒中康复的目标是通过以运动疗法、作业疗法为主的综合措施,最大限度地促进功能障碍的恢复,防治失用和误用综合征,减轻后遗症;充分强化和发挥残余功能,通过代偿和使用辅助工具等,以争取患者达到生活自理;通过改造生活环境、精神心理再适应等使患者最大限度地回归家庭和社会。

(一)脑卒中康复医疗的原则

(1)脑卒中康复的适应证和禁忌证多是相对的。对于可以完全自然恢复的轻症患者(TIA 和 Rind)一般无须康复治疗,但对高龄体弱者,在卧床输液期间有必要进行康复治疗。应做简单的预防性康复治疗(如关节被动活动),以防止出现失用性并发症。对于重度痴呆、处于植物状态等重症患者,即使强化康复治疗也难以取得什么效果,重点是加强护理,防治并发症。介于两者之间的情况才是康复治疗的适应证。学者一般认为病情过于严重或不稳定(如有意识障碍、严重的精神症状、处于病情进展期或生命体征尚未稳定),或伴有严重合并症或并发症(如严重感染、急性心肌梗死、重度失代偿性心功能不全、不稳定型心绞痛、急性肾功能不全),由于患者不能耐受、配合康复治疗或有可能加重病情等,不宜进行主动性康复训练,但只要不影响抢救,所有患者均可进行体位变换和关节被动运动等预防性康复训练。一旦这些禁忌证稳定、得到控制或好转,多又成为主动康复的适应证。

(2)康复医疗是一个从急性期至后遗症期的连续过程,既要注意急性期预防性康复、恢复期促进恢复的康复,又要注意后遗症期的维持和适应性康复。应该充分利用社区资源进行社区康复。

(3)由有经验的、多学科康复组实施康复以确保最佳的康复效果。采用标准化的评价方法和有效的评价工具。采取目标指向性治疗,在充分进行预后预测的基础上,由患者、家属和专业人员共同制定实用可行的家庭和社会复归目标。以证据为基础的干预应以功能目标为基础。

(4)由于脑卒中患者的障碍具有复杂性及单一治疗的效果具有局限性,应采用综合的治疗和刺激手段。治疗环境应尽可能与家庭及社区的环境相近。治疗小组成员之间应加强交流与协作,避免脱节与相互矛盾。康复过程由学习和适应构成,宜让患者反复练习有难度分级的各种任务,以使其学会(重获)丧失的技能。患者要与环境相互适应,必要时采取适当的补偿策略。应及时纠正心理障碍,激发患者的康复欲望(动机)和康复训练的兴趣等。对患者和家属进行针对性的教育和培训,使家属积极参与康复计划。

(5)康复评价和干预应从急性期开始,一旦患者神志清楚、病情稳定,就应该开始主动性康复训练,以尽可能地减少废用(包括健侧)。某些误用很难纠正,故早期正确的训练非常重要。应首先着眼于患侧的恢复性训练,防止习得性失用,不宜过早地应用代偿手段。康复训练要达到足够的量才能取得最佳效果,但宜从小量开始,在不引起或加重异常运动反应的前提下,逐渐增加活动量,可采取少量多次的方法,以免患者过度疲劳或引起危险。

(6)进行伴发病和危险因素的管理对确保康复效果和患者生存至关重要。

(二)急性期的康复治疗

在此急性期是指病情尚未稳定的时期。对有严重合并症或并发症而不能耐受主动康复训练者及因严重精神症状、意识障碍等不能配合康复训练者,康复处理基本与此期的康复处理相同。此期应积极处理原发病和合并症,以尽可能减少脑损伤并尽快地顺利过渡到下一个康复阶段;制订并实施脑卒中危险因素管理计划,预防脑卒中复发。本期康复的主要目的是预防失用性并发症。

(1)保持抗痉挛体位:其目的是预防或减轻以后易出现的痉挛模式。取仰卧位时,头枕枕头,不要过伸、过屈和侧屈。垫起患肩以防止肩后缩,患侧上肢伸展、稍外展,前臂旋后,拇指指向外侧。垫起患髋以防止后缩,在患腿股外侧垫枕头以防止大腿外旋。该体位是护理上最容易采取的体位,但容易引起紧张性迷路反射及紧张性颈反射所致的异常反射活动,为"应避免的体位"。"推荐体位"是侧卧位:取健侧侧卧位时,用枕头支撑头,不让头向后扭转;患侧肩胛带充分前伸,肩屈曲90°~130°,肘和腕伸展,上肢被置于前面的枕头上;患侧髋、膝屈曲似踏出一步,被置于身体前面的枕头上,足不要悬空。取患侧侧卧位时,用枕头舒适地支撑头部,躯干稍后仰,后方垫枕头,避免患肩被直接压于身体下,患侧肩胛带充分前伸,肩屈曲90°~130°,患肘伸展,前臂旋后,手自然地呈背屈位;患髋伸展,膝关节轻度屈曲;健侧上肢被置于体上或稍后方,健腿屈曲,被置于前面的枕头上，注意足底不放任何支撑物，手不握任何物品(图14-1)。

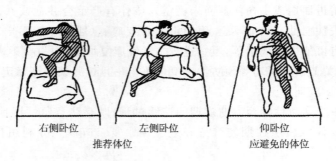

右侧卧位　　　　　　左侧卧位　　　　　　仰卧位
推荐体位　　　　　　　　　　　　应避免的体位

图 14-1　抗痉挛体位

(2)体位变换：主要目的是预防褥疮和肺感染，另外由于仰卧位强化伸肌优势，健侧侧卧位强化患侧屈肌优势，患侧侧卧位强化患侧伸肌优势，不断变换体位可使肢体的伸屈肌张力达到平衡，预防痉挛模式出现。一般每60～120 min变换一次体位。

(3)关节被动运动：主要是为了预防关节活动受限(挛缩)，另外可能有促进肢体血液循环和增加感觉输入的作用。先从健侧开始，然后参照健侧关节活动范围进行患侧运动。一般按从肢体近端到肢体远端的顺序进行，动作要轻柔、缓慢。重点进行肩关节外旋、外展和屈曲，肘关节伸展，腕和手指伸展，髋关节外展和伸展，膝关节伸展，足背屈和外翻。在急性期每天做两次，每次每个关节做3～5遍，以后视肌张力情况确定被动运动的次数，肌张力越高，被动关节运动次数应越多。较长时间卧床者尤其要注意做此项活动。

(4)饮食管理：有意识障碍和吞咽障碍者经口进食易发生吸入性肺炎，通常需要靠静脉补充营养，如3 d后仍不能安全足量地经口进食，可鼻饲营养。另外要加强口腔护理。

(5)大小便管理：此期患者易出现尿潴留、失禁及便秘，必要时可导尿，应用开塞露、缓泻剂等。注意预防泌尿系统感染和褥疮。

(6)加强呼吸管理，防治呼吸系统并发症；预防静脉血栓、褥疮等。

(7)对家属进行脑卒中及其护理和康复知识的宣教和培训。

由于翻身和关节被动运动只能预防褥疮、肺炎和关节挛缩，并不能预防失用性肌萎缩等其他失用，也没有明显促进功能恢复的作用，所以要尽早地开始下一阶段的主动训练。

(三)恢复期的康复治疗

恢复期是指病情已稳定，功能恢复的时期。一般而言，患者意识清楚、生命体征稳定且无进行性加重表现后1～2 d，就应该开始主动性康复训练。在不伴有意识障碍的轻症脑卒中，病后第2 d就可在严密观察下开始主动训练，但开始活动量要小。由于蛛网膜下腔出血和脑栓塞近期再发的可能性大，对未行手术治疗的蛛网膜下腔出血患者，要观察1个月左右才谨慎地开始康复训练。在脑栓塞患者康复训练前如查明栓子来源并给予相应处理，应在向患者及家属交代有关事项后再开始训练。

主动性康复训练应遵循瘫痪恢复的规律，先从躯干、肩胛带和骨盆带开始，按坐位、站位和步行以及肢体近端至远端的顺序进行。一般在一天内交替进行多种训练，有所偏重。此期要应用各种偏瘫康复技术促进功能的恢复。关于患侧肢体训练，在软瘫期要设法促进肌张力和主动运动的出现；在出现明显痉挛后要减轻痉挛，促进分离运动的恢复，改善运动的速度、精细程度和耐力等。要注意非瘫痪侧肌力的维持和强化。

1.床上翻身训练

这是基本的躯干功能训练之一。患者双手手指交叉在一起,患侧拇指在上,双上肢腕、肘伸展("Bobath 握手",见图 14-2),先练习前方上举,并练习伸向侧方。在翻身时,交叉的双手伸向翻身侧,头和躯干翻转,至侧卧位,然后返回仰卧位,再向另一侧翻身。每天进行多次,必要时训练者给予帮助或利用床栏练习。注意翻身时头一定要先转向同侧。向患侧翻身较容易,很快就可独立完成。

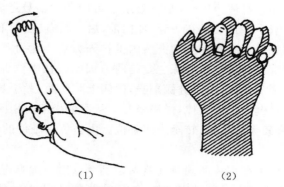

（1） （2）

图 14-2 脑卒中早期上肢训练——Bobath 握手

注:(1)健肢带动患肢作肩的屈伸和左右旋转,便于移动身体重心,进行体位转移和平衡训练;(2)双手十指交叉,患侧(阴影部分)拇指压在健侧拇指上方。

2.桥式运动

目的是训练腰背肌群和伸髋的臀大肌,为站立做准备。患者取仰卧位,双腿屈曲,足踏床,慢慢地抬起臀部,维持一段时间后慢慢放下(双桥式运动);在患者能较容易地完成双桥式运动后,让患者悬空健腿,仅患腿屈曲,足踏床抬臀(单桥式运动),见图 14-3。如能很好地完成本动作,那么就可有效地防止站位时因髋关节不能充分伸展而出现的臀部后凸。训练早期多需训练者帮助固定下肢并叩打以刺激臀大肌收缩。

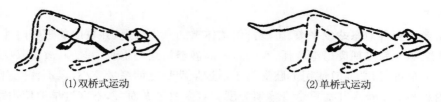

（1）双桥式运动 （2）单桥式运动

图 14-3 桥式运动

3.坐位训练

坐位是患者容易完成的动作之一,也是预防直立性低血压、站立、行走和一些日常生活活动所必需的。应与上述训练同时进行。

由于老年人和较长时间卧床者易出现直立性低血压,故在首次取坐位时,不宜马上取直立(90°)坐位。可用起立平台或靠背架,依次取 30°、45°、60°、80°坐位(或平台直立位),如前一种体位能坚持 30 min 且无明显直立性低血压表现,可过渡到下一项,如已能取 80°坐位 30 min,则以后取坐位和站位时可不考虑直立性低血压问题。理论上应避免床上半坐位,以免强化下肢伸肌优势。

坐位训练包括坐位平衡训练和耐力训练。在平衡训练的同时耐力也随之得以改善。进行坐位训练时,要求患者双足踏地或踏在支持台上,这对预防足内翻非常必要。另外,一定要在无支撑或无扶助下练习,否则难以取得好的效果。

静态平衡训练要求患者取无支撑下床边或椅子上静坐位,髋关节、膝关节和踝关节均屈曲90°,足踏地或支持台,双足分开约一脚宽,双手置于膝上。训练者协助患者调整躯干和头至中间位,当感到双手已不再用力时松开双手,此时患者可保持该位置数秒,然后慢慢地倒向一侧。随后训练者要求患者自己调整身体至原位,必要时给予帮助。大多数患者很快就可完成静态坐位平衡训练。然后让患者双手手指交叉在一起,伸向前、后、左、右、上和下方并伴重心相应地移动,称为自动态坐位平衡训练。当患者在受到突然的推拉外力仍能保持平衡时(被动态平衡),就可认为已完成坐位平衡训练。此后坐位训练主要是耐力训练。在坐位训练的同时,要练习坐位和卧位的转换训练。从健侧坐起时,先向健侧翻身,健侧上肢屈曲,置于身体下,双腿远端垂于床边后,头向患侧(上方)侧屈,健侧上肢支撑,慢慢坐起。从患侧坐起时稍困难些,也要用健侧上肢支撑坐起,不过要求躯干有较大的旋转,转至半俯卧位。由坐位到卧位的动作相反。

4.站位训练

一般在进行动态坐位平衡训练的同时开始站位训练。对一般情况较差、早期进行此训练有困难的患者,可先在起立平台上进行站立训练;躯干功能较好、下肢功能较差者可用长下肢支具。也可利用部分减重支持装置进行站位平衡训练。

起立训练要求患者双足分开约一脚宽,双手手指交叉,上肢前伸,双腿均匀持重,慢慢站起。此时训练者坐在患者前面,用双膝支撑患者的患侧膝部,双手置于患者臀部两侧,帮助患者将重心前移,伸展髋关节并挺直躯干。坐下时动作相反。要注意防止仅用健腿支撑站起的现象。

静态站位平衡训练是在患者站起后,让患者松开双手,上肢垂于体侧,训练者逐渐除去支撑,让患者保持站位。注意站位时不能膝过伸。患者能独自保持静态站位后,让患者将重心逐渐移向患侧,训练患腿的持重能力。同时让患者上肢(或仅用健侧上肢)交叉,然后伸向各个方向,并伴随躯干(重心)相应地摆动,训练动态站位平衡。如在受到突发外力的推拉时仍能保持平衡,说明已达到被动态站位平衡。患者可独立站立片刻后就可练习床椅转移。

5.步行训练

一般在患者达到自动态站位平衡、患腿持重达体重的一半以上,并可向前迈步时才开始步行训练。但由于老年人易出现废用综合征,有的患者靠静态站立持重改善缓慢,故对某些患者的步行训练可适当提早进行,必要时使用下肢支具。不过早期步行训练量要小,以不致使患者过度费力而出现足内翻和尖足畸形并加重全身痉挛为度。对多数患者而言,不宜过早地使用手杖,以免影响患侧训练。

在步行训练前,先练习双腿交替前后迈步和重心的转移。多数患者不必经过平行杠内步行训练期,可直接进行监视下或少许扶持下步行训练。步行训练早期常有膝过伸和膝打软(膝突然屈曲)现象,应进行针对性的膝控制训练。如出现患侧骨盆上提的划圈步态,说明膝屈曲和踝背屈差。在可独立步行后,进一步练习上、下楼梯(健腿先上,患腿先下),走直线,绕圈,跨越障碍,上、下斜坡及实际生活环境下的实用步行训练。

近年提倡利用部分减重支持装置提早进行步行训练,其在步行能力和行走速度恢复方面均有较好的效果。

6.作业治疗

一般在患者能取坐位姿势后开始作业治疗。内容包括：①日常生活活动能力训练：如吃饭、个人卫生、穿衣、移动、洗澡及家务活动，掌握一定的技巧，单手多可完成。必要时可应用生活辅助具，如粗柄勺子、带套圈的筷子、有吸盘固定且把手加长的指甲刀、穿袜器、四脚手杖和助行器。从训练的角度出发，应尽量使用患手。②工艺活动：如用斜面磨砂板训练上肢粗大的运动，用编织、剪纸等训练两手的协同操作，用垒积木、书写、拧螺丝、拾小物品等训练患手的精细活动。经过一段时间的训练后，如预测瘫痪的利手恢复差，应开始利手转换训练。患手达一定功能的慢性脑卒中患者（发病6个月以上）可试用强制性使用运动疗法，部分患者可取得明显效果。

7.物理治疗和针灸治疗

功能性电刺激、生物反馈及针灸治疗等对增加感觉输入、促进功能恢复与运动控制等有一定的作用。

8.对失语、构音障碍、认知功能障碍等也需进行针对性训练

结合患者的情况应尽早实施出院计划。在患者出院前，可先回家住几日，以适应家庭环境，发现问题并给予相应的指导和训练。为使患者适应社会环境，出院前可带患者集体购物、参加社区活动等。

（四）后遗症期康复治疗

后遗症期是患者功能恢复已达平台期，但通过技巧学习、使用辅助器具及与环境相互适应等仍可恢复一定的能力的时期。经积极训练一般在发病3～6个月进入后遗症期，对于早期活动少或较长时间卧床者，运动功能恢复可持续更长的时间。此期患者的运动耐力和日常生活活动能力仍可进一步提高。

在此期出院回家的患者，由于活动空间限制、家属照顾得过多或无暇顾及、患者主动性差等原因，易出现功能和能力的退化，甚至卧床不起，故参照原先的训练进行维持性训练是非常必要的。即使是那些经训练仍不能恢复步行者也至少应每天练习翻身和坐位，甚至是被动的坐位，这种最低限度的活动可明显地减少褥疮、肺炎等并发症，减少护理工作量。相当一部分患者可通过上、下楼梯和远距离步行等，使运动耐力不断提高，活动空间不断扩大，活动种类逐渐增多，生活质量得以提高。但要注意，所有的活动均要在安全的前提下进行，活动量也应逐渐增加，不可冒进。

若患者不能适应原来的生活环境，可进行必要的环境改造，如尽量住平房或楼房底层，去除门槛，把台阶改为坡道或两侧安装扶手，把马桶改为坐式并加扶手，地面不宜太滑或太粗糙，所有用品要方便取放和使用。

患者要定期到医院或社区康复机构接受再评价和指导，并力争恢复一定的工作。

四、常见合并症与并发症的处理

（一）痉挛

痉挛是上运动神经元损伤后特征性表现，偏瘫侧肌肉有不同程度的痉挛，优势肌更明显。痉挛有两重性，其有限制关节运动、影响运动模式、运动速度、精细活动和日常生活活动能力，引起挛缩、关节畸形和疼痛不适，不利于清洁、护理等不利影响；但对某些患者可能起到有利于循环、下肢支撑及保持某种姿势的作用。因降低痉挛不一定都有利于功能改善，有时甚至有害，故在进行治疗之前，首先应明确治疗的必要性和目的。可先用2%的利多卡因进行肌肉浸润或神经阻

滞，或进行局部缺血试验(在患侧肢体近端加一个能充气的血压计袖带，充气加压至收缩压以上，持续 20～25 min)，待痉挛减轻或消失后 10 min 内观察运动功能和日常生活能力有无改善，确定去除痉挛是否有利于功能与能力的改善。

肌肉痉挛的处理主要有以下几个方面。

(1)去除加重痉挛的诱因：①伤害性刺激包括尿道感染、褥疮、深静脉血栓、疼痛、膀胱过充盈、骨折、内生脚指甲等；②精神紧张因素，如焦虑、抑郁；③过度用力、疲劳等。

(2)运动疗法与物理疗法：姿势控制是利用中枢神经受损后得以活化的各种姿势反射(紧张性反射)来抑制某些肌群肌张力增加，如各种抗痉挛体位。其效果尚难确定。①肌牵张：任何使痉挛肌受到持续牵张的活动或姿势均可使相应的肌肉肌张力降低。不过其效果短暂，有无积累效果尚难肯定。牵拉可采取主动运动、被动运动、特定姿势及器具(起立平台、支架夹板等)。②冷疗等物理疗法：应用冰袋冷敷或把患肢置于冰水中 25～30 min，可以减轻痉挛，但效果短暂。热疗、水疗及振动也有一定的短暂降低肌痉挛的作用。③肌电生物反馈与功能性电刺激：效果尚不肯定。

(3)口服药物：丹曲林钠、地西泮(安定)、巴氯芬(力奥来素)等可用于脑卒中后痉挛的治疗，但效果不理想，不良反应大。

(4)局部用药物。①苯酚(石炭酸)：它是一种神经崩解剂，贴近周围神经注射后能减少传递至肌肉的神经冲动，从而减轻痉挛。其疗效可持续数月至数年。不良反应有感觉迟钝、丧失及无力。多采用运动点阻滞。②A 型肉毒杆菌毒素：A 型肉毒杆菌毒素系肉毒杆菌产生的一种大分子蛋白毒素。把 A 型肉毒素直接注入靶肌肉后，其在肌肉内弥散，可迅速地与神经肌肉接头处的胆碱能突触前膜受体结合，不可逆地阻滞神经突触兴奋时的钙离子内流，产生乙酰胆碱介质释放障碍，从而引起较持久的肌肉松弛。注射后数天起效，作用可持续 2～3 个月，可反复使用。一般采用多点肌肉浸润注射。先从小量开始，小肌肉用2.5～100 U，大肌肉用 20～200 U。通常每次剂量为 80～120 U，1 个月总剂量为 200～290 U，关于成人总量，有人已用到 300～400 U。不良反应有局部疼痛和血肿等，但多半轻微而短暂。③酒精：用于已丧失功能且因痉挛严重而影响护理及清洁者。因可引起神经持久的损伤，很少采用。

(5)外科方法：主要用于非手术疗法无效的尖足内翻畸形的矫治，一般用于病后 2 年以上的患者。

(二)吞咽功能障碍

吞咽功能障碍是脑卒中常见的并发症之一，其发生率达16%～60.4%，可造成水和其他营养成分摄入不足，易出现咽下性肺炎甚至窒息，即使为轻度，对饮食、交流等也有不利影响。吞咽功能障碍主要见于延髓性麻痹和假性延髓性麻痹，单侧皮质脑干束受损者也可出现一过性的吞咽功能障碍。

正常的吞咽过程可分为三期。口腔期的吞咽(由口腔至咽入口处)为随意运动，咽期的吞咽(由口咽到食管入口处)为反射运动，食管期的吞咽(由食管入口至胃)为蠕动运动。脑卒中患者有口腔期和咽期障碍。因口唇、颊肌、咀嚼肌、舌及软腭等麻痹，食物从口唇流出，不能被充分咀嚼和搅拌，不能保存在固有口腔并形成食团，舌不能充分上举，口腔内压不能充分升高，食团向咽部移动困难，食管入口处诸肌运动障碍，造成入口开大不全等阻碍食物进入食管。咽反射差、软腭上抬及喉头上抬不良等导致食物逆流入鼻腔或误入气管。

对疑有吞咽障碍者重点检查三叉神经、面神经、舌咽神经、迷走神经及舌下神经有无障碍。

在临床上可通过饮水试验和咽唾沫试验进行简单筛选。因 30％～40％ 的吞咽障碍患者无呛咳，故必要时可行视频荧光造影检查。

对意识障碍者，先采用非经口摄取营养的方法，同时预防颈部的伸展位挛缩。一旦意识清楚且病情稳定，能服从指示，可进行相应的检查，判断有无吞咽功能障碍。

吞咽功能障碍的处理主要有以下几个方面。

1.间接的吞咽训练

患者意识清楚，可取坐位，即可开始本训练。

（1）基础训练：口腔颜面肌及颈部屈肌的肌力强化、颈部及下颌关节活动度训练、改善运动及降低全身肌肉痉挛的训练。

（2）改善咽反射的训练：用冷冻的湿棉签等反复刺激软腭及咽后壁。

（3）闭锁声门练习：患者双手压在桌子上或墙壁上的同时，训练大声发"啊"音。训练随意地闭合声带，可有效地防止误咽。

（4）声门上吞咽：包括让患者充分吸气、憋住、咽唾液，其后呼气，最后咳嗽等一连串训练。这是利用停止呼吸时声门闭锁的原理，最后咳嗽是为了排出喉头周围残存的食物。其适用于咽下过程中引起误咽的患者。

2.进食训练

一般在患者神志清楚、病情稳定、有咽反射并可随意充分地咳嗽后练习进食。

（1）进食的体位：取躯干后倾位时误咽少，程度轻，故刚开始练习进食时，以躯干后倾轻度颈前屈位进食为佳。偏瘫者取健侧在下的侧卧位，颈部稍前屈易引起咽反射，多可减少误咽。另外，颈部向患侧旋转可减少梨状隐窝残留食物。

（2）阶段性进食训练：选择训练用食物要考虑到食物的形态、黏度、表面光滑度、湿度、流动性、需咀嚼程度、营养成分含量及患者的喜好等。液状食物易于在口腔移动，但对咽刺激弱，易出现误咽；固态食物需充分咀嚼、搅拌，不易移至咽部，易加重口腔期障碍，但易于刺激咽反射，误咽少。既容易在口腔内移动又不易出现误咽的是均质胶冻状样或糊状食物，如蛋羹、面糊、果冻。一般选用上述种类的食物进行训练，逐渐过渡到普食和水。

一口进食量以 1 小汤匙为宜，进食速度不宜过快，每进食一个小食团后，要反复吞咽数次，应注意吸入酸性和含脂肪多的食物易发生肺炎。

应定时进行口腔护理，防止食物残渣存留，保持口腔卫生。误咽唾液也是常见的吸入性肺炎的原因。为防止食管反流误吸，在餐后应保持数十分钟坐位。吞咽功能障碍者的摄入量不足，早期易出现水、电解质紊乱，以后逐渐出现低蛋白等营养不良表现，应密切观察患者的营养状况。对摄入不足者应通过鼻饲等补充。

经 1 个月左右的训练，90％ 以上的患者可经口进普食。肺部感染和窒息是其常见的死亡原因。

3.低频脉冲电治疗

低频脉冲电治疗有助于维持或增强吞咽相关肌肉的肌力，改善吞咽功能。

（三）肩关节半脱位

在上肢呈弛缓性瘫痪时肩关节半脱位的发生率很高，如在卒中患者中发生率为 23％～60％，而我国统计其发生率约为 78.3％，高于国外所报道的，这与我国有许多患者未进行早期康复有关。

1.特征表现

(1)肩胛带下降,肩关节腔向下倾斜,严重时在肩峰与上肢肱骨之间可出现凹陷,轻者可用触诊方法触及凹陷。

(2)肩胛骨下角的位置比健侧低。

(3)病侧呈翼状肩。

2.病因

肩关节天生就不稳定,有很大的活动度,以利于手和手指进行技巧性活动。与髋关节相比,其关节盂相对较浅,2/3的肱骨头位于关节盂外。肩关节周围肌肉弥补了肩关节的不稳定性。正常情况下,肩胛骨关节盂朝向上、前及外侧。向上倾斜的关节盂在预防向下脱位方面起着重要作用,因为肱骨头向下移位时必须先向外侧移动。臂处于内收位,关节囊上部及喙肱韧带紧张,被动地阻止了肱骨头的侧向移动,也就防止了向下脱位,这被称为"肩关节的锁定机制"。当肱骨外展时,该锁定机制不再起作用。由于臂抬起来向侧面外展或向前运动时,关节囊上部松弛,失去了支持作用,肩关节的稳定性必须由肌肉收缩来提供。防止盂肱关节脱位最重要的是水平走向的肌肉纤维,特别是冈上肌、三角肌的后部肌纤维和冈下肌。

肩关节半脱位主要有以下4个原因。

(1)解剖结构的不稳定性:肩关节的解剖结构特点决定其不稳定性。

(2)肩关节固定结构起不到固定作用:上述的肌肉群被称为"肩关节的固定机构"。该固定结构把肱骨头保持在肩关节腔内,维持肩关节正常功能,保持上肢和手功能的完整性。此外关节囊上部和鹰嘴肱韧带紧张,使上肢处于内收位,起到防止向下方脱位的作用。当冈上肌、冈下肌、三角肌后部纤维支配的中枢或周围神经损害引起肌力低下和无力时,使原有固定机制失效,不能起到加固关节囊的作用,关节囊的紧张性也随之消失,不可避免地使肱骨头从肩关节腔内自由脱出,形成半脱位。该原因亦与有关的固定肌肉群反射或主动活动的能力丧失有关。

(3)肩胛带周围肌肉的张力不均衡:肩胛带张力丧失或提肩胛肌主动活动丧失,颈区升高的神经张力上提了锁骨和肩胛骨,而软瘫的躯干肌不能从下面对抗肩胛带的上提,这些因素更诱发了肩关节半脱位。

(4)病侧上肢自身重力牵拉:当患者坐起或站立时,上肢呈与地面垂直位,病侧上肢的自身重量有向下牵拉的作用,诱发上肢从肩关节腔内脱出,形成肩关节半脱位。

3.防治

(1)肩关节半脱位的预防:当患者上肢处于弛缓性瘫痪时,保持肩胛骨的正确位置是早期预防肩关节半脱位的重要措施。①在卧位时,应采取病侧侧卧位,使病侧上肢能负荷体重。在平卧位应在肩后部垫枕头,使肩关节向前突出。②在坐位时,如病侧上肢肌张力低,本身肢体重力牵拉可使肱骨头脱出。为此应把病侧上肢的前臂放置在胸前的平板上,平板可起到托起病侧上肢的作用,同时嘱患者每天多次用健侧手把病侧上肢上举过头,持续几分钟,坐在轮椅上也应按上述方法执行。③在立位时,应用健侧手把病侧上肢托起来,也可用三角巾吊带支持病侧上肢,起到固定作用。

关于三角巾吊带的预防作用,有些学者提出异议,认为三角巾吊带会给对病侧上肢带来不良影响。主要不良影响有以下几个方面:①易使病侧失认,与来自全身运动功能的分离;②如病侧上肢处于屈肌痉挛模式,屈肌痉挛模式可被强化;③当变换方向时,从椅子上站起来时,为达到平衡时,或者用上肢的另一手操作达到稳定时,使用病侧上肢来保持姿势及支持受到妨碍;④在步

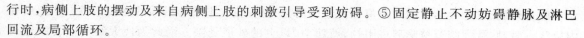

行时,病侧上肢的摆动及来自病侧上肢的刺激引导受到妨碍。⑤固定静止不动妨碍静脉及淋巴回流及局部循环。

在病侧上肢(特别是肩部周围)肌张力很低的情况下,用三角巾可起到辅助、预防的作用,减少脱位程度,比不用好。因为一旦形成脱位,要复位是艰难的。当病侧上肢肩部周围肌张力增大,出现屈肌共同运动模式时,不宜再用三角巾吊带固定,否则会带来上述的不良影响。

(2)肩关节半脱位的治疗:治疗可从以下几个方面进行。①矫正肩胛骨位置,按照肱骨头在肩关节腔内位置进行纠正,恢复肩部的固定机制。如治疗师协助患者把病侧上肢垂直上举过头,使肩关节承受病侧上肢重量,可促进肩关节固定机制恢复,有助于肩胛骨恢复到正常位置。又可让患者处于坐位,病侧上肢伸展,病侧手指、腕伸展,放在病侧边另一把椅子上,然后让患者向病侧倾斜,使病侧上肢承受上半身体重,又保证肩胛骨在正确位置,恢复固定机制。②刺激肩关节周围稳定肌的活动和张力。通过逐步递增强度刺激,直接促进与肩关节固定有关的肌群的活动。治疗师用一只手把患者的病侧上肢前伸,另一手快速把肱骨头向上提,诱发牵张反射,提高三角肌、冈上肌的肌张力及活动性。另外,治疗师可用手握患者病侧上肢手,让病侧上肢伸展,向前上举,与水平呈 $45°$,此时,治疗师用抓握患者病侧上肢手的手向患者施加压力,沿肩关节方向做快速、反复的挤压,并使患侧肩部不向后退,同时与治疗师的推力相对抗。也可使患肩保持前伸上举位置,治疗师用另一手从近端到远端快速按摩患者的患侧上肢处于伸展位的冈上肌、肱二头肌、三角肌,这种手法可刺激这些肌肉的活动及张力。③直接刺激肩关节周围肌肉,降低肩胛带周围不利的神经系统张力,恢复其主动的肌肉控制。例如,治疗师用一只手帮助患者反复侧屈颈部的同时,可用另一只手臂固定患侧肩部,防止患肩发生任何形式的代偿运动。治疗师的手放在患侧肩上,保持肩胛带向下,用手掌保持其肩胛骨不成为翼状,前臂紧贴患侧胸壁以稳定其胸廓和上部躯干。当治疗师帮助患者保持正确的肩胛带姿势并保持肋骨向下、向中线时,肩关节半脱位会立即完全消失。

在不损伤肩关节及周围组织的条件下,做被动无痛性全关节的肩关节活动。例如,患者用健手帮助病侧上肢伸展上举及治疗师帮助病侧上肢伸展,做肩的外展、外旋。

(四)肩痛

肩痛通常发生在脑卒中后的早期,61%的患者偏瘫后发生肩痛,其中 2/3 在卒中后4 周内出现肩痛,其余的在随后 2 个月内发生。疼痛给康复带来不良影响,诱发患者产生情绪障碍及心理障碍。

1.病因

根据文献报道,肩痛的原因有以下几方面:①中枢神经损害的疾病;②痉挛;③失用及误用综合征;④肩关节挛缩;⑤肩手综合征;⑥肩关节半脱位;⑦异位骨化;⑧骨质疏松。

2.发生机制

肩痛的发生与肩关节特有的解剖结构有关。肩关节是由 7 个关节组成的,各关节的相互协调、共同运动才能保证肩关节的无痛运动。肩胛骨、肱骨的各部分协调一致,才能使上肢完全上举成为可能。当一个人正常站立,上肢处于体侧时,肩胛骨和肱骨均处于 $0°$ 位置。当上肢伸展外展 $90°$ 时,肩关节的运动角度和肩胛骨的外旋角度之比为 $2:1$。也就是说肩关节运动 $60°$,肩胛骨外旋 $30°$。当上肢上举达 $180°$ 屈曲时,肱盂关节运动 $120°$,而肩胛骨外旋 $60°$。这样,在正常肌张力下,伸展不受影响,这是一种平滑的、步调一致的模式运动。如肩胛骨外旋改变了肩关节腔的解剖排列,外旋就受限,也不完全上举或外展。

肱骨外旋、肱骨大结节能通过肩峰突起的后方,是保证上肢完全外展的必要条件。当上肢在内旋状态时,肱骨大结节被喙肩弓阻挡,就使60°以上的外展受限。因此为使大结节能自由地通过喙肩峰韧带下面,在肩关节腔内肱骨头顺利地向下运动,肱骨必须呈外旋状态。

一旦肩关节一部分或全部的结构因异常的低肌张力或肌张力不平衡而发生紊乱,会产生肩关节疼痛,上肢的痉挛屈曲、肩胛骨的下降、后退和肱骨的内旋,均是发生紊乱的条件,如存在这种紊乱条件,无论是主动的还是被动的上肢外展上举时,肩峰突起与肱骨头之间的组织受到两个坚硬骨头的机械性挤压就会引起疼痛。

近年来,Alexander发现二头肌长头,肩关节的旋转袖套对肩的盂肱关节的垂直起到稳定性作用,二头肌长头肌腱的作用在于减少盂肱关节窝内中央的长头垂直的移位,所以当发生移位或冈上肌插入旋转袖套内,就可破坏盂肱关节的稳定性。按Cailliet的理论,当关节和肌腱被向下牵拉时,就可产生肩关节损伤和疼痛。肩部被撞击易损伤冈上肌腱结构,也是诱发肩痛的原因。而且,30%~40%的晚期肩痛被发现是肩关节的旋转袖套被撕裂引起的。

此外,在肩关节部分或全部结构紊乱状态下,频繁地做不正确的肩关节活动,可诱发疼痛,常见的有下列几种。

(1)在肩胛骨未处于必要位置,肱骨外旋的状态下,握上肢远端上提的被动肩关节活动就可能诱发肩痛。一只手托起肱骨头,使肱骨处于外旋状态下上提可避免疼痛产生。

(2)协助患者从床上转移到轮椅上,抓握患者的病侧上肢并牵拉,患者移动时不能支持患者的躯干重量,使患者的肩关节强制外展,引起肩关节损伤,产生疼痛。又如在协助步行训练时,把患者病侧手放在治疗师肩上,面对面行走,此时,一旦产生不平衡或突然运动,使病侧上肢突然强力外展,造成肱骨头挤压肩峰,诱发疼痛。

(3)治疗师在协助患者坐位转移时,两手放在患者的腋窝下面用力上拔,这时丧失保护反应的病侧肩发生强制性外展,产生疼痛。

(4)用滑轮做病侧上肢关节活动范围训练,由于处于内旋位的上肢上举,强制性损伤自己的肩。

3.临床表现

40%的患者在早期否认自己有肩痛,但是临床检查发现疼痛存在,即在肱二头肌头部有触痛,冈上肌有触痛。这说明早期肩痛是隐匿性的,所以简单地听患者主诉是不够的,必须对患者做早期检查,早期发现和早期治疗。实际上,肩痛在原发病后就可出现。有的主诉是一般安静时不痛,上举时出现,肩部活动后加重,夜间频发。病侧上肢有下垂沉重感,上举前伸平均在100°,侧方平均在70°~100°时发生疼痛,撞击征阳性。鹰嘴突和结节间有凹陷、压痛,被动运动外旋受限制,疼痛从肩部可放射到上肢。

4.预防

如果能避免引起疼痛的因素,就可以防止肩痛发生。

早期即进行扩大肩关节活动范围训练,确保正常活动范围,避免易挛缩的肢位。

在做被动肩关节活动时,要用正确的手法,避免错误的手法引起疼痛。做上肢被动运动时,必须先做肩胛骨的活动,然后做上肢远端活动,这时务必使肩胛骨持续维持在前上方向。

一旦被动活动时有疼痛产生,应立即停止,避免损伤组织。

5.治疗

治疗包括药物治疗、物理治疗及运动治疗等。

（1）药物治疗：可口服一些镇痛剂，如扶他林、阿司匹林、吲哚美辛，也可用镇痛剂外涂局部。局部封闭治疗：1％的普鲁卡因 1 mL，加上氢化可的松 5 mL，在局部痛点注射。

局部麻醉治疗：有学者报道在肩峰下腔内局部麻醉的有效率可达到 50％。方法如下：①10 mL 的针管一个，0.8 mm×(40～50)mm 的针头一个，0.5％的普鲁卡因 8～10 mL。②治疗师在患者的身后，患者取坐位，上肢保持内旋，超过腰部。③助手用大拇指固定患者的肩峰后角上，指示固定肩峰。④治疗师持针在后角下刺入，斜向肩峰喙突方向推进，经过三角肌、冈下肌和关节内直到针头触到关节软骨停止向前，推入药物。此方法的好处是无血管和神经损伤，比较安全。

（2）物理治疗：局部做温热治疗，如红外线、微波、超短波以及局部离子透入，均有一定效果。

（3）运动疗法：如上所述肩痛是由肩关节结构紊乱以及不正确的运动所致，那么用正确的运动手法来纠正关节腔内紊乱的结构是最主要的方法。

疼痛的早期处理：当疼痛很轻时，仍应在无痛范围内做肩关节被动活动，但必须在活动前，先做躯干回旋运动，抑制痉挛。鼓励患者用自己的健侧上肢带动病侧上肢活动，这很重要。患者一旦有肩痛，就采取屈曲姿势，使肩固定，限制活动，屈肌张力更进一步升高，肩胛骨下降、后退更为明显，肩关节固定于内旋。如果这种"疼痛-不动-固定"的恶性循环不中断，只要 2～3 d，疼痛范围就会扩大，症状加重。另外要注意的是防止发生反复肩关节损伤，也就是在协助患者转移、穿衣、步行时，必须用正确的方法。在卧床时，应采取病侧在下的卧位，使肩充分向前。

严重肩痛的处理：必须根据疼痛的严重程度，采取不同方法。尊重患者的愿望，建立起相互信任、合作的关系。告诉患者不做运动治疗会带来更严重的后果，消除患者的恐惧心理。同时进行其他训练，如平衡、行走、上或下楼梯，让患者看到运动疗法的确切效果。①床上姿势：有肩痛及肩固定的患者应采取病侧卧位，但必须从仰卧位逐步过渡到完全侧卧位。开始是 1/4 侧卧位，持续时间约 15 min，或直至有疼痛时恢复仰卧位或健侧卧位。病侧卧位的持续时间逐步延长，在几天后达到完全病侧卧位。②患者取坐位，治疗师坐在患者的病侧旁，把一只手放在病侧上肢腋下，指示患者把躯干重心向另一侧方向移动，当患者重心移动时，用在腋下的手提升肩胛带，反复、有节奏地做这一种运动，每次运动范围要大于前一次。躯干伸展可抑制阻碍肩关节自由活动的痉挛，也可以由患者把自己病侧手平放在病侧的旁边的平台上，然后让患者把体重移到病侧上肢上，治疗师帮助患者把肘部伸直，这也可取得效果。③擦桌子运动：患者两手交叉抓握，病侧手大拇指在上，桌面上放一条毛巾，交叉双手放在毛巾上，把毛巾向前推，起到躯干的运动带动肩关节运动的效果。④抑制肩胛骨突前运动时过度紧张法：患者平卧，取病侧下肢屈膝位，倒向健侧，治疗师来回摆动患者的骨盆。病侧躯干来回有节律地摇动，可使病侧全部痉挛降低。接着，治疗师在病侧上肢肘关节伸直的状态下，把病侧上肢上举到无不舒服的位置，继续转动患者的骨盆，这时患者会感到肩关节周围肌肉松弛。⑤患者坐在椅子上，两手交叉抓握，放在前面的大球上，身体前倾推动大球离开双膝，然后再躯干向后，这样髋关节屈曲运动，同时带动肩关节向上举的运动。两手放在大球上得到了支撑，因此一般不会引起肩痛，患者可控制大球向前移动的距离。⑥上肢自动运动：在正确的方法的指导下，患者用健侧手抓握病侧手上举上肢，带动肩部运动。正确的方法是在治疗师帮助下，学习把病侧上肢向前，保证肩胛骨突向前方及肘关节处在伸直位的条件下尽可能上举病侧上肢。最初患者可能仅上举几厘米，但是在正确方法指导下坚持做下去，每天做几次，肩痛就会逐步消失。如果方法不正确，不仅起不到治疗作用，反而会加重肩痛。在病侧上肢屈曲状态下上举、病侧肩后退情况下上举均会加重肩痛。

（五）肩手综合征

肩手综合征常见于中枢性上运动神经瘫痪的患者，特别是在卒中患者中更为常见，发生率为5%～32%，其中74.1%发生在发病后1～3个月，最早在发病后第3 d，迟至6个月后发生。

所谓肩手综合征是指在原发病恢复期间病侧上肢的手突然出现水肿、疼痛及病侧肩疼痛，使手的运动功能受限制。严重的是可引起手及手指变形，手功能完全丧失。因此，应对肩手综合征给予足够的重视，及早治疗。

1.病因及发生机制

尽管有不少关于肩手综合征的病因及机制的报道，但至今尚未得到令人信服的证明及假设。把其原因归属于肢体瘫痪及肢位不当，似乎过于简单。因为大多数患者并不出现肩手综合征。例如，有的患者经治疗后，肩手综合征的症状缓解，但其肢体瘫痪、不良肢位仍然存在，但肩手综合征的早期症状不再复发。

尽管如此，患者的一些特有的因素是具有诱发作用的，如病侧上肢不活动及不良肢位。许多患者的关节活动范围无限制，亦无疼痛，但突然地发生肩手综合征，这支持上述的假设。从理论上假设，机械作用可直接诱发水肿，继发性外伤也可诱发水肿，肌无力而失去泵作用，使水肿不能清除。总之水肿、疼痛、关节活动范围受限，交感神经累及，造成一个恶性循环，也就是说引起水肿的原因是多样的，它们均可能发展成为肩手综合征。

（1）长时间的腕关节强制性掌屈：患者长期卧床，病侧上肢位于躯干侧，不注意使病侧手的腕关节长时间处于强制性的掌屈位或在坐位时也处于同样状态。

试验证明，在强制性的腕掌屈时，手的静脉循环受到阻断。当腕关节处于中间位时，把造影剂注入手静脉内，在X线下观察造影剂是否回流通畅，当被试验者的手掌屈时，就可见到造影剂流动不畅，如在肩下降、上肢内收肌群张力增加、痉挛明显的偏瘫患者，进一步压迫腕关节，造影剂的回流更受阻。因此，妨碍静脉循环的腕关节屈曲机制也许是发生肩手综合征的最基本原因。

当考虑患者有肩手综合征的进程时，上述这个试验具有实际意义。

以下是发生肩手综合征的几个具体问题：①为什么大多数患者的肩手综合征发生在病后的1～3个月？因为此期的患者难以得到在急性期那样的护理及监视。因而患者的病手在相当长的时间中处于强制性的掌屈位，没有被及时发现并得到纠正。②为什么患者上肢在屈曲位？当上肢肌张力相对较低时，已存在病侧腕关节及肩关节屈曲，而腕关节的伸肌群也存在张力低下，对腕关节屈曲起不到对抗作用，难以保持正常位置。③为什么有患者感受不到病侧上肢的存在？一些患者存在着忽视症，忽视病侧上肢的存在，而不注意不良肢位存在。实际上，深感觉障碍，也可使患者感觉不到不良肢位。④为什么肩手综合征的早期水肿在手背占优势？这与解剖上手的静脉及淋巴管几乎都在手背有关。⑤为什么肩手综合征的水肿是非常局限的，且都终止在腕关节近端？这是因为无论昼夜，患者腕关节始终处于一定程度的掌屈，若没有对这不正确的姿势给予纠正及监视，腕关节掌屈会越来越重。

（2）过度腕关节伸展：这可产生炎症样的水肿及疼痛。在康复治疗中，有时治疗师无意识地超越患者关节的活动范围过度强制性活动，使关节及周围组织损伤。例如，治疗师把患者的病侧手放在躯体旁的治疗台上，把肘关节伸展，将体重移向病侧上肢时，易使腕关节过度背屈。这种情况下，频繁地无节制训练，就超越了该病手的正常背屈的关节活动范围，造成水肿。这多数发生在较晚的时期，且患者多数是早期即开始过度康复的患者。

（3）长时间病侧手背静脉输液：在患者的急性期需输液时，不少护士喜欢在患者病侧手背上静脉输液，如长时间反复，易诱发手背水肿。

（4）病侧手外伤：一些患者可因各种原因引起病侧手的外伤，如跌倒、灼伤。

上述的各因素都是外在因素，不能完全阐明机制，为此有学者提出颈交感神经受刺激的学说，认为中枢神经急剧发生改变，刺激交感神经，强化了从病变到颈髓的向心性冲动，在脊髓颈段后角内形成病理性反射环路。

2.临床表现

肩手综合征的临床表现可分三期。

第一期：患者的病侧手突然水肿，且很快使运动范围明显受限制。水肿主要出现在病侧手的背部，包括掌指关节、拇指及其他四指。皮肤失去皱褶，特别是指节、近端、远端的指间关节，水肿触及有柔软感和膨胀感，且常终止于腕关节及近端。手肌腱被掩盖而看不出。手的颜色发生改变，呈橘红或紫色，特别是当手处于下垂状态时。水肿表面有微热及潮湿感。指甲逐步发生变化，与健手相比，表现为苍白、不透明。同时伴病侧上肢肩及腕关节疼痛，关节活动范围受限制，特别是前臂被动外旋、腕关节背屈更为显著。如做超过腕关节可活动范围的被动屈曲，患者有明显疼痛感，甚至在做病侧上肢负荷体重的治疗时也可引起。指间关节明显受限，突出的指骨因水肿而完全看不出。手指外展受限，使健侧手指难以插入病侧手指间，使两手相互交叉抓握非常困难，近端的指间关节发硬，因此仅能稍稍屈曲，不能完全伸展。若被动屈曲该关节，患者有疼痛感，而远端指间关节可伸展，但屈曲几乎不能。如果该关节轻度屈曲有些发硬，任何企图被动屈曲都会产生疼痛及受限。

第一期持续 3～6 个月，20％是两侧性的，此期如出现症状立即开始治疗，常可控制其发展，且自然治愈。如不及时治疗就很快转入第二期。

第二期：手的症状更为明显，手及手指有明显的难以忍受的压痛加重，肩痛及运动障碍和手的水肿减轻，血管运动性变化，如皮肤温度升高、发红。病侧手皮肤、肌肉明显萎缩，常可出现类似 Dupuytren 挛缩的手掌肌腱肥厚，手掌呈爪形，手指挛缩。X 线片可见病侧手骨质疏松样变化。肉眼可看到在腕骨间区域的背侧中央及掌骨和腕骨结合部出现坚硬隆起。

第二期平均持续 3～6 个月，预后不良，为了把障碍减少到最低程度，积极治疗是必需的。

第三期：水肿完全消失，疼痛也完全消失，但未经治疗的手的活动能力永久丧失，形成固定的特征性畸形手。腕屈曲偏向尺侧，背屈受限制，掌骨背侧隆起、固定、无水肿；前臂外旋受限，拇指和示指间部分萎缩，无弹性，远端及近端的指间关节固定于轻度屈曲位，即使能屈曲，也是在很小程度范围内，手掌呈扁平状，拇指和小指显著萎缩，压痛及血管运动性变化也消失。

第三期是不可逆的终末阶段，病侧手完全失用，成为终身残疾。

3.预防

预防肩手综合征，首先应尽可能地避免产生水肿的因素，应注意以下几点。

在床上及轮椅上必须保持正确的姿势，特别是病侧上肢的位置。如果患者尚不能保持自己的病侧腕关节不处于完全掌屈位，应让患者坐轮椅，把病侧手放在胸前的搁板上，直到患者能照料自己病侧上肢为止。这可以预防水肿的发生。

在病侧上肢负重训练时，应适当控制训练的强度及持续时间。必要时，治疗师应协助患者做这一训练的控制。在做这类患者上肢负重训练前，治疗师应确定躯干递加活动范围。一旦在治疗中，患者有不适及疼痛主诉时，治疗师必须改变患者手的位置，例如，在坐位，把病侧上肢伸展，置于病侧躯体旁,把病侧手放在治疗台上,体重向侧方移动时,手略外旋,可减少腕关节角度,即使这样,还有疼痛,则应停止这样的训练。

尽可能地不用病侧手背静脉输液,应提倡锁骨下静脉输液。

必须防止对病侧手的任何外伤。

4.治疗

一旦发现病侧手水肿、疼痛,关节活动范围减小,就应开始积极的治疗,可取得很好的效果。即使已发生 2～3 个月,也应治疗,可取得控制其发展、减轻程度的效果。因为延误了治疗时机,症状固定化,那么要使病侧手恢复到原来的正常颜色和大小,克服挛缩几乎是不可能的了。治疗的目的在于尽快阻止发展及消除疼痛、僵硬。

(1)防止腕关节掌屈:为促进静脉回流及防止掌指关节持久地屈曲,无论在床上,还是在坐位,均应维持腕关节背屈 24 h。例如,在坐位时,把病侧手放在膝上,使掌指关节伸展,也可用一种使腕关节维持背屈的夹板托起手掌,然后用绷带给予固定。

(2)向心性缠绕压迫手指:即用直径 1～2 mm 的绳子从远端缠绕病侧手的每一指,然后用同样的方法缠绕手掌,由远到近,至腕关节止,然后再一一解开绳子。每天可以反复进行这种方法。这种方法简便、省钱、省时间,家属也可按此法去做,其效果是非常好的。由于水肿减轻,循环立即改善,同时用其他方法配合,则效果更好。

(3)冰水浸泡法:把患者的手浸泡在冰水中,冰与水体积之比为 2∶1,浸泡时间以患者能耐受为准。

(4)冷水-温水交替浸泡法:患者对冰水浸泡法常难以耐受,冷水-温水交替更易被患者接受。冷水温度约 10 ℃,温水温度约 40 ℃,先浸泡在温水中 10 min,然后浸泡在冷水中 20 min。可反复进行多次,每天至少 3 次。我们发现在肩手综合征的第一期效果很好,可促进血管扩张-收缩的反应,改善交感神经紧张性。

(5)主动运动:应鼓励患者主动运动病侧的手,如果完全不能动,那么应用健手协助病手,以及病侧上肢活动。让患者在平卧时,把病侧上肢上举过头,这可刺激肘伸肌的活动性,肌肉收缩可起到一种泵的作用,促进静脉回流,减轻水肿,或者用健手握病手上举上肢,来回左右摆动,也是有效的。但是病侧上肢体重负重训练是禁忌的,因为这是发生肩手综合征的因素之一。

(6)被动运动:肩关节被动活动对肩痛有预防作用。手及指的被动活动必须轻柔,在无疼痛情况下小范围内活动。要注意,病侧上肢的外旋活动范围减小与腕关节活动受限有关。因此治疗师应从扩大腕关节活动范围入手治疗。也可在平卧位进行,把病侧上肢上举,促进静脉回流。

(7)其他治疗:可用 1% 的可卡因 7 mL 加可的松 2 mg 的混合液做病侧星状神经节阻断,每周 2～3 次。亦可用皮质激素(口服)治疗,如泼尼松 30 mg/d。对疼痛部位做局部麻醉或神经阻断注射,可取得一次性效果。

肩手综合征患者常发生腱鞘炎及腱鞘肥厚,限制关节运动及产生疼痛,亦可用可卡因加皮质激素做腱鞘内注射,如无改善可做腱鞘切除。但必须在发病 4 个月后进行,不然有可能加重症状。

合并骨质疏松的,可给予维生素 D,口服或注射。

总之,肩手综合征的治疗原则是早期发现、早期治疗,发病 3 个月内是治疗最佳时期,一旦慢性化,就缺乏有效的治疗方法。

（刘小平）

第二节　面　神　经　炎

面神经炎又称特发性面神经麻痹或 Bell 麻痹。病毒感染、面部受凉、神经源性病变、物理性损伤或中毒等引起一侧或者双侧耳后乳突孔内急性非化脓性面神经炎常见,受损的面神经为周围性,故在此重点介绍"周围性面神经麻痹"。该病以口眼㖞斜为主要特点,常在睡眠醒来时发现一侧面部肌肉板滞、麻木、瘫痪,额纹消失,眼裂变大,露睛流泪,鼻唇沟变浅,口角下垂,歪向健侧,病侧不能皱眉、蹙额、闭目、露齿、鼓颊。部分患者初起时有耳后疼痛,还可出现患侧舌前 2/3 味觉减退或消失、听觉过敏等症。病程迁延日久,可因瘫痪肌肉出现挛缩,口角反牵向患侧,甚则出现面肌痉挛,形成"倒错"现象。发病急骤,一侧面部发病多见,双侧面部发病少见。该病无明显季节性,多见于冬季和夏季,好发于 20～40 岁青壮年,男性居多。

该病属于中医学之"口僻""面瘫""吊线风""口眼㖞斜""歪嘴风"等病证范畴。中医认为,"邪之所凑,其气必虚"。该病多由脉络空虚,风寒侵袭,以致经气阻滞,气血不和,瘀滞经脉,导致经络失于濡养,肌肉纵缓不收而发作。

颅内炎症、肿瘤、血管病变、外伤等多种病变累及面神经所致的继发性面神经麻痹与面神经炎不同,不是本节讨论的对象。

一、康复评定

（一）功能评定

1.言语功能评定

通过朗读字、句子和会话来观察患者发音是否准确,是否因为面部肌肉瘫痪影响发声。

2.吞咽功能评定

通过观察患者进食时的咀嚼情况、是否有食物残渣留于患侧的齿颊间隙内、是否有口水从患侧淌下等情况了解患者的吞咽功能。

（二）结构评定

1.专科检查

（1）额的检查:观察额部皮肤皱纹是否对称、变浅或消失,眉目外侧是否对称、下垂;抬眉时检查额枕肌额腹运动功能;皱眉时检查皱眉肌是否能运动,两侧眉的运动幅度是否一致。

（2）眼的检查:观察眼裂大小,两侧是否对称、变小或变大,上眼睑是否下垂,下眼睑是否外翻,眼睑是否抽搐、肿胀,眼结膜是否充血、溃疡,是否有流泪、干涩、酸、胀症状;进行闭眼运动时,注意患侧口角有无提口角运动,患侧能否闭严及闭合程度。

（3）鼻的检查:观察鼻唇沟是否变浅、消失或加深;耸鼻运动时,观察压鼻肌是否有皱纹,两侧上唇运动幅度是否相同。

（4）面颊部检查:观察面颊部是否对称、平坦、增厚或抽搐,面部是否感觉发紧、僵硬、麻木或萎缩。

（5）口的检查：观察口角是否对称、下垂、上提或抽搐，口唇是否肿胀，人中是否偏斜；示齿运动时，注意观察两侧口角的运动幅度，口裂是否变形，上、下牙齿暴露的数目及高度；噘嘴运动时，注意观察口角两侧至人中的距离是否相同，噘嘴的形状是否对称；鼓腮运动时，主要检查口轮匝肌的运动功能，观察两侧腮鼓是否对称，口角是否漏气。

（6）茎乳突检查：观察茎乳突是否疼痛或压痛。

（7）耳的检查：观察有无耳鸣、耳闷、听力下降，耳部有无疱疹。

（8）舌的检查：检查舌前 2/3 味觉减退或消失。

2.电诊断检查

根据病情可酌情于发病后 2 周开始行电诊断检查，包括强度-时间曲线检查、面神经传导检查等。

3.面神经瘫痪严重程度分级

通常应用 House-Brackmann 面神经瘫痪严重程度分级来评价面神经受损程度。

（三）活动评定

面神经病损导致面肌瘫痪，主要影响与言语、吞咽有关的日常生活活动，如交流、进食，因此需要针对此方面进行评定。

（四）参与评定

面神经炎导致面肌瘫痪及其负性心理情绪可影响患者的工作、社会交往及休闲娱乐，因而必然降低患者的生活质量。

二、康复诊断

该病临床主要功能障碍/康复问题表现为以下四个方面。

（一）功能障碍

1.感觉功能障碍

鼓索以上的面神经病变出现同侧舌前 2/3 味觉丧失；镫骨肌支以上受损时出现同侧舌前 2/3 味觉丧失和听觉过敏；膝状神经节病变除有舌前 2/3 味觉障碍和听觉过敏外，还可有患侧乳突部疼痛、耳郭和外耳道感觉减退；少数病例病侧的三叉神经分布区（1 支或多支）有感觉过敏。

2.运动功能障碍

表现为病侧额纹变浅或消失，不能皱额和蹙眉；眼轮匝肌麻痹，眼裂变大，令患者闭眼时眼裂不能闭合，眼球能向上外方转动，露出白色巩膜，称为贝尔（Bell）现象。由于口轮匝肌和面颊肌麻痹，病侧鼻唇沟变浅，口角下垂，示齿时口角歪向健侧，鼓腮漏气，漱口漏水，吹口哨不能，咀嚼时食物常滞留于齿颊之间。

3.腺体分泌功能障碍

岩浅大神经病变是同侧泪腺分泌减少，角膜干燥；鼓索神经病变时唾液分泌减少；少数患者还可出现患侧面部出汗障碍。

4.心理障碍

主要表现为紧张、焦虑、恐惧情绪。

（二）结构异常

由于骨性面神经管仅能容纳面神经通过，面神经一旦发生炎性水肿，必然导致面神经受压。

面神经早期病理改变为神经水肿和脱髓鞘,严重者可出现轴索变性。

(三)活动受限

面神经病损导致面肌瘫痪,主要引起言语、吞咽等活动受限。

(四)参与受限

1.职业受限

从事个别职业的该病患者可能因为面神经瘫痪长时间不能恢复而丧失原来的工作,需要再就业等。

2.社会交往受限

面神经病损常常影响患者的社会交往,如约会、探亲访友。

3.休闲娱乐受限

面神经病损患者常常因为面部瘫痪、情绪低落等影响其外出旅行、体育活动、阅读等休闲娱乐活动。

4.生活质量下降

面神经病损患者的生活质量因为疼痛、功能障碍及参与受限等下降。

三、康复治疗

近期目标:防止面神经进一步损害,减轻可能出现的疼痛,改善面瘫症状,保持情绪稳定,提高生活质量。

远期目标:预防疾病再发,恢复工作,回归社会,提高生活质量。

(一)物理治疗

1.物理因子治疗

物理治疗具有缓解局部炎性水肿、改善局部血液循环、消炎止痛、促进神经功能恢复等作用,包括超短波治疗、He-Ne 激光或半导体激光治疗、毫米波疗法、中频脉冲电刺激治疗、低频脉冲电刺激治疗、局部冰刺激、热敷、红外线治疗等。

2.运动治疗

患侧面肌活动开始恢复时应尽早进行功能训练,康复治疗师辅助患者训练皱眉、举额、闭眼、露齿、鼓腮、吹口哨等面部动作,并嘱患者对着镜子训练,每天数次,每次数分钟,可辅以面部按摩。

(二)作业治疗

口面部肌肉的主动运动主要包括与咀嚼和吞咽有关的日常生活活动内容。

(三)言语吞咽治疗

面神经病损导致的言语吞咽障碍主要表现为口面部肌肉瘫痪及舌的感觉障碍导致的构音及吞咽障碍,如闭唇鼓腮漏气、谈话时患侧流涎、唇动作减弱或过度,可进行针对性的训练。

(四)康复护理

增强体质,注意为颜面部及耳后部保暖,避免头朝向风口久坐或睡觉;清淡饮食,避免粗糙、干硬、辛辣食物,有味觉障碍的患者应注意食物的冷热度,以免烫伤口腔黏膜。指导患者多食富含维生素 B_1 和维生素 B_{12} 的食物;指导患者保持口腔清洁,饭后及时漱口,清除口腔患侧滞留的食物;外出时戴口罩、围巾或做可以改善自身形象的修饰;由于眼睑闭合不全或不能闭合,角膜长期外露,易导致角膜感染,损伤角膜,因此需减少病变侧用眼动作;在睡觉或外出时佩戴眼罩或有色眼镜,并用抗生素滴眼,用眼膏涂眼,以保护角膜,预防眼部感染;对患者进行心理疏导,使患者充分了解面瘫,缓解其紧张的心理状态,从根本上消除顾虑,克服内心忧郁、苦闷和紧张,增强战胜疾病的信心,促进疾病的康复。

(五)药物治疗

急性期可选用消炎、抗病毒、脱水药,例如,20%的甘露醇 250 mL,静脉滴注,每天 1 次;阿昔洛韦 5 mg/kg,口服,每天 3～4 次;泼尼松 20 mg,每天 3 次,连续应用 5 d 后减量,每天递减 10 mg 至停药;之后改用非甾体消炎镇痛药,如布洛芬 0.3 mg,口服,每天 2 次,以消除面神经水肿,减轻面神经周围炎症反应;用神经营养药,如维生素 B_1 10 mg,口服,每天 3 次,维生素 B_{12} 0.1 mg,肌内注射,每天 1 次或甲钴胺 0.5 mg,口服,每天 3 次,使用 4～8 周;可酌情使用血管扩张剂(如地巴唑)以改善面神经及周围组织血液循环;用神经生长因子促进受损神经修复。

(六)心理治疗

对有焦虑、抑郁情绪的患者,要进行心理疏导与心理支持,对形成心理疾病的患者要及时请相关学科会诊。

(七)手术治疗

对于功能恢复差的患者,若病后 2 年还留有明显后遗症,可考虑整容术,如面-舌下神经吻合术、面-副神经吻合术。对后遗面肌痉挛者,可用局部注射肉毒素治疗。

(刘小平)

第三节 癫　痫

癫痫是一组由大脑神经元异常放电引起的短暂性以大脑功能障碍为特征的慢性脑部疾病,具有突然发作、反复发生的特点,可以表现为运动、感觉、意识、精神等方面的功能障碍。国际抗癫痫联盟和国际癫痫病友联合会联合提出的癫痫的定义是:至少一次痫性发作,临床发作是由于脑内存在慢性持久性异常所致,伴随有相应的神经生物学、认知、精神心理及行为等多方面的功能障碍。这一定义突出了癫痫慢性脑功能障碍的本质,强调了癫痫所伴随的多种障碍。

一、癫痫的检查和评定方法

(一)神经电(磁)生理检查

1.脑电图(EEG)在癫痫中的应用

EEG 对癫痫诊断的阳性率为 40%～60%,是癫痫最有效的辅助诊断工具,结合多种激发方法(如过度换气、闪光刺激、药物、睡眠)及特殊电极(如蝶骨电极、鼻咽电极),至少可以在 80%的患者中发现异常放电,EEG 表现为棘波、尖波、棘(尖)波综合和其他发作性节律波。发作期和间歇期均可记录到发作波。发作波的检出是诊断癫痫重要的客观指标,对癫痫灶的定位、分型、抗癫痫药物的选择、药物剂量的调整、停药指征、预后判断均有较大的价值。

EEG 可分为头皮脑电图和深部脑电图。头皮脑电图定位效果差,深部电极脑电图定位效果好,因其有创伤性,难以被患者接受,而且安装部位有限,不能反映全脑状况,临床使用受到限制。在我国 EEG 已成为癫痫的常规检查方法。目前,偶极子 64 导脑电图、动态脑电图和视频脑电可以长时间记录患者在日常活动中的脑电图,并可记录发作时的录像,与脑电图进行同步分析,使癫痫的诊断更准确、定位更精确。

2.脑磁图(MEG)在癫痫中的应用

MEG 是一种无创性测定脑电活动的方法,其测量的磁场主要来源于大脑皮层锥体细胞树突产生的突触后电位。在单位脑皮质中,数千个锥体细胞几乎同时产生神经冲动,形成集合电流,产生与电流方向正切的脑磁场。人脑产生的磁场强度极其微弱,在评价神经磁信号时需要极为敏感的测量装置,把极微弱的信号从过多的背景噪声中提取出来。因此,脑磁场测量设备必须具有可靠的磁场屏蔽系统、灵敏的磁场测量装置及信息综合处理系统。其特点有磁场不受头皮软组织、颅骨等结构的影响;有良好的空间和时间分辨率;对人体无侵害,检测方便。目前 MEG 的传感器允许同时记录 300 个通道,对癫痫灶的定位非常准确,但设备昂贵,检查费用昂贵。

(二)影像学检查

1.CT、MRI 在癫痫中的应用

CT、MRI 的临床应用对了解癫痫的病因、性质和定位有很大的帮助,明显提高了癫痫病灶的检出率。MRI 作为 20 世纪 90 年代发展起来的无创性脑功能成像技术,具有良好的时间和空间分辨率,其中功能性磁共振(fMRI)、磁共振频谱仪(MRS)、磁共振弛豫(MRR)等相继应用于癫痫的临床和研究。fMRI 可用于癫痫手术治疗前运动、语言记忆功能区的定位。MRS 可以在分子水平上无损伤地研究神经系统的活动,可以观察不同类型癫痫的神经代谢特点,测评药物及手术的疗效。

2.正电子发射断层扫描(PET)和单光子发射断层扫描(SPECT)在癫痫中的应用

近年发展起来的脑功能影像学检查(如 PET、SPECT)不但能准确地发现病变部位,而且可直接测定局部功能状态,是致痫灶定位的有效方法。

PET 是目前癫痫灶定位精确和直观化的手段之一,可从生化、代谢、血流灌注、功能、化学递质及神经受体等方面对癫痫灶进行显像和定量分析,从而可能为 EEG、CT、MRI 检查阴性的癫痫患者提供致痫灶的定位诊断。目前临床使用最多的是[18]F-FDGPET。Engel 最早发现发作间期致痫灶的局部葡萄糖代谢率降低,而在发作期原来葡萄糖代谢降低区的代谢率反而升高,这种发作间期低代谢而发作期高代谢的区域,可确定为致痫灶。[18]F-FDGPET 能较敏感地探测到功能性癫痫灶,并予以定位,目前已被公认为癫痫外科术前最佳的无创伤性定位方法。但[18]F-FDGPET的代谢改变区并非均是癫痫灶,与 EEG、MRI 相结合,相互弥补不足,可大大地提高癫痫的诊断和定位特异性。

SPECT 可直接反映脑血流灌注的变化,间接反映全脑代谢功能,不受同位素摄取时间的限制,在癫痫发作间期,病灶呈低血流区,在发作期呈高血流区,使得通过脑血流及脑代谢功能进行痫灶定位成为可能,有研究显示,利用发作期与发作间期减影技术,癫痫定位的效果良好,对癫痫的手术治疗有指导作用。

(三)神经心理学检查

癫痫患者常常合并智能减退、认知障碍和情感、心理异常,临床上常使用各种神经心理量表对患者的智力、情感、心理、行为等方面进行评价,根据存在的问题制定出针对性的康复治疗方案。常用的神经心理检查量表有癫痫患者生存质量专用量表(QOLIE-31)、韦氏记忆量表、汉密尔顿抑郁量表、焦虑量表等。

二、治疗

癫痫的治疗在近10年有了较大的进展,主要体现在抗癫痫新药在临床越来越多的使用、癫痫外科定位及术前评估的完善和手术治疗、生酮饮食等。

(一)病因治疗

对于病因明确的痫性发作,应针对病因进行治疗,病因有代谢紊乱、维生素 B_6 缺乏、颅内占位性病变、药物导致的痫性发作等。

(二)药物治疗

明确诊断后,正确的抗癫痫药物(AEDs)治疗是控制癫痫发作的首选方案。合理、规范、有规律的 AEDs 治疗,可使 $60\%\sim70\%$ 的患者得到完全控制且停药后无发作,但 $20\%\sim30\%$ 的患者经系统、合理的药物治疗无效,称为难治性癫痫。AEDs 需要长期服用,因此,应综合考虑治疗的时机、药物潜在的毒副作用、患者的职业、心理、经济、家庭、社会环境等情况。AEDs 用药的原则有:①根据癫痫发作类型及特殊的病因,结合患者的具体情况合理选药(表 14-1);②合理选择用药时机;③坚持单药治疗原则,必要时多药配伍治疗;④适当调整用药剂量,足疗程用药;⑤密切检测药物的毒副作用;⑥缓慢换药,谨慎减量、撤药等。

表 14-1 不同类型癫痫或癫痫综合征的 AEDs 选择

发作类型或综合征	首选 AEDs	次选 AEDs
部分性发作(单纯及复杂部分性发作、继发全身强直、阵挛发作)	卡马西平、托吡酯、奥卡西平、丙戊酸、苯巴比妥、扑米酮	苯妥英钠、乙酰唑胺、氯巴占、氯硝西泮、拉莫三嗪、加巴喷丁
全身强直、阵挛发作	丙戊酸、卡马西平、苯妥英钠、苯巴比妥、托吡酯	氯巴占、氯硝西泮、乙酰唑胺、拉莫三嗪
失神发作	乙琥胺、丙戊酸	乙酰唑胺、托吡酯
强直发作	卡马西平、苯巴比妥、丙戊酸	苯妥英钠、氯巴占、氯硝西泮
失张力及非典型失神发作	丙戊酸、氯巴占、氯硝西泮	乙酰唑胺、氯巴占、苯巴比妥、拉莫三嗪
肌阵挛发作	丙戊酸、氯硝西泮、乙琥胺	乙酰唑胺、氯巴占、苯巴比妥、苯妥英钠
婴儿痉挛症	促肾上腺皮质激素、托吡酯、氯硝西泮	氨己烯酸、硝基西泮

从最近的癫痫治疗指南可以看到如下新趋势。

(1)下列情况下应开始新药治疗:不能从传统抗癫痫治疗中获益;有不适合传统抗癫痫药治疗的情况,如属于禁忌证范围、AEDs 与正在服用的药物有相互作用(特别是避孕药)、明显不能耐受传统抗癫痫治疗、处于准备生育期。

(2)尽量单药治疗,第一次单药治疗失败,换一种药物仍然采取单药治疗(换药过程应谨慎进行)。下列情况下才考虑联合治疗:①先后应用两种药物单药治疗仍没有使癫痫发作消失;②权衡疗效与安全性后,认为患者所受到的利益大于带给他的不利(如不良反应)。

(3)药物治疗应取得疗效与安全性的最佳平衡。

(4)个性化治疗:对于儿童,要考虑对认知功能、语言能力的影响;处于生育年龄的妇女,尽量选择新药治疗,考虑与口服避孕药的相互作用、致畸性等;对老年人,考虑药物的相互作用和对认知功能的损害。

(5)对患者的生活质量和认知功能的影响:1990年以来,FDA 已陆续批准多种新型抗癫痫药,即托吡酯(TPM)、加巴喷丁(GBP)、奥卡西平(OXC)、拉莫三嗪(LTG)、左乙拉西坦(LEV)、噻加宾(TGB)、唑尼沙胺(ZNS)。从新的指南和专家共识中,我们可以发现:新药已经有明显的进入一线的治疗选择趋势,疗效肯定,安全性好,临床使用经验正在逐步积累;第一个、第二个甚至第三个药都最好选择单药治疗;应根据患者具体的特点做出个性化的治疗选择;取得药物疗效及安全性的最佳平衡,提高患者的生活质量应是癫痫治疗的最终目标;新一代广谱抗癫痫药的疗效和安全性得到临床专家的广泛认可,在美国等国家已作为一线药物的治疗选择之一,更可作为某些特殊患者(生育妇女和老年患者等)的首选用药。

(三)癫痫持续状态的治疗

癫痫持续状态(status epilepticus,SE)是癫痫连续发作之间意识尚未完全恢复又频繁再发;或癫痫发作持续 30 min 以上不自行停止。癫痫持续状态是内科常见的急症,若不及时治疗可因高热、循环衰竭或神经元兴奋性毒性损伤导致永久性脑损害,致残率和死亡率很高。任何类型的癫痫均可出现癫痫状态,其中全面性强直-阵挛发作状态最常见,危害性也最大。其治疗的目的是迅速控制抽搐,预防脑水肿、低血糖、酸中毒、过高热、呼吸循环衰竭等并发症,积极寻找病因。

(1)迅速控制抽搐:可使用地西泮、异戊巴比妥钠、10%的水合氯醛、副醛等药物。

(2)对症处理:保持呼吸道通畅,吸氧;进行心电、血压、呼吸监护;查找诱发癫痫状态的原因并治疗。

(3)保持水、电解质平衡,静脉滴注甘露醇防治脑水肿。

(4)对于难治性癫痫持续状态,硫喷妥钠及静脉滴注咪哒唑仑有效;也有研究显示异丙酚用于控制难治性癫痫持续状态,其疗效逐渐得到重视,目前还需要进一步利用大样本随机对照试验结果评价其疗效和安全性。

(四)外科治疗

学者以往对癫痫的手术治疗存在一定的误区,认为任何癫痫患者均可实施手术治疗,癫痫患者手术后不用再服用任何药物,但事实并非如此。手术治疗主要适用于难治性癫痫。

原则上,癫痫手术的适应证是 12～50 岁,AEDs 难以控制的癫痫发作,排除精神发育迟缓或精神病,智商在 70 分以上的癫痫患者。手术方式多种多样,按手术原理可以分为切除癫痫放电病灶、破坏癫痫放电的扩散通路、强化抑制结构,具体手术方式为脑皮质病灶切除术、前颞叶切除术、选择性杏仁核、海马切除术、多处软膜下横纤维切断术(MST)、大脑半球切除术、胼胝体切开术、脑立体定向毁损术、电刺激术、伽马刀(γ-刀)治疗术等。根据癫痫发作的类型和癫痫灶的部位选择手术方式。外科手术治疗的效果主要取决于病例及手术方式选择是否适当、致痫灶的定位是否准确和致痫灶是否彻底切除。

(五)预防

预防各种已知的致病因素,如产伤、颅脑外伤、颅内感染,及时控制婴幼儿期可能导致脑缺氧的情况,如抽搐和高热惊厥,推行优生优育,降低癫痫的发病率。

三、康复

虽然,使用目前的抗癫痫药物能使 2/3 的患者的癫痫发作得到控制,但这些患者仍然存在着许多与癫痫有关的问题,如抗癫痫药物的不良反应、心理-社交障碍、长期服药常使患者合并智能减退、认知障碍。其余 1/3 的患者由于频繁的癫痫发作,需要定期随访以及进行多学科评估以确保康复计划全面和为患者个体定制。康复的目标是消除或减少疾病导致的医学和社会的后果。

对患者的辅导和教育是一项重要的因素。

长期治疗的精神和经济负担、痫性发作时间的不确定性和行为的失控性、社会的偏见等多方面的压力,使患者常伴有明显的心理和行为异常。以往癫痫的治疗多注重控制发作,忽略了患者的自身感受,随着医疗模式的改变,国内外学者已经注意到患者的情感、心理以及家庭和社会环境等方面在癫痫治疗中的重要作用,在正规的抗癫痫药物治疗的同时全面考虑其身体、心理和社会等因素,提高其生存质量,使癫痫患者得到真正的康复。

癫痫的康复涉及医疗、心理、教育、职业、社会等方面,康复原则是除对因、对症治疗外,尽早进行个体化、综合性康复训练,提高患者的生活质量。

(一)体育疗法

通过一定程度的体育训练,可以增强体质,调整各器官间的协调和平衡功能,减少药物的蓄积;增强信心,消除自卑心理,缓解忧愁和抑郁情绪。应根据患者的病情和身体情况合理安排运动方式、运动量,避免进行危险的过量的体育活动。

(二)智能减退、认知障碍

癫痫患者常常伴有智力减退、认知功能障碍,是其预后不良的重要因素,其发生机制是多方面的,例如,痫样放电导致神经元功能紊乱,造成脑组织持续性损害;癫痫灶的代谢异常;幼年期起病的癫痫造成脑组织发育障碍;发作期伴发的低氧血症、高碳酸血症、兴奋性神经递质的过度释放,造成神经元的不可逆损害;某些癫痫综合征在慢波睡眠相出现的持续性痫样放电导致睡眠障碍;某些 AEDs 引起神经元兴奋性降低,均可影响认知功能。影响癫痫患者认知功能的因素多种多样,如癫痫灶的部位、发病年龄和发作类型、抗癫痫药物的毒副作用、家庭社会因素、患者本人受教育程度。所以,控制癫痫发作,避免选用对认知功能影响大的抗癫痫药物,控制用药种类,密切监测药物认知损害的不良反应,从而把认知功能损害控制到最小限度。

癫痫患者的认知功能损害表现不一,主要有注意力、推理能力、视觉空间能力、视运动协调能力受损,抽象概括能力、计划判断能力、表达能力减退和记忆力障碍等,其中以记忆力障碍最常见。对于记忆障碍而言,记忆力全面改善不太可能,但是学习助记术有助于解决最常见的日常记忆问题。在记忆康复计划中,应考虑下列问题:日常生活中认知功能障碍的心理教育疗效的需要、个性和情感反应的影响以及对记忆问题的个人感受。训练目标必须是定制的、小的尽可能具体的、完全能够满足患者的需要和希望。

应对患者进行单独的、针对性神经心理评定,以确定认知功能康复的范围。对认知功能障碍常用的康复方法是通过认知功能评价,针对患者存在的认知缺陷,对患者进行重复训练,通过反复练习建立起自动性行为。训练应注重目的性、趣味性和实用性。避免使用已经缺损的认知功能,使用其他方法帮助患者补偿缺损的认知成分,例如,对记忆障碍的患者可以使用一些外部存储工具(如工作日程表、笔记),将复杂事务分解成简单成分,或者通过联想等方式帮助记忆。

(三)心理和精神障碍

适当的体力劳动和脑力劳动对健康是有利的,应当鼓励。

癫痫患者由于家庭、社会、抗癫痫药物的毒副作用等因素常存在异常心理,不但可以加重躯体疾病,而且导致癫痫患者的行为退化和异常。异常行为和心理常表现为抑郁、恐惧、有攻击性、焦虑、逆反;自卑,性格孤僻,有社会交往障碍;适应能力差,喜欢固定不变的生活方式;有学习障碍、怕困难、缺乏自信、易放弃的退缩行为;对治疗措施产生无望和歪曲的判断,治疗依从性差等。

心理治疗是癫痫治疗过程中重要的治疗方法,全面评定患者存在的心理障碍,针对性地开展心理治疗,减轻患者的心理负担,稳定情绪,经过综合训练,提高患者的学习、工作能力和适应性,提高抗挫折和自控能力。目前常用的心理治疗方法有支持性心理治疗、催眠术、松弛训练、生物反馈疗法、森田疗法等。另外,也可短期针对性使用药物治疗,如用抗抑郁药物、抗焦虑药。

(四)提高家庭和社会支持,改善患者的生存质量

癫痫患者应有良好的生活习惯和饮食习惯,避免过饱、疲劳、睡眠不足或情感波动。食物以清淡为主,忌辛辣,最好能戒烟、酒。除带有明显危险性的工作(如驾驶、高空作业、游泳),不宜过分限制。更重要的是解除其精神负担,嘱其不要因自卑感而脱离群众;让其树立战胜疾病的信心;医师需要对患者耐心解释,使其对疾病有正确的认识。

癫痫患者往往存在生活、就业、婚姻、与亲友关系不融洽、经济水平偏低等问题。强大的家庭和社会支持是患者正确面对疾病、战胜疾病的基础。随着社会的发展和进步,癫痫患者的生活质量日益为人们重视,生活质量包括发作状态、情感生活、任务与休闲性活动、健康状态、经济状态、家庭关系、社会交往、记忆功能等方面。

影响癫痫患者生活质量的因素有患者的智力水平、认知功能、患者受教育水平、家庭和社会的支持等。家庭康复是癫痫治疗中的重要一环,许多患者需要家庭的看护和照料,让患者的亲友了解癫痫的基本知识,给癫痫患者以足够的关心、理解、尊重和支持,督促患者按时、按规定服用药物,提高药物治疗的依从性,合理安排日常生活,避免不良嗜好的养成,释放负性不良情绪,保持良好心理状态,增强患者的责任感,鼓励患者积极参加有益的社交活动,克服自卑心理,指导患者承担力所能及的社会工作,同时避免危险活动和工作,让患者在自我实现中体会到自身的价值,从而提高战胜疾病的信心。

社会支持在癫痫患者康复过程中具有重要的作用。通过立法保护癫痫患者的学习、受教育、婚姻、生育、就业等的合法权益,增加患者的各项福利和医疗保险,改善癫痫患者的经济状况。向全社会进行癫痫科普教育,纠正社会上某些人群对癫痫患者的歧视和错误看法。促进癫痫患者参与社会活动,培养乐观、豁达的性格,减少自卑感,提高抗癫痫药物治疗的依从性,减轻疾病的症状,减缓疾病的发展,提高患者的生活质量。

(五)职业康复

在国外,有一些非营利性机构为癫痫患者提供职业康复服务,以培训患者并协助其找到工作。职业康复服务主要包括以下内容。

(1)诊断性评估:评估其残疾状况,确定目前职业需要技能的状况。

(2)辅导:确定目标,做出选择,确定需要培训的技能并提供支持。

(3)培训:基本和特殊职业技能、记忆和注意的代偿技巧、工作搜寻策略、面试技巧、工作指导、个人简历的书写和合法权利。

(4)咨询:在职培训计划、其他支持性工作经历和职业教育。

(5)工作安排:在竞争性的工作岗位、在家或支持性的社区或有保护的工场就业。

(6)协助:与相关的专业机构进行协助。

(刘小平)

第四节 帕 金 森 病

一、概述

帕金森病(PD)又称震颤麻痹,是一种以静止性震颤、肌僵直、行动迟缓、自主神经功能障碍为特征,呈缓慢进展性的神经系统的变性疾病(少数患者进展迅速)。

病因及发病机制:帕金森病的病因仍不清楚。目前的研究倾向于与年龄老化、遗传易感性和环境毒素的接触等综合因素有关。①年龄老化:有研究表明,正常人30岁以后脑内多巴胺神经元及其通路即开始减少,纹状体多巴胺含量降低。在正常老年人中,多巴胺神经元死亡少于60%。但如果多巴胺神经元死亡超过60%,则会出现帕金森病的症状。②环境因素:流行病学调查结果发现,帕金森病的患病率存在地区差异,所以人们怀疑环境中可能存在一些有毒的物质损伤了大脑的神经元。③遗传易感性:医师在长期的实践中发现帕金森病似乎有家族聚集的倾向,有帕金森病患者的家族中亲属的发病率较正常人群高一些。多数学者倾向于帕金森病是上述各因素共同作用的结果。即中年以后,对环境毒素易感的个体在接触到毒素后,因其解毒功能障碍,出现亚临床的黑质损害,随着年龄的增长而加重,多巴胺能神经元逐渐死亡变性,最终失代偿而出现帕金森病的临床症状。

病理及生化病理:帕金森的病理改变相对集中于脑干某些含色素的神经元,主要在黑质的多巴胺神经元、蓝斑神经元、脑干的中缝核、迷走神经背核。肉眼可见黑质的色素消退,镜下可见神经细胞缺失、变性和空泡形成,细胞质内出现特征性的嗜酸性包涵体(路易体),神经胶质增生。但路易体并非PD特征性病变,它还可见于多系统萎缩、皮质基底核变性、进行性核上性麻痹、运动神经元变性、阿尔茨海默病等。多巴胺(DA)由黑质生成后,沿黑质纹状体通路运输至黑质纹状体束的神经末梢囊泡内。患者的黑质严重破坏,导致神经末梢的DA不足。DA是纹状体抑制性神经递质,而乙酰胆碱(ACh)是纹状体的兴奋性神经递质。正常人的纹状体中,这两种神经递质处于动态平衡中,因DA丧失,纹状体失去抑制作用,ACh的兴奋性就相对增强,故出现震颤麻痹的症状。

诊断标准如下。

(1)至少具备以下4项主征中的2项:静止性震颤、运动迟缓、肌强直和姿势步态障碍,且至少包括前两项之一。

(2)患者的帕金森病症状和体征不是由脑外伤、脑血管疾病、脑肿瘤、病毒感染或其他已知的神经系统疾病以及已知的药物和化学毒物所引起。

(3)患者必须没有下列体征:明显的核上性共视运动障碍、小脑征、核性发音障碍、直立性低血压(改变超过4.0 kPa)、锥体系损害以及肌萎缩。

(4)左旋多巴制剂试验有效。具有上述四项标准的患者可临床诊断为帕金森病。临床诊断与死后病理符合率为75%～80%。

二、主要功能障碍评定

（一）震颤

50％～80％的病例起病隐袭，而且震颤的特异性较低。帕金森患者的首发症状通常是4～8 Hz的静止性"捻丸样"震颤。这种震颤在肢体静止时最为显著，在肢体执行活动时减弱，在睡眠中消失，但多数患者在活动中也有震颤；且在情绪紧张或疲劳时震颤加重。通常震颤自一侧肢体（单个上肢或下肢，上肢较多见）开始，早期双侧肢体症状不对称。随着病情发展，下颌、舌头、前额与眼睑也能出现震颤。

（二）肌肉僵直

肌强直是帕金森病的主要症状之一，主要是由主动肌和拮抗肌均衡性张力升高所致，常会引起主观上的全身僵硬和紧张，但患者的主诉与强直程度之间并不一定平行。如果强直在被动运动中始终存在，则被称为"铅管样强直"，若同时伴有震颤，被动运动时医师可明显感到齿轮样感觉，则称为"齿轮样强直"。强直的存在在早期限制了患者的活动程度，可出现明显的笨拙，至晚期，因全身肌肉的僵硬，患者常呈现一种帕金森患者特有的姿势——面具脸，头稍向前倾，躯干俯屈，前臂内收，肘关节屈曲，腕关节和指间关节伸直，拇指对掌、髋、膝关节轻度屈曲，使身体失去正常直立姿势，呈弯曲前倾姿势。

（三）运动迟缓

由于肌张力增大、姿势反射障碍，帕金森患者的随意动作减少，运动幅度减小，随意运动启动困难和运动迟缓，出现一系列特征性运动障碍症状，如起床、翻身动作缓慢，步行和行走时变换方向困难，行走中一旦停下，再次起步会非常困难。面部表情肌活动减少，常双眼凝视，瞬目减少，呈面具脸，讲话慢，语音低且单调，有口咽部肌肉活动障碍，流涎，吞咽困难，手指精细动作（如扣纽扣、系鞋带）困难，书写时字越写越小等。

（四）姿势步态异常

病情逐渐发展使得患者调节身躯和四肢方位的能力出现障碍，患者常具有头颈及躯干前倾屈曲，上臂保持在躯干两侧，肘、腕及膝关节屈曲的特殊姿势。随着病情进展，患者行走时步幅缩短，转弯时容易跌倒，双臂同步摆动障碍，碰撞时无法保持身体平衡，甚至颈胸部弯曲加重导致站立困难。

（五）僵动现象

僵动现象指动作的起始困难或重复性动作困难。学者一般认为，"僵动现象"是一种不依赖于运动迟缓或强直的帕金森病的独立表现。有的患者刚起身时常全身不能动，持续数秒至数十分钟，叫作"僵动现象"。有"僵动现象"的患者就存在"急促现象"，比如患者行走时常出现越走越快乃至曳足而行不能停止的情况，称为"急促步态"。

（六）言语及吞咽障碍

由于肌肉强直和协调功能异常，言语障碍是帕金森病患者的常见症状，表现为语言不清，说话音调平淡，音量降低，声音发颤或高音调，语速快，没有抑扬顿挫，节奏单调等。吞咽困难是咽喉肌运动障碍的缘故，患者会因言语障碍逐渐影响日常生活中的言语交流，因吞咽困难造成进食过少而致全身营养障碍。

（七）精神障碍

运动障碍、异常步态、生活自理能力逐渐下降增加了患者的精神压力和严重的窘迫心理，使得患者常常出现精神方面的症状,表现为抑郁、幻觉、认知障碍等症状,尤以抑郁最为常见,患者常常表现为表情淡漠、情绪低落、反应迟钝、自制力差、无自信心、悲观厌世;也有的表现为情绪焦虑、多疑猜忌、固执、恐惧、恼怒等。

(八)膀胱障碍

膀胱障碍也是帕金森病患者常见的问题。表现为尿急、尿频和排尿不畅,其中尿失禁出现于5%～10%的男性患者中,经尿动力学研究发现这是由逼尿肌过度反射收缩和外括约肌的功能障碍所致。虽然患者常表现为类似前列腺肥大的症状,但前列腺切除术的效果常常不理想。

(九)其他自主神经功能障碍症状

迷走神经背核损害造成自主神经功能紊乱。患者常出现顽固性便秘,这是由肠蠕动的运动徐缓所致,钡餐检查可见大肠无张力甚至形成巨结肠,但很少出现肠梗阻。食管、胃及小肠的运动障碍可引起吞咽困难、食管痉挛以及胃向食管倒流等,吞钡检查可见异常的食管收缩波。面部皮脂分泌增多甚至出现脂溢性皮炎在该病也多见。有的患者大量出汗,有的仅限于震颤一侧,所以有人认为是由肌肉活动增加所致,但有的患者出汗并不局限于震颤一侧,可能由交感神经障碍引起。

(十)障碍的评估

精确、可靠的障碍评估对评价疗效是十分必要的,以下分别介绍常用运动缺损的评估量表,1967年由Margarethoehn和MelvinYahr发表的量表(表14-2)和Schwab&England日常活动分级评分量表(表14-3)如下。

表 14-2　hoehn-Yahr 分级

分期	表现
Ⅰ期	单侧身体受影响,功能减退很小或没有减退
Ⅱ期	身体双侧或中线受影响,但没有平衡功能障碍
Ⅲ期	受损害的第一个症状是直立位反射,当转动身体时出现明显的站立不稳或当患者于两脚并立,身体被推动时不能保持平衡。功能方面,患者的活动稍受影响,有某些工作能力的损害,但患者能完全过独立生活
Ⅳ期	严重的无活动能力,但患者仍可自己走路和站立
Ⅴ期	除非得到帮助,否则只能卧床或坐轮椅

表 14-3　Schwab&England 日常活动分级

活动度(%)	表现
100	完全自理无动作缓慢、动作困难或动作障碍,无任何困难的感觉
90	完全自理轻微动作缓慢、动作困难或动作障碍,或许要花正常时间两倍的时间,感觉有些困难
80	大部分时间完全自理,要花正常时间两倍的时间,感觉有些困难和迟缓
70	不能完全自理,处理日常活动较吃力,要花正常时间3～4倍的时间
60	有一定的对人依赖性,可做大部分日常活动,但缓慢而吃力,易出错,有些事做不了
50	依赖别人做任何事都吃力
40	不能自理,多数活动需别人帮助才能完成
30	绝大多数活动需别人帮助才能完成
20	有些事情能做一点儿,但自己不能完成任何日常活动,严重病残

活动度（%）	表现
10	完全不能自理,完全病残
0	自主神经功能障碍,长期卧床

三、康复治疗

(一)关节活动度维持训练

脊柱、肩、肘、腕、指、髋、膝、踝、趾的活动度都应顾及。对于脊柱,主要进行前屈后伸、左右侧屈及旋转运动。这是维持姿势稳定性以及进行躯干旋转、体重转移的必要条件。若病情发展至患者不能进行主动活动,也可行缓慢的有节奏的被动运动,不仅能使患者放松,还能牵引紧缩的肌肉,防止挛缩发生,并通过持续缓慢的牵拉,逐渐扩大被动运动范围,延长运动持续时间,更为患者日后进行更大范围的运动打下基础。

(二)肌力训练

帕金森患者因其所存在运动障碍而活动减少,甚至卧床不起,进一步加重肌力减退。患者应进行积极的肌力训练,对今后的日常生活大有裨益。比如,上肢可用哑铃操或徒手训练;下肢股四头肌的力量和膝关节控制能力密切相关,可采用蹲马步或直腿抬高等锻炼方法;腰背肌的训练可进行仰卧位的桥式运动或俯卧位的燕式运动;腹肌力量较差的患者,从站立位坐下时常因不能控制躯干而后跌,可通过仰卧起坐来训练。患者常有屈肌痉挛而导致各关节屈曲挛缩,因此伸肌训练显得尤为重要。

(三)重心转移和平衡训练

坐位平衡指人体于坐位时,向坐位周围完成多方向、多角度活动而能保持平衡的能力。站立平衡则包括维持相对静止站立而无须过度运动肌肉,能在站立位来回移动以进行多种活动,有移出、移入以及跨步等能力。训练坐位平衡时可让患者的重心在两臀间转移,让患者在垫子上向前、后、左、右行走。而训练站立平衡时,一开始患者的双足可开立 25～30 cm,向左、右、前、后移动重心,并保持平衡;向前、后、左、右跨步运动;躯干和骨盆左右旋转,并使上肢随躯干进行大的摆动,让患者从前、后方或侧方取物等,待稳定后治疗师突然施加外力或推或拉,最好能诱使患者完成迈步反射。

(四)步行步态训练

PD 患者常有起动困难、抬腿低、步距短、步频快、上肢与下肢动作不协调等情况,行走过程中容易跌倒,据报道,38%的帕金森患者有摔倒史,更有摔倒频率达一周一次的。因此步行训练有着极为重要的意义。对于下肢起步困难的患者,最初可踢患者的足跟部,使其向前,或用膝盖推挤患者腘窝,使之迈出第一步,以后可在患者足前地上放一个矮小的障碍物(或一张纸),提醒患者需迈过方能起步。抬腿低者可在肋木上进行高抬腿的练习,患者的步距短,可以在地板上加设足印标记、行走路线标记,对步频快者需要在行走时予以提醒,可喊口令"1、2、1"或击掌。对于上、下肢动作不协调的患者,一开始可嘱患者做一些站立相的由躯干旋转所带动的两臂摆动动作,幅度可较大。

(五)言语、吞咽训练

1.言语训练

帕金森患者因对呼吸肌肉活动控制的能力降低,使得未完成句子前就停顿,做频繁的呼吸。

久之肌肉僵直使得患者完全无法发音,使患者的生存质量大大降低。

(1)呼吸训练,要求在呼气时持续发元音,要求能连续 10～15 s。练习闻花香、吹蜡烛等动作。

(2)帮助患者进行有计划的发音训练,从简单的元音开始,到声母、韵母,再到字、词,逐步增加到一个短句,循序渐进,要求发音清楚。

(3)训练发音时的音量、音调和语速,注意控制呼吸频率和调整发音时肌肉运动力度,使发音时用力相对均匀,逐步建立有规律的运动方式,促进发音。

(4)提供训练条件和互相语言交流的机会,增强训练信心,鼓励患者,渐渐使患者重新回到自由生活中去。

2.吞咽训练

肺炎是帕金森患者重要的并发症之一,而部分是由误吸所致,故吞咽训练十分重要。

(1)食物及进食途径的改善:轻、中度的吞咽困难可通过饮食调节而得到控制,如采用切碎、煮烂食物的方法,或用搅拌机将食物搅成匀浆状,也可选用婴儿营养米粉及其他的营养补充制品等。当发生严重的吞咽困难时则可采用鼻饲管或经皮胃造口术,以提供充分的营养。

(2)吞咽器官功能的改善:首先可让患者进行下颌运动训练,尽量张口,然后松弛并向两侧运动。对张口困难患者,还可对痉挛肌肉进行冷刺激或轻柔按摩,使咬肌放松,让患者体会开合下颌的感觉。另外还可让患者做以白齿咬紧压舌板的练习以强化咬肌的肌力。舌的运动与食物向咽部的输送过程有着很大关系,可进行如下方式训练:让患者以舌尖舔吮口唇周围及上、下牙齿,练习舌的灵活性;尽力向前面及两侧伸舌,不充分时可用纱布裹住舌尖轻轻牵拉,然后让患者用力缩舌,促进舌的前后运动;用压舌板抵抗舌根部,练习舌根抬高等。

(3)咀嚼及吞咽习惯的改善:多吞咽口水,说话前记住吞咽口水;每口的食物宜少量,慢慢咀嚼,将每口食物吞咽两次;喝水时每口的水量宜少,速度宜慢,为了防止水吸入气管,喝水时勿仰起头;用吸管喝水时不要吸得太急,每口的水量宜少;勿将太长的吸管含在口腔内;口中含有食物时不说话。

(4)若有食物滞留咽部,可行以下方法。①空吞咽:每次吞咽食物后,反复做几次空吞咽,待食物全部咽下后再进食;②交互式吞咽:让患者交替吞咽固体食物和流食,或每次吞咽后饮少许水(1～2 mL),这样既有利于激发吞咽反射,又能达到去除咽部滞留食物的目的;③点头样吞咽:颈部后仰时会厌谷变窄,可挤出滞留食物,随后低头并做吞咽动作,反复数次,可清除并咽下滞留的食物;④侧方吞咽:梨状隐窝是另一处吞咽后容易滞留食物的部位,通过颊部指向左、右侧点头样吞咽动作,可去除并咽下滞留于两侧梨状隐窝的食物。

(六)饮食护理

帕金森病患者多为老年人,应以清淡易消化、多维生素、多纤维素、高蛋白、低盐、低脂食物为主,如豆浆、牛奶、鸡汤、米粥,还要适当增加蔬菜、水果的摄入。因蛋白质可影响左旋多巴进入脑部起作用,服用美多巴治疗者宜限制蛋白质的摄入量,宜在每天每千克体重 0.8 g 以下,全日总量为 40～50 g。在限制范围内多选用乳、蛋、肉、豆制品等优质蛋白质。另外,尽量不吃肥肉、荤油及动物内脏等,因为过高的脂肪也会延迟左旋多巴的吸收而影响药效。患者进食时应细嚼慢咽。提供充足的进餐时间,做好口腔护理,防止食物残渣残留。帕金森患者每天应喝 6 至 8 杯水及饮品。充足的水分能使身体排出较多的尿,减少膀胱和尿道细菌感染的机会。充足的水分也能使粪便软化、易排,防止便秘发生。

（七）心理护理

抑郁在 PD 患者中常见，由于病情较长，又有流涎、震颤、僵直等自身形象的改变，加上言语障碍、行动迟缓、生活自理能力逐渐下降，对疾病的认识不够，易产生焦虑、孤独、自卑、烦躁、抑郁甚至厌世的情绪。据统计，近 1/2 的患者受此困扰，部分患者甚至以抑郁为首发症状。

护士应密切关注患者的思想波动，及时排解其心中郁闷，多与患者交流，并针对不同年龄、职业、文化水平和心理需求，采取不同的心理疏导方法。

（1）从入院时起即给予心理护理，向患者介绍医院环境、主管医师和护士，通过与患者交谈，收集患者的资料，了解患者的需要，对患者的心理状况做出评估，并使患者从陌生的环境中解脱出来，以良好的心境接受治疗。

（2）护士应耐心倾听患者的诉求，根据患者的心理状况，向患者及家属介绍发病的原因、治疗过程、治疗前景、服药注意事项。鼓励患者积极参与各种娱乐活动，让其树立战胜疾病信心，提高生活质量。

（3）采取认真、耐心、缓慢和蔼、热情的态度听患者说话，用亲切、同情的目光，鼓励患者说出最担心什么、最需要什么，耐心倾听患者的各种问题，并给予适当的鼓励、劝告和指导，使患者感到被尊重和理解。

（4）建立良好的护患关系：良好的护患关系是实施心理护理的基础，能充分调动患者自身的积极性，提高自我认知能力，增强治疗过程的依从性，使患者参与到自我护理中。

（5）充分发挥家属和环境的支持作用，尽量减轻或消除消极的情景影响，创造一种积极向上的氛围，可在周围安排有较好疗效的患者，通过情景感染使其产生积极的心理状态。

（八）二便护理

帕金森病患者特有的肌强直和运动迟缓也会影响肠道肌肉，使粪便运动迟缓，粪便中的液体被过度吸收，粪便干结，而难于排便。再加上疾病本身所致的自主神经功能紊乱更易产生尿潴留、便秘、腹胀。可采用以下方法。

（1）作息定时：鼓励减少卧床时间，增加运动量，消除精神紧张的因素。

（2）饮食调节：水分和膳食纤维在控制便秘上有同等重要的作用。膳食纤维能增加粪便量，水分则能软化粪便，两者共同促进肠道排出粪便。如果单纯增加膳食纤维的摄入量呈而忽视了水分的补充，粪便会变得更干结，难以排出。可多进食水、清汤、果汁等，吃含丰富纤维素的蔬菜、水果，多吃粗粮（如全麦面包、燕麦片）和薯类（马铃薯、甘薯），促进肠蠕动。

（3）沿顺时针方向按摩腹部以促进排便。对排尿困难的患者，可热敷、按摩膀胱区，让患者听流水声，以刺激排尿。

（4）必要时给缓泻剂（如乳果糖或山梨聚糖），刺激性泻药是最后的选择。对尿潴留的患者可留置导尿管。

（九）用药护理

研究认为，帕金森病的主要病变在于大脑黑质——纹状体系统中多巴胺能神经元进行性变性，故提高中枢神经系统中多巴胺的含量或纠正多巴胺能神经与胆碱能神经两大系统功能的不平衡是治疗帕金森病的出发点。目前较为有效的药物是左旋多巴/卡比多巴，还有多巴胺受体激动剂（包括麦角胺类及非麦角胺类）、儿茶酚-O-甲基转移酶抑制剂、单胺氧化酶 B 抑制剂、抗胆碱能药物等。

1.用药原则

用药原则为长期服药、控制为主、对症用药、酌情加减、最小剂量、权衡利弊、联合用药。

2.了解药物不良反应

口服左旋多巴后近期不良反应有胃肠道症状、心血管症状、短暂性的转氨酶水平升高等,长期服用往往出现"峰值异动症""开-关现象"和"剂末"现象。多巴胺受体激动剂的不良反应包括恶心、呕吐、直立性低血压、镇静、出现幻觉等。胆碱能抑制剂的不良反应则包括口干、瞳孔散大、出汗减少及顽固性便秘、视力模糊、心悸、皮肤干燥、面红等。

其中需重视的就是服用多巴胺类药物治疗时的"峰值异动症""开-关"现象和"剂末"现象,具体如下。

(1)峰值异动症:这是应用左旋多巴治疗中最常见的不良反应。当患者体内左旋多巴的量达到峰值的时候,通常会出现舞蹈样的不自主运动,时间不会太长,一般在服药后1~2 h出现,这时大脑中多巴胺的水平是最高的,被称为"峰值剂量"的舞蹈症。通常包括抽动、推拉、点头、做各种手势和痉挛样活动,或者只是坐立不安。症状可能比较轻微甚至难以察觉,而当症状严重时,患者会出现肢体某些部位快速的像舞蹈一样的活动,因此变得烦躁并且行动笨拙。

(2)开-关现象:是指部分患者长期服用左旋多巴后出现症状波动,当药物发生作用时能够恢复到正常人的功能状态,药效过后,又出现帕金森病的症状,如患者突然出现肌僵直、震颤、运动不能,持续数分钟至1 h症状缓解,患者又可活动如平常甚至出现多动。此种现象一天中可反复迅速交替出现多次,变化速度可以非常快,并且往往是不可预测的。病情的变化就像是电源的开关一样,所以临床上形象地称这种现象为"开-关现象"。

(3)剂末现象:服用左旋多巴若干年后会出现药性减弱,药效维持时间越来越短,称为剂末现象。此现象导致用药量不断增加,且每次用药后期会出现症状的恶化。有研究显示,应用左旋多巴治疗帕金森患者2~5年,剂末现象的发生率达30%~50%。

鉴于以上药物不良反应,对于帕金森病应采取综合治疗,坚持"剂量滴定""细水长流、不求全效"等用药原则,通过药物治疗以延缓疾病进展、控制症状,并尽可能做到长期的症状控制。而护理人员应按时给患者发药,正确指导患者服药,注意用药剂量,并严密观察不良反应和治疗效果,正确区分药物的正常反应和不良反应。

3.服药时间

一般来说,空腹或餐后1~1.5 h用药为佳,有利于药物的吸收。服药前、后不宜多进高蛋白饮食,因为蛋白质会影响复方多巴类药物在肠道的吸收以及影响其运转到脑内。因此如需补充蛋白,最好在服药后一段时间进食。如下午服药,则晚餐才进食蛋白类食物。

(十)并发症预防

帕金森患者中老年居多,其免疫功能低,对环境适应能力也较差,容易产生较多并发症。

(1)随时注意保持病室的整洁、通风,注意夏、冬季需以空调调节温度。注意预防受凉感冒,以免加重病情。

(2)对于晚期行动不便、长期卧床的患者,应保持床铺清洁、干燥,勤帮其洗澡、换内衣、剪指(趾)甲等。按时变换体位,做好皮肤护理,防止尿、便浸渍皮肤和褥疮发生。

(3)早期患者需坚持每天自主康复锻炼,若至晚期行动困难,则可行四肢关节的被动活动,防止肌肉萎缩和关节挛缩等并发症。

(4)坠积性肺炎、泌尿系统感染也是PD患者常见的并发症,因此每次翻身时应叩背排痰,更鼓励自主咳痰以预防肺部感染。鼓励患者多饮水以稀释尿液,预防尿路感染。

(5)加强安全措施,预防意外。震颤、强直、平衡功能障碍以及口服抗胆碱类药物引起直立性低血压等,使患者的活动能力明显减退而容易发生跌跤,应嘱患者在变动体位时宜慢,行动时最好有人协助。床上应设有床挡,路面及厕所要防滑,走道中加装扶手等,以预防意外发生。

(十一)健康教育

(1)保持环境安静,营造和谐的家庭氛围,保持患者乐观的情绪,避免各种刺激,以免加重震颤或肌强直。

(2)注意安全,防止摔伤。平时应穿合适的防滑鞋。房间整洁,照明充分,地面平整、干燥。必要时借助辅助具进行步行。

(3)做好个人清洁卫生,保持皮肤的清洁与完整,取卧位或坐位时定时对受压部位减压,避免压疮发生。

(4)药物疗法的注意事项:平时按医嘱正确服药,增加或减少药物剂量时,须按照小剂量滴定的原则,以 1/4 或 1/2 片开始并持续观察药效。掌握好服药的时间,抗胆碱类药(如苯海索)的不良反应较大,宜在餐后或进食时服用;金刚烷胺可引起失眠,宜在吃早餐时服用;左旋多巴类易引起恶心、呕吐,宜采用多次小剂量。如果服药期间症状加重,应及时去医院就诊。

(5)功能锻炼原则:循序渐进、持之以恒、因人而异,运动方式的选择与个人兴趣、爱好相结合,运动要缓慢进行,避免激烈运动。

(6)社会家庭的支持:病情进展将逐渐影响患者的自理能力,常需要家庭成员的帮助与支持。指导家属为患者创造良好的家庭环境,使用正确的康复训练方法。鼓励和督促患者参与各项活动,调动其积极性,使其坚持长期的康复训练,增强康复效果。

(7)出院后的复诊:帕金森病属于慢性终身性疾病,为了控制疾病发展,延缓功能的丧失,患者回家后须继续康复锻炼,并按医嘱定时复诊。根据患者的情况,及时调整康复治疗方案。

(刘小平)

第五节　运动神经元病

一、概述

运动神经元病是一组病因未明,选择性侵犯脊髓前角细胞、脑干运动神经元和/或锥体束的慢性进行性变性疾病。临床以上和/或下运动神经元损害引起的瘫痪为主要表现。该病为持续性进展性疾病。目前尚没有有效的治疗方法能阻止或延缓临床及病理进程,康复治疗可在一定程度上减轻患者的痛苦,并最大限度地提高患者的生活质量和独立能力。

世界各地运动神经元病总的发病率为(1～2)/10 万,患病率为(4～6)/10 万。运动神经元病的发病年龄可从 10～80 岁不等,但多数在中年以后发病,平均发病年龄是 40～50 岁。男性的发病率高于女性,比例为(1.5～2)∶1。随着发病年龄增加,这一比例逐渐下降,70 岁发病者中男、女比例约为1∶1。从发病到死亡(或依赖呼吸肌)的平均存活时间是 2～4 年,5 年存活率为19%～39%,10 年存活率为 8%～22%。平均存活时间与发病年龄、性别、临床症状(有无延髓性麻痹)及疾病进展情况有关。其中发病年龄是判断存活时间的重要因素之一,年轻患者的存活时间相对较长。调查发现 40～50 岁发病者的平均存活时间是 45 个月,而 80 岁发病者的平均存活时间仅为 20～25 个月。

确切病因目前尚不清楚,可能是患者的自身因素和环境因素相互作用所致。运动神经元病的神经变性可能是遗传、免疫、中毒、慢病毒感染、兴奋性氨基酸毒性作用、氧化应激及环境等多种因素相互作用的结果。

运动神经元病选择性侵犯运动皮质第 5 层的 Betz 细胞、脑干下部运动神经元、脊髓前角细胞,主要改变是神经细胞变性,数目减少。支配眼外肌运动神经核和支配骨盆肌肉的 Onuf 核一般不受影响,故患者的眼球运动和膀胱直肠控制常保留。颈髓前角细胞变性最显著,是最常并早期受累的部位。镜下见变性神经元的突出特征是胞浆内透明的 Lewy 样或 skein 样包涵体。颈髓前角和 Ⅹ、Ⅺ、Ⅻ 对脑神经核神经元消失常伴有胶质细胞增生。受累骨骼肌表现为脂肪浸润和失神经支配后萎缩,残存肌肉间神经纤维发芽,运动终板体积增加。运动神经元病的临床进展速度不仅取决于神经元变性的速度,还取决于神经再支配的作用效果。皮质脊髓束和皮质延髓束弥漫性变性;锥体束变性最先发生在脊髓下部,并逐渐向上发展。

该病临床通常分为 4 种类型。

(一)肌萎缩性侧索硬化症(ALS)

累及脊髓前角细胞、脑干运动神经核和锥体束,表现为上、下运动神经元损害并存。①多在 40 岁以后发病,男性患者多于女性患者。②起病时多出现单个肢体局部无力,远端肢体受累比近端重。首发症状常为上肢无力,尤其是手部肌肉无力、不灵活,以后出现手部小肌肉(如大鱼际肌、小鱼际肌或蚓状肌)萎缩,逐渐向近端上臂、肩胛带发展,多数患者在疾病早期有肌肉痛性痉挛或肌束颤动,对侧肢体可同时或先后出现类似症状;下肢痉挛性瘫痪,呈"剪刀步态",肌张力增大,腱反射亢进,病理征阳性;少数患者发病时先出现下肢无力,走路易跌倒,行走困难。③大多数 ALS 患者的感觉系统不受影响,少数患者有麻木和感觉异常。④患者的眼球运动和膀胱直肠控制常保留。⑤延髓麻痹常在晚期出现。⑥病程持续进展,快慢不一,平均生存期 3～5 年,患者最终因呼吸肌麻痹或并发呼吸道感染死亡。

典型 ALS 患者的认知功能不受影响,有报道称 4%～6% 的患者伴有痴呆,主要是注意障碍。PET 扫描提示除运动皮质 ALS 患者的大脑其他部位葡萄糖代谢下降,提示 ALS 患者的额叶和皮层下组织功能异常。抑郁是 ALS 患者的常见症状之一,据报道约 75% 的患者有中重度抑郁症状。

(二)进行性脊肌萎缩症

主要累及脊髓前角细胞,也可累及脑神经运动核。①多在 30 岁左右发病,男性患者多见。②表现为肌无力、肌萎缩和肌束颤动等下级神经元损害表现;首发症状常为手部小肌肉萎缩、无力,逐渐向近端上臂、肩胛带发展;远端萎缩明显,肌张力降低,腱反射减弱,无感觉障碍和括约肌功能障碍。③累及延髓可以出现延髓麻痹,患者常死于肺感染。

(三)进行性延髓麻痹

累及脑桥和延髓的运动神经核。①多在 40～50 岁起病。②舌肌常最早受侵,出现舌肌萎缩,伴有颤动,以后腭、咽、喉肌、咀嚼肌等逐渐萎缩无力,以致患者构音不清、吞咽困难、饮水呛咳、咀嚼无力等。咽喉和呼吸肌无力使咳嗽反射减弱。软腭上举无力、咽反射消失、舌肌萎缩,有肌束颤动。双侧皮质脑干束受累可出现假性延髓性麻痹,患者有强哭、强笑,下颌反射亢进,真性和假性延髓性麻痹症状体征可以并存。③该病进展迅速,预后差;患者多在发病后1～3年死于呼吸肌麻痹、肺部感染等。

(四)原发性侧索硬化症

选择性损害锥体束。①少见,多在40岁以后发病。②病变常首先累及下胸段皮质脊髓束,出现进行性强直性双下肢瘫痪,逐渐累及双上肢,表现为四肢瘫,肌张力增大,病理征阳性。③病程进行性加重,皮质延髓束变性可出现假性延髓性麻痹。④一般不伴感觉障碍,也不影响膀胱功能。

根据发病缓慢隐袭,逐渐进展加重,具有双侧基本对称的上或下运动神经元损害,或上、下运动神经元混合损害症状,而无客观感觉障碍等临床特征,并排除了有关疾病后,一般诊断并不困难。

脑脊液、血清酶学检查(磷酸肌酸激酶、乳酸脱氢酶等)、脑电图、CT、诱发电位(SEP、BAEP)多为正常。MRI可显示脊髓萎缩。

肌电图可见纤颤、正尖和束颤等自发电位,运动单位电位的时限宽,波幅高,可见巨大电位,重收缩时运动单位电位的募集明显减少。做肌电图时应多选择几块肌肉(包括肌萎缩不明显的肌肉)进行检测,有助于发现临床上的肌肉病损。运动神经传导速度可正常或减慢,感觉神经传导速度正常。

目前尚无治疗运动神经元病的特效治疗方法。一般以对症支持治疗为主。

近年来获FDA批准的利鲁唑既是谷氨酸拮抗剂,也是钠通道阻滞剂,据报道能延长ALS患者的存活期,改善功能退化评分比率,推迟其机械换气时间。利鲁唑大规模临床研究证实利鲁唑能显著提高ALS患者的生存率,但不能改善患者的运动功能。推荐最初使用剂量是50 mg,每天2次。常见不良反应有恶心、无力、肝脏谷丙转氨酶水平升高。建议用药后前3个月内每个月复查肝功能,以后每3个月复查1次。应用神经营养因子治疗该病尚处于研究之中。未来运动神经元病的治疗可能致力于联合应用上述多种治疗方法,结合抗氧化、抗凋亡和基因治疗等,最终延缓或终止疾病的进展。

大约50%的患者起病后3～4年死亡,5年存活率是20%,10年存活率是10%,少数患者起病后可存活20年。年长者和以延髓性麻痹、呼吸肌无力起病者的寿命明显缩短,而年轻患者和病变只累及上运动神经元或下运动神经元者预后较好。运动神经元病患者通常死于肺部感染、呼吸衰竭,少数死于摔伤。

二、康复

(一)诊断及相关问题

大约80%的病例诊断较为容易,有经验的神经内科医师甚至可在接诊后几分钟内即可做出诊断。约10%的病例诊断相对困难,还有10%的病例可能在发病后几个月才能被诊断。当发病时症状和体征较为局限或病变仅累及上或下运动神经元时较难立即做出诊断。

在寻找进行性肌肉无力的病因过程中,患者和其家庭可能非常焦虑。当被告运动神经元病的诊断时,多数患者和其家庭很难完全理解这种疾病对其意味着什么。故医师必须考虑到患者及其家庭对该诊断的情感反应。患者及其家庭要认识到:症状将会随时间逐渐进展,目前没有方法治愈该病,没有治疗方法使已经出现的症状得到恢复。同时还要让患者及其家庭了解以下的"正面"信息:①还有许多神经功能仍然保留,包括视力、听力、智力、感觉以及膀胱直肠功能等。

②病情进展速度变化较大,部分患者的疾病进展缓慢,可存活若干年。③一些治疗、辅助器具和矫形器可有助于缓解某些症状。④许多研究正在探索运动神经元病的发病机制,已发现某些治疗可延缓疾病进程。

(二)物理治疗和作业治疗

疾病早期患者仍能行走,生活可自理,治疗主要是维持功能独立性和生活自理能力,预防并发症,如跌倒、痉挛、疼痛,维持肌肉力量,对患者和其家庭开展疾病宣传教育。肌力训练和耐力训练要注意训练强度,以肌肉不疲劳为原则,训练过量会导致肌肉疲劳,加重肌肉无力和肌纤维变性。推荐进行等长肌力训练,训练的运动量以不影响每天的日常生活能力为标准。治疗师可指导患者和其家庭护理人员进行关节主动或被动活动及安全、有效的移动,关节活动度训练可在家中作为每天的常规治疗。

疾病后期主要是指导患者转移,在床和轮椅上摆放体位,抬高瘫痪肢体以减少远端肢体水肿。肌肉无力可改变关节的生物力学,易发生扭伤和肌腱炎,可应用各种支具改善功能。肩带肌肉无力,可使用肩部吊带减少对局部韧带、神经和血管的牵拉。远端肢体无力影响手功能者使用腕部支具,使腕背伸 30°~35°可提高抓握功能。万能袖带能帮助不能抓握的患者完成打字或自己进食等任务。颈部及脊柱伸肌无力常导致头部下垂和躯干屈曲,需佩戴颈托或头部支持器。下肢无力常发生跌倒,上肢同时无力,跌倒时更为危险,可佩戴下肢支具以减少跌倒。疾病逐渐进展,可使用步行拐杖、手拐、步行器,最终需使用轮椅。即使患者仍能行走,也推荐间断使用轮椅以减少能量消耗。设计良好的轮椅有助于预防痉挛和皮肤破损,增强患者的独立生活能力和社会参与能力。电动轮椅可帮助部分患者在没有护理的情况下独立生活,甚至有些患者可以参加工作。

(三)构音障碍

大多数运动神经元病患者有构音障碍,言语交流困难。早期主要是软腭无力、闭唇不能、舌运动困难。疾病后期出现声带麻痹和呼吸困难。可训练患者减慢讲话速度,增加停顿,仅说关键词,提高讲话的清晰度,通过讲话提高呼吸功能。进行舌肌、唇肌和膈肌肌力训练,但应注意训练强度,避免过度疲劳而加重肌肉无力。上颚抬举训练有助于减少鼻音。严重者可借助纸、笔或简单的写字板、计算机等进行交流。

(四)吞咽障碍和营养不良

吞咽障碍是运动神经元病患者常见的症状,可发生于口腔前期和吞咽的四个阶段(即口腔预备期、口腔期、口咽期和食管期)。异常姿势和上肢无力可致口腔前期进食困难,闭唇无力使口腔内容物漏出,舌肌无力致食团从口腔进入咽部缓慢和不协调,软腭上举无力易使口腔内容物反流进鼻腔等。患者常担心进食缓慢,易漏掉食物及发生哽咽,更易发生吞咽障碍。治疗师应鼓励患者尽可能地在轻松舒适的环境中进食,指导其保持正确的进食姿势和改变食物形状(如半流状或糊状),食物的形状应利于患者吞咽。进食前吸吮冰块或冰饮料以降低痉挛肌肉的张力,改善吞咽反射。

几乎所有的患者都有水和营养物质摄入不足的问题。常见原因有吞咽障碍;患者常避免进食某种食物;进食时间明显长于其他人,伴流涎、鼻腔反流、呛咳或窒息发生等;上肢无力;患者害怕吞咽或抑郁等。学者经研究认为营养不良与严重呼吸肌无力和肺功能下降密切相关。因此应定期记录患者的热量供给、体重情况。严重者可选择鼻饲或间歇口腔食道管进食法、胃造瘘术、肠造瘘术或经皮内镜胃造瘘术(PEG)。对于晚期患者多采取鼻饲营养,部分患者有鼻和口咽部不适感,如长期进行肠道营养可选用 PEG。PEG 可避免肠造瘘术带来的痛性痉挛和腹泻等并发症,但易进入空气和发生反流,少数患者合并局部或腹膜感染,患者一般不愿接受 PEG,但放置后多数患者的反应良好,据报道放置 PEG 者的存活时间显著延长。

(五)流涎

流涎是严重困扰运动神经元病患者的症状之一。正常人每天分泌唾液 1 500~2 000 mL,每天自主吞咽 600 余次。流涎主要是唇闭合无力和吞咽能力下降所致。流涎的治疗除训练患者唇闭合和吞咽能力外,可使用抗胆碱能药物控制唾液分泌。常用药物有阿密曲替林、阿托品、东莨菪碱,也可服用苯海索。如唾液较多,可使用便携式吸引器吸出口腔内积存的唾液。如上述方法均无效,可考虑阶段性小剂量腮腺照射疗法。

(六)呼吸衰竭

多数运动神经元病患者由于呼吸肌无力,易合并肺炎,最终死于呼吸衰竭。少数患者早期膈肌受累,可出现呼吸无力或呼吸衰竭。膈肌和肋间外肌无力导致吸气压和吸气量下降;肋间内肌和腹肌无力导致呼气压力和呼气量下降。患者常出现呼吸肌疲劳。呼吸肌无力常导致出现以下症状:平卧时呼吸困难、咳嗽和说话无力、白天困倦、入睡困难、多梦、清晨头痛、神经过敏、多汗、心动过速及食欲减退等。治疗上注意预防肺部感染的发生,如发现肺部感染的征象,应使用抗生素。指导护理人员进行肺部物理治疗和体位排痰引流。患者反复严重呼吸困难,出现焦虑和恐惧症状,可用小剂量劳拉西泮(0.5~1 mg)改善症状。

定期评价呼吸功能,监测肺活量、最大通气量、潮气量、血氧饱和度和血气分析结果等。仰卧位肺活量多首先下降,夜间肺通气不足通常比白天严重。当呼吸道分泌物较多,排出不畅,气体交换量不足,用力肺活量(FVC)降至正常值的 50% 以下,或 FVC 下降迅速,出现呼吸困难时,应及时进行人工辅助呼吸以延长生命。无创间歇正压通气(NIPPV)是常用的辅助通气方法,通气装置方便携带,价格相对便宜。NIPPV 能减少呼吸肌负担,改善气体交换,减轻晨起头痛症状,提高训练耐力,延缓肺功能下降,提高生活质量,延长患者的存活时间。

(七)疼痛

运动神经元病早期通常无疼痛症状,而疾病晚期常出现疼痛。有研究报道 45%~64% 的运动神经元病患者有疼痛症状。疼痛可能与关节僵硬、肌肉痛性痉挛、皮肤压疮、严重痉挛及便秘等有关。疾病晚期患者交流困难,很难寻找疼痛原因。物理治疗和非甾体抗炎药可控制关节僵硬导致的疼痛。护理上应注意无论白天或夜间都要使患者处于舒服的体位。如原因为痛性痉挛、痉挛或便秘等可选择相应药物对症治疗。

(八)痛性痉挛

运动神经元病早期常出现肌肉痛性痉挛,可应用硫酸奎宁治疗,剂量为 200~400 mg/d。苯妥英钠、巴氯芬和地西泮等药物也有助于缓解痛性痉挛。

(九)痉挛

上运动神经元受累可出现痉挛,肌肉松弛药物可治疗痉挛。部分患者由于肌张力下降后自觉肌无力加重,而不能耐受药物治疗。常用药物有巴氯芬、苯二氮䓬类药物(如地西泮)。

(十)便秘

便秘是困扰运动神经元病患者的常见症状,可能与腹肌无力、盆底肌肉痉挛、卧床、脱水、饮食结构改变纤维食物减少和使用抗胆碱能药等有关。严重便秘和腹胀可加重呼吸功能恶化。应指导患者增加液体和纤维食物的摄入量,调整药物。适当使用缓泻剂(如番泻叶、甲基纤维素和乳果糖),必要时可使用开塞露协助排便。

(十一)情感心理问题

几乎所有运动神经元病患者得知诊断后会出现焦虑和抑郁等反应。因此有必要对患者提供帮助和建议。在运动神经元病患者的整个病程中焦虑和抑郁可能持续存在,部分患者需服用抗抑郁药物。严重抑郁的发病率并不是非常高,大约为2.5%。但患者因担心疾病会给家庭带来沉重的负担,常有自杀的念头。病变累及双侧皮质脊髓束,患者可出现情绪不稳定、强哭和强笑等情感异常。可应用阿米替林或丙咪嗪等抗抑郁药物治疗,有报道称左旋多巴对部分情感异常患者有效。

(十二)终末治疗

如没有人工辅助通气,大多数患者将死于呼吸衰竭。疾病晚期药物治疗的唯一目的是减轻患者的痛苦。吗啡可减轻患者的不适感和呼吸困难等症状,可经 PEG、皮下注射或静脉注射给药。地西泮和氯丙嗪有助于缓解焦虑症状。许多患者希望在家中死去,社区卫生部门应提供必需的医疗和护理。如在医院接受终末治疗,应允许患者的家人和其熟悉的医护人员陪伴患者。

（刘小平）

第十五章

神经内科疾病的中西医结合治疗

第一节　急性脑出血

一、中医病因病机

中风的发生,唐宋以前多以内虚邪中立论,唐宋以后多以内风立论;今被认为大多是由于正气虚弱,肝风内动,与脏腑阴阳失调有关,加以忧思恼怒,或嗜酒饱食,或房室劳累,或外邪侵袭等诱因,致气血运行受阻,肌肤筋脉失于濡养,或致阴亏于下,阳浮于上,肝阳暴张,阳化风动,血随气逆,夹痰夹火,横窜经隧,上冲于脑,蒙蔽清窍而猝然昏仆、半身不遂而发病。主要病因病机包括:①阴损及阳,阴阳两虚;②阴血亏虚,肝风内动;③脾失健运,痰浊内生;④五志所伤,情志过极。其病机概而论之有虚(阴虚、气虚)、火(肝火、心火)、风(肝风、外风)、痰(风痰、湿痰)、气(气逆)、血(血瘀)六端,此六端多在一定条件下相互影响,相互作用。

该病常见的诱因为气候骤变,烦劳过度,情志相激,跌仆努力等。

二、西医病因病理

脑出血大多由高血压合并动脉硬化引起,少数为其他原因所致,如先天性脑血管畸形、动脉瘤、血液病(白血病、再生障碍性贫血、血小板减少性紫癜和血友病等)、梗死性出血、抗凝抗血小板或溶栓治疗、脑血管淀粉样变、脑底异常血管网及脑动脉炎。此外,绒毛膜癌脑转移及其他恶性肿瘤均可引起脑内出血。虽然高血压是脑出血最常见的原因,但脑出血的发病机制至今仍有争论,单纯高血压不至于引起血管破裂,血管破裂是在血管病变的基础上血压升高所致。目前学者认为持续高血压可使脑内小动脉硬化、玻璃样变,形成微动脉瘤,当血压骤然升高时破裂出血,这种微动脉瘤已被微血管造影所证实,显微镜下也可见 $250\ \mu m$ 以下的粟粒状动脉瘤。此外有人认为高血压引起血管痉挛,致小血管缺氧坏死,发生出血,出血融合成片即成较大的出血。脑内动脉壁薄弱,中层肌细胞及外膜结缔组织均少,且无外弹力层,这种结构特点可能是脑出血明显多于其他内脏出血的原因。

三、临床表现

急性脑出血起病急骤,变化迅速,因为人体侧支循环不同及血管解剖异常存在,临床表现差异极大,决定于脑部出血血管的部位、出血量大小等因素,即使病变在同一部位,亦可表现为完全不同。以下是脑出血的常见临床表现。

(一)症状与体征

常见症状包括头晕、头痛、呕吐、视听减退、言语失利、意识不清、突然跌倒、肢体麻木、抽搐发作及瘫痪等。90%的脑出血发生于40～79岁,男性患者多于女性患者,多数患者有长期高血压史,可有脑出血或脑梗死发作的病史。几乎都是在清醒、活动时发病。可能有情绪激动、费劲用力的诱因。通常突然起病,在几分钟至数小时发展达顶峰,有些患者经24～48 h缓慢进行。出血严重的患者发生头痛、呕吐后,短时间内进入昏迷。出血较轻的患者可能在头痛、头昏后,先发生肢体的无力,逐渐产生意识障碍。出血量小的患者可以始终意识清醒。头痛见于50%的患者,发生呕吐的占绝大多数。癫痫发作不到10%。

壳核-外囊出血最常见,多表现为意识障碍和偏瘫或说话含糊或失语,双眼常偏向肌力正常侧的肢体。丘脑-内囊出血,则多见偏瘫、偏盲、偏深感觉障碍,丘脑出血可压迫中脑顶盖,产生双眼上视麻痹而固定向下注视、瞳孔缩小、光反应消失、双眼会聚麻痹等眼球运动障碍。脑桥出血表现为剧烈头痛、头晕、坠地、呕吐、复视、构音不清、病侧面部发麻、瘫痪和对侧肢体瘫痪(交叉性瘫痪),两眼向出血灶对侧同向凝视;反射性眼球运动消失,约1/3的患者两侧瞳孔呈针尖样极度缩小,但瞳孔对光反应存在;体温可由于中枢调节障碍而迅速上升并持续高热,伴去脑强直和严重不规则呼吸,短期内死亡。小脑出血多见后枕痛、头晕、反复呕吐和站立不能,行走不稳,检查可发现构音障碍、辨距不良和两眼同向偏斜等。少数脑出血发生在脑的非重要功能区,如中央卵圆。有些小出血可以几乎没有症状,患者表现不严重,意识清醒,可基本恢复正常。诊断完全依据CT、MRI检查。脑室出血多数由于壳核出血破入侧脑室。小脑和桥脑出血常破入第四脑室。脑室出血一般较严重,病情突然恶化,往往在1～2 h陷入深度昏迷,四肢弛缓性瘫痪,腱反射不能引出。当出现四肢阵发强直性痉挛、去脑强直、体温升高、呼吸不规则、脉搏、血压不稳定时,病情凶险。脑室外少量出血的症状并不如此严重,甚至意识可完全清醒。脑叶出血的临床表现为头痛、癫痫发作,意识障碍少见。额叶出血表现额部头痛,对侧单肢或偏身轻瘫。颞叶出血开始可有同侧耳痛,优势半球颞叶出血可有言语障碍。顶叶出血可有同侧颞顶部痛,可有对侧单肢或偏身的感觉障碍或手的运用障碍。枕叶出血的头痛可位于同侧眼区,可有不同程度的对侧同向偏盲。

(二)常见的并发症

有偏瘫、失语、失明、痴呆,长期卧床发生压疮、泌尿系统感染、坠积性肺炎、跌伤等,激素、阿司匹林等药物治疗引起上消化道出血等症状。并发症是死亡的常见原因。

四、实验室和其他辅助检查

一般项目有血常规、尿常规、血小板、出血时间、凝血时间、凝血酶原时间、纤维蛋白原、血脂、血糖及其他血流变学项目,并根据需要查血沉、肝功能、肾功能、心电图等以指导用药。怀疑蛛网膜下腔出血而脑CT检查未见异常时,可施行腰椎穿刺。要测定脑脊液压力并做脑脊液常规检查、细胞学检查等。特殊检查宜首选脑CT检查,及时明确诊断是出血还是梗死;了解血肿或梗死的位置和范围;为了解脑血管狭窄或闭塞的情况、蛛网膜下腔出血的病因,并准备进行介入治疗或手术治疗,最好做脑血管造影(数字减影血管造影);也可先选脑CT血管造影或磁共振血管成像进行筛查。必要时可行经颅多普勒、局部脑血容量测定。

五、诊断要点

(一)中风病的诊断标准

(1)临床表现:神志昏蒙,半身不遂,口舌㖞斜,言语謇涩或语不达意,甚或不语,偏身麻木或出现头痛,眩晕,瞳神变化,饮水发呛,目偏不瞬,步履不稳等。

(2)起病方式:急性起病,渐进加重,或骤然起病。

(3)发病前多有诱因,且常有先兆症状:可见头晕、目眩,头痛,耳鸣,突然出现一过性言语不利或肢体麻木,视物昏花,1 d内发作数次,或几天内多次复发。

(4)发病年龄:多在40岁以上。

(5)脑CT或MRI有脑出血或缺血病灶。

(二)中风病的分期标准

1.超急性期

发病6 h之内。

2.急性期

发病2周以内,意识障碍者可延长至发病4周。

3.恢复期

发病2周至6个月。

4.后遗症期

发病6个月以后。

(三)病类诊断标准

1.中经络

中风病而无神志昏蒙。

2.中脏腑

中风病伴有神志昏蒙。

六、鉴别诊断

急性脑血管病发病典型者,均不难鉴别。脑出血多发病更急,常有头痛、呕吐等,有颅内压增高症状及不同程度的意识障碍,血压升高明显。轻型脑出血的临床症状与一般脑梗死临床症状相似,鉴别较为困难,影像学检查可资鉴别。应鉴别癔症、癫痫、低血糖,某些颅内占位病(如硬膜下血肿、颅内肿瘤、脑脓肿),中枢系统感染性疾病(如急性脑炎、脑膜炎)可以局灶性神经系统体征为首发症状起病,可做腰椎穿刺、CT等检查。而发病突然,迅速昏迷,局灶体征不明显的情况,应与可引起昏迷的全身性疾病(如糖尿病、肝性脑病、尿毒症、急性酒精中毒、低血糖、药物中毒、一氧化碳中毒)区别。

七、治疗

(一)辨证治疗

辨治原则:应注意中风先兆期、卒中期和后遗症期的标本缓急,选择不同治则治法。中风先兆期重点扶正、不忘除邪,未病(卒中)先防。中风卒中期又分中经络、中脏腑,对中经络(神志清醒者)以祛邪为先,常以平肝熄风、化痰活血通络为主;对中脏腑(神志障碍)者,闭证当以豁痰通腑、醒神开窍为主;脱证宜救阴回阳固脱。若闭证开始转为脱证,可闭、脱治疗互相参用。如昏迷渐醒,闭、脱症状缓解,可根据病情,标本同治,如平肝熄风、清热化痰,同时滋养肝肾或补气养血。中风后遗症期重点在于扶固正气,并佐祛除内邪(主要为涤痰活血通络)。

1.中风先兆期

(1)肝肾阴虚,风阳上扰。治法:滋养肝肾,佐以平肝清热。方药:建瓴汤。

(2)气虚痰阻。治法:益气健脾,化痰和胃。方药:十味温胆汤。

2.中风卒中期

(1)中经络。①风痰瘀血,痹阻脉络。治法:熄风涤痰,活血通络。方药:半夏白术天麻汤加减。②肝阳暴亢,风火上扰。治法:平肝泻火通络。方药:天麻钩藤饮加减。③痰热腑实,风痰上扰。治法:清热涤痰,通腑泄热。方药:星蒌承气汤加减。④气虚血瘀。治法:益气活血,扶正祛邪。方药:补阳还五汤加减。⑤阴虚风动。治法:滋养肝肾,潜阳熄风。方药:镇肝熄风汤加减。⑥络脉空虚,风邪入中。治法:祛风通络,养血和营。方药:大秦艽汤。

(2)中脏腑。①痰热内闭清窍。治法:清热化痰,醒神开窍。方药:羚羊角汤加减,配合灌服或鼻饲安宫牛黄丸。②痰湿蒙塞心神。治法:温阳化痰,醒神开窍。方药:涤痰汤加减,配合灌服或鼻饲苏合香丸。③元气败脱,神明散乱。治法:益气回阳固脱。方药:参附汤、独参汤等加减。

3.中风后遗症期

(1)气虚血滞,脉络瘀阻。治法:益气活血通络。方药:补阳还五汤。

(2)阴虚阳亢,脉络瘀阻。治法:滋阴潜阳,活血通络。方药:虎潜丸。

(3)风痰阻窍,络脉瘀阻。治法:熄风化痰,活血通络。方药:解语丹。

(二)西医治疗

1.控制脑水肿,降低颅内压

脑出血后脑水肿约在48 h达高峰,维持3~5 d逐渐消退,可持续2~3周。积极控制脑水肿、降低颅内压是脑出血急性期治疗的重要环节。可选用20%的甘露醇、呋塞米、浓氯化钠注射液、10%的人血清蛋白、甘油果糖。使用脱水剂时注意水、电解质平衡和肾功能。

2.控制稳定血压

应根据病前有无高血压、病后血压情况等确定最适血压水平。收缩压在24.0~26.7 kPa(180~200 mmHg)或舒张压在14.0~16.0 kPa(105~120 mmHg)可口服卡托普利、美托洛尔、硝苯地平控释片等降压药;收缩压在24.0 kPa(180 mmHg)以内或舒张压在14.0 kPa(105 mmHg)以内,既往医师认为可观察而不用降压药,2010版自发性脑出血治疗指南推荐对于收缩压为20.0~29.3 kPa(150~220 mmHg)的免疫抑制患者快速将收缩压降至18.7 kPa(140 mmHg)。对收缩压超过29.3 kPa(220 mmHg)的严重高血压的处理应比脑梗死积极,静脉给拉贝洛尔或避光滴注硝普钠。

3.防治

防治感染、应激性上消化道出血、癫痫发作、下肢深静脉血栓形成等并发症。

(崔飞艳)

第二节　急性脑梗死

一、中医病因病机

关于中风的发生,唐宋以前多以内虚邪中立论,唐宋以后多以内风立论;今被认为大多是由于正气虚弱,肝风内动,与脏腑阴阳失调有关,加以忧思恼怒,或嗜酒饱食,或房室劳累,或外邪侵袭等诱因,致气血运行受阻,肌肤筋脉失于濡养,或致阴亏于下,阳浮于上,肝阳暴张,阳化风动,血随气逆,夹痰夹火,横窜经隧,上冲于脑,蒙蔽清窍而猝然昏仆、半身不遂等而发病。

由于患者脏腑功能失调,或气血素虚,加之劳倦内伤,忧思恼怒,饮酒饱食,用力过度,而致瘀血阻滞、痰热内蕴,或阳化风动,血随气逆,导致脑脉痹阻或血溢脑脉之外,引起昏仆不遂,发为中风。其病位在脑,与心、肾、肝、脾密切相关。其病机概而论之有虚(阴虚、气虚)、火(肝火、心火)、风(肝风、外风)、痰(风痰、湿痰)、气(气逆)、血(血瘀)六端,此六端多在一定条件下相互影响,相互作用。病变多为本虚标实,上盛下虚;在本为肝肾阴虚,气血衰少,在标为风火相煽,痰湿壅盛,瘀血阻滞,气血逆乱;而其基该病机为气血逆乱,上犯于脑。

由于病位浅深、病情轻重不同,中风又有中经络和中脏腑之别。轻者中经络,重者中脏腑。若肝风夹痰,横窜经络,血脉瘀阻,气血不能濡养机体,则见中经络之证,表现为半身不遂,口眼㖞斜,不伴神志障碍;若风阳痰火蒙蔽神窍,气血逆乱,上冲于脑,则见中脏腑重症,络损血瘀,瘀阻脑络,而猝然昏倒,不省人事。

二、西医病因病理

导致脑梗死的相关因素繁多,最常见的病因是动脉粥样硬化,其次是高血压、糖尿病和血脂异常等。当上述病因存在时,其血液成分及血液流变学的改变是脑梗死的发病诱因之一。少见的原因有动脉壁的炎症,如结核性、梅毒性、化脓性、钩端螺旋体感染,结缔组织病,变态反应性动脉炎,还可见于先天性血管畸形、真性红血细胞增多症、血高凝状态等。

由于动脉粥样硬化好发于大血管的分叉处及弯曲处,故脑血栓的好发部位为大脑中动脉、颈内动脉的虹吸部及起始部、椎动脉及基底动脉中下段等。由于脑动脉有丰富的侧支循环,管腔狭窄需超过80%才能影响脑血流量,有时血栓的碎屑脱落阻塞远端动脉(血栓栓塞),或血压下降、血流缓慢、脱水等血液黏度增加,致供血减少或促进血栓形成,即可出现急性缺血症状。

心源性栓子是脑栓塞中最常见者。风湿性心脏病二尖瓣狭窄合并心房颤动时,左心房扩大,血流缓慢淤滞,易发生附壁血栓,血流不规则易使栓子脱落形成栓塞;亚急性细菌性心内膜炎瓣膜上的炎性赘生物质脆,易脱落;发生心肌梗死或心肌病时心内膜病变形成的附壁血栓脱落均可形成栓子。近年来心脏外科手术数量增加,增加了心源性脑梗死的发病数量。少见的原因有心脏黏液瘤、二尖瓣脱垂、先天性心脏病房室间隔缺损将来自静脉血栓子压入左心产生的反常栓塞等。

主动脉弓及其发出的大血管动脉粥样硬化斑块和附着物脱落(血栓-栓塞)也是脑梗死的重要原因,常发生微栓塞引起短暂性脑缺血发作。少见的有败血症、肺部感染等引起的感染性脓栓,长骨骨折的脂肪栓塞,癌细胞栓塞,寄生虫卵栓塞,各种原因的空气栓塞、心脏异物栓塞等。还有少数病例虽经检查仍未明确栓子来源。

脑组织对缺血、缺氧性损害非常敏感。脑血流中断 30 s 即发生脑代谢改变,1 min 后神经元功能活动停止,超过 5 min 即可造成脑组织梗死。急性脑梗死病灶由中心坏死区及周围的缺血半暗带组成。坏死区中脑细胞死亡,脑组织发生不可逆性损害,但缺血半暗带局部脑组织存在大动脉残留血流和侧支循环,尚存在大量存活的神经元。如果能在短时间内,迅速恢复缺血半暗带血流,该区脑组织损伤是可逆的,神经细胞可存活并恢复功能。缺血半暗带脑细胞损伤的可逆性是缺血性脑卒中患者急诊溶栓的病理学基础。

三、临床表现

急性脑梗死见于中年以上患者,多数患者有高血压、糖尿病、心脏病或高血脂病史,有的已发生过短暂性脑缺血发作或卒中。通常急性起病,在数小时内发展达高峰。一部分患者于清晨醒来时发觉异常。可有病侧头痛,很少以剧烈头痛、呕吐起病。主要有以下四类:动脉粥样硬化性血栓性脑梗死、脑栓塞、腔隙性脑梗死、分水岭脑梗死。

(一)症状与体征

不同大动脉闭塞的症状见相关专著。

(二)常见并发症

常见并发症有偏瘫、失语、失明、痴呆,长期卧床则发生压疮、泌尿系统感染、坠积性肺炎、跌伤等,激素、阿司匹林等药物治疗可引起上消化道出血等症状。并发症是死亡的常见原因。

四、实验室和其他辅助检查

(一)血液化验检查

一般项目有血常规、尿常规、血脂、血糖、凝血及其他血流变学项目,并根据需要查血沉、肝功能、肾功能、心电图等以指导用药。

(二)神经影像学检查

神经影像学检查可以直观显示脑梗死的范围、部位、血管分布、有无出血、病灶的新旧等。发病后应尽快进行 CT 检查,虽早期有时不能显示脑梗死病灶,但对排除脑出血至关重要。多数病例发病 24 h 后逐渐显示低密度梗死灶,MRI 可清晰地显示早期缺血性梗死、脑干或小脑梗死、静脉窦血栓形成等,梗死灶 T_1 呈低信号,T_2 呈高信号,出血性梗死时 T_1 相混杂高信号。MRI 弥散加权成像可早期显示缺血病变(发病 2 h 内),为早期治疗提供重要信息。数字减影血管造影、CT 血管造影和磁共振血管成像可以发现血管狭窄、闭塞及其他血管病变,如动脉炎、脑底异常血管网病、动脉瘤和动静脉畸形,可以为卒中的血管内治疗提供依据。其中数字减影血管造影是脑血管病变检查的"金标准",缺点为有创、费用高、技术条件要求高。

(三)腰椎穿刺

仅在无条件进行 CT 检查,临床又难以区别脑梗死与脑出血时进行腰椎穿刺,一般脑血栓形成患者的脑脊液压力、常规及生化检查正常,但有时仍不能据此就诊断为脑梗死。

(四)经颅多普勒彩超

其对评估颅内外血管狭窄、闭塞、痉挛或血管侧支循环建立情况有帮助,目前也用于溶栓治疗的监测。缺点为由于受血管周围软组织或颅骨干扰及操作人员技术水平影响,目前不能完全替代数字减影血管造影,只能用于高危患者筛查和定期血管病变监测,为进一步更加积极治疗提供依据。

(五)超声心动图

可发现心脏附壁血栓、心房黏液瘤和二尖瓣脱垂,对脑梗死的不同类型的鉴别诊断有意义。

五、治疗

中风病急性期标实症状突出,急则治其标;中医药治疗当以祛邪为主,常用平肝熄风、清化痰热、化痰通腑、活血通络、醒神开窍等治疗方法,闭、脱二证当分别治以祛邪开窍醒神和扶正固脱、救阴固阳,对于"内闭外脱",醒神开窍与扶正固本可以兼用;病例合适、条件允许,应进行(介入)溶栓等西医治疗,或进行中西医结合救治,积极防治各种并发症;早期即开始尽可能规范的康复治疗;在恢复期及后遗症期,多为虚实夹杂,邪实未清而内虚已现,治宜扶正祛邪,常用育阴熄风、益气活血、涤痰通络等法。

(一)辨证治疗

应注意中风先兆期、卒中期和后遗症期的标本缓急,选择不同治则治法。中风先兆期重点扶正、不忘除邪,未病(卒中)先防。中风卒中期又分中经络、中脏腑,对中经络(神志清醒)者以祛邪为先,常以平肝熄风、化痰活血通络为主;对中脏腑(神志障碍)者,闭证当以豁痰通腑、醒神开窍为主;脱证宜救阴回阳固脱。若闭证开始转为脱证之时,可闭、脱治疗互相参用。如昏迷渐醒,闭、脱症状缓解,可根据病情,标本同治,如平肝熄风、清热化痰,同时滋养肝肾或补气养血。中风后遗症期重点在于扶固正气,并佐祛除内邪(主要为涤痰活血通络)。

1.中风先兆期

(1)肝肾阴虚,风阳上扰证。治法:滋养肝肾,佐以平肝清热。方药:建瓴汤加减。

(2)气虚痰阻证。治法:益气健脾,化痰和胃。方药:十味温胆汤加减。

(3)阴虚风动证。治法:滋阴潜阳,熄风通络。方药:镇肝熄风汤加减。

2.中风卒中期

(1)中经络。①风痰瘀血,痹阻脉络证。治法:熄风涤痰,活血通络。方药:半夏白术天麻汤加减。②肝阳暴亢,风火上扰证。治法:平肝泻火通络。方药:天麻钩藤饮加减。③痰热腑实,风痰上扰证。治法:清热涤痰,通腑泄热。方药:星蒌承气汤加减。④气虚血瘀证。治法:益气活血,扶正祛邪。方药:补阳还五汤加减。⑤阴虚风动证。治法:滋养肝肾,潜阳熄风。方药:镇肝熄风汤加减。⑥络脉空虚,风邪入中证。治法:祛风通络,养血和营。方药:大秦艽汤加减。

(2)中脏腑。①痰热内闭清窍证。治法:清热化痰,醒神开窍。方药:羚羊角汤加减,配合灌服或鼻饲安宫牛黄丸。②痰湿蒙塞心神证。治法:温阳化痰,醒神开窍。方药:涤痰汤加减,配合灌服或鼻饲苏合香丸。③元气败脱,神明散乱证。治法:益气回阳固脱。方药:参附汤、独参汤等加减。

3.中风后遗症期

(1)气虚血滞,脉络瘀阻证。治法:益气活血通络。方药:补阳还五汤加减。

(2)阴虚阳亢,脉络瘀阻证。治法:滋阴潜阳,活血通络。方药:虎潜丸加减。

(3)风痰阻窍,络脉瘀阻证。治法:熄风化痰,活血通络。方药:解语丹加减。

(二)西医治疗

急性期治疗的原则是调整血压,防治并发症,防止血栓进展及减少梗死范围(主要是减小半影区)，对大面积梗死应减轻脑水肿或手术治疗防治脑疝。主要的治疗包括改善脑血液循环、神经保护、对症支持等。

1.防治并发症

保持呼吸道通畅，进行心电监护，维持水、电解质、酸碱平衡和营养的摄入。有意识障碍或吞咽功能障碍者，可鼻饲补充营养。瘫痪患者宜采用充气卧垫，定期变换体位，注意皮肤护理和保持瘫痪肢体的活动。

(1)调控血压：急性期降压的原则是积极、平稳地控制过高血压，防止降压过快、过低。1周之内慎用降压药物。若收缩压超过29.3 kPa(220 mmHg)或舒张压超过16.0 kPa(120 mmHg)，可口服卡托普利或尼卡地平以缓慢降低15%左右的血压。必要时也可静脉注射拉贝洛尔10 mg，严密监控血压情况下每20～30 min注射1次。

若平均动脉压或脑灌注压较病前降低1/3或平均动脉压<9.3 kPa(70 mmHg)或脑灌注压<6.7 kPa(50 mmHg)而并无血容量不足，应给予多巴胺或其他升压药，使血压升至略低于病前的水平。

(2)降低颅内压：颅内压高于2.7 kPa(20 mmHg)，或患者从清醒转为嗜睡，一侧瞳孔光反应变迟钝，应快速静脉滴注125～250 mL 20%的甘露醇，每4～6 h 1次，提高血浆渗透压，使其不低于300 mOsm/L。治疗10～14 d待大脑容抗性恢复正常。应根据临床情况、颅内压、血浆渗透压等的变化调整治疗。心、肾功能不良者应慎用。对重症脑梗死患者可使用地塞米松，每天10～20 mg，加入甘露醇中静脉滴注，持续3～5 d。

(3)控制血糖：低血糖或高血糖都将加重缺血性脑损害，应及时发现和纠正血糖异常。

2.缺血性损害的防治

(1)溶栓治疗：是目前国际上认为最有前途的一种治疗措施。有严格的时间窗限制，一般使用的指征为：①发病4.5 h内；②意识清醒；③头颅CT等检查证实无颅内出血；④无全身出血倾向；⑤家属理解、配合；⑥有其他有关指征。目前常用制剂有重组人组织型纤溶酶原激活剂，常用剂量为0.9 mg/kg，先将其中10%静脉推注，余下90%剂量在1 h内由静脉滴入。

(2)抗凝：仅在房颤患者具有适应证时使用。具体用法如下。①低分子肝素：皮下注射(不能肌内注射)，4 000单位，每天2次，10 d为1个疗程。②华法林：口服，0.2～0.5 mg/kg，维持量2～8 mg/d。需持续用药3～6个月。血栓性脑梗死常发生出血，抗凝会加重出血，宜在卒中后过2～4 d开始华法林治疗，使凝血酶原时间较对照延长至原来的1.2～1.5倍。治疗前应做影像学检查排除出血，患者无出血倾向，治疗期间应随访影像学检查。

(3)神经营养、脑代谢活化剂：此类药物有神经节苷脂、鼠神经生长因子、脑活素、依达拉奉等，目前尚无证据表明其有效，不建议使用。

(4)手术治疗：内科治疗大面积脑梗死困难时，为了防治脑疝，可行大骨瓣减压和坏死脑组织吸出术；对急性小脑梗死产生明显肿胀及脑积水患者，可行脑室引流术或去除坏死组织以挽救生命。

(5)介入治疗：颅外动脉球囊扩张或支架血管成形术的手术适应证为症状性狭窄>50%，无症状性狭窄>70%；症状性颅内动脉狭窄患者宜首先采用药物优化的治疗，药物治疗无效后可考虑在有条件的机构进行球囊成形和/或支架置入术治疗，对无症状性颅内动脉粥样硬化性狭窄目前尚不推荐球囊成形和/或支架置入术治疗。

(6)康复：对生命体征稳定者，宜尽早开始康复治疗。

（7）恢复期治疗：恢复期的药物主要用于二级预防，促进神经功能缺损。可选用以下几种药物。①抗血小板聚集剂：阿司匹林，100 mg，1 次/天，睡前服用；氯吡格雷，75 mg，1 次/天；②改善脑循环药物：钙通道阻滞剂（如尼莫地平、桂利嗪）、己酮可可碱；使用时应非常重视卒中危险因素的干预治疗。此阶段应调动患者的主观能动性、家庭和社会的积极性，坚持长期、逐步增加难度的功能锻炼。可根据病情和客观条件进行针灸、推拿、体疗、理疗、气功、神经心理治疗、职业医疗和言语治疗等。

（崔飞艳）

第三节　帕金森病

帕金森病（PD）又称震颤麻痹，是中老年较常见的中枢神经系统变性疾病。临床表现以运动减少、肌张力增高、震颤和体位不稳为主。多在 40 岁以后发病，60 岁以上人群的患病率达 1％。

该病相当于中医学"颤证""颤病"等病证。

一、病因病机

（一）西医病因

过去学者单一地认为 PD 与多巴胺神经系统受损有关，近年来认为 PD 很可能是由多因性的、相对选择性的系统的神经结构的病变所致。

1.年龄因素

PD 的患病与年龄相关，60 岁以上老人可有多巴胺（DA）、去甲肾上腺素（NE）等神经递质减少，酶类代谢异常，黑质和蓝斑中色素神经细胞脱失，而约 80％的 PD 患者的多巴胺神经元死亡，路易体较正常老人增多且广泛分布。

2.遗传因素

流行病学调查发现，有阳性家族史或有某种素质的人易患该病，同卵或异卵双生子的同患率较高。PD 的遗传类型是常染色体显性遗传。近年来日本学者提出 PD 与潜在神经毒代谢有关，设想 PD 患者可能存在 N-甲基化酶或单胺氧化酶等代谢基因的异常。

3.神经毒学说

近年研究发现 1-甲基-1、1-甲基-3、6-四氢吡啶（MPTP）物质是 PD 发病的重要因素。MPTP 经氧化后成为对黑质细胞有特异性毒性的 MPP^+，在胶质细胞内短期或长期蓄留后，作用于黑质细胞的线粒体，使自由基过度生成，导致神经元死亡。

4.感染因素

PD 患者的脑脊液中疱疹 Ⅰ 型病毒抗体效价升高，学者在 PD 患者的血清中发现抗人交感神经节的细胞抗体，认为 PD 可能与某些病毒感染有关。

5.免疫因素

PD 患者的细胞免疫功能低下，而体液免疫改变不明显。

因此学者认为 PD 的病因是中毒、感染、免疫紊乱和非生物因素所致的亚临床损害，当这些损害发生于某些易感染素质的人时则可促进 PD 发生。此外，去甲肾上腺素、5-羟色胺、γ-氨基丁酸(gABA)、乙酰胆碱等也参与了发病过程。

(二)病理病机

1.西医病理

病理发现:黑质致密区中含黑色素的神经元严重缺失,残余细胞发生变性,细胞质中出现玻璃体同心形包涵体——路易体。类似变化也见于蓝斑、迷走神经背核、下丘脑、中缝核、交感神经节。影响脑部多巴胺能神经通路纤维变性,导致居于纹状体上神经末梢处多巴胺(DA)不足或丧失,乙酰胆碱(Ach)含量相对增加,使纹状体中这一对神经递质的平衡破坏,而出现PD的症状。

2.中医病因病机

(1)年老体衰:中年以后阴气自半,肝肾自虚,兼加劳顿、色欲之消耗,而致阴精虚少、形体衰败,出现筋脉失濡,肌肉拘挛,发为震颤、僵直。肝木本虚,肝失疏泄,气机不畅,气滞血瘀,更加重病情。

(2)情志因素:五志过极化火,木火太盛,克伐脾土,脾为四肢之本,故见四肢摇动;木火上冲则见头摇。若木火克土而脾虚,水液运化失司,导致痰湿内生,阻滞经络发为颤证。

(3)劳倦、思虑过度,或饮食不调,导致心脾受损,以致气血不足,不能荣养四肢,血虚风动,出现震颤。

(4)久病及肾:高年多病重叠,致使肝肾交亏,精血俱耗,出现筋脉不舒,拘急时作。总之,PD的主要的病理基础是肝肾阴虚、气血不足,在此基础上形成风、痰、火、瘀等病理改变,内、外相互影响,导致该病出现复杂的兼夹之证。中医认为其病位在肝、肾、心、脾。肝肾不足,心脾两虚是本,风、痰、火、瘀是标。标本相互影响,从而出现震颤、僵直、行动徐缓等症状。

二、诊断要点

(一)临床表现

1.病史

临床发病年龄一般在50~60岁,男性患者多于女性患者。初起表现不明显。

2.症状

(1)运动减少:随意运动减少,始动困难和动作缓慢。语声单调、低沉。进食、饮水呛咳。偶然于起身时全身不动,呈"冻结"发作。

(2)震颤:典型震颤为静止性震颤,多自一侧上肢开始,可以波及四肢、下颌、唇、舌和颈部。每秒4~6次,波幅不定,精神紧张时加剧。

(3)强直:多自一侧上肢近端开始,逐渐蔓延至远端、对侧及全身。面肌强直使表情和瞬目动作减少,造成"面具脸"。行走时上肢协同摆动动作消失。

(4)体位不稳:行走时步距缩短,结合屈曲体态,出现碎步、前冲的慌张步态。晚期姿态反射进一步失常,故易倾跌。

(5)其他症状:①自主神经功能紊乱:出现唾液分泌增加,汗分泌增加或减少,大小便排泄困难,出现直立性低血压;②精神症状:忧郁和痴呆。

3.体征

四肢肌张力呈齿轮样或铅管样增大,联带运动减少,有"面具脸"、前冲步态、路标手或搓丸样动作、自主神经系统功能紊乱的体征。

4.检验与检查

（1）脑脊液检查：少数患者脑脊液中蛋白质水平轻度升高，偶尔有白细胞轻度增多，多巴胺代谢产物高香草酸以及 5-HT 代谢产物 5-HLAA 含量减低。

（2）脑电图：主要为广泛性至中度异常，呈弥漫性慢波活动。

（3）CT 检查：部分患者显示不同程度的脑萎缩，表现为蛛网膜下腔增宽，脑沟加深，脑室扩大。

（4）正电子发射型计算机断层扫描（PET）：可见壳核内 D1 及 D2 受体与 11C-dopa、18F-dopa 结合力减小。

5.诊断标准

其源于 1984 年 10 月全国锥体外系疾病讨论会制定的"帕金森病及帕金森综合征"中帕金森病的诊断标准。

诊断原发性帕金森病主要依靠临床观察，要考虑以下几点。

（1）至少具备 4 个典型症状和体征（静止性震颤、少动、僵直和位置性反射障碍）中的 2 个。

（2）是否存在不支持诊断原发性帕金森病的不典型症状和体征，如锥体束征、失用性步态障碍、小脑症状、意向性震颤、凝视麻痹、严重的自主神经功能障碍、明显的痴呆伴有轻度锥体外系症状。

（3）脑脊液中高香草酸减少，对确诊早期帕金森病和与特发性震颤、鉴别药物性帕金森综合征与帕金森病是有帮助的。一般而言，有时很难鉴别特发性震颤与早期原发性帕金森病，前者多表现为手和头部位置性和动作性震颤而无少动和肌张力增大。

6.临床分型

WHO 推荐的分类标准 I CD-NA 将 PD 分为 5 个亚型：①典型型；②少年型；③震颤型；④姿势不稳步态障碍型；⑤半身型。

1984 年 10 月全国锥体外系疾病讨论会制定的"帕金森病及帕金森综合征的分类"中将帕金森病从 3 个方面分类。

（1）按病程分型。①良性型：病程较长，平均可达 12 年，运动症状波动和精神症状出现得较迟；②恶性型：病程较短，平均可达 4 年，运动症状波动和精神症状出现较早。

（2）按症状分型：①震颤型；②少动和强直型；③震颤或少动和强直型伴痴呆；④震颤或少动和强直型不伴痴呆。

（3）按遗传分型：①家族性帕金森病；②少年型帕金森病。

（二）常见并发症

罹患 10 年以上者，多因支气管肺炎而死亡。

三、治疗

（一）临床评价

帕金森病属于变性疾病，传统西医疗法多着眼于阻止乙酰胆碱释放，促进多巴胺释放以及补充左旋多巴以求得纹状体系统中乙酰胆碱和多巴胺的平衡，早期能获得可靠的疗效。但长期使用可产生不同程度的不良反应，尤其是左旋多巴类制剂可产生新的运动障碍、剂末与开关现象。中医学运用中药及针灸治疗，重在补肾养肝、益气养血、化痰通络，临床证实不但可改善症状，而且有助于减少西药的剂量和不良反应。

(二)中医治疗

1.辨证论治

(1)气血两虚。

证候:神呆懒言,面色㿠白,肢体震颤,颈项僵直;或肢体拘痉,活动减少,行走不稳,气短乏力,皮脂外溢,舌质黯淡,苔薄白或白腻,脉细无力。

治法:益气养血,熄风通络。

方药:八珍汤合天麻钩藤饮加减。党参12 g,当归15 g,熟地黄15 g,黄芪15 g,白术9 g,茯苓15 g,天麻9 g,钩藤(后下)15 g,牛膝9 g,全蝎6 g,丹参15 g。

对纳呆者,加炒谷麦芽各15 g、白豆蔻(后下)6 g醒脾健胃;对便秘者,加瓜蒌仁9 g、枳壳9 g润肠通便。

(2)肝肾阴虚。

证候:表情呆板,肢体震颤幅度颇大,动作迟缓,肢体拘痉,活动笨拙,头晕目眩,耳鸣健忘,急躁易怒,面赤多汗,腰膝酸软,舌瘦质红,舌苔少,脉细数。

治法:补肾养阴,柔肝熄风。

方药:大定风珠加减。生地黄15 g,石斛12 g,杭白芍15 g,肉苁蓉9 g,川续断15 g,炙龟甲(先煎)30 g,炙鳖甲(先煎)30 g,钩藤(后下)30 g,五味子6 g,麦冬9 g。

对震颤严重者,加珍珠母(先煎)30 g、天麻9 g镇肝熄风;对肢体拘痉甚者,加地龙9 g、全蝎6 g通络止痉;对阴虚火旺甚者,加知母9 g、黄柏6 g滋阴降火。

(3)风痰阻络。

证候:肢体震颤,四肢拘痉,动作不利,伴胸胁满闷,痰盛流涎,舌胖质淡,舌苔白腻,脉濡或弦滑。

治法:行气化痰,熄风通络。

方药:导痰汤加减。法半夏9 g,制南星9 g,枳实6 g,茯苓15 g,陈皮9 g,天麻9 g,钩藤(后下)30 g,僵蚕9 g,大贝母9 g,天竺黄9 g。

对震颤甚者,加生龙牡(均先煎)各30 g、地龙9 g镇肝熄风;对痰热便秘者,加大黄(后下)6 g、玄参9 g清热通腑。

(4)血瘀风动。

证候:表情呆板,面色灰暗,肢体僵直,屈伸不利,震颤,伴肩背疼痛,言语謇涩,舌紫黯或有瘀斑,脉弦涩。

治法:活血化瘀,熄风通络。

方药:补阳还五汤加味。黄芪30 g,桃仁9 g,红花9 g,当归15 g,赤芍9 g,川牛膝9 g,怀牛膝9 g,地龙9 g,钩藤(后下)15 g,川芎9 g,全蝎3 g。

言语不利,加菖蒲9 g、郁金9 g开窍利音;痰多,加茯苓15 g、制半夏9 g、陈皮6 g健脾化痰;兼有痰热,加竹沥水(兑冲)20 mL、胆南星9 g清化痰热。

2.辨病治疗

(1)六味地黄丸:用于肾阴不足者。浓缩丸,每次8粒,每天3次,口服。

(2)全天麻胶囊:用于阴虚风动所致行动迟缓和震颤者。每次2粒,每天3次,口服。

3.针灸治疗

(1)体针:主穴取悬颅穴、风池穴、风府穴、曲池穴、合谷穴、足三里穴、三阴交穴、太冲穴、丰隆穴。用平补平泻法,每天 1 次,留针 30 min。

(2)头针:主穴取舞蹈震颤控制区、运动区。一侧病变针灸对侧,两侧病变取双侧。手法:快速捻转,配合提插,留针 30 min,每天 1 次。

(三)西医治疗

1.药物治疗

(1)应用乙酰胆碱受体阻断药。①盐酸苯海索(安坦):从每天 1 mg 开始,逐日递增至维持量每天 4～6 mg,分 2～3 次口服。老人慎用。②丙环定(开马君):每天 3～6 mg,分 2～3 次口服。该药影响认知能力,可致尿潴留。老年人慎用。

(2)应用多巴胺释放促进剂。金刚烷胺每天 100 mg,分 2～3 次口服,可延缓该病的进展,也可减少左旋多巴制剂的不良反应。

(3)补充多巴胺制剂。①复方苄丝肼(美多巴):为左旋多巴与苄丝肼(4:1)的混合剂,从每天 0.125 g 开始渐增,维持量为每天 0.25～0.5 g,分 2～3 次口服。②复方左旋多巴(息宁):为左旋多巴与卡比多巴(4:1)混合剂的控释剂。从每天 0.125 g 开始渐增,维持量为每天 0.25～0.5 g,分 2～3 次口服。

当患者服用复方左旋多巴类药物出现耐受而用量过大或增量过快时,可出现症状波动。①剂末现象:每次药物的作用时间逐渐缩短,表现为症状规律性地波动。可采用息宁控释片或合并多巴胺激动剂治疗。②开关现象:每天多次突然波动于严重运动减少和缓解而伴有异动症的状态之间,可改用激动剂或试行移植疗法。

(4)减少多巴胺破坏制剂:司来吉兰(丙炔苯丙胺)每天 5～10 mg,分 2～3 次口服,用于其他药物无效者。

(5)应用多巴胺受体激动剂。①溴隐亭甲磺酸盐(溴隐亭):为 DA 受体直接激动剂,一般从 1.25～2.5 mg,每晚 1 次开始渐增,维持量 7.5～15 mg,最高剂量每天 30 mg,与食物同服,以减少胃肠道不良反应,孕妇禁用。用于治疗有运动波动或不能用足量者。②培高利特甲磺酸盐(协良行):最初两天剂量为每天 0.05 mg,在以后的 12 d 内,每隔 2 d 加 0.1～0.15 mg,分 3 次口服。③吡贝地尔(泰舒达):单用每天 150～250 mg,分 3～5 次服用;与多巴胺疗法合用每天 100～150 mg,分 2～3 次服用。禁用于循环衰竭患者、急性心肌梗死患者及对本品过敏者。

2.手术治疗

手术的目的在于减轻 PD 的症状,手术部位是症状对侧的丘脑腹外侧核、苍白球或其传出纤维,目前多采取立体定向的方法,但同药物替代疗法一样存有一定的局限性。近年来脑组织移植手术的研究受到了关注。

(崔飞艳)

第四节　阿尔茨海默病

一、中医病因病机

女子"七七"、男子"八八"年高而气血渐虚,肝、肾精血不足,若兼七情内伤或饮食停滞等,致痰瘀闭阻,渐使脑髓失养而神机失用。因此该病的基该病机是髓减脑消,神机失用。其病位在脑,与心、肝、脾、肾功能失调密切相关。其证候特征以气血、肾精亏虚为本,以痰浊、瘀血之实邪为标,临床多见虚实夹杂之证。

总之,该病的发生,不外乎虚、痰、瘀,且三者互为影响。虚指气血亏虚,脑脉失养;阴精亏空,髓减脑消。痰指痰浊中阻,蒙蔽清窍;痰火互结,上扰心神。瘀指瘀血痹阻,脑脉不通;瘀血随气上逆,蒙蔽清窍。

二、西医病因病理

对于阿尔茨海默病的确切病因目前尚不明确,病因可能与遗传、年龄、性别、感染、炎症、免疫功能紊乱、神经递质障碍、氧化应激损伤、同型半胱氨酸水平、血清维生素 B_{12} 和叶酸水平、微量元素代谢失调、颅脑外伤、教育程度、环境等有关。

阿尔茨海默病患者脑组织的大体病理表现为弥漫性萎缩,脑组织的重量明显减轻。其病理特征为有老年斑、神经元纤维缠结、神经元和神经突触缺失等。此外可伴有小胶质细胞和星形胶质细胞增生等。

三、临床表现

阿尔茨海默病起病缓慢或隐匿。临床前阿尔茨海默病阶段无明显的临床症状,主要是脑组织内阿尔茨海默病相关的生物标志物蓄积。MCI 阶段患者有记忆障碍,但保留功能的独立性,且未达到痴呆标准。阿尔茨海默病痴呆阶段的主要表现为认知功能下降、精神症状和行为障碍、日常生活能力逐渐下降。根据认知能力和身体功能的恶化程度可将阿尔茨海默病痴呆阶段分成轻度、中度、重度痴呆期。

(一)轻度痴呆期

表现为记忆减退,对近事遗忘突出,远记忆力障碍相对较轻;对时间和空间的定向力紊乱;言语词汇少,命名困难。初期因症状易与年龄相关记忆障碍相混淆,故易被患者及家属忽视。

(二)中度痴呆期

患者认知障碍加重,表现为远、近记忆严重受损,视空间能力下降,时间、空间定向障碍;熟练语言及社交能力下降;不能独立进行室外活动,在穿衣、个人卫生以及保持个人仪表方面需要帮助;表现出性格及人格方面的障碍,如情感淡漠,易于激惹,常有多疑;部分患者会出现精神症状。

(三)重度痴呆期

患者基本失去独立生活能力,完全依赖照护者,严重记忆力丧失,仅存片段的记忆;大小便失禁,呈现缄默、肢体僵直,查体可见锥体束征阳性,有强握、摸索和吸吮等原始反射。部分患者会有帕金森病样表现或癫痫发作。随着病情进展患者最终昏迷,一般死于感染等并发症。

在痴呆早中期患者常无明显的神经系统体征,少数可出现锥体外系体征、病理征等。如查体发现小脑、周围神经、动眼神经损害等体征,需考虑其他神经系统疾病的可能。另有研究提出步速缓慢、转头征可能是阿尔茨海默病的预警体征。

四、实验室和其他辅助检查

(一)脑脊液检查

常规检查无明显异常。TAU 蛋白及 Aβ 测定对该病的诊断有一定的提示意义。

（二）影像学检查

颅脑 CT 检查可见脑萎缩、脑室扩大。MRI 显示海马体积减小，PET 或 SPECT 扫描发现颞顶叶皮质葡萄糖代谢减弱、神经递质改变或脑灌注减少。虽然这些生物标志物与阿尔茨海默病的神经病理改变相关，但并非阿尔茨海默病所特有。扩散张量成像、磁共振波谱以及静息血氧水平依赖功能连接等也被用于阿尔茨海默病的诊断研究，但应用较为有限。

（三）神经心理学测验

对患者的认知功能进行较为全面的评价，包括记忆力、定向力、注意力、言语功能、空间构造力、执行能力等。常用的评定量表包括简易精神状况检查量表、阿尔茨海默病认知功能评价量表、长谷川痴呆量表、Mattis 痴呆量表、认知能力筛查量表以及临床痴呆评定量表等。

（四）脑电图

早期脑电图通常正常，随病情发展可逐渐出现较广泛的 θ 活动、α 节律丧失及点位降低，可见弥漫性慢波，脑电图减慢程度和痴呆的严重程度具有相关性。

五、诊断要点

（1）记忆或认知功能损害逐渐出现 6 个月以上，且进行性恶化。

（2）神经心理学测评证实存在显著的情节记忆损害。

（3）精神状态检查或神经心理学测评提供认知功能损害的客观证据。

（4）工作或日常生活能力受损。

（5）整体状态评价为轻度痴呆及以上。

（6）神经影像学证据：海马体积缩小或内侧颞叶萎缩。

（7）其他病因如血管性痴呆、路易体痴呆或其他可逆原因导致的认知功能下降。排除谵妄或其他精神及情感疾病，如精神分裂症、抑郁症。

六、鉴别诊断

（一）血管性痴呆

急性起病，偶尔可亚急性起病甚至慢性起病，症状波动性进展或阶梯性恶化，有神经系统定位体征，有高血压、糖尿病或动脉粥样硬化病史，可能有多次卒中病史，影像学可发现脑血管性病灶。

（二）皮克病

早期出现人格、精神障碍，遗忘出现得较晚，影像学提示额叶和颞叶脑萎缩，与阿尔茨海默病的弥漫性脑萎缩不同。病理表现是常在新皮质和海马的神经细胞内出现银染的胞浆内包涵体——皮克体。

（三）路易体痴呆

有波动性认知功能障碍、反复发生的视幻觉和自发性锥体外系功能障碍三主征。患者一般对镇静药异常敏感。

（四）老年人良性健忘症

神经心理学量表显示患者的近记忆力正常，无人格、精神障碍，且健忘经提醒可改善。

（五）Creutzfeldt-Jakob 病

急性或亚急性起病，迅速进行性智力丧失伴肌阵挛，脑电图在慢波背景上出现广泛双侧同步双相或三相周期性尖-慢复合波。

七、治疗

（一）中医药辨证治疗

痴呆辨证，当辨虚实与主病之脏腑。对本虚者，当辨是气血亏虚，还是肾精衰少；对标实者，当辨痰浊、痰火抑或瘀血。对本虚标实，虚实夹杂者，应分清主次。并注意结合脏腑辨证，详辨主要受病之脏腑。

1.治则

虚者补之，实者泻之，因而补虚益损，解郁散结是其治疗大法。用药上应重视血肉有情之品的应用，以填精补髓。对脾肾不足，髓海空虚之证，宜培补先天、后天，使脑髓得充，化源得滋。凡痰浊、瘀血阻滞者，当化痰活血，配以开窍通络，使气血流通，窍开神醒。

2.辨证分型

（1）髓海不足证：滋补肝肾，生精养髓。选方：七福饮。

（2）脾肾亏虚证：温补脾肾，养元安神。选方：还少丹。

（3）气血不足证：补益健脾，养血安神。选方：归脾汤。

（4）痰浊蒙窍证：通阳扶正，化痰开窍。选方：洗心汤。

（5）瘀阻脑络证：活血化瘀，通窍醒神。选方：通窍活血汤。

（6）心肝火旺证：清心平肝，安神定志。选方：天麻钩藤饮。

（7）毒损脑络证：清热解毒，通络达邪。选方：黄连解毒汤。

除中药辨证处方外，还可运用体针、电针、头针、穴位注射、音乐疗法等，针刺取穴根据病机选用补益肝肾、调节督脉、醒神开窍、健脾化浊等穴位，临床上亦获效良多。

（二）西医治疗

由于阿尔茨海默病的病因病机未明，迄今尚无特异性治疗方法。临床以减轻症状、延缓疾病发展、减轻照料者的负担为目的。目前，美国 FDA 批准用于阿尔茨海默病治疗的药物包括胆碱酯酶抑制剂——多奈哌齐、重酒石酸卡巴拉汀、加兰他敏，NMDA 受体阻滞剂——美金刚，但这些药物均不能延缓或阻止疾病的发展。其他临床常用的有神经营养因子、促神经细胞代谢药等。

1.一般支持及对症治疗

其包括护理支持和药物支持治疗等。护理方面要防止患者跌倒、走失等意外发生。药物支持方面，可给予扩张血管、改善脑血液供应、神经营养及抗氧化等治疗。常用药物包括血管 α 受体阻滞剂、吡拉西坦、银杏叶制剂、维生素及矿物质补充剂等。患者有行为及精神异常时，可口服抗精神病药、抗抑郁药及抗焦虑药等。

2.心理社会治疗

鼓励患者参加各种社会活动和日常生活活动，尽量维持生活自理能力，延缓疾病的进展速度。

3.药物治疗

（1）胆碱酯酶抑制剂：抑制胆碱酯酶而抑制乙酰胆碱降解并提高活性，改善神经递质的传递功能。常用药物有多奈哌齐、利斯的明、加兰他敏、石杉碱甲等。一项关于轻中度阿尔茨海默病的研究发现，加兰他敏和多奈哌齐均能改善患者的认知功能，而加兰他敏在改善患者语言方面更有优势。

（2）NMDA 受体阻滞剂：调节谷氨酸能神经元的突触活性以改善阿尔茨海默病的痴呆症状。常用药物如美金刚。系统评价及 META 分析发现，胆碱酯酶抑制剂和美金刚联用治疗中到重度阿尔茨海默病患者较单独应用胆碱酯酶抑制剂利大于弊，推荐用于改善行为的治疗。

（3）神经营养因子：神经营养因子的治疗机制是刺激神经细胞合成必需的神经递质和重建这些神经细胞的突触系统。在治疗阿尔茨海默病研究中应用最多的是神经生长因子。

（4）促神经细胞代谢药：尼麦角林是一种半合成麦角生物碱衍生物，推荐用于轻中度阿尔茨海默病患者的记忆改善，治疗周期为 3～6 个月。促智药是一类 GABA 衍生物，包括吡拉西坦，奥拉西坦，普拉西坦等，能增强神经传递，促进能量代谢。

（5）疾病后期，伴发感染、营养不良时，应加强支持治疗和对症治疗。

（崔飞艳）

第五节　脑动脉硬化症

脑动脉硬化症是指脑部血管弥漫性硬化、管腔狭窄及小血管闭塞而使脑血流量减少，脑组织因长期缺血缺氧而引起脑实质内神经细胞萎缩、变性、坏死和胶质细胞增生，导致弥漫性进行性器质性脑功能衰退，产生一系列神经精神障碍的综合征。临床表现为神经衰弱综合征、动脉硬化性痴呆、假性延髓性麻痹等慢性脑病表现。该病常发生于中老年人，起病缓慢。男性患者多于女性患者，比例约为 2:1。

该病相当于中医学"健忘""眩晕""失眠""多寐""呆病"等病证。

一、病因病机

（一）西医病因

（1）脑血流量改变，血管内膜反复受损，导致内膜增厚，当血管狭窄在 80%～90% 时，可影响脑血流量。

（2）有高血压病。

（3）有糖尿病。

（4）脑梗死。

（5）有高脂血症。

（6）血液黏稠度高。

（7）吸烟。

（8）超重，体力活动少。

（9）体内微量元素改变，如铬、铜、锰、锌、铁、镍、钒、硒的含量改变。

（10）血清铁蛋白改变。

（二）病理病机

1.西医病理

脑动脉粥样硬化和全身性动脉粥样硬化的发病机制相同，主要改变是动脉内膜深层的脂肪变性和胆固醇沉积，形成粥样硬化斑块及各种继发病变，使管腔逐步狭窄直至闭塞。粥样硬化斑块本身并不会引起症状。如病变逐步发展，则内膜分裂、内膜下出血(动脉本身的营养血管破裂出血所致)和形成内膜溃疡，内膜溃疡处易于形成血栓，使管腔进一步变狭窄或闭塞，动脉管腔变窄，血管弹性降低，因而增加了对血流的阻力，以致血液流量显著减少，使接受血液供应的脑组织长期处于慢性进行性缺血缺氧状态，引起脑细胞变性、软化、坏死或点状出血，最后可以形成瘢痕、囊肿或弥散性的脑萎缩。

大脑皮质下的白质中有由小动脉硬化缺血所引起的灶性软化区，称为皮质下脑病，基底节部可见许多小囊腔，系脑组织缺氧软化吸收的结果(腔隙状态)。弥漫性脑小动脉硬化时，动脉外膜变性增生而整个血管可呈纤维化，血管壁内弹力层增厚，而致内膜粗糙，并伴有附近脑组织的坏死和变性。微动脉中层的纤维化，管壁增厚导致管腔缩小或闭塞。脑组织中神经细胞数目减少，有弥漫性的神经细胞缺氧性改变，细胞体变小、皱缩，染色变浓，轴突变细或断裂，直到神经细胞死亡等。此类改变逐渐增多，弥漫遍及整个皮质，就形成脑萎缩，脑体积减小，重量减轻，脑沟增宽，脑回狭窄，蛛网膜下腔及脑室系统扩大。

2.中医病因病机

中医学认为该病是发生于中老年阶段的疾病。人到中年以后，体力渐衰，加上将息失宜、烦劳过度等因素，导致人体阴阳失调，肾精亏损，阴亏于下，阳亢于上，肝阳化风，上扰清窍；或元气不足，清阳不升，脑络失养，神明失用，遂作眩晕、健忘、不寐、多寐，直至痴呆等症。

(1)肝肾亏损：中年以后气血虚弱，精血不足，加之房事不节、耗气伤精，伤及肝肾，脑髓空虚，脑络失养，则见脑转耳鸣、健忘、神色呆钝；肝阴不足，筋脉失濡，虚风内动，则见肢体震颤、麻木。肾亏则失于固摄，故二便失控。

(2)饮食不节：饮酒饱食，嗜啖肥甘厚味，或因忧思恼怒，伤及肝脾。

(3)肝郁失疏，郁久化火，炼液成痰，痰火内结；或脾失健运，聚湿为痰；或忧思郁结日久不解，气滞不畅，气血瘀阻。

(4)元气虚弱：中年以后，元气渐虚，气虚运血无力，清阳不升，故头晕耳鸣，表情淡漠，反应迟钝，沉默寡言，嗜睡；气虚血行无力以致瘀血内生，血瘀阻碍气机运行则气滞，气滞又可加重血瘀，气行则水行，气虚则津液气化失司，失于布施，或气滞则血瘀，瘀从水化为湿，水停则湿聚为痰，痰湿、瘀血之间又互为因果，加重病情；痰浊困脾，健运不及，则神思困顿，纳谷不香；痰瘀闭阻脑窍，故神志呆滞，喃喃自语，性情孤僻，多疑，固执，健忘；痰蒙心神，则失眠多梦。

二、诊断要点

(一)临床表现

1.病史

患者年龄多在50岁以上，有高血压病、糖尿病病史，伴有周围动脉、冠状动脉、肾动脉等粥样硬化者多见，经常饮酒、过度疲劳、精神高度紧张，均可促进该病发展。男性患者多于女性患者。

2.症状

表现为头昏、眩晕、头痛、疲劳、嗜睡或失眠、注意力不易集中、记忆力减退、情绪不稳，严重者出现痴呆，生活不能自理。

3.体征

眼底检查可见动脉变细，反光增强，重者可呈银丝状，动脉、静脉可有明显的交叉压迫现象；血压常常高于正常值。

4.检验与检查

(1)血脂:可有总胆固醇、甘油三酯、低密度脂蛋白、载脂蛋白 B 水平升高以及高密度脂蛋白水平降低。

(2)脑电图:轻度弥漫性异常,两侧半球可有少量 θ 波或 δ 波,局限性损害时可有局灶性δ波。

(3)经颅多普勒(TCD):可发现脑底动脉环主要分支的流速、流向改变。

(4)头颅 CT、MRI 检查:可见脑萎缩、多发性腔隙性脑梗死、皮质下脑动脉硬化等表现。

(5)放射性核素脑血流量测定:可见脑血流速度变慢,血流量减少。

(二)诊断

1981 年全国第三届神经精神科学术会议修订诊断标准(试行草案)。

1.轻度脑动脉硬化症

(1)年龄在 45 岁以上。

(2)初发高级神经活动不稳定的症状和/或脑弥漫性损害的症状。

(3)眼底动脉硬化Ⅱ级以上。

(4)主动脉增宽。

(5)有颞动脉或桡动脉较硬等周围动脉硬化症,或有冠心病。

(6)神经系统阳性体征:如深反射不对称,掌颏反射阳性和/或吸吮反射阳性。

(7)血清胆固醇水平升高。

(8)排除其他疾病。

诊断判断:具备上述 8 项中的 5 项或 5 项以上。

2.中度脑动脉硬化症

(1)符合轻度脑动脉硬化症的诊断标准。

(2)有该病引起的下列症状(综合征)之一:痴呆、假性延髓性麻痹、帕金森综合征、癫痫等。中度脑动脉硬化症慢性型者应具备以上两项条件。

3.弥漫性脑动脉硬化症

弥漫性脑动脉硬化症为慢性重症脑动脉硬化症。应具有中等度脑动脉硬化症条件(也可伴小卒中),病情反复加重,病变广泛,生活难以自理。

三、治疗

(一)临床评价

该病在临床上可用中医和西医方法进行治疗。医师一般认为,西药在治疗该病方面重在改善血流动力学指标、调脂及稳定血压,而中医药的辨证施治有良好的效果。

(二)中医治疗

该病辨证应以虚实为纲。虚证以肝肾阴精不足为基础,兼有气虚或阳虚,治疗分别以滋肾、养肝为主,兼以补气、温阳。实证以痰浊、瘀血阻窍为主,治疗分别予以化痰开窍、活血化瘀。因虚实每每互见,常需补虚与祛实同用,但总以扶正补虚为主。

1.辨证论治

(1)阴虚阳亢。

证候:头晕目眩,视物不清,健忘失眠,腰酸膝软,咽干口苦,肢体震颤或伴麻木,舌体㖞斜,舌质红瘦,苔少而干,脉细或数。

治法:滋阴潜阳,平肝熄风。

方药:镇肝熄风汤加减。怀牛膝12 g,生赭石(先煎)30 g,生龟甲(先煎)15 g,生白芍15 g,天门冬9 g,川楝子9 g,生麦芽15 g,甘草3 g。

若眩晕重,加生牡蛎(先煎)30 g、天麻12 g,以增强平肝熄风之力;若视物昏花明显,加枸杞子12 g、石斛9 g滋养肝阴;心中烦热者,加黄连3 g、竹叶9 g清泄心火;若兼头胀头痛,加白蒺藜12 g、川芎12 g熄风通络;若兼黄痰量多,加天竺黄9 g、胆南星9以清化痰热;兼大便干结,加决明子15 g清热通便。

(2)肾精匮乏。

证候:多见于高龄久病患者,头目眩晕,脑转耳鸣,健忘,视物昏花,语言謇涩,语声低微,表情呆板,走路不稳,行动缓慢,甚至筋脉拘急,四肢搐搦,聂聂而动,神倦痴呆,气短无力,或言语增多(欣快),夜寐不安。或有癫痫,二便失控,舌淡,苔薄白,脉沉细迟弱。

治法:益肾培元,填精补髓。

方药:左归丸。熟地黄15 g,枸杞子12 g,山茱萸12 g,山药15 g,怀牛膝12 g,菟丝子12 g,鹿角胶(烊化)12 g,龟甲胶(烊化)15 g。

若灵机失运明显,神呆、健忘显著,加益智仁9 g、九节菖蒲9 g益智开窍;若肾虚心神失养明显,夜寐不安较甚,加夜交藤15 g、炒枣仁10 g养心安神;若虚风内动,筋脉拘急,搐搦明显,加白芍15 g、钩藤(后下15 g)柔肝熄风;若见癫痫发作,加全蝎3 g、蜈蚣2条熄风止痉;若兼有瘀血,舌质暗紫,加丹参15 g、红花10 g活血化瘀;若见舌苔黄腻,舌红,脉数心烦,言语增多,加黄连3 g、胆南星9 g清心化痰。

(3)气虚痰瘀。

证候:表情淡漠,性情孤僻,沉默寡言,或喃喃自语,神志呆滞,反应迟钝,多疑固执,健忘失眠,或嗜睡,头晕耳鸣,面色无华,体倦乏力,纳谷不香,四肢发麻,舌体胖,舌淡暗有紫气,或有瘀点瘀斑,苔薄白或腻,脉细弱或细涩。

治法:益气活血,化痰开窍。

方药:补阳还五汤合白金丸加减。黄芪12~60 g,川芎12 g,当归12 g,地龙12 g,桃仁9 g,红花9 g,矾郁金9 g。

若气虚明显,加党参15 g、白术12 g健脾益气;若痰浊阻窍明显,加九节菖蒲6~9 g、炙远志9 g开窍化痰;若痰浊内蕴,症见失眠、食欲缺乏,加茯苓12 g、法半夏9 g健脾化痰;若肾精不足而腰酸,加桑寄生15 g、川牛膝12 g补肾强腰;若肾虚肠失濡润,症见大便秘结,加肉苁蓉12 g、火麻仁9 g温润通便;若肝郁化火,症见心烦焦虑,加醋柴胡6 g、丹参15 g;若痰浊日久化火,症见苔黄腻,加胆南星9 g、天竺黄9 g清热化痰。

2.辨病治疗

(1)绞股蓝总苷片:功效为降血脂、抗动脉粥样硬化,适用于各型脑动脉硬化症。每次40~60 mg,每天3次,口服。

(2)月见草油胶丸:含亚油酸。功效为降脂抗栓,适用于脑动脉硬化症血脂水平升高者。每次1.5~2.0 g,每天2次,口服。

(3)藻酸双酯钠:功效为降血脂、抗动脉粥样硬化。适用于脑动脉硬化症见有明显瘀血者。每次50~100 mg,口服,每天3次。或以1~3 mg/kg体重计算其总量,加入500~1 000 mL生理盐水或 5% 的葡萄糖注射液中,缓慢静脉滴注,每天 1 次,10 d 为 1 个疗程。

(4)川芎嗪:适用于脑动脉硬化症见有瘀血兼气滞表现者。每次 100 mg,每天 3 次,饭后服用,1 个月为 1 个疗程;或将其针剂 80～160 mg,加入 250～500 mL 生理盐水或 5% 的葡萄糖注射液中,静脉滴注,每天 1 次,14 d 为 1 个疗程。

(5)杜仲天麻丸:适用于脑动脉硬化症见肝肾不足证、血压偏高者。每次 6 g,每天 2～3 次,口服。

(6)银杏叶提取物:适用于脑动脉硬化症见瘀血证者。每次 1～2 粒,每天 3 次,口服。

(7)枕中健脑液:适用于早期脑动脉硬化症呈气血两虚证及肝肾不足证。每次 10 mL,早、晚各 1 次,口服。

(8)精乌胶囊:由黄精、制首乌等组成。功效为滋补肝肾,养心安神。其适用于脑动脉硬化症见肝肾不足证者。每次 2 粒,每天 2～3 次,口服,2 周为 1 个疗程,每疗程间隔 3～5 d。

(9)心脑健胶囊(天力体保):为茶叶提取物,功效为清利头目,醒神健脑,化浊降脂。可用于该病各型。每次 2 粒,每天 3 次,口服。

(10)脂必妥:适用于脑动脉硬化症见眩晕头痛,胸闷胸痛,肢体麻木,舌质紫暗或有瘀斑等。每次 3 片(每片含量 0.35 g),每天 3 次,口服。

3.针灸治疗

(1)体针:主穴选百会穴、人中穴、间使穴、丰隆穴、合谷穴、太冲穴、涌泉穴、内关穴、足三里穴等,每次选 4～5 个穴位。对有幻听、幻觉者加翳风、听宫、听会;拒食加素髎、滑肉门;抑郁自悲,加足临泣、大敦;情绪激动加行间、合谷;头昏痛加太阳、攒竹、印堂、风池;健忘加心俞、肾俞、天府、太溪、照海;不寐加神门、三阴交、心俞;眩晕加肝俞、太溪、脾俞、肾俞。根据病情分别采用平补平泻法,或用补法,或加温灸。每次留针 20 min,10 d 为 1 个疗程。

(2)耳针:主穴选内分泌、皮质下、神门、交感、心、肝、肾、脑、枕、内耳等。每次任选 2～3 个穴位,捻转手法,中、强刺激,留针 15～30 min,每天 1 次,或埋针,均 5～10 d 为 1 个疗程。

(三)西医治疗

药物治疗如下。

(1)使用维生素类。①维生素 C:每次 0.1 g,每天 3 次,口服;或静脉滴注,每次 1 g,加入 250～500 mL 5% 的葡萄糖注射液中,每天 1 次。15 d 为 1 个疗程。②维生素 B_6:每次 10 mg,每天 3 次,口服;或肌内注射,每次 50～100 mg,每天 1 次。20 天为 1 个疗程。③维生素 B_{12}:肌内注射,每次 200～500 mg,每天 1 次,20 天为 1 个疗程。④维生素 E:每次 100 mg,每天 3 次,口服。⑤谷维素:每次 10～20 mg,每天 3 次,口服。⑥烟酸:每次 50 mg,每天 3 次,口服

(2)使用脑血管扩张剂。①芦丁:每次 20 mg,每天 3 次,口服。或复方芦丁每次 1 片,每天 3 次,口服。②己酮可可碱:每次 0.1～0.2 g,每天 3 次,口服;或每次 0.1～0.4 g,加入 250～500 mL 5% 的葡萄糖注射液或生理盐水中静脉滴注,每天 1 次。③脑活素:每次 5～20 mL,加入 250 mL 生理盐水中,缓慢静脉滴注,每天 1 次,10～15 d 为 1 个疗程;或每次 1～2 mL,肌内注射,每天 1 次,20～30 天为 1 个疗程。④盐酸倍他司汀(盐酸培他啶):每次 6～12 mg,每天 3 次,口服;或每次 4 mg,肌内注射,每天 2～3 次。⑤环扁桃酯:每次 100～200 mg,每天 4～5 次。症状改善后,减至每天 300～400 mg。⑥尼可占替诺(脉栓通):口服每次 150～450 mg,每天 3 次;肌内注射每次 300～900 mg,每天 3 次;静脉滴注,每次 3 000～6 000 mg,加入 500 mL 5% 的葡萄糖注射液或生理盐水中,于 1～3 h 滴完。⑦长春胺:口服每次 5～20 mg,每天 2～3 次;肌内

注射每次5～15 mg,每天2～3次。⑧吡硫醇(脑复新):每次0.1～0.2 g,每天3次,口服。

(3)使用钙通道阻滞剂。①桂利嗪(脑益嗪):每次500 mg,每天3次,口服。②盐酸氟桂利嗪(西比灵):每次5 mg,每晚1次,口服。③尼莫地平(或尼莫同):每次20 mg,每天4次,口服。

(4)使用降脂药。①多烯康:每次0.9～1.8 g,每天3次,口服。②烟酸肌酯:每次0.2 g,每天3次,口服。③辛伐他汀(舒降之):每次20 mg,每晚1次,口服。④非洛贝特(力平脂):每次200 mg,每天1次,口服。3个月～4个月为1个疗程。⑤阿托伐他汀钙片(立普妥):每次10 mg,每天1次,口服。

(5)使用抗血小板聚集剂。①肠溶阿司匹林:每晚50～75 mg,口服。②双嘧达莫(潘生丁):每次25～50 mg,每天3次,口服。③盐酸丁咯地尔(赛莱乐、意速):每次150～200 mg,每天2～3次,口服;或将200 mg加入250 mL 5%的葡萄糖注射液中,滴注,每天1～2次。④胰激肽释放酶(怡开):每片含量120 U。每次1～2片,每天3次,饭前服。⑤培达:每次50 mg,每天1～2次,口服。⑥噻氯匹定(抵克力得):每次250 mg,每天1次,口服。⑦氯吡格雷(波立维):每次75 mg,每天1次,口服。

(6)使用脑细胞活化剂。①阿扑长春胺酸乙酯(卡兰):口服,每次5～10 mg,每天3次;静脉滴注或静脉注射,每次10 mg,每天3次,同时以生理盐水稀释到5倍体积。②艾地苯醌(雅伴):每次30 mg,每天3次,饭后服。③阿米三嗪和萝巴新(都可喜):每次1片,每天1～2次,口服。维持量:每天1片。④尼麦角林(思尔明、麦角溴烟酯):口服,每次10～20 mg,每天3次;肌内注射,每次2～4 mg,每天2次;静脉滴注,每次4～8 mg,加入100 mL生理盐水或5%的葡萄糖注射液中,缓慢滴注。⑤双氢麦角碱甲磺酸盐(喜德镇、培磊能):口服,每次1～2 mg,每天3次,3个月为1个疗程;肌内注射或皮下注射,每次0.3～0.6 mg,每天或隔天一次。⑥吡拉西坦(脑复康):每次0.4～0.8 g,每天3次,口服。或静脉滴注,每天4～8 g,10～14 d为1个疗程。⑦胞磷胆碱(胞二磷胆碱):每次250 mg,肌内注射,每天1～2次。或将500～1 000 mg加入500 mL 5%或10%的葡萄糖注射液中,静脉滴注,每天1次。

(崔飞艳)

第六节　癫　痫

癫痫是一组反复发作的神经元异常放电所致的暂时性中枢神经系统功能失常的慢性综合征。我国癫痫发病率为1‰左右,患病率为0.5%～1%。

癫痫可发生于任何年龄,临床因神经元部位的不同及放电扩散范围的大小不同可表现为运动、感觉、意识、行为、自主神经等不同方面的障碍。

该病相当于中医学的"痫病"。

一、病因病机

(一)西医病因

1.原发性癫痫

原发性癫痫是指脑内未发现明显病理变化或代谢异常的癫痫。临床发病率较低。

2.症状

(1)先天性疾病:如染色体异常、遗传代谢障碍、脑畸形、先天性脑积水、脑血管瘤、结节性硬化症。

(2)外伤:颅脑损伤和产伤后遗癫痫。

(3)高热惊厥后遗症:严重和持久的高热惊厥可致神经元缺失和胶质增生等脑损害,病位主在颞叶内侧面,尤其是海马。

(4)感染:见于各种细菌性、病毒性、真菌性及脑寄生虫感染等的颅内感染。

(5)心脑血管病:阿-斯综合征、脑血管畸形、蛛网膜下腔出血、脑卒中、高血压病等均可导致癫痫。

(6)中毒:铅、汞、一氧化碳、乙醇、士的宁、异烟肼中毒以及全身性疾病(如尿毒症)造成的中毒。

(7)颅内肿瘤:幕上肿瘤,尤其是生长于额叶及中央回皮质附近的胶质瘤、脑膜瘤、星形细胞瘤和转移性肿瘤。

(8)脱髓鞘疾病:多发性硬化等。

(9)营养代谢性疾病:儿童佝偻病可致癫痫。人胰岛细胞瘤所致的低血糖、糖尿病、甲状腺功能亢进症、甲状腺功能减退症、维生素 B_6 缺乏等均可引发该病。

(10)变性疾病:阿尔茨海默病(AD)和皮克病也常伴有癫痫。

(二)病理病机

1.西医病理

癫痫的发病机制十分复杂,目前尚未完全明了。近年来学者认为神经细胞元之间结构改变、神经细胞膜电位改变、神经递质异常及电解质紊乱等均与癫痫发作有一定的关系。癫痫可导致病灶中的部分神经元坏死、缺失而邻近部位呈神经元群结构紊乱、胶质增生、血供障碍。受损神经元的树突缩短,其分支和棘突减少。

2.中医病因病机

中医学认为,该病多由先天遗传、七情失调、饮食不节、劳累过度等造成脏腑失调,痰浊阻滞,气机逆乱,风阳内动所致。其中痰邪作祟最为重要。以上诸因均可致脏腑受损,积痰内伏,一遇劳作过度,生活起居失于调摄,遂致气机逆乱而触动积痰,痰浊上扰,闭塞心窍,壅阻经络而发为痫病。因此心、肝、脾、肾损伤是癫痫的主要病理基础,而风阳痰浊、蒙闭心窍、流窜经络则为造成癫痫发作的基该病理因素。此外,脑部外伤、中毒、外感时疫或虫积脑络,也可直接损伤脑窍发为痫病。而痰浊内结,气机逆乱,上行巅顶,聚而不散,则致癫痫持续状态。

二、诊断要点

(一)临床表现

1.病史

该病可见于任何年龄,在胎儿期时,母亲曾患风疹等传染病,或有照射 X 线史,或患者为早产儿,或有难产、产伤以及产时窒息史;或出生后发生过新生儿出血、发热、黄疸、窒息、腹泻、败血症等;或有脑外伤史;或有颅内感染、脑寄生虫病、脑-面血管瘤、脑血管畸形和脑肿瘤病史;或有多发性硬化、中风、帕金森病、脑萎缩病史;或有家族史。

2.症状与体征

癫痫发作表现为多种形式。原发性癫痫患者在不发作时如同正常人,一般也无神经系统阳性体征;继发性癫痫可有相应的神经系统局灶性损害的症状和体征。

癫痫可见于任何年龄,由于致病因素不同,该病可以多种形式发作,并可出现不同的症状和体征,临床大体分为6种类型。

(1)全身性强直-阵挛性发作(大发作)。此型以意识丧失为特征。临床上分为抽搐期和抽搐后期。①先兆期:发作之初皮质局部兴奋,先兆有部分肢体麻木、幻听、幻视、无目的地狂奔。发病前数小时可能有头痛、腹痛、脸色苍白或潮红等,也可有淡漠、压抑、易激惹等。②抽搐期(强直-阵挛期):喉部痉挛发出叫声,两眼上翻,口吐白沫,突然倒地,全身肌肉强直性收缩(强直期),之后转为全身肌肉弛张,交替性抽搐(阵挛期,此期持续0.5~1 min)。此期出现心率增快,血压升高,汗液、唾液和支气管分泌物增多,瞳孔扩大等自主神经症状。瞳孔对光反射、深浅反射、划跖反射均消失。③抽搐后期(惊厥后期):阵挛停止后肌肉仍出现短暂强直收缩,而造成咬破舌头,小便失禁,全身肌肉松弛-昏睡-意识渐恢复。自发作到意识恢复历时5~10 min。醒后患者感到头痛、全身酸痛和疲乏,对抽搐无记忆。个别患者在完全清醒前有暴怒、惊恐等情感变化。

(2)失神发作:本型特点为多在2.5~12岁发病。意识短暂中断,3~5 s。发作时患者两眼凝视、不跌倒。

(3)复杂部分性发作(精神运动性发作或边缘脑发作):本型特点为发作起始出现各种精神症状或特殊感觉症状,随后出现意识障碍或自动症和遗忘症。

临床一般分为以下几种。①特殊感觉性发作:产生幻觉和错觉。②内脏感觉性发作:奔豚气、心悸、腹痛。③记忆障碍性发作:有似曾相识,旧事如新感。④思维障碍发作:产生强迫思维、双重思维。⑤情感障碍发作:发作时恐惧、焦急、有忧郁感。⑥自动症:产生无意识动作。

(4)单纯部分发作:本型特点为发作时间多短促,数秒至数十分钟。

临床细分为单纯运动性发作(强直性或阵挛抽搐,多从局部开始,发作时意识不丧失)和单纯性体感发作。

(5)婴儿痉挛:为婴儿期的一种癫痫综合征,为短促的以屈肌为主的强直性痉挛,多在睡前和醒后发作。伴智能发育迟缓,脑电图高峰节律紊乱。3~9个月婴儿发病多见。

(6)癫痫持续状态:指一次癫痫发作持续30 min以上,或连续多次发作,在发作间歇期意识不恢复者。临床表现除癫痫大发作外,还伴有高热、脱水、血白细胞增多、缺氧和酸中毒、瞳孔散大、牙关紧闭、大小便失禁、心率加快、呼吸暂时中断。

(二)检验与检查

1.常规脑电图(EEG)

在发病间歇期做脑电图描记,部分患者可有节律紊乱、阵发性尖波、棘波或棘-慢综合波等癫痫样发放。

2.24 h脑电图监测

24 h脑电图监测可记录24 h患者在清醒、活动或睡眠期间的EEG,可提高癫痫诊断的阳性率。

3.遥测脑电图录像监测系统(TEEG-VR)

用计算机和录像系统详细记录患者发作的脑电活动与临床发作的表现,包括意识、表情、抽搐及全身表现,大大提高癫痫诊断的阳性率和正确性。

4.影像学检查

（1）头颅 X 线平片：颅内异常钙化可提示肿瘤、结节性硬化、面-三叉神经-脑血管瘤综合征及陈旧性结核瘤。

（2）数字减影脑血管造影（DSA）：可明确有无脑动静脉畸形、动脉瘤等病变。

（3）头颅 CT、MRI 检查：可明确脑肿瘤、脑梗死或脑出血、脑萎缩、脑积水、寄生虫等病变。

5.正电子发射型计算机断层扫描（PET）

提示病灶区在癫痫发作时显示代谢水平升高，发作间歇期代谢水平降低。

6.单光子发射型计算机断层扫描（SPECT）

提示病灶区在发作间歇期为缺血性改变，发作时呈血流异常增大表现。

7.肌酶谱

肌酸激酶、乳酸脱氢酶浓度明显升高。

8.血催乳素

催乳素浓度在癫痫发作后 30 min 内明显升高，而癔症发作时则不明显。

9.脑脊液

γ-氨基丁酸含量降低，谷氨酸脱羧酶、亮-脑腓肽含量升高。

（三）诊断

诊断包括两个方面，首先确定是否癫痫，其次是做出病因诊断。

诊断步骤如下。

1.向目睹者了解整个发作过程

了解当时的环境、姿态、面色、声音、意识以及有无肢体抽搐和大致顺序。了解发作时有无意识丧失，这是诊断全面性强直-阵挛发作的直接证据。间接证据为咬舌及尿失禁。

2.脑电图检查

$60\%\sim80\%$ 的患者可发现异常脑电图，若做 24 hEEG 或 TEEG-VR 更能提高诊断率。

3.肌酶谱检查

提示血肌酸激酶含量、乳酸脱氢酶含量等明显升高。

4.病因

有明确的病因支持。

三、治疗

（一）临床评价

癫痫属于疑难病症，虽然医学界对此病进行了大量的研究，但仍未找到简便、有效的根治方法。西药抗痫药物疗效较肯定，起效较快，但长期服用会产生严重的不良反应。中医药治疗的不良反应小，见效缓慢但效果持久。中西医结合治疗癫痫可提高疗效，减少西药的不良反应及服药剂量，值得进一步研究与探讨。

（二）急症处理

1.西医措施

（1）一般处理：应将大发作或癫痫持续状态患者平放，松开其衣领、腰带，将其头转向一侧以利于呼吸道通畅，防止呕吐物、痰液吸入肺内而致窒息。如有分泌物吸入引起窒息，应立即气管切开或行气管插管,并积极防治肺部感染。将缠裹纱布的压舌板塞入上、下牙床之间以防咬伤舌、颊部,用宽布带将患者的四肢固定在病床两边的护栏上,不能用力按压,防止骨折、脱白。

(2)持续状态的治疗原则:尽快中止发作,积极防治脑水肿、酸中毒、高热、感染以及呼吸循环衰竭。

(3)进行药物治疗。

地西泮(安定)注射液:10 mg,缓慢静脉注射,每分钟不超过 2 mg。若未缓解,15~20 min可重复,总量不超过 30 mg。也可将 100~200 mg 地西泮注射液加入500 mL 5%的葡萄糖注射液中,缓慢静脉滴注,以每小时 40 mL 为宜。注意点如下。①本药肌内注射吸收不恒定,故在癫痫持续状态抢救时不宜肌内注射;②有抑制呼吸作用,特别是与苯巴比妥钠或水合氯醛联用时;③快速静脉注射有降压作用;④能促进呼吸道分泌物大量增加,特别是与副醛合用时。

苯妥英钠:500~1 000 mg(10~20 mg/kg),用 20 mL 生理盐水稀释,静脉注射,每分钟不超过 50 mg。高龄、有心脏病、低血压和肺功能不全者慎用本药。

水合氯醛:10%的水合氯醛 20~30 mL(儿童 0.5 mL/kg),保留灌肠。

硫喷妥钠:开始用硫喷妥钠 100~250 mg,静脉注射,间隔 2~5 min 再注射 50 mg,直至癫痫发作停止,按动脉压来调整注射速度,然后将 2 500 mg 该药加入 500 mL 生理盐水中,静脉滴注,速度为 0.5~1.5 mL/min,维持不发作达 12 h,随后 12 h 逐渐减量到停止。在麻醉期间可用苯妥英钠或安定协同维持。

利多卡因:将 100 mg 该药稀释于 20 mL 10%的葡萄糖液中,在 2 min 内滴注,若有效后复发可重复同样剂量,然后根据病情给予利多卡因,每小时 3.5 mg/kg,静脉滴注,6 h 内可用利多卡因1 200 mg,或静脉注射苯妥英钠维持疗效。儿童每小时 5~10 mg/kg,缓注。本剂尤其适用于有阻塞性肺气肿或安定静脉注射无效的癫痫持续状态的患者,特别是在有呼吸抑制而缺乏有效处理条件的情况下。

注意点:对确诊心脏传导阻滞或心动过缓者应慎用。

若持续抽搐并伴意识丧失可给予脱水、纠酸、促醒、呼吸兴奋剂及吸氧等治疗。

2.中医措施

(1)醒脑静针:把 20~30 mL 该药加入 500 mL 5%的葡萄糖溶液中,静脉滴注,每天 1 次,用于癫痫持续状态意识不清者。

(2)定痫丸:适用于各种癫痫发作,每次 6 g,每天 3 次,口服。

(三)中医治疗

中医治疗该病包括辨证治疗、辨病治疗以及针灸治疗等。

1.辨证论治

中医对癫痫的病因病机分析,不外惊、郁、风、痰、热、瘀、虚,结合临床多分为以下 4 型。

(1)风痰闭阻。

证候:发作前常有眩晕、胸闷、乏力等症。发则突然跌仆、神志不清、目睛上视,四肢抽搐,口吐白沫,或伴尖叫,二便失禁。也可短暂神志不清,或精神恍惚而无抽搐。舌淡红,苔白腻,脉多弦滑。

治法:涤痰熄风,开窍定痫。

方药:定痫丸加减。九节菖蒲 9 g,胆南星 9 g,法半夏 9 g,天麻 9 g,全蝎 6 g,僵蚕 9 g,茯神12 g,远志 6 g,辰砂(吞服)0.6 g,竹沥水(兑服)60 mL。

若神志昏蒙,可加郁金9g开窍醒神;惊恐不安,加琥珀粉(冲)3g镇惊安神;苔厚白腻,加茯苓15g、白术15g、陈皮9g健脾助运化痰。

(2)痰火内盛。

证候:突然昏仆,不省人事,抽搐吐涎,喉中痰鸣漉漉,或有吼叫,气高息粗,平素情绪急躁,心烦失眠,口苦口干口臭,便秘,舌红苔黄腻,脉弦滑数。

治法:清肝泻火,化痰开窍。

方药:龙胆泻肝汤合涤痰汤加减。龙胆草6g,木通6g,生地黄15g,法半夏9g,胆南星9g,枳实9g,菖蒲9g,石决明(先煎)30g,焦栀子9g,竹沥水(兑服)60mL、钩藤(后下)15g。

若大便秘结,加桃仁9g、玄参9g、生大黄6g清热通便。

(3)心脾两虚。

证候:平日倦怠乏力,心悸少寐,胸闷痰多,健忘头昏,发作时面色晦滞或㿠白,四肢厥冷,神志昏蒙,倦卧拘挛,或抽搐频发,啼声低怯,舌淡,苔白腻,脉细缓或濡。

治法:健脾养心,化痰定痫。

方药:六君子汤加减。党参30g,茯苓15g,白术15g,陈皮9g,姜半夏9g,制南星15g,菖蒲6g,蜈蚣2条。

若形寒肢冷,阳虚,加附子(先煎)6g、干姜3g温阳开窍;若腹胀、呕恶,加苍术9g、砂仁6g化湿和胃。

(4)心肾亏虚。

证候:癫痫发作日久,健忘心悸,头晕目眩,腰膝酸软,舌淡红,苔薄腻,脉细弱。

治法:补益心肾,健脾化痰。

方药:大补元煎合六君子汤加减。熟地黄15g,山药9g,山萸肉9g,枸杞子9g,当归9g,杜仲15g,人参(另煎兑服)9g,陈皮9g,炙甘草6g。

若痰多、夜寐欠安,加菖蒲6g、远志6g宣窍安神;若神志恍惚,恐惧,焦虑,可加用淮小麦30g、大枣5枚养心润燥安神。

2.针灸治疗

(1)体针。

发作期,以百会穴、人中穴、后溪穴、涌泉穴为主穴,均用泻法;间歇期,以鸠尾穴、大椎穴、腰奇穴、间使穴、丰隆穴为主穴;大发作时加内关穴、神门穴、神庭穴。

(2)耳针。

主穴:神门、心、肾、脑、肝、脾。以上各穴可交替取用。

(3)穴位埋线。

双侧丰隆穴、内关穴皮下埋植羊肠线,3个月埋一次,共埋3次。

选用以上各种方法,在治疗期间,均不能骤减或停用抗痫药物。

(四)西医治疗

1.药物治疗

(1)苯妥英钠(大仑丁):用于癫痫大发作。每天成人200~500mg,儿童5~10mg/kg,分2~3次口服。

注意点:可有牙龈增生、恶心、呕吐、全血细胞减少、血小板减少、皮疹、黄疸、高血糖等不良反应。高龄、有心脏病、低血压和肺功能不全者慎用。

（2）丙戊酸钠（镁）：用于各种类型癫痫。成人每天 600～1 800 mg，儿童每天 20～30 mg/kg，分 3 次口服。

（3）德巴金：为丙戊酸钠缓释剂，常用剂量为每天 500～1 000 mg，分 2 次口服。

（4）卡马西平（酰胺咪嗪）：用于大发作，半衰期为 20～55 h，每天 300～600 mg，分 3 次口服。注意点：有青光眼或尿道前列腺病者、肝和肾功能不全者、心功能不全者、老年人慎用；哺乳期禁用；可有罕见的不良反应，如变态反应性皮疹（皮疹、剥脱性皮炎、中毒性大疱性表皮松解症）、脱发、发热、淋巴结病变、白细胞减少、血小板减少、粒细胞缺乏症、再生障碍性贫血、肝炎、血栓栓塞病、房室传导阻滞、蛋白尿和低血钠，一旦出现不良反应，应立即停药。

（5）苯巴比妥：每天 60～180 mg，分 3 次口服。可防止痫性电活动诱导。注意点：有卟啉病或严重呼吸功能不全者、对本品过敏者禁用；肝、肾功能不全者，老年患者以及嗜酒者应尽可能地降低剂量；对长期应用本品的患儿应合并用药以预防佝偻病。

（6）氯硝西泮（氯硝安定）：成人每天 1～10 mg；小于 1 岁者用量为 0.25 mg/d，1～5 岁用量为 0.5～1 mg/d，6～12 岁用量为 1～6 mg/d，半衰期为 20～60 h。注意点：对本药过敏者以及严重呼吸功能不全者忌用；本药用到 6 个月时可出现疗效减低，此时必须调整用药剂量和/或与其他抗癫痫药物同用。

（7）乙琥胺：成人每天 500～1 500 mg，儿童每天 10～15 mg/kg。

（8）扑痫酮：成人每天 500～1 500 mg，儿童每天 15～30 mg/kg。

（9）托吡酯胶囊（妥泰）用于各种类型的癫痫。成人：初始剂量为每天 25～50 mg，分 2 次口服，每周加量为每天 25 mg，稳定剂量为每天 200 mg，最大每天剂量可达 400～600 mg。如果在某一剂量出现发作完全控制，则可维持此剂量观察。儿童：初始剂量为每天 0.5 mg/kg 分 2 次口服，每周加量为每天 0.5 mg/kg，稳定剂量为每天 4 mg/kg，最大日剂量可达 10 mg/kg。如果在某一剂量出现发作完全控制，则可维持此剂量观察。注意点：服用本药有厌食、体重下降、嗜睡、肢体或口舌麻木等不良反应。

（10）拉莫三嗪（试用）：每天 200～500 mg，分 2～3 次口服。

2.手术治疗

颅内占位病变首先考虑手术治疗。

（崔飞艳）

第七节　周期性瘫痪

周期性瘫痪是一组与钾离子代谢有关的代谢性肌病。以反复发作骨骼肌弛缓性无力或瘫痪为主要临床表现。发病突然，持续数小时至数周恢复。发作间歇期完全正常。

发作时多伴有血钾水平降低，也可见血钾水平升高或正常者，在我国有家族史者不常见。依据发病时血钾的浓度，可分为低血钾性、高血钾性和正常血钾性周期性麻痹。以低血钾性周期性瘫痪最常见。伴发甲状腺功能亢进、肾衰竭和代谢性疾病等的发作性麻痹称为继发性周期性瘫痪。有遗传史者称为家族性遗传性周期性瘫痪。根据发病特点和临床表现，该病主要与中医学的"痿证"等病证相关。

一、病因病机

(一)西医病因

该病的发病原因目前尚不清楚,可能与钾离子代谢异常及遗传因素等有关。

(二)病理病机

1.西医病理

(1)钾离子代谢异常:学者普遍认为周期性瘫痪是一种与钾离子代谢障碍有关的疾病。低钾性周期性瘫痪发作时,肌细胞内 K^+ 增多,细胞外液 K^+ 减少,使细胞内、外 K^+ 浓度差过大,致使细胞膜电位过度极化,膜电位下降,而引起肌无力或瘫痪;高钾性周期性瘫痪发作时,K^+ 自细胞内到细胞外,而 Na^+ 代偿性进入肌细胞内,使细胞膜电位较间歇期低于正常的电位进一步降低。

(2)遗传因素:本组疾病除罕见的正常血钾性周期性瘫痪尚未确定外,其余两者均为常染色体显性遗传性疾病。低血钾性周期性瘫痪多为散发性,高血钾性周期性瘫痪外显率高。

(3)其他学说:发生低血钾性周期性瘫痪的可能因素如下。①胰岛素、肾上腺皮质激素分泌量增加;②肌纤维膜的离子通透性异常;③间脑病变。高血钾性周期性瘫痪可能与肌细胞膜电位降低,膜对钠的通透性增加及肌细胞内钾、钠转换能力的缺陷有关。

2.中医病因病机

(1)脾胃虚弱:脾为后天之本,主四肢肌肉,饮食不节或过度劳累损伤脾胃,脾胃功能失调,致使津液及水谷精微来源不足,筋脉肌肉失养,以致肢体痿弱无力。

(2)肝肾不足:肾主骨,肝主筋。肾为先天之本,素体肾虚,致肾阴阳俱虚,阳不化气,致气血不足,筋脉失养,出现四肢瘫软无力。肝肾同源,肾阴不足,致肝血不足,血不养筋,亦可造成肢体酸软无力等症。

(3)外感湿邪:久居潮湿之地,或淋雨受凉,寒湿浸淫筋脉肌肤,致气血运行不畅,筋脉弛缓,肢体痿软不用;若感受湿热,或寒湿化热,湿热下注,经脉不利,也可致肢体痿弱无力。

二、诊断要点

(一)临床表现

1.病史

发病前常有疲劳、受凉、剧烈运动、精神刺激、酗酒、饱餐或饥饿等情况。

2.症状

反复发作性四肢软瘫,近端重于远端,下肢重于上肢,可以从下肢逐步累及上肢,严重者可引起呼吸肌麻痹。

3.体征

肌张力降低,腱反射减弱或消失,无感觉障碍,严重时可出现心动过速、室性早搏。

4.检验与检查

(1)血液检查。①血钾:低血钾性周期性瘫痪发作期血清钾水平明显降低,低于 3.5 mmol/L,间歇期正常。高血钾性周期性瘫痪发作期血清钾水平升高,高于 5.5 mmol/L。②血 T3、T4 检查:继发于甲亢者的血 T3、T4 水平升高,T3 水平>3.0 nmol/L,T4 水平>169 nmol/L。

(2)电生理检查。①心电图:低血钾性周期性瘫痪表现为 P-R 间期和 Q-T 间期延长,QRS 波群增宽,ST 段降低,T 波低平或倒置,出现高大 U 波。高血钾性周期性瘫痪表现为 T 波高尖。

②肌电图:低血钾性周期性瘫痪对电刺激反应降低或消失。静息膜电位低于正常值。高血钾性周期性瘫痪在发作时可出现肌强直或肌强直样放电。在发作高峰时呈电静息状态。

(3)影像学检查:肌肉 CT 显示少数患者发病多年后主要受累的肢带肌群发生缓慢进行性肌病,可出现肌肉萎缩,肌肉组织逐渐被结缔组织和脂肪取代,肌肉在扫描时可出现散在的低密度区。

5.诊断试验

必须在心电图监护下结合肌电图检查进行诊断试验。

(1)药物诱发试验:有助于诊断低血钾性周期性瘫痪。事前应取得患者及其家属的同意,并做好准备应付一切可能发生的意外(如呼吸肌麻痹、心律失常)。方法:于 1 h 内静脉滴注葡萄糖注射液 100 g 及胰岛素 20 U。通常在滴注后 1 h 出现低血钾。在瘫痪发生前,可见到快速感应电刺激引起的肌肉动作电位幅度的节律性波动,继而潜伏期延长,动作电位间期增宽,波幅降低,甚至反应消失。瘫痪出现后应立即将氯化钾加入生理盐水中,静脉滴注(每小时不超过 1 g),并同时予以口服以中止发作。

(2)钾负荷试验:即内服 4~5 g 氯化钾(成人量)以观察可否诱发肌无力。如为高血钾性周期性瘫痪,服后 30~90 min 会出现肌无力,数分钟至 1 h 达高峰,持续 20 min 至 1 d。如为低血钾性周期性瘫痪,肌无力会有改善。若为正常血钾性周期性瘫痪,肌无力会加重,但血钾水平正常。

(3)运动诱发试验:让患者蹬自行车,车上加有 400~750 kg 的阻力,持续蹬 30~60 min,停车后 30 min 如诱发肌无力伴血钾水平升高,可诊断为高血钾性周期性瘫痪。

(4)冷水诱发试验:将前臂浸于 11 ℃~13 ℃水中,如为高血钾性周期性瘫痪患者,20~30 min 可以诱发肌无力,停止浸冷水 10 min 后可恢复。

6.分型诊断

(1)低血钾性周期性瘫痪:此型在国内最常见,属于常染色体显性遗传。在我国多见散发病例,男性患者多于女性患者,多在 20~40 岁发病,发作时血清 K+ 水平降低。随着年龄增长发作次数减少,程度减轻。多于清晨或夜间熟睡中突然发现肢体瘫痪,常自腰背部和双侧髋部开始,向下肢远端蔓延,也可发展到上肢。近端情况重于远端情况,下肢情况重于上肢情况,数小时至 2 d 发展到高峰。常伴有肌肉酸痛、肿胀、麻木、针刺样或蚁走样感觉,有的患者可有激动、恐惧、口渴、出汗、关节疼痛等前驱症状。颈部以上肌肉通常不受影响。瘫痪发作时,肌张力减小,腱反射减弱或消失,极严重的患者可发生呼吸肌麻痹和/或严重的心律失常而危及生命。每次发作可持续数小时或数天,然后逐渐恢复。发作早期如能做轻度的肢体被动活动可使发作减轻或停止。血清钾浓度降低。心电图 T 波降低,U 波出现,QRS 延长。伴发甲状腺功能亢进的周期性瘫痪的发作频率较高,每次持续时间较短,常为数小时至 1 d。甲亢控制后,发作次数减少。

(2)高血钾性周期性瘫痪:本型少见,属于常染色体显性遗传。发病时血清钾水平较平时升高。多在 10 岁以前起病,男性患者多于女性患者,病情较重。一般日间发病,持续时间短,症状大多在数小时内消失。也可有与低血钾性周期性瘫痪相似的前驱症状和麻痹症状,发作时麻痹也相似,但瘫痪程度较轻,肌无力程度与血钾水平不相平行。常伴有痛性肌痉挛和轻度肌强直。每次持续时间较短,进行轻度的体力活动或进食可能使发作推迟或顿挫。发作一般较低血钾性周期性瘫痪频繁。大多在 30 岁后趋向好转,逐渐终止发作。个别患者有持久的心律不齐,如二联律或阵发性室性心动过速等。肾功能不全、肾上腺皮质功能减退、醛固酮缺乏症、服用肾上腺糖皮质激素或钾盐易诱发该病。

（3）正常血钾性周期性瘫痪：本型较少见，属于常染色体显性遗传。发作时血清钾和尿钾水平均正常。多在 10 岁前发病。起病多在夜间，发作时除四肢麻痹外，常伴轻度面肌及咀嚼肌无力、吞咽困难和发音低弱等。有时某些肌群（如小腿肌或肩臂肌）可有选择性受累。每次发作持续时间较长，可为 2 d 至 3 周，大多在 10 d 以上。部分患者平时极度嗜盐，限制食盐的摄入量或给予钾盐可诱发该病。

（二）常见并发症

低血钾性周期性瘫痪极严重者可发生呼吸肌麻痹，累及心脏可有心动过速、室性早搏和血压偏高。伴发甲状腺功能亢进症的患者周期性瘫痪发作的频率较高。

三、治疗

（一）临床评价

该病在临床上可用中医和西医方法进行治疗。医师一般认为，在急性期西药的作用迅速、高效；而在缓解期中医药治疗在改善症状、防止复发、减少西药毒副作用方面，有着良好的作用。

（二）急症处理

1.低血钾性周期性瘫痪

对轻症可给予氯化钾，每天 3～8 g，分次口服，对重者给予氯化钾，每天 2～3 g，加入液体中静脉滴注。

注意事项：静脉滴注氯化钾时每小时不宜超过 1 g，以免影响心脏功能。应给呼吸肌麻痹者辅助呼吸，应积极纠正严重心律失常。

2.高血钾性周期性瘫痪

可静脉注射葡萄糖酸钙或氯化钙 1～2 g，也可静脉滴注 500 mL 10％的葡萄糖注射液加 10～20 U 胰岛素以降低血钾水平。

3.正常血钾性周期性瘫痪

发作期静脉滴注大剂量生理盐水或高渗氯化钠注射液可使瘫痪好转。

（三）中医治疗

1.辨证论治

（1）气血两虚。

证候：肢体酸软，麻木无力甚至瘫痪，呼吸气急，面色欠华，口渴欲饮，心悸多汗，大便溏稀，舌质淡，舌苔薄，脉细或细数无力。

治法：益气养血。

方药：人参养荣汤加减。党参 12 g，炒白术 12 g，白芍药 12 g，怀牛膝 12 g，熟地黄 15 g，茯苓 15 g，丹参 15 g，当归 12 g，五味子 6 g，炙甘草 9 g。

若呼吸困难，加人参（另炖）9 g、山茱萸 30 g 大补元气，或将参麦注射液 30 mL 加入生理盐水 250～500 mL 中静脉滴注；口渴剧烈，加天花粉 12 g、沙参 15 g、麦门冬 12 g 生津止渴；恶心、呕吐，加竹茹 9 g、姜半夏 9 g 止呕；尿少或无尿，酌加肉桂 3 g、车前子 9 g、猪苓 15 g 温阳利尿。

（2）肝肾不足。

证候：肢体酸痛，麻木无力，四肢瘫痪，下肢较上肢重，腰膝酸软，头晕耳鸣，尿少或无尿，舌质偏红，苔薄黄或薄白，脉细数或无力。

治法:滋养肝肾,壮骨强筋。

方药:健步壮骨丸加减。炙龟甲(先煎)15 g,鹿角胶(烊化)9 g,制附子(先煎)9 g,川牛膝12 g,熟地黄12 g,炒白术15 g,炒杜仲12 g,桑寄生15 g,当归12 g,何首乌12 g,太子参15 g,木瓜9 g。

若尿少或无尿,加肉桂3 g、怀牛膝12 g温阳利尿;四肢无力明显,加炙黄芪30 g、炙甘草9 g,以加强补益中气之力;对出现下焦湿热者,可酌情加苍术9 g、黄柏6 g燥湿清热。

(3)寒湿浸淫。

证候:突发肢体软弱无力,行动不便,呈进行性加重,甚则双下肢瘫痪,身体困重,形寒肢冷,舌质淡,舌苔白腻,脉缓或濡。

治法:祛寒除湿,舒筋通络。

方药:鸡鸣散加减。羌活9 g,独活9 g,萆薢12 g,桔梗3 g,木瓜15 g,吴茱萸3 g,槟榔9 g,川牛膝15 g,生薏苡仁30 g,陈皮9 g,紫苏叶9 g,生姜6 g。

若四肢无力重,加炙黄芪15 g、党参12 g、炒白术15 g益气健脾。

(4)湿热下注。

证候:突发肢体软弱无力,呈进行性加重,甚则双下肢瘫痪,大便偏溏,小便色黄,舌质红,舌苔黄腻,脉濡数。

治法:清热利湿,强筋通络。

方药:四妙丸加味。苍术9 g,白术12 g,生薏苡仁30 g,怀牛膝12 g,黄柏6 g,茯苓15 g,泽泻30 g,蚕沙(包煎)12 g。

对腹胀便溏者,加葛根30 g、陈皮6 g。

2.辨病治疗

(1)补中益气丸:适用于气血两虚证。每次1丸,每天2次,口服。

(2)人参归脾丸:适用于气血两虚证。每次1丸,每天2次,口服。

(3)十全大补丸:适用于气血两虚证。每次1丸,每天2次,口服。

(4)六味地黄丸:适用于肝肾阴虚证。每次1丸,每天2次,口服;或浓缩丸每次8粒,每天3次,口服。

(5)四妙丸:适用于下焦湿热证。每次6 g,每天2次,口服;或浓缩丸每次8粒,每天3次,口服。

3.针刺疗法

(1)体针:主穴取中脘穴、足三里穴、脾俞穴、肾俞穴、肝俞穴、大椎穴等。上肢加肩髃穴、曲池穴、外关穴、合谷穴;下肢加环跳穴、伏兔穴、风市穴、阳陵泉穴、悬钟穴、太冲穴等。强刺激,或以频率120~200次/分钟、强度1.5 mA的电针仪通电15 min,肌力常在半小时内即有所改善。

(2)耳针:取脾、肝、肾、胃、内分泌、皮质下等相应耳穴。

(四)西医治疗

1.低血钾性周期性瘫痪

伴发有甲状腺功能亢进症的患者,在对甲亢进行适当的治疗后常可中止发作或症状显著减轻。间歇期可服用以下药物。

(1)乙酰唑胺(醋氮酰胺):每次125 mg,每天2~4次,口服。

(2)螺旋内酯:每次20 mg,每天4次,口服,可预防发作。

(3)氯化钾:每次 1~2 g,每天 3 次,口服,可减少发作。

(4)补达秀:每次 1~2 g,每天 3 次,口服,可减少发作。

2.高血钾性周期性瘫痪

间歇期可给予以下治疗。

(1)乙酰唑胺:每次 250 mg,每天 2~4 次,口服。

(2)氢氯噻嗪:每次 25 mg,每天 2~3 次,口服。

(3)二氯苯二磺胺:每天 100 mg,口服,可预防发作。

3.正常血钾性周期性瘫痪

间歇期给予乙酰唑胺,每次 250 mg,每天 2~4 次,口服,可预防发作。在治疗过程中,要经常注意血清钾浓度的变化。

（崔飞艳）

参 考 文 献

［1］樊书领,钟柳明,朱钦辉,等.神经内科疾病诊疗与康复［M］.开封:河南大学出版社,2021.

［2］刘增玲.神经内科常见疾病诊断指南［M］.长春:吉林科学技术出版社,2020.

［3］高媛媛.神经内科常见疾病检查与治疗［M］.哈尔滨:黑龙江科学技术出版社,2021.

［4］宋丽娟.神经内科疾病诊治方案［M］.沈阳:沈阳出版社,2020.

［5］金琦.内科临床诊断与治疗要点［M］.北京:中国纺织出版社,2021.

［6］陈艳芳.神经内科诊断与治疗精要［M］.哈尔滨:黑龙江科学技术出版社,2020.

［7］王为光.现代内科疾病临床诊疗［M］.北京:中国纺织出版社,2021.

［8］刘丽霞.新编神经内科治疗方案［M］.沈阳:沈阳出版社,2020.

［9］赵晓宁.内科疾病诊断与治疗精要［M］.开封:河南大学出版社,2021.

［10］曾湘良.神经内科疾病诊疗指南［M］.天津:天津科学技术出版社,2020.

［11］黄佳滨.实用内科疾病诊治实践［M］.北京:中国纺织出版社,2021.

［12］费才莲,尹又,杨亚娟.神经内科疾病小课堂［M］.北京:化学工业出版社,2020.

［13］张雪芳.神经内科临床诊疗方法［M］.北京:科学技术文献出版社,2020.

［14］于春华.神经内科常见病诊疗［M］.上海:上海交通大学出版社,2020.

［15］李艳丽,张亚娟,郭森.神经内科疾病诊断与治疗［M］.北京:中国纺织出版社,2020.

［16］张世生.临床神经内科诊断学［M］.沈阳:沈阳出版社,2020.

［17］牛奔.新编神经内科诊疗精要［M］.天津:天津科学技术出版社,2020.

［18］张永进.神经内科疾病诊疗与介入应用［M］.北京:科学技术文献出版社,2020.

［19］孙原.现代神经内科临床诊疗实践［M］.北京:科学技术文献出版社,2020.

［20］赵静.神经内科疾病临床诊断与治疗［M］.天津:天津科学技术出版社,2020.

［21］周霞.神经内科疾病临床诊治与新进展［M］.北京:科学技术文献出版社,2020.

［22］刘方清.临床神经内科疾病治疗学［M］.南昌:江西科学技术出版社,2020.

［23］康梅娟.现代神经内科疾病诊断与治疗［M］.北京:科学技术文献出版社,2020.

［24］陈亮.神经内科疾病的检查技术与治疗［M］.天津:天津科学技术出版社,2020.

［25］席富强.神经内科疾病诊治与介入应用［M］.北京:科学技术文献出版社,2020.

［26］张云书.神经内科疾病诊疗与重症监护［M］.天津:天津科学技术出版社,2020.

［27］石博.实用神经内科疾病基础与临床［M］.天津:天津科学技术出版社,2020.

［28］王强.神经内科疾病临床诊治与进展［M］.北京:中国纺织出版社,2020.

［29］黄景贺.现代神经内科疾病新诊疗［M］.天津:天津科学技术出版社,2020.

［30］王凯.神经内科常见疾病诊疗实践［M］.天津:天津科学技术出版社,2020.

［31］毛洪兵.神经内科常见病诊疗与康复［M］.长春:吉林科学技术出版社,2020.

［32］田锦勇.神经内科系统疾病基础与进展［M］.昆明:云南科技出版社,2020.

［33］吕传真,周良辅.实用神经病学［M］.上海:上海科学技术出版社,2020.

［34］玄进,边振,孙权.现代内科临床诊疗实践［M］.北京:中国纺织出版社,2020.

［35］王一帆.神经内科学基础与实践［M］.开封:河南大学出版社,2020.

［36］胡馨予.CBL联合PBL的临床思维培养在神经内科临床教学中的探索与实践［J］.中国卫生产业,2021,18(8):95-97.

［37］耿爱红.优质护理在神经内科癫痫患儿诊疗过程中的应用价值［J］.中国药物与临床,2021,21(1):152-153.

［38］杜桂芳,刘富强,樊文静.影响神经内科患者头晕相关因素分析及对策［J］.贵州医药,2021,45(3):417-418.

［39］彭喻.神经内科临床带教中应用CBL教学模式的价值研究分析［J］.中国卫生产业,2021,18(30):129-132.

［40］吴士文,陈阿楠.神经内科继续教育模式探索［J］.中国研究型医院,2021,8(6):41-44.